U0276742

儿科护理学

高级护师进阶

（副主任护师/主任护师）

（第2版）

主　编　丁淑贞　吴　冰
副主编　黄艳芳　王　涛　张　春
　　　　马丽梅

编　者　（按姓氏笔画排序）

丁淑贞　马丽梅　王　涛　王　晶　王丽丽
王迎瑞　付馨瑶　刘红华　安逸群　孙晗潇
李　丹　李世博　吴　冰　谷　艳　张　春
张　政　陈　瑜　姜缤轩　秦秀宝　袁　理
高筱琪　黄艳芳　寇艳艳

中国协和医科大学出版社
北　京

图书在版编目（CIP）数据

儿科护理学：高级护师进阶 / 丁淑贞，吴冰主编. —2版. —北京：中国协和医科大学出版社，2022.8

（高级卫生专业技术资格考试用书）

ISBN 978－7－5679－1997－6

Ⅰ. ①儿… Ⅱ. ①丁… ②吴… Ⅲ. ①儿科学－护理学－资格考试－自学参考资料 Ⅳ. ①R473.72

中国版本图书馆 CIP 数据核字（2022）第 111786 号

高级卫生专业技术资格考试用书

儿科护理学·高级护师进阶（第 2 版）

主　　编：	丁淑贞　吴　冰	
责任编辑：	刘　婷　沈紫薇　涂　敏	
封面设计：	许晓晨	
责任校对：	张　麓	
责任印制：	张　岱	

出版发行：**中国协和医科大学出版社**

（北京市东城区东单三条 9 号　邮编 100730　电话 010－65260431）

网　　址：	www.pumcp.com	
经　　销：	新华书店总店北京发行所	
印　　刷：	三河市龙大印装有限公司	

开　　本：	787mm×1092mm		1/16
印　　张：	30		
字　　数：	700 千字		
版　　次：	2022 年 8 月第 2 版		
印　　次：	2022 年 8 月第 1 次印刷		
定　　价：	118.00 元		

ISBN 978－7－5679－1997－6

前　言

护理学是将自然科学与社会科学紧密联系起来的为人类健康服务的综合性应用学科。随着医学科学的迅速发展和医学模式的不断转变，以及医学理论和诊疗技术的不断更新，护理学科领域发生了很大的变化。本书是对临床护理实践及技能给予指导的专业参考书，旨在为临床护理人员提供最新的专业理论和专业指导，帮助护理人员熟练掌握基本理论知识和临床护理技能，提高护理质量。

本书第 1 版上市后，受到广大读者的一致好评，也帮助众多考生顺利通过高级卫生专业技术资格考试。为了更好地服务读者，提升图书品质，现出版第 2 版图书。本书内容紧扣最新版高级卫生专业技术资格考试大纲，将专业知识分为"熟悉""掌握""熟练掌握"的不同层次要求，重点突出，详略得当。同时，针对上一版中存在的不足与疏漏进行了修订与补充。本书共分为 18 章，包括儿科护理学专业常见疾病和多发疾病的概述、病因或发病机制、病理生理、临床表现、辅助检查、护理评估、护理诊断、护理措施及健康指导等内容。语言简洁，内容丰富，侧重实用性和可操作性，力求详尽准确。

本书是拟晋升护理专业副高级和正高级职称考试人员的复习指导用书，也可供儿科医师、全科医师、急诊科医师及医学院校师生在临床护理、教学中查阅参考，具有很强的临床实用性和指导意义。

尽管力臻完善，但书中难免存在疏漏和不足之处，敬请广大读者批评指正，以便进一步修正。

编　者

2022 年 6 月

目　录

第一章 绪 论

第一节 儿科护理学概论

知识点 1：儿科护理学的任务　　　　　副高：熟练掌握　正高：熟练掌握

儿科护理学的任务是为儿童提供以儿童及其家庭为中心的全方位整体护理，包括疾病护理、生活护理、安全护理、保健护理、心理护理等，从体格、智能、行为和社会等方面来研究和保护儿童，以提高儿童保健和疾病防治的质量，增强儿童体质，降低儿童发病率和死亡率，保障和促进儿童身心健康，提高人类整体健康素质。

知识点 2：儿科护理学的研究范围　　　　副高：熟练掌握　正高：熟练掌握

儿科护理学的研究对象是自胎儿至青春期前的儿童。一切涉及儿童健康和卫生的问题都属于儿科护理学的范围，包括儿童生长发育、身心健康与保健、疾病防治与临床护理、疾病康复及儿童的护理学研究等。随着医学模式的转变，儿科护理学由以疾病为中心的疾病护理发展为以儿童健康及家庭为中心的身心整体护理。让全社会参与和承担儿童的预防保健和护理，是儿科护理学要达到的保障和促进儿童健康的目的，因此，必须在全社会推行全方位的系统化整体护理。

知识点 3：儿童解剖的生理特点　　　　　副高：熟练掌握　正高：熟练掌握

（1）解剖特点：儿童体格生长发育过程中，不同年龄阶段其身体各部分比例不同，并且具有一定规律。脑、心、肝、肾等大小、位置与功能随小儿年龄的增长而变化。例如，新生儿、婴儿头部所占身长比例相对较大，颈部肌肉和颈椎发育相对迟缓；新生儿心、肝相对较大；肝右下缘位置在 3 岁前可在右肋缘下 2cm 内，3 岁后逐渐抬高，6~7 岁后在正常情况下不应触及。其他特点：婴儿呼吸道相对狭窄，有炎症时分泌物容易阻塞气道；贲门括约肌发育较差，易出现溢乳；儿童骨骼比较柔软并富有弹性，不易折断，但长期受压易变形；儿童髋关节附近的韧带较松，臼窝较浅，易脱臼及损伤；乳牙的萌出与换牙、囟门的闭合等。护理人员应熟悉并遵循小儿的正常生长发育规律，正确对待小儿生长发育过程中的特殊现象。

（2）生理生化特点：儿童生长发育快、代谢旺盛，对营养物质及热量的需求相对较多，而胃肠消化功能还未成熟，易发生营养缺乏和消化紊乱；婴儿代谢旺盛而肾功能较差，容易发生水和电解质紊乱；幼儿神经系统功能不成熟，受刺激后神经传导易扩散兴奋，故高热易引起惊厥。各系统器官的功能随年龄增长逐渐发育成熟，因此不同年龄儿童的生理、生化正常值各不同：新生儿大脑发育不完善，睡眠时间相对较长；年龄越小，心率、呼吸频率越快；不同年龄儿童外周血象、体液成分与成人也有区别等。熟悉并掌握生理生化特点有助于作出正确的判断和处理。

（3）免疫特点：儿童免疫功能不完善，防御能力差。新生儿出生时可从母体获得 IgG，但 3~5 个月后其浓度逐渐下降，自行合成 IgG 的能力一般要到 6~7 岁时才达到成人水平；母体 IgM 不能通过胎盘，因此新生儿血清 IgM 浓度低，易感染革兰阴性菌；婴幼儿期缺乏分泌型 IgA（SIgA），易患呼吸道及胃肠道感染性疾病。因此，做好儿童感染性疾病的预防和护理特别重要。

知识点4：儿童心理-社会特点	副高：熟练掌握　正高：熟练掌握

儿童身心发育尚未成熟，缺乏适应及满足需要的能力，依赖性较强，合作性差，需给予特殊的保护和照顾；感知觉的发育、情感的表达、性格的形成、语言的发展等使不同年龄阶段儿童具有不同的心理行为特征。在心理发展过程中，始终受家庭、环境、教育等影响，环境中的任何刺激包括愉快的和不愉快的，都会造成儿童不同的心理反应，进而影响以后的行为。因此，获得家庭、社会的关注和正确引导，对儿童的身心健康至关重要。在护理中应以儿童及其家庭为中心，与儿童父母、幼教工作者、学校教师等共同合作，根据不同年龄阶段儿童的心理发育特征和心理需求，提供相应措施，尽可能减少对患儿心理的负面影响，促进其心理健康发展。

知识点5：儿科临床特点	副高：熟练掌握　正高：熟练掌握

（1）病理特点：由于婴幼儿器官发育不成熟，机体对疾病的反应与成人不同，相同的病因可引起与成人不同的发病过程和病理变化。例如，维生素 D 缺乏可使婴幼儿患佝偻病，而成人则表现为骨软化症、骨质疏松；肺炎链球菌引起的肺部感染，婴幼儿多为支气管肺炎，成人则多为大叶性肺炎。

（2）疾病特点：婴幼儿疾病种类与成人不同，儿童在不同年龄阶段疾病种类也有较大差异。例如，心血管疾病中，儿童先天性心脏病多见，成人则以冠心病多见；儿童白血病中以急性淋巴细胞白血病占多数，成人则以急性或慢性粒细胞白血病居多。婴幼儿先天性、遗传性和急性感染性疾病比成人多见，且起病急、来势凶，常因缺乏局限能力而易并发败血症，伴有呼吸、循环衰竭，水电解质紊乱，中毒性脑病。儿童病情易反复波动，变化多端，且许多疾病临床表现缺乏特异性，死亡率高。在临床护理工作中，必须掌握这些特点，密切观察病情变化，及时采取有效措施。儿童的组织修复再生能力强，若诊断正确，治疗护理及时，多数疾病可以完全恢复，后遗症少。

（3）诊治特点：不同年龄阶段儿童患病有其独特的临床表现，故在临床诊断中应重视年龄因素。以惊厥为例，发生在新生儿早期，应多考虑产伤、缺血缺氧性脑病、颅内出血、先天异常等；发生在婴儿期的无热惊厥首先考虑手足搐搦症；发生在年长儿的惊厥则应考虑癫痫；婴儿有热惊厥除热性惊厥外，应考虑中枢神经系统感染。儿童对病情的表述常较困难且不准确，除详细倾听家长或其照顾者陈述病史/健康史，还需细致观察儿童表情、姿势、动作并结合全面的体格检查和必要的辅助检查进行诊断。儿童用药剂量与成人不同，应按年龄和体重或体表面积计算。

（4）预后特点：儿童处于生长发育时期，生命力旺盛，组织修复和再生能力强，儿童患病时虽起病急、来势猛、变化多，但如处理及时、有效，护理得当，度过危重期后，恢复也较快，一般较少留下后遗症。但年幼、体弱、营养不良者病情容易突变，需严密监护、积极处理。

（5）预防特点：做好儿童疾病的预防对降低其发病率和病死率、减少伤残率非常重要。重视儿童保健工作，使营养不良、肺炎、腹泻等常见病、多发病的发病率和病死率明显下降；及早筛查和发现儿童先天性、遗传性疾病以及视觉、听觉障碍和智力异常，并加以干预和矫治，可预防发展为严重伤残；加强儿童合理营养，指导运动锻炼，预防儿童肥胖，甚至有利于预防成人后的高脂血症、高血压、脑血管疾病及糖尿病等。另外应注意呵护儿童心理，成人后的心理问题与儿童时期的环境条件和心理卫生有关。因此，儿科医护人员应将照顾的焦点从疾病的治疗移至疾病的预防和健康的促进上。

知识点 6：儿科护理的一般原则 　　　　副高：熟练掌握　　正高：熟练掌握

（1）以儿童及其家庭为中心：家庭是儿童生活的中心，儿科医护人员需重视不同年龄阶段儿童的生理、心理特点，关注儿童及其家庭成员的心理感受及服务需求，并与其建立伙伴关系，为儿童及其家庭提供预防保健、健康指导、疾病护理和家庭支持等服务。

（2）实施身心整体护理：护理工作既要满足儿童生理需要和维持其现有的发育状况，还要关注和促进儿童心理行为的发展及心理精神的健康，关注儿童机体各系统和器官功能的协调平衡，使儿童生理、心理发育与社会环境相适应。

（3）减少创伤和疼痛：对儿童来说，大多数治疗是有创的、疼痛的和令其抗拒的。儿科医护人员应充分认识疾病本身及其治疗护理对儿童及其家庭带来的影响，安全执行各项护理操作，防止和减少创伤和疼痛。

（4）遵守法律和伦理道德规范：儿科工作者应当自觉遵守相应的法律法规和伦理道德规范，注意保护儿童的尊严和权利，促进儿童身心健康发展。

（5）多学科协同护理：儿科护理涉及多个学科，需要多学科协同来实现保护和促进儿童健康的目标。

| 知识点7：儿科护理工作的特点 | 副高：熟练掌握　正高：熟练掌握 |

（1）护理评估特点如下。①健康史采集较困难：婴幼儿表达能力差，大多由家长或其照顾者代替表述健康史，其可靠性与表述者和患儿接触的时间、观察的经验及细致程度、表达能力等有关。学龄前期儿童时间概念尚未完全建立，表述的健康史不一定可靠。有些年长儿因害怕打针、吃药、住院或逃避上学而隐瞒或夸大病情，使健康史的可靠性受到干扰。②体格检查不配合：患儿查体时多有哭闹、反抗行为，使护理查体结果受到干扰、不准确。③标本采集较困难：如婴幼儿留取尿液标本、大便标本、血液标本等均较成人困难。

（2）其他护理工作特点

1）护理工作繁多：儿童生活自理能力较差，多数需要护理人员帮助。儿童缺乏安全意识，好奇、好动，容易发生各种意外事故，如烫伤、摔伤、中毒等。因此，儿科护理过程中要加强安全管理，防止意外事故发生。

2）操作难度大：由于儿童对治疗、护理操作不理解，在护理时多数不配合，增加了操作难度，儿童躯体解剖结构如周围静脉细小，静脉穿刺比成人难度大。患儿多不配合吃药，喂服方法不当易引起呛咳、呕吐，甚至误吸或窒息。

3）具备较强的观察能力：儿童不能及时明确主诉自己的感受，病情变化快，又多数靠护理人员认真、细致的观察。因此，儿科护理人员不仅要有高度责任感和敬业精神，更要具有扎实的医学知识和丰富的护理实践经验，提高观察水平，增强对病情的识别能力。

4）与家长相互配合：儿童独立生活能力差，尤其是婴幼儿对父母的依赖性强，患儿能否接受诊疗和护理，家长的知情、理解、同意非常重要。因此，儿科护理工作必须及时与家长进行有效沟通、解释，得到患儿家长的支持与配合，才能使护理工作顺利进行，有利于患儿得到个体化整体护理。

| 知识点8：儿科护理人员的角色 | 副高：熟练掌握　正高：熟练掌握 |

（1）专业照护者：儿童各系统和器官发育尚未成熟，生活不能完全自理或完全不能自理。儿科护理人员最重要的角色是在帮助儿童促进、保持或恢复健康的过程中，为儿童及其家庭提供直接、专业、有效的护理措施，促进儿童身心发展。

（2）护理计划者：运用专业知识和技能，全面评估儿童生理、心理、社会状况等方面资料，找出存在的健康问题，根据患儿健康问题，制订护理计划，采取有效的护理措施，减轻儿童的痛苦，使其尽早康复。

（3）健康教育者：儿科护理人员应当根据儿童各阶段生理、智能的发育水平，向其解释疾病治疗和护理的过程，培养其良好的生活习惯。同时向儿童及其家庭宣传科学育儿知识，使其采取健康的态度和行为，促进健康。

（4）健康协调者：儿科护理人员需联系并协调相关人员及机构，维持有效沟通，保证儿童获得最适宜的整体医疗照顾。还可以与患儿及其家长沟通，让家庭成员参与儿童护理过程，保证护理计划的贯彻执行。

（5）健康咨询者：护理人员通过倾听患儿及其家长在医院中的感受，了解其需要，提供有关治疗的信息，给予健康指导等。解答儿童及其家长疑惑，使他们积极有效应对压力，找到满足生理、心理、社会需要的最佳方法。

（6）儿童及其家庭代言人：护理人员是儿童及其家庭权益的维护者，有责任解释并维护其权益不受侵犯或损害。应了解患儿及其家属的需求，帮助患儿获得健康保障。还需评估有碍儿童健康的问题和事件，以供医院行政部门和政府部门拟定政策时做参考。

（7）护理研究者：儿科护理人员应积极参与科研工作，验证、扩展护理理论和知识，发展护理新技术，以提高儿科护理工作质量，促进专业发展。

知识点9：儿科护士的素质要求　　　　　副高：熟练掌握　正高：熟练掌握

（1）思想道德素质：①热爱护理事业，爱护及尊重儿童，具有为儿童健康服务的奉献精神。②有强烈的责任感和同情心，具有诚实的品格、慎独修养、高尚的道德情操，以理解、友善、平等的心态，为儿童及其家庭提供帮助。③能理解儿童，善于创造适合儿童特点的环境与气氛，忠于职守、救死扶伤，实行人道主义。

（2）科学文化素质：①具备一定的文化素养和自然科学、社会科学、人文科学等多学科知识。②掌握一门外语及现代科学发展的新理论、新技术。

（3）专业素质：①具有丰富的专业理论知识和较强的临床实践技能，操作准确，技术精湛，动作轻柔、敏捷。②熟悉相关临床学科的知识和技能，具有敏锐的观察力和综合分析判断能力，具有与儿童及其家庭有效沟通的能力，树立整体护理观念，能运用护理程序解决患儿的健康问题。③掌握科学的思维方法，具有较强的组织管理能力，并具有开展护理教育和护理科研的能力。

（4）身体心理素质：①具有健康的身体素质，有较强的适应能力及自我控制力，灵活敏捷。②具有良好的心理素质，乐观、开朗、情绪稳定，同事间能相互尊重，团结协作。③具有强烈的上进心，不断求取知识，丰富和完善自己。④要善于与儿童和家长沟通，具有与儿童成为好朋友、与其家长建立良好人际关系的能力。

知识点10：儿科护理学的发展与展望　　　　　　副高：熟悉　正高：熟悉

（1）纵观我国医学发展史，在儿童疾病的防治与护理方面有非常丰富的经验。我国现存最早的中医学经典著作《黄帝内经》中对儿科病症已有记载，唐代杰出医学家孙思邈所著的《备急千金要方》中，较系统地解释了小儿的发育过程，提出了小儿喂养和卫生清洁等方面的护理原则。

（2）在19世纪下半叶，西方医学传入我国并逐渐发展，各国传教士开办了教会医院并附设了护士学校，医院设立了产科、儿科门诊及病房，护理工作的重点放在对住院患儿的生活照顾和护理上，逐渐形成和发展了我国的护理专业和儿科护理学。

（3）中华人民共和国成立以后，党和政府对儿童健康十分重视，许多法律、法规都特别提出了保护母亲和儿童的条款。儿科护理工作不断发展，从推广新法接生、实行计划免疫、建立各级儿童医疗保健机构、提倡科学育儿，直至形成和发展了儿科监护中心等专科护理，儿科护理范围拓宽，护理水平不断提高。小儿传染病发病率大幅度下降，小儿常见病、多发病的发病率、病死率亦迅速降低，小儿体质普遍增强。

（4）随着儿科护理学发展，儿科护理人员队伍逐渐壮大。儿科护理信息化建设逐渐完善，儿科护理人员继续教育也日渐得到重视。儿科护理学已逐渐发展成为有独特功能的专门学科，研究内容、范围、任务涉及影响儿童健康的心理、社会等方面，儿科护理人员也成为儿童保健的重要组成部分。

（5）随着社会发展、科学进步，儿科疾病谱将继续发生变化，儿科护理学的任务更应着眼于保障儿童健康，提高生命质量的远大目标，以儿童及其家庭为中心，以儿童健康问题及护理趋势为导向。

第二节　儿童年龄分期和各期特点

儿童的生长发育是一个连续渐进的动态过程，不同年龄阶段儿童的身体功能、病理变化、临床表现、护理特点不同。为了更好地评价儿童的生长发育，准确掌握儿童保健、疾病防治及护理工作重点，按照儿童年龄划分为7个阶段：胎儿期、新生儿期、婴儿期、幼儿期、学龄前期、学龄期、青春期。

知识点1：胎儿期特点　　　　　　　　　　　　　　　　副高：掌握　　正高：掌握

从受精卵形成至出生为止称为胎儿期，约40周。胎儿期又分3个阶段。

（1）妊娠早期（胚胎期）：指从受精卵形成至妊娠12周止。此期是胎儿各器官、组织形成的关键期，对多数致畸因子高度敏感，能使胎儿产生许多缺陷及畸形，又称此期为敏感期。

（2）妊娠中期（胎儿中期）：妊娠13~28周。此期是胎儿组织及器官迅速生长和功能渐趋成熟的阶段。

（3）妊娠晚期（胎儿晚期）：妊娠29~40周，此期是胎儿体重迅速增长的时期。

本阶段胎儿所需的营养及氧气均通过胎盘从母体获得，胎儿完全依靠母体生存，孕母的健康、营养、情绪状况对胎儿的生长发育影响极大，可导致胎儿生长发育障碍，出现死胎、流产、早产或先天畸形。

知识点2：新生儿期特点　　　　　　　　　　　　　　　副高：掌握　　正高：掌握

胎儿从出生脐带结扎到生后满28天，称新生儿期。出生后不满7天者称为新生儿早期。

新生儿期涵盖在婴儿期内，是婴儿期的特殊阶段。此期是小儿生理功能进行调整以逐渐适应外界环境的阶段，胎儿脱离母体开始独立生活，身体内外环境发生了巨大变化。由于新生儿自身调节能力还不成熟，适应环境能力较差，故此期发病率、死亡率最高。新生儿常见疾病包括产伤、窒息、缺氧缺血性脑病、颅内出血、各类感染、新生儿寒冷损伤综合征、先天畸形等。

知识点 3：婴儿期特点	副高：掌握　正高：掌握

从出生至满 1 周岁为婴儿期，又称乳儿期。此期为小儿出生后生长发育最迅速的时期，因此，需要提供足够的营养及热量。但此期小儿的胃肠道消化和吸收功能尚不完善，容易发生消化功能紊乱和营养不良。由于从母体获得的免疫抗体逐渐消失，而自身免疫力尚未成熟，易患感染性疾病。

知识点 4：幼儿期特点	副高：掌握　正高：掌握

1 周岁到满 3 周岁为幼儿期。此期儿童生长发育速度较前稍减慢，而智能发育迅速，同时活动范围增大，接触事物增多，自主性和独立性增强，但对危险识别能力弱，易发生意外事故和中毒。此期乳牙出齐，食物种类开始多样化，应注意防止消化功能紊乱及营养不良。

知识点 5：学龄前期特点	副高：掌握　正高：掌握

从 3 周岁到 6~7 周岁为学龄前期。此期特点为生长速度进一步减慢，智能发育更加迅速，语言、思维能力和自理能力增强。此期儿童具有较大的可塑性，要培养良好的道德品质和行为习惯，为入学做准备。学龄前期儿童免疫功能逐渐增强，感染性疾病发病率降低，免疫性疾病发病率升高。由于安全保护意识差，活动范围进一步扩大，烧伤、溺水等意外事故发生率升高。

知识点 6：学龄期特点	副高：掌握　正高：掌握

从进入小学（6~7 岁）开始到步入青春期（11~14 岁）为止称为学龄期，相当于小学阶段。此期小儿体格仍稳步生长，除生殖系统外其他器官系统的发育均已逐步完善。智能发育较前更成熟，理解、分析等综合能力增强，是接受科学文化教育的重要时期，应加强教育，促进其德、智、体、美、劳全面发展。感染性疾病的发病率较前降低，而近视、龋齿的发病率升高。

知识点 7：青春期特点	副高：熟悉　正高：掌握

女童从 11~12 岁开始到 17~18 岁，男童从 13~14 岁开始到 18~20 岁称为青春期。此期

体格发育又明显加速，体重、身高增长的幅度较大，生殖系统迅速发育，第二性征逐渐明显，是儿童生长发育的第二次高峰。此期女童出现月经，男童出现遗精，但个体差异较大。此阶段由于神经内分泌的调节功能不够稳定，且与社会接触增多，受外界环境的影响不断加大，常可引起心理、行为、精神不稳定，出现情绪波动。此期常见健康问题有痤疮、贫血等，女童还可出现月经不规则、痛经等。

第二章 儿童生长发育

第一节 生长发育规律及影响因素

知识点1：生长发育的概念	副高：掌握 正高：掌握

生长发育是儿童不同于成人的重要特点。生长是指儿童身体各器官、系统的长大，是量的变化；发育是指细胞、组织、器官的分化与功能成熟，是质的变化。两者紧密联系，不可分割。

知识点2：生长发育的规律	副高：掌握 正高：掌握

生长发育的规律是指群体儿童在生长发育过程中所具有的一般现象。虽然儿童在生长发育过程中，可因生活、环境、营养、体育锻炼、疾病或遗传等因素而出现各方面的个体差异，但一般规律仍然存在。认识儿童生长发育规律有助于对儿童生长发育状况进行正确评价和指导。

（1）生长发育的连续性和阶段性：儿童的整个生长发育期，生长发育是连续不断的，但不同年龄的生长发育速度不同，有时快有时慢，呈阶段性。例如，出生后第一年，体重和身长的增长最快，为生后的第一个生长高峰；第二年以后生长速度逐渐减慢，至青春期又迅速加快，出现第二个生长高峰。

（2）各系统器官发育的不平衡性：不同年龄儿童机体各系统的生理功能不同，生长速度也不同步。例如，神经系统发育早于其他系统组织，生后2年内发育最快，6~7岁基本达成人水平；生殖系统发育最晚，在青春期前处于幼稚期，青春期迅速发育达到成熟；淋巴系统在儿童期迅速生长，于青春期前达高峰，以后逐渐下降到成人水平；其他如呼吸、循环、消化、泌尿系统及肌肉等的发育基本与体格生长平行。

（3）生长发育的顺序性：生长发育遵循由上到下、由近到远、由粗到细、由低级到高级、由简单到复杂的规律。四肢的生长速度快于躯干，逐渐变为头小躯干粗、四肢长。婴儿头占身高的1/4，到成年头占身高的1/8。运动发育的规律：先抬头后抬胸，然后会坐，最后是站立、行走（从上到下）；从臂到手，从腿到脚的活动（由近到远）；从全掌抓握到手指摘取（从粗到细）；先画直线后画圈、画人和图形（由简单到复杂）；先会看、听、感觉事物，认识事物的表面属性，再发展到有记忆、思维、分析、判断事物的类别属性（由低级到高级）。

（4）生长发育的个体差异性：生长发育虽遵循一般性规律，但因受到遗传、环境因素的影响，存在相当大的个体差异，每个人的生长轨迹不完全相同。例如，同年龄、同性别的儿童群体中，每个儿童的生长水平、生长速度、体型特点等都不完全相同。因此，生长发育的正常值不是绝对的，而是有一定的正常范围。在判断儿童发育是否正常时必须考虑各种因素对个体的影响，并进行连续动态的观察，才能对儿童发育情况作出正确的判断和评价。

知识点3：影响生长发育的因素	副高：掌握　正高：掌握

（1）遗传因素：儿童生长发育的轨迹或特征、潜力、趋向等都受父母遗传因素的影响，如身高、体重、心理活动特征、性格特点、对致敏原的易感性、对疾病的易患性等。男女性别也可造成生长发育的差异。

（2）外界环境因素：①孕母情况。孕母的生活环境、营养、情绪、疾病等各种因素均会影响胎儿的宫内发育以及日后生长发育的最终结局。②营养。充足和合理的营养是保证儿童健康成长极为重要的因素，年龄越小受营养因素的影响越大。长期营养不足会导致体重下降、身高不增以及器官功能低下等，影响智力、心理和社会适应能力的发展。儿童摄入过多热量所致的肥胖也会影响其正常的生长发育。③疾病。各种疾病对儿童生长发育有明显影响。急性感染常使体重减轻；慢性疾病则影响体重和身高的发育；内分泌疾病对骨骼生长和神经系统的发育影响较大；先天性心脏病可造成生长发育迟缓。④家庭和社会环境。良好的居住环境、卫生条件能促进儿童生长发育。健康的生活方式、科学的护理、正确的教养、和谐的家庭气氛、父母的爱抚、良好的学校和社会环境、适宜的锻炼和完善的医疗保健服务等，都是保证儿童生长发育达到最佳状态的重要因素。

第二节　儿童体格生长及评价

一、体格生长常用指标及测量方法

儿童体格生长通常选用易于测量、有较好人群代表性的指标表示。常用的指标有体重、身高（长）、坐高（顶臀长）、头围、胸围、上臂围、皮下脂肪厚度等。

知识点1：体重	副高：掌握　正高：掌握

体重为身体各器官、组织和体液的总重量，是反映儿童体格生长和营养状况的重要指标，也是临床计算儿童用药剂量、补液总量的重要依据。

（1）增长规律：新生儿出生体重与胎次、胎龄、性别、孕母营养状况有关。男婴出生平均体重（3.3±0.4）kg，女婴出生平均体重（3.2±0.4）kg。出生后第一周内由于摄入不足、排出胎粪、蒸发水分，可出现暂时性体重下降（生理性体重下降），减少原体重的5%～

10%，常于7~10天内恢复到出生时体重，以后体重开始快速增长。儿童出生后第一年是生长发育的第一个高峰。出生前3~4个月儿童的体重为出生时体重的2倍（约6kg），1岁时增至出生时的3倍（9~10kg），到2岁时体重约为出生时的4倍（12~13kg），2岁后到青春期前体重增长减慢，每年增长2~3kg。11~12岁以后为青春期发育阶段，是生长发育的第二个高峰。

（2）估算公式：具体如下。①1~6个月：体重(kg)=出生时体重(kg)+月龄×0.7(kg)。②7~12个月：体重(kg)=6(kg)+月龄×0.25(kg)。③2~12岁：体重(kg)=年龄(岁)×2+8(kg)。12岁以后为青春期发育阶段，受内分泌影响，体重增长较快，不能按上述公式推算。

（3）测量方法：晨起空腹排尿后或进食后2小时测量，称体重时应脱去衣裤、鞋袜。

儿童体重增长为非匀速增长，存在个体差异，故大规模儿童生长发育指标测量所得的数据均值只能提供参考。

知识点2：身高（长）　　　　　　　　　　　　　　　　　　副高：掌握　正高：掌握

身高（长）是指头顶到足底的垂直距离，是反映骨骼发育的重要指标。3岁以下儿童取仰卧位测量，称为身长；3岁以后立位测量，称为身高。

（1）增长规律：身长（高）的增长规律与体重的增长相似，也是出生后第一年增长速度最快，有婴儿期和青春期2个增长高峰。出生时平均身长为50cm，1岁时75cm，2岁时86~87cm。2岁后身高（长）每年增长5~7cm。

（2）估算公式：2~12岁身长（高）(cm)=年龄(岁)×7+75(cm)。12岁以后进入青春期，是生长发育的第二个高峰，不能按上述公式推算。

（3）测量方法：婴幼儿测量时，脱去鞋帽，仰卧于测量板，头顶贴测量板顶端，测量者左手按住儿童两膝，使双下肢伸直，右手推动滑板贴至足底，读出身长。儿童立位测量时，脱去鞋帽，站在立位测量器上，取立正姿势，头部保持正直姿势，测量者移动量板贴紧头顶，读出身高。

身长（高）包括头部、躯干（脊柱）和下肢长度的总和。这三部分的增长速度并不相同，婴儿期头部生长最快，躯干次之，青春期时下肢增长最快。它们的比例在各年龄期也有所不同。有些疾病可造成身体各部分的比例失常，临床需要分别测量上部量（从头顶至耻骨联合上缘）和下部量（从耻骨联合上缘至足底），以帮助判断。出生时上部量>下部量（中点在脐上）；随着下肢长骨的增长，中点下移，2岁时在脐下；6岁时在脐与耻骨联合上缘之间；12岁时中点位于耻骨联合上缘，即上、下部量相等。

知识点3：坐高（顶臀长）　　　　　　　　　　　　　　　　副高：掌握　正高：掌握

由头顶至坐骨结节的垂直距离称坐高。3岁以下儿童仰卧位测量，称为顶臀长；3岁后采用坐高计坐位测量，称为坐高。坐高（顶臀长）主要反映头颅与脊柱的生长情况。

（1）增长规律：新生儿出生时顶臀长为身高的67%，以后随着年龄增长，下肢增长速度比躯干快，坐高（顶臀长）占身高的百分数也会随年龄增长而下降，14岁时降至53%。

（2）测量方法：3岁以下儿童可以取卧位测量顶臀长，即坐高。儿童平卧于量板上，测量者一手提其小腿，使儿童膝关节屈曲，大腿与底板垂直而坐骨紧贴底板，一手移动足板紧压臀部，读刻度至0.1cm。3岁以上儿童用坐高计测量，让其坐于坐高计上，身体先前倾，使骶部紧靠量板，再挺身坐直，大腿靠拢，紧贴凳面，与躯干成直角，膝关节屈曲成直角，两脚平放，移下头板与头顶接触，记录读数至0.1cm。

知识点4：头围	副高：掌握　正高：掌握

经眉弓上方、枕后结节绕头一周的长度，称为头围。头围是反映脑发育和颅骨生长情况的重要指标。

（1）增长规律：胎儿时期脑发育最快，故新生儿出生时头围相对较大，一般为33~34cm，1岁时约46cm。1岁以后头围增长明显减慢，2岁约48cm，5岁约50cm，15岁约54cm，接近成人。头围测量在2岁前最有价值。头围过小提示脑发育不良及小头畸形，头围过大或增长过快提示脑积液、脑肿瘤等。

（2）测量方法：儿童取坐位或卧位，测量者将软尺零点固定于其头部一侧眉弓上缘，将软尺紧贴头皮绕枕骨结节及另一侧眉弓上缘回至零点，记录读数至0.1cm。

知识点5：胸围	副高：掌握　正高：掌握

沿乳头下缘经肩胛角下绕胸一周的长度，称为胸围。胸围反映胸廓、胸背肌肉、皮下脂肪及肺的发育程度。

（1）增长规律：出生时胸围一般为32~33cm，比头围小1~2cm。1岁时胸围与头围大致相等，约46cm。1岁以后胸围发育开始超过头围，1岁后至12岁，胸围超过头围的厘米数约等于儿童岁数减1。

（2）测量方法：儿童取卧位或立位，两手自然平放或下垂，测量者将软尺零点固定于一侧乳头（乳腺已发育的女童，固定于胸骨中线第4肋间），将软尺紧贴皮肤，经背部两侧肩胛骨下缘回至零点，取平静呼气、吸气时的平均数，记录读数至0.1cm。

知识点6：上臂围	副高：掌握　正高：掌握

沿肩峰与尺骨鹰嘴连线中点绕上臂一周的长度，称为上臂围。上臂围反映上臂骨骼、肌肉、皮下脂肪和皮肤的发育水平。常用于评估儿童营养状况。

（1）增长规律：生后第一年内上臂围增长迅速，1~5岁增长缓慢。在测量体重、身高不方便的地区，可测量上臂围以普查5岁内儿童的营养状况。

（2）测量方法：儿童取立位、坐位或仰卧位，两手自然平放或下垂。软尺零点固定于肩峰与尺骨鹰嘴连线中点，沿该点水平紧贴皮肤绕上臂一周，回至零点，读数记录至 0.1cm。

（3）儿童营养状况评估标准：上臂围>13.5cm，为营养良好；上臂围在 12.5~13.5cm，为营养中等；上臂围<12.5cm，为营养不良。

二、与体格生长有关的其他系统发育

知识点7：颅骨的发育	副高：掌握　正高：掌握

颅骨随脑的发育而增长，故其发育较面部骨骼（包括鼻骨、下颌骨）早。可根据头围大小，骨缝及前、后囟门闭合迟早来评价颅骨的发育。颅骨间小的缝隙为骨缝，大的缝隙为囟门。颅骨缝出生时尚分离，于 3~4 个月时闭合。前囟为顶骨和额骨边缘形成的菱形间隙，其对边中点连线长度在出生时为 1.5~2.0cm，后随颅骨发育而增大，6 个月后逐渐骨化而变小，1 岁至 1 岁半时闭合。后囟为顶骨与枕骨边缘形成的三角形间隙，出生时已很小或已闭合，最迟于生后 6~8 周闭合。

前囟检查在儿科非常重要，大小及张力的变化均提示某些疾病的可能。前囟早闭、头围小提示脑发育不良、小头畸形；前囟迟闭、过大见于佝偻病、甲状腺功能减退症等；前囟张力增加常提示颅压升高，而前囟凹陷则见于极度消瘦或脱水者。

知识点8：脊柱的发育	副高：掌握　正高：掌握

脊柱的增长反映脊椎骨的发育。出生后第一年脊柱增长最快，快于四肢。出生 1 年后增长速度落后于四肢。新生儿时脊柱仅轻微后凸，3 个月左右随抬头动作的发育出现颈椎前凸，此为脊柱第一个弯曲；6 个月后会坐时出现胸椎后凸，为脊柱第二个弯曲；1 岁左右开始行走时出现腰椎前凸，为脊柱第三个弯曲。至 6~7 岁韧带发育后，这 3 个脊柱生理弯曲为韧带所固定。生理弯曲的形成与直立姿势有关，是人类的特征，有加强脊柱弹性的作用，有利于身体平衡。坐、立、行姿势不正确及骨骼病变可引起脊柱发育异常或造成脊柱畸形。

知识点9：长骨的发育	副高：掌握　正高：掌握

长骨的生长主要依靠其干骺端软骨骨化和骨膜下成骨作用使之增长、增粗。干骺端骨骺融合，标志长骨生长结束。随着年龄的增长，长骨干骺端的软骨次级骨化中心按一定的顺序和骨解剖部位有规律地出现。出生时股骨远端及胫骨近端出现的次级骨化中心，是新生儿长骨发育成熟的标志。婴儿出生时无骨化中心，4~6 个月，腕部才出现次级骨化中心，顺序为：头状骨、钩骨（3~4 个月），下桡骨骺（约 1 岁），三角骨（2 岁至 2 岁半），月骨（3 岁左右），大、小多角骨（3 岁半至 5 岁），舟骨（5~6 岁），下尺骨骺（6~8 岁），豆状骨（9~10 岁）。10 岁时出全，共 10 个，故 1~9 岁腕部骨化中心的数目约为其岁数加 1。次级骨化中心的出现可反映长骨的生长发育成熟程度。可根据 X 线检查所示的不同年龄儿童长

骨骨骺端骨化中心的出现时间、数目、形态、密度等绘制标准图谱，将其与各年龄标准图谱比较，其骨骼成熟度相当于某一年龄的标准图谱时，该年龄即为骨龄，可判断骨骼发育情况。婴儿早期可摄膝部 X 线骨片，年长儿摄腕部 X 线骨片，骨生长明显延迟的应加摄膝部 X 线骨片，以判断长骨的发育。骨龄测定有助于诊断某些疾病。

| 知识点 10：牙齿的发育 | 副高：掌握　正高：掌握 |

牙齿的发育与骨骼发育有一定的关系，但因胚胎来源不完全相同，故发育速度也不平行。人一生有 2 副牙齿，即乳牙（共 20 个）和恒牙（共 28~32 个）。出生时在颌骨中已有骨化的乳牙牙胞，但未萌出，被牙龈覆盖，出生后 4~10 个月（平均 6 个月）开始萌出乳牙，3 岁前出齐，2 岁以内乳牙的数目为月龄减 4~6，但乳牙的萌出时间、萌出顺序和出齐时间存在较大的个体差异，13 月龄后仍未萌牙称为萌牙延迟。乳牙萌出顺序一般为从下到上、自前向后。6 岁左右开始萌出恒牙即第一磨牙，长于第二乳磨牙之后，又称为 6 龄齿；6~12 岁乳牙按萌出顺序逐个脱落，换之以恒牙，其中第一、第二前磨牙代替第一、第二乳磨牙。12 岁左右萌出第二磨牙，约在 18 岁以后萌出第三磨牙（智齿），但也有人终生不出此牙。恒牙一般在 20~30 岁出齐。恒牙萌出顺序，见表 2-1。

表 2-1　恒牙萌出顺序

牙	出牙年龄（岁）		牙	出牙年龄（岁）	
	上颌	下颌		上颌	下颌
第一磨牙	6~7	6~7	尖牙	11~12	9~11
中切牙	7~8	6~7	第二前磨牙	10~12	11~13
侧切牙	8~9	7~8	第二磨牙	12~13	12~13
第一前磨牙	10~11	10~12	第三磨牙	17~30	17~30

牙的生长与蛋白质、钙、磷、氟、维生素 A、维生素 C 和维生素 D 等营养素及甲状腺激素有关。食物的咀嚼有利于牙齿生长。第一磨牙对颌骨的形态发育及牙齿的排列起重要作用，第二乳磨牙的存在则扶持前者的位置，故必须注意对乳磨牙的保护。

牙齿发育异常包括萌牙延迟、排列紊乱、牙釉质异常、缺牙等。

| 知识点 11：脂肪组织的发育 | 副高：掌握　正高：掌握 |

脂肪组织的发育主要是细胞数目增加和体积增大，细胞数目自胎儿中期开始增加较快，到生后 1 岁末达最高峰，以后渐减速，2~15 岁可增加约 5 倍。脂肪细胞体积增大的速度在妊娠晚期最快，出生时其体积已增大 1 倍，以后逐渐减慢，到学龄前期脂肪细胞大小变化不大，一直维持到青春期。青春期体格生长突然加速时，脂肪组织占体重的比例也上升，尤以

女童为显著，占24.6%，约为男童的2倍，故青春期女童大多显得丰满。皮下脂肪占全身脂肪的50%以上，因此皮下脂肪厚度可反映全身脂肪量的多少、肥胖或营养不良的程度。

知识点12：肌肉组织的发育	副高：掌握　正高：掌握

胎儿期肌肉组织发育较慢，出生后随儿童躯体和四肢活动增加才逐渐发育。婴儿肌张力较高，1~2个月后才逐渐减退，肢体可自由伸屈放松。当儿童运动能力增强，会坐、爬、站、行、跑、跳后，肌肉组织发育加速，肌纤维增粗，肌肉活动能力和耐力增强。学龄前儿童已有一定负重能力，皮下脂肪变薄而肌肉发育显著加强；学龄期儿童肌肉比婴幼儿肌肉粗壮；到青春期肌肉发育加速，男童比女童更突出。9~10岁以后男童肌肉约占体重的45.9%，女童为44.2%，以后几年男童超过50%，女童则维持不变或下降。肌肉的发育与营养、运动有密切关系，故应保证儿童的营养供给，鼓励儿童多进行体操、球类、游泳等运动锻炼。运动能促进肌肉生长，消耗体内脂肪，避免脂肪积累过多，可预防肥胖，使儿童变得灵活健壮。

知识点13：男性生殖系统的发育	副高：掌握　正高：掌握

男性生殖系统发育包括男性生殖器官的形态、功能发育和第二性征出现。男性生殖器官包括睾丸、附睾和阴茎。第二性征发育顺序为睾丸、阴茎、阴囊、阴毛、腋毛、变声、胡须及喉结。出生时睾丸大多已降至阴囊，约10%男婴的睾丸尚可位于下降途中的某一部位，一般在1岁以内都会下降到阴囊，少数未降者即为隐睾症。进入青春期后，睾丸进一步发育，其分泌的雄激素促进第二性征的出现。男性性功能发育成熟的标志是遗精、产生精子。从睾丸增大到遗精出现平均历时3年。

知识点14：女性生殖系统的发育	副高：掌握　正高：掌握

女性生殖系统发育包括女性生殖器官的形态、功能发育和第二性征出现。第二性征发育顺序为乳房、阴毛、腋毛发育。出生时卵巢发育已较完善，但其卵泡处于原始状态。在青春期前卵巢发育非常缓慢，进入青春期后，女性卵巢内即见卵泡发育。通常9~10岁时骨盆开始加宽，乳头发育，子宫逐渐增大。9~11岁时乳房发育，阴毛出现。13岁左右乳房进一步增大，有较多阴毛、腋毛，月经来潮。女性生殖功能发育成熟的标志是月经来潮。

三、体格生长评价

知识点15：体格生长评价常用方法	副高：掌握　正高：掌握

（1）均值离差法（标准差法）：为最常见的统计学方法之一，适用于正态分布状况，根据不同年龄、性别，固定分组，通过大量人群的横断面调查算出平均值和标准差，以平均值

加减标准差表示。一般认为，被检儿童的测量值在平均值加减2个标准差（含总体的95.4%）的范围内，则是生长正常的儿童。用儿童体格生长指标的实测值与均值比较，根据实测值在均数上下所处的位置，确定和评价儿童发育等级。

（2）中位数、百分位数法：近年来常用的体格生长评价方法，适用于正态分布，也适用于非正态分布。将一组变量值（如身高、体重）按大小顺序排列，求出某个百分位的数值，然后将百分位数列表。以第50百分位数（P_{50}）为中位数，其余百分位数为离散距，常用百分位数等级有P_3、P_{10}、P_{25}、P_{50}、P_{75}、P_{90}、P_{97}，其中P_{50}相当于均值离差法中的均值，P_3相当于均值离差法中的均值减2个标准差，P_{97}相当于均值离差法中的均值加2个标准差。$P_3 \sim P_{97}$属正常范围。百分位数法数值分布较均值离差法精细，更能准确分级评价。

（3）标准差的离差法（Z评分或Zscore）：该方法用偏离该年龄组标准差的程度来反映生长情况，可用于不同人群间的比较。$Z=(X-\bar{x})/SD$，其中X为实际测量值，$\bar{x}$为均值，SD为标准差。Z在±2.0以内属正常范围，$Z=0$表示实际测量值与该年龄组均值相等。

（4）指数法：用两项指标间相互关系做比较。①Kaup指数，即体重（kg）/身高（cm）$^2 \times 10^4$，其含义为单位面积的体重值，主要反映体格发育水平及营养状况，适用于婴幼儿。不同情况Kaup指数如下。营养不良：10～13；消瘦：13～15；正常：15～19；优良：19～22；肥胖：>22。②体重指数（BMI），即体重（kg）/身高（m）^{2}，该指数能较为灵敏地反映体型的胖瘦程度，常用于区分正常或肥胖和评价肥胖程度。该指数与身高的相关性小，而与皮脂厚度、上臂围等反映体脂积累程度的指标相关性高。

（5）生长曲线评价法：为近年来世界卫生组织（WHO）向许多国家推荐的方法。将同性别、各年龄组某项体格生长指标（体重、身高等）值按离差法或百分位数法的等级绘成曲线，制成生长曲线图，对个体儿童从出生至青春期进行全程动态监测，将连续的测量结果每月或每年标记于曲线图上进行比较。可看出儿童的生长趋势及生长速度为向下（下降）、向上（增长）、平坦（不增），了解该儿童目前所处发育水平，及时发现偏差，分析原因并给予干预。这种连续动态测量能直观地观察儿童生长发育水平、速度和趋势，可早期发现生长迟缓，较单次测量更能说明问题。

知识点16：体格生长评价的内容　　　　　　　　副高：掌握　正高：掌握

（1）生长水平：将儿童某一年龄时的某一项体格生长指标测量值（横断面测量），如体重、身高（长）、头围、胸围、上臂围等与参照人群值进行比较（横向比较），即得到该儿童该项体格生长指标在此年龄的生长水平，通常以等级表示，但不能预示其生长趋势。

（2）生长速度：定期连续测量儿童某项体格生长指标（纵向观察），如身高（长）、体重，即得到儿童该项指标的生长速度。这种动态纵向观察，可发现儿童自己的生长轨迹，预示其生长趋势，与参照人群值比较，可及时发现生长偏离。因此，生长速度的评价较生长水平更能真实反映儿童生长情况。生长速度正常的儿童生长基本正常。建议常规测量的时间和频率为：6个月内的婴儿每月1次，6～12个月每2个月1次，1～2岁每3个月1次，3～6岁每半年 1 次，6 岁以上每年 1 次。高危儿适当增加观察次数。

（3）匀称程度：评估儿童体格发育各项指标间的关系。①体型匀称：常以身高（长）与体重（W/L）的比值与参照人群值比较，反映体型生长的比例关系，即一定身高的相应体重增长范围。②身材匀称：以坐高（顶臀长）/身高（长）的数值与参照人群值比较，反映儿童下肢发育状况，评价身材是否匀称。

知识点 17：体格生长评价的注意事项	副高：掌握　正高：掌握

（1）采用规范的测量工具及正确的测量方法，获取正确指标数据进行统计分析。

（2）选择适合的儿童体格生长标准参照值作为比较，并采用适当的体格生长评价方法。

（3）应定期连续地纵向观察，以了解儿童的生长趋势，不可单凭一次检查结果就得出结论。

（4）对早产儿进行发育水平评价时，应矫正胎龄至 40 周（足月）后再评价。一般头围至 18 月龄、体重至 24 月龄、身长至 40 月龄后不再矫正。

（5）体格测量的评价结果应与全面体格检查、实验室检查数据、生活现状及健康史结合起来综合分析，以便作出确切和实际的判断。

（6）采用多种指标综合评价，以防单一指标评价的局限性。

小儿神经心理发育

第三节　儿童神经心理发育及评价

一、神经系统的发育

知识点 1：脑的发育	副高：掌握　正高：掌握

脑的发育是儿童神经心理发育的物质基础，脑发育正常与否与儿童神经心理发育密切相关。胎儿时期神经系统发育最早，其中脑的发育最为迅速。出生时脑重 370~390g，占体重的 1/9~1/8；7~8 岁时接近成人脑重（约 1500g）。出生时大脑已有主要的沟回，但大脑皮质较薄，沟回较浅，细胞分化较差，但中脑、脑桥、延髓、脊髓已发育较好，能够保证生命中枢的功能。出生时神经细胞数目与成人相同（100 亿~140 亿），但树突与轴突少而短。出生后脑重的增加主要由于神经细胞体积增大和树突的增多、增长，以及神经髓鞘的形成和发育。神经髓鞘的形成和发育约在 4 岁完成，婴儿时期由于髓鞘形成不完善，刺激引起的神经冲动传导慢，而且易于泛化，不易形成明显的兴奋灶，婴儿易疲劳而进入睡眠状态。出生时大脑皮质发育未成熟，活动主要由皮质下系统调节，以后随脑实质的不断增长、成熟，运动转为由大脑皮质中枢调节，对皮质下中枢的抑制也逐渐明显。生长时期的脑组织耗氧量较大，儿童脑组织耗氧量在基础代谢状态下占总耗氧量的 50%，而成人只占 20%。长期营养缺乏可引起脑的生长发育落后。

| 知识点2：脊髓的发育 | 副高：掌握　正高：掌握 |

脊髓的发育在出生时已相对较成熟，其发育与运动功能进展平行，随着年龄增长而增重、加长。儿童脊髓与身长的比值与成人相比相对较大，脊髓下端在胎儿期位于第2腰椎下缘，4岁时上移至第1腰椎，故对婴幼儿做腰椎穿刺的部位应偏低，避免损伤脊髓。脊髓的髓鞘由上至下逐渐形成，至3岁时完成髓鞘化。

| 知识点3：神经反射 | 副高：掌握　正高：掌握 |

儿童出生时即具有觅食、吸吮、吞咽、拥抱、握持等一些先天性反射和对强光、寒冷、疼痛的反应。吸吮、拥抱、握持等无条件反射会随年龄增长和大脑皮质的发育而消失，如握持反射应于5~6个月时消失，否则将影响动作发育。若这些先天反射不能引出或持续不退，表明神经系统异常。新生儿和婴儿肌腱反射不如成人灵敏，腹壁反射和提睾反射也不易引出，到1岁时才稳定。3~4个月前婴儿肌张力较高，凯尔尼格征可为阳性，2岁以下儿童巴宾斯基征双侧阳性亦可为生理现象。

儿童出生后2周左右形成第一个条件反射，即抱起喂奶时出现吸吮动作；生后2个月开始逐渐形成视觉、触觉、味觉、听觉、嗅觉等条件反射；3~4个月开始出现兴奋性和抑制性条件反射；2~3岁时皮质抑制功能发育完善，至7~14岁时皮质抑制调节功能才达到一定强度。随着条件反射的形成和积累，儿童综合分析能力逐渐提高，智力发展也逐渐趋于复杂和完善。

二、感知觉的发育

| 知识点4：视感知的发育 | 副高：掌握　正高：掌握 |

新生儿已有视觉感应功能和瞳孔对光反应，但因视网膜黄斑区发育不全和眼外肌协调较差，视觉不敏锐，只有在15~20cm范围内视觉清晰。2个月可协调注视物体，初步出现头眼协调；3~4个月时头眼协调较好，可追物180°，辨别彩色和非彩色物体；5~7个月目光能追随落地物体，认识母亲和常见物品如奶瓶，喜红色等色彩明亮的颜色；8~9个月能长时间看远处人物的移动；18个月能区别各种形状；2岁可区别垂直线与横线，逐渐学会辨别红、白、黄、绿等颜色，视力达到4.7；4~6岁视深度已充分发育，视力达到5.0。

| 知识点5：听感知的发育 | 副高：掌握　正高：掌握 |

新生儿出生时因鼓室无空气及有羊水潴留，故听力差，但对较强的声音可有瞬目、震颤等反应；生后3~7天已有较好的听觉，50~90dB的声音可引起呼吸节律的改变；1个月能分辨"吧"和"啪"的声音；3~4个月时头可转向声源（定向反应），听到悦耳声时会微笑；6个月可区别父母的声音，唤其名有反应；7~9个月时能确定声源，初步区别语言的意

义；10~12 个月时可听懂自己的名字；1~2 岁时能听懂简单指令；4 岁时听觉发育逐渐成熟。

知识点 6：味觉和嗅觉的发育	副高：掌握　正高：掌握

（1）味觉：新生儿出生时味觉已发育完善，对不同的味道如酸、甜、苦、咸等可产生不同的反应；4~5 个月的婴儿对食物味道微小改变很敏感，为味觉发育关键期，此期应适时添加各类辅食，使之适应不同味道。

（2）嗅觉：新生儿出生时嗅觉中枢与神经末梢已发育成熟；出生后 1~2 周的新生儿可辨别母亲和他人的气味；3~4 个月时能区别好闻与难闻的气味；7~8 个月开始对芳香气味有反应。

知识点 7：皮肤感觉的发育	副高：掌握　正高：掌握

皮肤感觉可分为触觉、痛觉、温度觉和深感觉。触觉是引起儿童某些反射的基础，新生儿的触觉已很敏感，尤其以嘴唇、手掌、足底、眼睑等部位最敏感，触之即出现张口、缩回手足、眨眼等反应。新生儿已有痛觉，但较迟钝，2 个月后逐渐改善。新生儿出生时温度觉已很灵敏，尤其对冷的反应；2~3 岁时通过接触能辨别物体的软、硬、冷、热等属性；5~6 岁能区别体积相同重量不同的物体。

知识点 8：知觉的发育	副高：掌握　正高：掌握

知觉是人对事物各种属性的综合反映，知觉的发育与听、视、触等感觉的发育密切相关。婴儿 5~6 个月时随动作能力的发展及手眼的协调动作，通过看、咬、摸、闻、敲击等活动逐步了解物体各方面的属性。随着语言的发展，儿童的知觉开始在语言的调节下进行。1 岁末开始有空间和时间知觉；3 岁能辨上、下；4 岁能辨前、后；5 岁能辨自身的左、右。4~5 岁开始有时间概念，如早晚、昨天、今天和明天、后天等。5~6 岁掌握周内时序、四季等概念。

三、运动的发育

知识点 9：粗大运动的发育	副高：掌握　正高：掌握

粗大运动指身体对大动作的控制，包括颈肌、腰肌的平衡能力，以及爬、站、走、跑、跳等动作。

（1）抬头：新生儿俯卧位时能抬头 1~2 秒；2~3 个月时俯卧可抬头 45°~90°；3 个月时直立状态下能竖直头部；4 个月时抬头很稳并自由转动。

（2）翻身：婴儿大约 4 个月时能从仰卧位翻至侧卧位。4~7 个月可随意转动上下肢，继而躯干、上下肢可分段转动，还可从仰卧位翻至俯卧位，再从俯卧位翻至仰卧位。

（3）坐：婴儿3个月时可扶坐，背脊呈弧形；6个月时可双手向前撑住独坐；8~9个月时能坐稳并左右转身。

（4）匍匐、爬：婴儿2个月时俯卧能交替踢腿；3~4个月时可用手撑起上身数分钟；7~8个月时已能用手支撑胸腹，可后退或在原地转动身体；8~9个月可用双上肢向前爬；12个月时可手膝并用左右爬。

（5）站、走、跳：新生儿直立时双下肢稍能负重，出现踏步反射和立足反射；5~6个月扶立时双下肢可负重，并上下跳动；8~9个月时可扶站片刻；10~14个月时可独站和扶走；15~18个月走路较稳；18~24个月时已能跑和双足并跳；2岁至2岁半能单足站；3岁能并足跳远、单足跳，能双足交替上下楼梯。

| 知识点 10：精细运动的发育 | 副高：掌握　正高：掌握 |

新生儿时两手紧握拳；3~4个月时握持反射消失，开始有意识地用双手取物；6~8个月出现换手与捏、敲等探索性动作；8~10个月可用拇、示指对指取物，喜撕纸；12~18个月学会用勺，乱涂画；18个月能叠2~3块方积木；2岁时可叠6~7块方积木，会翻书；3岁时会洗手、洗脸、系纽扣、脱穿简单衣服。

四、语言的发育

| 知识点 11：发音阶段 | 副高：掌握　正高：掌握 |

新生儿已会哭叫，并且饥饿、疼痛等不同刺激所反映出来的哭叫声在音响度、音调上有所区别。婴儿1~2个月开始发喉音；3~4个月发"啊""呜""咿"等元音；6个月时出现复音；7~8个月能无意识发出"爸爸""妈妈"的声音；8~9个月喜欢模仿成人口形发音。

| 知识点 12：理解语言阶段 | 副高：掌握　正高：掌握 |

婴儿在发音过程中逐渐理解语言。婴儿通过视觉、触觉、体位觉等与听觉的联系，逐步理解一些日常用品，如"奶瓶""电灯""手机"等名称。9个月的婴儿已能听懂简单的词义。10个月左右的婴儿已能有意识地叫"爸爸""妈妈"。

| 知识点 13：表达语言阶段 | 副高：掌握　正高：掌握 |

在理解的基础上，儿童逐渐学会表达语言。12个月开始会说单个词语；18个月能用15~20个字，并指认、说出家庭主要成员的称谓；24个月能指出简单的人、物品和图片，会说2~3个字构成的短句；3岁时能指认常见的物品、图画，会说短歌谣；4岁能讲述简单的故事情节。以后随着年龄的增长，语言不断发育，逐渐完善。

五、心理活动的发展

知识点 14：注意的发展	副高：掌握　正高：掌握

注意是对一定对象有意识的指向性认知过程，是认知过程的开始。可分为无意注意和有意注意。没有预定目标、不由自主的注意，称无意注意；有预定目标、通过主观意愿来支配的注意，称有意注意。婴儿期以无意注意为主，随着年龄的增长逐渐出现有意注意。5~6 岁后儿童能较好地控制自己的注意力。

知识点 15：记忆的发展	副高：掌握　正高：掌握

记忆是将所学信息"贮存"和"读出"的神经活动过程，记忆分为感觉、短暂记忆和长久记忆 3 个不同的阶段。长久记忆又分为再认和重现 2 种，再认是以前感知的事物在眼前重现时能被认识，重现则不在眼前重现，但可在脑中被想起。1 岁内婴儿只有再认而无重现，随着年龄增长，重现能力增强。幼儿以机械记忆为主，随着年龄增长逻辑记忆逐渐发展，记忆的内容拓宽，复杂性增加，记忆的时间也越来越长。

知识点 16：思维的发展	副高：掌握　正高：掌握

思维是人通过理解、记忆和综合分析能力来认识事物本质和掌握其发展规律的一种精神活动，是心理活动的高级形式，是智力发展的核心。1 岁以后的儿童开始产生思维；3 岁前只有最初级的形象思维，即凭借具体形象引起的联想来进行思维，而不能考虑事物之间的逻辑关系并进行推理；3 岁以后有初步抽象思维；6 岁以后学会综合分析、分类比较等抽象思维方法，有独立的思考能力。

知识点 17：想象的发展	副高：掌握　正高：掌握

想象是在客观事物的影响下，在大脑中创造出来以往未遇到过的或将来可能实现的事物形象的思维活动。新生儿无想象能力；1~2 岁仅有想象的萌芽；3 岁后儿童想象内容稍多，但仍为片断、零星的；学龄前期儿童仍以无意想象为主；学龄期儿童有意想象和创造性想象迅速发展。

知识点 18：情绪、情感的发展	副高：掌握　正高：掌握

情绪是个体生理或心理需要是否得到满足时的心理体验和表现，外界环境可对儿童的情绪产生较大影响。儿童情绪的发展与其生理成熟和需求相匹配。新生儿主要有 2 种情绪反应，即愉快和不愉快，两者都与生理需要是否得到满足直接相关，哺乳、抱、摇、抚摸等可

使其情绪愉快，饥饿、寒冷、疼痛或身体不适等表现为不安、啼哭等。3~4个月时开始出现愤怒、悲伤；5~7个月时出现惧怕；6~8个月时出现害羞，并产生对母亲的依恋和对陌生人的焦虑；9~12个月时依恋达高峰；18个月以后伴随自我意识和交往、认知的发展，逐步产生羞愧、自豪、骄傲、内疚、同情等。婴幼儿情绪特点为时间短暂、反应强烈、容易变化、外显而真实，易冲动，但反应不一致。随年龄增长，能够有意识地控制自己，对不愉快因素的耐受性逐渐增强，情绪趋向稳定。

情感是人的需要是否满足时所产生的内心体验，属于较高级、较复杂的情绪，持续时间长而不甚外显。幼儿已有高级情绪初步发展，可区分好与不好、喜欢与不喜欢。随年龄的增长和与周围人交往的增加，儿童对客观事物的认识逐步深化，情感日益增加、分化和完善，产生信任感、安全感、同情感、友谊感和荣誉感。

知识点19：意志的发展　　　　　　　　　　　　副高：掌握　正高：掌握

意志是通过自觉克服困难来完成某种期望目标的心理过程。意志有2类：一类是积极的意志品质，包括自觉、果断、坚持、自制等；另一类是消极的，包括任性、依赖、顽固和冲动等。新生儿缺乏意志；婴幼儿开始有意行动或抑制自己某些行动时即为意志的萌芽；3岁以后，好的意志品质，如自觉性、坚持性、自制力等逐渐明显，是意志行为发展的标志。因此，家长应注意培养儿童积极的意志品质，克服消极意志品质，为进入学龄期打下良好基础。

知识点20：个性和性格的发展　　　　　　　　　副高：掌握　正高：掌握

个性是个人处理环境关系时所表现出来的与他人不同的行为方式和倾向性，包括思想方法、情绪反应、行为风格等。每个人都有特定的生活环境和自己的心理特点，因此表现在兴趣、能力、气质等方面的个性各不相同。性格是个性的核心，是人在对客观事物表明态度时采用的行动方式，是个体比较稳定的各种心理特征的总和。性格的形成受遗传因素影响，但主要受生活环境和教育的影响。性格一旦形成，即相对稳定。婴儿期全部生理需要均依赖成人，逐渐建立对亲人的依赖性和信赖感。幼儿期有一定自主感，但又未脱离对亲人的依赖，常出现违拗言行与依赖行为交替现象。学龄前期生活基本自理，主动性增强，但主动行为失败时出现失望和内疚。学龄期儿童进入正规学习生活阶段，重视自己勤奋学习的成就，如不能发现自己学习潜力将产生自卑。青春期体格生长再次加速，性发育成熟，社交增多，心理适应能力加强但容易波动，如在感情问题、伙伴问题、职业选择、道德评价和人生观等问题上处理不当，容易发生性格变化。

六、社会行为的发展

知识点21：社会行为的发展　　　　　　　　　　副高：掌握　正高：掌握

儿童社会行为是各年龄阶段心理行为发展的综合表现，其发展受外界环境的影响，也与家庭、学校、社会对儿童的教育有密切关系，并受神经系统发育程度的制约。儿童各年龄段社会行为表现，见表2-2。

表2-2 儿童各年龄段社会行为表现

年　龄	儿童社会行为
新生儿	醒觉时间短，对周围环境反应少，但不舒服时会哭叫，抱起来即安静
2~3月龄	能以笑、停止啼哭、发声等行为表示认识父母
3~4月龄	开始出现社会反应性的大笑，对母亲声音表示愉快
7~8月龄	表现出认生，对发声玩具感兴趣等
9~12月龄	认生的高峰，会模仿别人的动作，呼其名会转头
12~13月龄	喜欢玩变戏法和躲猫猫游戏
18月龄	逐渐有自我控制能力，成人在附近时可独自玩很久
2岁	不再认生，爱表现自己，吸引别人注意，喜听故事、看动画片，能执行简单命令
3岁	人际交往更熟练，与他人同玩游戏，能遵守游戏规则

此后，随着接触面的不断扩大，儿童对周围人和环境的反应能力更趋完善。

七、神经心理发育的评价

知识点22：筛查性测验　　　　　　　　　　　　　　副高：掌握　正高：掌握

（1）丹佛发育筛查测验：是测量儿童心理发育最常用的方法，主要用于6岁以下儿童的发育筛查，实际应用时对4岁半以下的儿童较为适用。共104个项目，各以横条代表，测试内容分为大运动、精细运动、语言、个人适应性行为4个能区，检查时逐项检测并评定其及格或失败，最后评定结果为正常、可疑、异常、无法判断。对可疑或异常者应进一步做诊断测验。

（2）图片词汇测验：适用于4~9岁儿童的一般智力筛查。120张图片，每张图片上有用黑白线条画的4幅画，检查者说出一个词汇，要求受检儿童指出其中相应的一幅画。该法可测试儿童听觉、视觉、知识、推理、综合分析、语言词汇、注意力、记忆力等，测试方法简单，尤适用于语言或运动障碍者。

（3）绘人测验：适用于5岁至9岁半儿童。要求被测儿童根据自己的想象绘一全身正面人像，然后根据身体部位及各部比例和表达方式进行计分。绘图结构不良、细节变形或随意涂改构图等，都提示可能存在认知水平、手眼协调、精细动作控制以及情绪方面的问题。该方法简单，10~15分钟可完成，不需语言交往，可用于不同语言的地区。

知识点23：诊断性测验　　　　　　　　　　　　　　副高：掌握　正高：掌握

（1）盖塞尔（Gesell）发育量表（Gesell developmental scale，GDS）：适用于28天至3

岁婴幼儿，从大运动、精细动作、个人-社会、语言和适应性行为 5 个方面测试，评价和诊断婴幼儿神经系统发育及功能成熟情况。把 4 周、16 周、28 周、40 周、52 周、18 个月、24 个月、36 个月作为关键年龄，结果以发育商（Development al quotient，DQ）表示。每次检查约需 60 分钟。

（2）贝莉（Bayley）婴儿发育量表（Bayley scales of infant developmental，BSID）：适用于 1~42 个月婴幼儿，包括精神发育量表、运动量表和婴儿行为记录，可测试儿童心理发育水平，确定是否有发育迟缓及评估干预后的效果，是研究儿童神经心理发育的工具。顺利完成测试需要 45~60 分钟。

（3）斯坦福-比奈（Standford-Binet）智能量表（Standford-Binet intelligence scale）：适用于 2~18 岁儿童及青少年。测试内容包括幼儿的具体智能（如感知、认知、记忆）和年长儿的抽象智能（如思维、逻辑、数量、词汇），用于评价儿童学习能力以及对智能发育迟缓者进行诊断及程度分类，结果以智商（IQ）表示。年幼儿完成测试需 30~40 分钟，年长儿约需 1.5 小时。

（4）韦氏（Wechsler）学前及初儿童童智能量表（Wechsler preschool and primary scale of intelligence，WPPSI）：适用于 4 岁至 6 岁半儿童。通过编制一整套不同测试题，分别衡量不同性质的能力，测试内容包括词语类及操作类两大部分，将得分综合后可获得儿童多方面能力的信息，较客观地反映学前儿童的智能水平。每次测试需 40~50 分钟。

（5）韦氏（Wechsler）儿童智能量表修订版（Wechsler intelligence scale for children，WISC）：适用于 6~16 岁儿童，内容与评分方法同 WPPSI。每次测试需 1.0~1.5 小时。

知识点 24：适应性行为评定　　　　　　　　　　　　　副高：掌握　正高：掌握

适应性行为是指人适应外环境赖以生存的能力，即个人处理日常生活和承担社会责任达到他的年龄和所处社会文化条件所期望的程度。

（1）婴儿-初中学生社会生活能力量表：是国内目前普遍采用的社会生活能力检查表，适用于 6 个月至 15 岁儿童及青少年社会生活能力的评定。本量表共有 132 个项目，分布在儿童整个年龄的 6 个领域中，即独立生活能力、运动能力、作业能力、交往能力、参加集体活动及自我管理能力。

（2）阿肯巴克（Achenbach）儿童行为量表：适用于 4~16 岁儿童，筛查儿童的社会能力和行为问题。量表分为一般项目、社会能力、行为问题 3 个部分。①一般项目：包括姓名、性别、年龄、父母职业等。②社会能力：包括参加运动情况、活动情况、课余爱好小组情况、课余爱好及家务劳动情况、交友情况、与家人及伙伴相处情况、在校学习情况 7 项。③行为问题：共 113 项，是量表的主要部分，由父母根据儿童最近半年内的表现填写。量表内容全面，能够发现不同性别、年龄段的不同行为问题。

（3）康氏（Conner）注意力缺陷多动障碍儿童行为量表：是目前发育儿科广泛应用的注意缺陷多动障碍评估量表之一，分为 Conner 父母用症状问卷、Conner 教师用评定量表及

Conner 简明症状问卷，内容涉及注意缺陷、多动-冲动和品行问题 3 个方面。

（4）范德比尔特（Vanderbilt）注意力缺陷多动障碍儿童行为量表：包括父母量表和教师量表，内容涉及注意力缺陷、多动-冲动、对立违抗、品行障碍、焦虑/抑郁及学习问题 6 个方面。

（5）改良婴幼儿孤独症量表：是初期孤独症筛查工具，适用于 16~48 个月的儿童，共 23 个条目，由父母或代养人完成，专业人员评分并给出结论。

（6）儿童孤独症评定量表：是临床常用的孤独症诊断量表，不仅能区分精神发育迟滞和孤独症，也能对孤独症的轻重程度加以判断，适用于 2 岁以上儿童，包括 15 个评定项目：人际关系、模仿（词和动作）、情感反应、躯体运动能力、与非生命物体的关系、对环境变化的适应、视觉反应、听觉反应、近处感觉反应、焦虑反应、语言交流、非语言交流、活动水平、智力功能、总的印象。

第四节　儿童发展理论（正高）

知识点 1：弗洛伊德的性心理发展理论　　　　　　　　　　　　正高：掌握

弗洛伊德（Sigmund Freud）被誉为现代心理学之父，通过精神分析法观察人的行为，创建了性心理发展理论。弗洛伊德的理论注重于儿童性心理的发展、对自己身体的欣赏及与他人关系的建立。弗洛伊德认为性本能是个性发展过程中具有重要意义的因素。性心理发展理论有助于护理人员正确理解和评估不同年龄阶段儿童外在的焦虑、紧张、愤怒等不良情绪和反常行为作为一种心理防卫所反映出的内心深处的需要和期盼，及时采取有效的护理措施，并指导家长根据不同年龄阶段性心理发展的特点，教育和指导儿童，以利于其健康人格的发展。

（1）口腔期（0~1 岁）：此期婴儿专注于与口有关的活动，通过吸吮、吞咽、咀嚼等经口的活动来获得快乐与安全感。

（2）肛门期（1~3 岁）：此期儿童关心与直肠及肛门有关的活动，愉快感主要来自于排泄所带来的快感及自己对排泄的控制。

（3）性蕾期（3~6 岁）：此期儿童对自己的性器官感兴趣，并察觉到性别差异。

（4）潜伏期（6~12 岁）：此期儿童早期的性欲冲动被压抑至潜意识领域，把精力投放到智力及身体的活动上，儿童的兴趣不仅限于自己的身体，转而注意自己周围环境中的事物，愉快感来自于对外界环境的体验，喜欢与同性别的伙伴游戏或一起活动。

（5）生殖期（12 岁以后）：此期深藏于潜意识中的性欲冲动，随青春期的到来开始涌现。

知识点 2：艾瑞克森的心理-社会发展理论　　　　　　　　　　正高：掌握

艾瑞克森（Milton H. Erikson）将弗洛伊德的理论扩展至社会方面，形成了心理-社会发展理论，艾瑞克森的理论强调文化及社会环境对人发展的影响，认为生命的历程就是不断达到心理-社会平衡的过程。心理-社会发展理论有助于护理人员认识儿童发展过程中所面临的问题或矛盾，并认识到疾病常引起这些矛盾的激化，进而影响和改变儿童生活及心理的正常发展。在此基础上，护理人员能更好地理解儿童的行为，更准确地发现护理问题，采取有效的护理措施。艾瑞克森将人的一生分为8个心理-社会发展阶段，以下简单概述与儿童心理-社会发展有关的5个阶段及每个阶段的主要问题。

（1）婴儿期（0~1岁）：信任对不信任。

（2）幼儿期（1~3岁）：自主对羞怯或怀疑。

（3）学龄前期（3~6岁）：主动对内疚或罪恶感。

（4）学龄期（6~12岁）：勤奋对自卑，是成长过程中的一个决定性阶段。

（5）青春期（12~18岁）：角色认同对角色混淆。

知识点3：皮亚杰的认知发展理论　　　　　　　　　　　　　　　正高：掌握

皮亚杰（Jean Piaget）基于对儿童行为的长期观察，提出了儿童认知发展理论。皮亚杰认为儿童的智力起源于他们的动作或行为，智力的发展就是儿童与经常变化着的、要求其不断作出新反应的外部环境相互作用的结果。皮亚杰把认知发展过程分为4个阶段，每个阶段都是对前个阶段的完善，并为后一阶段打下基础。认知发展理论可帮助护理人员了解不同发展阶段儿童的思维和行为方式。

（1）感觉运动期（0~2岁）：儿童通过吸吮、咬、抓握、触摸、敲打等行动与周围事物的感觉运动性接触，形成自主协调运动，能区分自我及周围的环境，构成了自我概念的雏形，开始出现心理表征，能将事物具体化，对空间有一定的概念，并具有简单的思考能力。

（2）前运算期（2~7岁）：儿童能用语言符号、象征性游戏等手段来表达外部事物。以自我为中心、单维、不可逆，缺乏正确的逻辑推理能力。

（3）具体运算期（7~11岁）：能客观地看待周围事物，进行逻辑推理活动和可逆性思维。

（4）形式运算期（12岁以上）：思维能力开始接近成人水平，他们不仅思考具体的事物，也能思考抽象的情境，并具有综合性的思维能力、逻辑推理能力及决策能力。

知识点4：科尔伯格的道德发展理论　　　　　　　　　　　　　　正高：掌握

科尔伯格（Lawrence Kohlberg）基于对儿童和成人道德发展的研究，提出了3期6段的道德发展学说。科尔伯格认为，所谓道德发展是指个体在社会化过程中，随年龄的增长而逐渐学到的是非判断标准，以及按该标准表现的道德行为。在护理过程中，护理人员可应用道德发展理论对儿童及其家长进行指导，促进儿童道德的发展。

（1）前习俗期（1~6岁）：儿童固守家长和其他权威人物的教导，对他们来说，道德是外来的概念。①惩罚-顺从导向阶段：儿童根据行为的结果而不是行为本身来判断好坏，是非观念建立在回避惩罚的基础上，因害怕惩罚，无条件地遵从规则，服从家长、老师或其他权威人士，没有语言和行为一致的观念。②相对功利导向阶段：是非观念主要建立在满足自身需要的基础上，以自我为中心。

（2）习俗期（6~12岁）：儿童的道德观念开始形成。①好孩子导向阶段：儿童的思维和行为都集中在他人的反应上，一切行为均为得到他人的认可，认为只有个人做得好才能赢得赞扬。②社会秩序导向阶段：道德发展从关心他人发展到明确社会需求上，思维和行为能遵守社会习俗和法规，服从团体规则，尊重法律权威，有责任心，有义务感，有一定的法制观念。

（3）后习俗期（12岁以上）：此期儿童将社会道德规范内化，形成个人的道德理想，能全面进行自我约束，有个人需要、团体利益的道德观念和原则。此期分为2个阶段。①社会契约导向阶段：尊重法规，认为人生的目标就是要对社会负责，保证大多数人的利益。②普通道德原则导向阶段：个体将普通的道德原则内化，凭借自己的道德原则判断是非，追求平等、博爱的人生原则，如公平、正义、尊重人格等。这些原则是个人自主选择的，并非每个人的道德水平都能达到这个阶段。

第五节　儿童生长发育中特殊问题及干预

小儿生长发育中的
特殊问题及干预

一、体格生长偏离

知识点1：体重生长偏离	副高：掌握　正高：掌握

（1）低体重：为体重低于同年龄、同性别儿童体重均值2个标准差，即为低体重。低体重常见原因为喂养不当、未按时添加辅食、进食过少、挑食偏食、精神紧张等，可导致能量和蛋白质摄入不足等问题。急、慢性疾病是引起低体重的主要原因，如反复呼吸道感染、腹泻、内分泌疾病、肝炎，以及消耗性疾病如结核病、恶性肿瘤等，使能量及蛋白质消耗增加。干预原则为补充营养物质，积极治疗原发疾病，去除有关心理因素，培养良好的饮食习惯。

（2）体重过重：体重超出同年龄、同性别儿童体重均值2个标准差，即为体重过重。常见原因如营养素摄入过多、活动量过少，此外病理性体重增加也可导致体重过重。干预原则为减少热量性食物的摄入和增加机体对能量的消耗，积极治疗原发疾病。

知识点2：身高生长偏离	副高：掌握　正高：掌握

（1）身材矮小：为身高低于同龄儿童身高均值2个标准差，即为身材矮小。身材矮小的原因比较复杂，可受父母身材矮小遗传因素影响，也可由于胎儿生长受限导致。内分泌疾

病对身材影响很大，生长激素不足可造成生长缓慢，但体态匀称；甲状腺功能减退引起的身材矮小则四肢短小、面容特殊、智力低下；21-三体综合征、特纳（Turner）综合征、软骨发育不良、黏多糖病、糖原贮积症等遗传性疾病都可导致身材矮小；喂养不当或继发于慢性疾病、消耗增多亦可导致。在纵向生长监测中必须随访身高，尽早发现身材矮小的儿童，分析原因并早期干预。

（2）身材过高：为身高超出同龄儿童身高均值2个标准差，即为身材过高。多见于正常的家族性高身材、真性性早熟、某些内分泌疾病、结缔组织性疾病。

二、心理行为异常

知识点3：屏气发作　　　　　　　　　　　　　副高：掌握　正高：掌握

屏气发作又称呼吸暂停症，表现为儿童在剧烈哭闹时呼吸运动暂停的一种异常性格行为，多发于6~18个月婴幼儿，5岁前会逐渐自然消失。呼吸暂停发作常发生于恐惧、悲伤、发怒、剧痛、剧烈叫喊等情绪急剧变化时。表现为过度换气，哭喊后随即呼吸暂停，两唇发绀；重者明显发绀，全身强直，甚至四肢抽动，持续0.5~1.0分钟后呼吸恢复，症状缓解，唇指返红，其后肌肉松弛而清醒，一天可发作数次。屏气发作需与癫痫鉴别。家长应重视营造好的家庭氛围，加强家庭教养，解除引起精神紧张和冲突的因素，避免用粗暴方式对待患儿，减少发脾气、哭闹机会。一般不需药物治疗。

知识点4：咬拇指癖、咬指甲癖　　　　　　　　　副高：掌握　正高：掌握

3~4个月后的婴儿生理上有吮吸要求，常自吮手指尤其是拇指，以安定自己。这种行为常发生在饥饿时和睡前，多随年龄增长而消失。但有时儿童心理上得不到父母充分的爱而恐惧、焦急，又缺少玩具、画片、音乐等视听觉刺激，孤独时吮拇指自娱，逐渐成习惯。长期吮手指可影响牙齿、牙龈及下颌发育，引起下颌前突、牙齿不齐，妨碍咀嚼。咬指甲癖的形成过程与吮拇指癖相似，是情绪紧张、心理需求得不到满足而产生的坏习惯，多见于学龄前期和学龄期。对这类儿童要多加爱护和关心，消除其抑郁孤独心理，当其吮拇指或咬指甲时应将其注意力分散到其他事物上，鼓励儿童建立改正坏习惯的信心，切忌粗暴对待，使之产生自卑心理。

知识点5：儿童擦腿综合征　　　　　　　　　　　副高：掌握　正高：掌握

儿童擦腿综合征是儿童通过擦腿引起兴奋的一种运动行为障碍。女童与幼儿更多见。发作多出现在入睡前、醒后或玩耍时，且神志清楚。女童喜坐硬物，手按腿或下腹部，双腿伸直交叉、上下摩擦；男童多俯卧在床上，两腿来回蹭。发作后，女童可伴外阴充血，分泌物增多；男童可有阴茎勃起，尿道口稍充血，局部轻度水肿。湿疹、包茎、蛲虫病及衣裤太紧等造成的局部痒感可引起这种习惯，亦可由于偶然机会而形成。儿童擦腿综合征大多会随年

龄增长而逐渐自行消失。

干预措施：①保持会阴部清洁卫生，检查局部有无寄生虫等疾病。②合理安排儿童的作息时间。③尽早穿闭裆裤，宜穿较宽松柔软的内衣裤，手不要触及外生殖器。④晚上勿让儿童过早卧床。⑤发作时加以诱导，转移注意力，切忌惩罚、责骂。⑥年龄较大儿童有此习惯时，应耐心诱导和适当教育，鼓励参加各种游戏和活动，使其生活轻松愉快。

知识点6：遗尿症	副高：掌握　正高：掌握

通常儿童自2~3岁起已能控制膀胱排尿，如在5岁后还发生不随意排尿即为遗尿症，多数发生在夜间熟睡时，称夜间遗尿症，白天较少发生。

（1）原发性遗尿症：常有家族史，无器质性病变，多因控制排尿的能力迟滞所致。常见原因是精神因素。遗尿多发生于夜间，每周1~2次至每夜1次或一夜遗尿数次，可持续数月，有时自动减轻或消失，亦可复发，个别持续至青春期，造成严重心理负担，影响正常生活与学习。干预措施：①取得家长和患儿配合，切忌斥责或惩罚。②进行排尿训练，如晚餐后减少喝水、睡前排尿，避免睡前过于兴奋，在经常遗尿的钟点前，唤醒患儿排尿。③白天睡眠1~2小时，以免夜间熟睡后不易觉醒。④必要时药物治疗。⑤针灸推拿、中药疗法。

（2）继发性遗尿症：多由器质性病变引起，如糖尿病、尿崩症、脊髓炎、脊髓损伤、癫痫、大脑发育不全等全身性疾病，或泌尿系统感染、畸形等。首先应明确是否由全身性或泌尿系统疾病引起，在处理原发病后遗尿可消失。

知识点7：违抗、发脾气	副高：掌握　正高：掌握

当愿望与环境发生冲突而受到挫折时，儿童常通过违抗或发脾气以释放他们的情绪，通常是躺在地板上、踢腿，并大声哭喊，有时会摇头，父母以惩罚的方式对待则会加重其对立情绪。应理解儿童的情绪失控是对挫折合理的反应，应给其恢复情绪的时间和空间，发过脾气后给予玩具或以活动转移其注意力。如果儿童不能恢复而表现继续对立，家长可先不予理睬，但应注意防止其受伤，事后进行言语上的规劝。家长应成为控制情绪的榜样，同时帮助儿童认识到控制情绪是最简单的、父母可接受的选择。

知识点8：攻击性行为	副高：掌握　正高：掌握

出现攻击性行为的原因较复杂，可受成人行为的影响，如生长在不和睦家庭的儿童会学习父母争吵和打架的行为；因父母的惩罚等受到挫折时也会有攻击性行为；好嫉妒的儿童也可能通过伤害兄弟姐妹或其他小朋友以获得父母或老师的关注；父母过度溺爱、娇纵时儿童也可出现攻击性行为。对有攻击性行为的儿童不应采用体罚的方式，可在制止其行为后带其到安静的地方，让其自我反省，学会控制自己；应理解并尊重孩子，帮助孩子使用适当的社会能接受的方式发泄情绪，培养他们的同情心和助人为乐的精神，并帮助他们获得团体的

认同。

知识点9：破坏性行为　　　　　　　　　　　　　副高：掌握　正高：掌握

儿童因好奇、取乐、欲显示自己的能力或精力旺盛无处宣泄而无意中破坏物品，有的儿童则由于无法控制自己的愤怒、嫉妒或无助的情绪而有意采取破坏行为。对此类儿童应仔细分析原因，给予正确引导和行为治疗，避免斥责和体罚。

知识点10：学习障碍　　　　　　　　　　　　　　副高：掌握　正高：掌握

学习障碍亦称学习困难，是指在获得和运用听、说、读、写、计算、推理等特殊技能上有明显困难，并表现出相应的多种障碍综合征。学习障碍的儿童不一定智力低下，但由于其认知特性导致患儿不能适应学校学习和日常生活。在拒绝上学的儿童中部分是学习障碍儿童，对于这类儿童应仔细了解情况、分析原因，采取特殊教育对策。

知识点11：注意缺陷多动障碍　　　　　　　　　　副高：掌握　正高：掌握

注意缺陷多动障碍也称多动症，是指智力正常或基本正常的儿童，表现出与年龄不相称的注意力不集中，不分场合的过度活动，情绪冲动并可有认知障碍或学习困难的综合征，是儿童青少年最多见的发育行为问题之一。病因和发病机制尚不十分清楚，多数研究认为是生物因素、社会心理因素等协同作用所致，诊断主要依据病史和对特殊行为表现的观察与评定。临床常用评定量表有Conner注意缺陷多动障碍儿童行为量表、Vanderbilt注意缺陷多动障碍儿童行为量表等。干预措施包括药物干预和行为干预两方面。行为干预与指导对注意缺陷多动障碍儿童的预后非常重要，需要医院-学校-家庭三方协作，并按照慢病管理方案进行治疗和随访。

知识点12：孤独症谱系障碍　　　　　　　　　　　副高：掌握　正高：掌握

孤独症谱系障碍，曾称广泛性发育障碍，是一组以社交障碍、语言交流障碍、兴趣和活动范围狭窄以及重复刻板行为为主要特征的神经发育障碍。病因至今尚不明确。早期筛查、合理系统化干预训练，绝大部分儿童会有不同程度改善，一部分孩子可能基本痊愈或基本具备自主生活、学习和工作能力。常用的筛查量表有孤独症行为量表、克氏孤独症行为量表、改良婴幼儿孤独症量表。干预方法主要有应用行为分析疗法、孤独症以及相关障碍儿童治疗教育课程训练、人际关系发展干预疗法等。药物辅助治疗可以改善患儿情绪和部分行为症状，如情绪不稳、注意缺陷和多动、冲动行为、攻击行为、自伤和自杀行为、抽动和强迫症状以及精神病性症状等，提高训练和教育效果。

第三章 儿童保健

第一节 各年龄期儿童的保健

知识点1：胎儿期保健　　　　　　　　　　　　　　　　副高：掌握　正高：掌握

胎儿的发育与孕母的健康、营养状况、生活环境和心理卫生等密切相关，胎儿期保健以孕母的保健为重点。

（1）产前保健

1）预防遗传性疾病与先天畸形：婚前遗传咨询，禁止近亲结婚。胎儿期是致畸敏感期，尤其是前3个月。引起先天畸形的原因比较复杂，有遗传、化学物质、射线、药物、营养障碍以及感染等多方面的因素。为了儿童的健康成长，应采取有效措施预防和减少先天畸形的发生。

2）保证充足营养：胎儿生长发育所需要的营养物质完全依赖孕母供给。胎儿早期要注意补充叶酸和碘，晚期要合理摄入能量和各种营养素。妊娠后3个月的营养对保证胎儿加速生长和储存产后泌乳所需能量非常重要。因此，孕母要注意膳食搭配，保证各种营养物质的摄入，尤其是铁、锌、钙、维生素D等营养素的补充。严重营养不良可引起胎儿流产、早产和胎儿生长受限。与此同时，孕母也要防止营养物质摄入过多而导致胎儿异常。

3）保证孕母良好的生活环境：孕母应注意生活规律，保持心情轻松、愉快，注意劳逸结合，尽量避开污染的环境。

4）避免妊娠期并发症：加强高危孕妇的随访，预防流产、早产及其他异常产的发生。

（2）产时保健：重点是注意预防产伤及产时感染。

（3）胎儿期心理卫生：注意做好优生准备及适宜的胎教。

此外，在每个孕母妊娠末期，社区保健工作者应至少做1次家庭访视。

知识点2：新生儿期保健　　　　　　　　　　　　　　　　副高：掌握　正高：掌握

新生儿期，尤其是生后1周内的新生儿发病率和死亡率最高，故新生儿期保健是儿童保健的重点。

（1）产后保健：产房温度保持在25～28℃。新生儿娩出后应迅速清除口腔和鼻腔内分泌物，保证呼吸道通畅；及时眼部用药，防治感染性眼病；严格消毒、结扎脐带；记录出生时阿普加（Apgar）评分、体温、呼吸、心率、体重与身长。经评估，正常儿进入婴儿室，高危儿送入重症监护室予以特殊监护和积极处理。提倡母婴同室，尽早喂母乳。出院前进行遗传代谢疾病筛查和听力筛查。预防并及时处理新生儿缺氧、窒息、低体温、低血糖、低血钙和颅内出血等情况。

（2）保暖：新生儿房间应阳光充足，通风良好，室内温度保持在 20～22℃，相对湿度 55%。

（3）合理喂养：提倡母乳喂养，宣传母乳喂养的优点。教授哺乳的方法和技巧，并指导母亲观察乳汁分泌是否充足，新生儿吸吮是否有力。0～2 个月小婴儿可每日多次、按需哺乳。每次哺乳前让母亲先洗净乳头，采取适当的哺乳姿势，使母亲与婴儿均感到放松。若一侧乳房奶量已能满足婴儿需要，则可每次用一侧乳房哺乳，并将另一侧的乳汁用吸奶器吸出。两侧乳房应先后交替进行哺乳。每次哺乳应让乳汁排空。凡是母亲感染 HIV、患有严重疾病应停止哺乳。母乳喂养的婴儿，其母亲应尽量避免使用容易通过乳汁影响婴儿健康的药物。由于各种原因不能进行母乳喂养时，应指导母亲采取科学的人工喂养方法。

（4）日常护理：指导家长要经常观察新生儿的精神状态、面色、呼吸、体温、哭声及大小便等情况。新生儿每天洗澡保持皮肤清洁，脐带在未脱落前要注意保持局部清洁干燥。注意臀部护理，清洁后及时给予疏水的护臀膏，避免臀部皮肤糜烂、感染。保持新生儿体温正常恒定，不同季节应该注意及时调节温度，增减衣被。新生儿应着棉质的宽松衣物，冬季不宜穿得过多、过厚，让婴儿活动自如、保持双下肢屈曲姿势，有利于髋关节的发育。存放新生儿衣物的衣柜不宜放置樟脑丸，以免发生新生儿溶血。

（5）预防疾病和事故：按时接种卡介苗和乙肝疫苗。新生儿出生后应及时补充维生素 D，以预防佝偻病的发生。新生儿食具用后要消毒，保持衣服、被褥和尿布清洁干燥。母亲在哺乳和护理新生儿前应洗手。家人患感冒时必须戴口罩接触新生儿。尽量减少亲友探视和亲吻新生儿，避免交叉感染。凡患有皮肤病、呼吸道和消化道感染及其他传染病者，不能接触新生儿。注意防止因包被蒙头过严、哺乳姿势不当、乳房堵塞新生儿口鼻等造成新生儿窒息。

（6）早期教养：新生儿的视、听、触觉已初步发展，在此基础上，可通过反复的视觉和听觉训练，建立各种条件反射，培养新生儿对周围环境的定向力以及反应能力。应鼓励家长拥抱和抚摸婴儿，对婴儿说话和唱歌等，以促进新生儿的智力发育。

（7）加强家庭访视：包括新生儿出院回家后 1～2 天的初访，生后 5～7 天的周访，生后 10～14 天的半月访和 27～28 天的满月访。访视重点对象为高危新生儿或发现黄疸、感染等异常情况者，接到报告后尽量当天访视。可根据新生儿的具体情况增加访视次数。访视中若发现病情较重，应协助父母将患儿转送至医院。

| 知识点3：婴儿期保健 | 副高：掌握　正高：掌握 |

婴儿期保健重点是合理喂养。

（1）合理喂养：4～6 个月婴儿提倡纯母乳喂养，部分母乳喂养或人工喂养婴儿首选配方奶粉。6个月以上婴儿应及时添加辅食。在指导合理喂养过程中，提醒家长注意观察婴儿的大便，特别是在婴儿开始逐步增添辅食后。护理人员应帮助家长及时判断辅食的增加是否过量，婴儿的肠胃对该食品是否适应。根据具体情况指导断奶，断奶应采用渐进的方式，以春、秋季节较为适宜。同时注意断奶时，婴儿可能出现焦躁不安、易怒、失眠或大声啼哭等表现，家长应特别给予关心和爱抚。

（2）日常护理：具体如下。①清洁卫生：婴儿皮肤娇嫩，保持皮肤干燥和清洁十分重要，特别是皮肤皱褶处，如颈部、腋下、肘部、腹股沟等部位。有条件者可每天洗澡、更换衣服，及时更换尿布，每次大小便后都应清洗干净，女婴清洗外阴时应从会阴向肛门擦洗，以防止肛门周围的粪便污染阴道及尿道口。婴儿头部前囟处易形成鳞状污垢或痂皮，可涂抹植物油，待24小时后痂皮软化后用婴儿专用洗发液和温水洗干净。每天用细软毛巾揩净耳部及外耳道的可见部分。用棉签蘸水揩除鼻孔分泌物，切勿将棉签插入鼻腔。婴儿在哺乳或进食后可喂少量温开水清洁口腔，不可用纱布擦抹，以免擦伤口腔。②衣着：婴儿衣着应柔软、宽松，容易穿换。不用钮扣、松紧带，以免婴儿误食或误吸造成意外。婴儿颈短，上衣不宜有领，可用和尚领或圆领。不用松紧裤腰，最好穿连衣裤，以利胸廓发育。婴儿臀部不宜使用塑料布或橡胶单，以免发生尿布性皮炎。注意按季节增减衣服和被褥，以婴儿两足温暖为宜。③睡眠：保证充足睡眠，培养良好的睡眠习惯。婴儿睡前应避免过分兴奋，保持身体清洁、干爽和舒适，睡眠场所和时间相对固定。小儿侧卧时要注意两侧经常更换，以免面部或头部变形。④坚持户外活动：家长应每天带婴儿进行户外活动，呼吸新鲜空气和晒太阳，以增强体质和预防佝偻病的发生。⑤注意乳牙发育：4~10个月乳牙萌出时，婴儿会有一些不舒服的表现，如吸手指、咬东西，严重者会表现出烦躁不安、无法入睡和拒食等。由于婴儿会将所有能拿到的东西放入口中，家长应注意检查婴儿周围的物品是否能吃或安全。

（3）防止意外：婴儿常见的意外事故包括异物吸入、窒息、跌伤、中毒、烧伤和烫伤等，故应向家长特别强调意外事故的预防。

（4）预防疾病和促进健康：必须完成计划免疫程序的基础免疫，预防急性传染病的发生。当某种传染病流行时尽量避免带婴儿到人群拥挤的场所。定期为婴儿做健康检查和体格测量，对婴儿生长发育进行监测和评价，以便早期发现异常和疾病，及时进行干预和治疗，促进婴儿健康成长。检查的频率一般为：6个月以内的婴儿每月检查1次；7~12个月婴儿每2~3个月检查1次；高危儿、体弱儿适当增加检查次数。定期检查的内容包括：①体格测量及评价。②全身各系统体格检查。③常见疾病的定期实验室检查。对临床可疑的疾病，如佝偻病、微量元素缺乏、发育迟缓等，应做相应的进一步检查，及早发现异常，采取相应的干预措施。另外婴儿期常见的健康问题还包括婴儿腹泻、腹痛、营养物（如牛奶）过敏、湿疹、尿布性皮炎和脂溢性皮炎等，保健人员应根据具体情况给予家长健康指导。

（5）早期教育

1）大小便训练：儿童控制排便的能力与神经系统的成熟度有关，存在个体差异，且受遗传因素的影响。随着食物性质的改变和消化能力的成熟，婴儿大便次数逐渐减少至每天1~2次时，即可开始训练定时大便。婴儿排尿次数减少到每天10次以下，可开始训练定时小便。婴儿会坐后，可以练习大便坐盆，婴儿会走路、有一定表达能力、能听懂成人语言时，可训练儿童控制大小便。

2）视觉训练：3 个月内婴儿仰卧位，在其胸部上方 20～30cm 处用玩具，最好是红颜色或黑白对比鲜明的玩具吸引婴儿注意，并训练婴儿视线随物体做上下、左右、圆圈、远近、斜线等运动，来刺激视觉发育，提高眼球运动的灵活性及协调性。

3）听觉训练：家长可在婴儿周围不同方向，用说话或玩具声训练婴儿转头寻找声源。平时在小儿清醒时，妈妈要用亲切的语调和小儿说话，逗小儿发音，以促进小儿听觉的发育。

4）动作的发展：2～3 个月时，婴儿可在硬板床上开始练习空腹俯卧，并逐渐延长俯卧的时间，以 10 分钟以内为宜。俯卧抬头训练不仅能锻炼婴儿颈部、背部的肌肉，促进血液循环和增大肺活量，还能扩大婴儿的视野范围，从而使婴儿能够从不同的角度观察新的事物，有利于智力的发育。3～6 个月，婴儿喜欢注视和玩弄自己的小手，能够抓握细小的玩具，应使用玩具练习婴儿的抓握能力，并训练翻身。7～9 个月，用能够滚动的、颜色鲜艳的软球等玩具逗引，刺激婴儿爬行意识。9～10 个月，训练婴儿扶着站立、坐下和迈步，以增强婴儿的活动能力和扩大其活动范围。10～12 个月，鼓励婴儿练习走路。

5）语言的培养：从婴儿出生就要注意婴儿语言能力的培养，要创造一个婴儿咿呀学语的愉悦环境，家人的爱、语言和笑声，能激发婴儿做出咿呀反应，应尽量多和婴儿交谈，激发婴儿说话的欲望。5～6 个月婴儿可以培养其对简单语言做出动作反应，如用眼睛寻找询问的物品，用动作回答简单的要求。9 个月开始注意培养婴儿有意识地模仿发音，如"爸爸"、"妈妈"等。

（6）婴儿心理卫生：关注婴儿情感需要，建立安全型依恋，给予婴儿充分营养，保证婴儿良好的睡眠，注意婴儿早期智力开发及心理培养。

知识点 4：幼儿期保健　　　　　　　　　　　　　　　　　　　副高：掌握　正高：掌握

（1）合理喂养：幼儿的膳食必须供给丰富足够的能量和各种营养素，以满足体格生长、神经精神发育和活动增多的需要，并做到饮食多样化和色香味形俱全。幼儿 18 个月时可能会出现生理性厌食，表现为食欲缺乏和偏食，应指导家长掌握合理喂养的方法和技巧。幼儿在 2 岁半以前，乳牙尚未出齐，咀嚼和胃肠消化力较弱，因而食物宜细、软、烂。要为其安排平衡膳食，还要注意培养良好的进食习惯。

（2）日常护理：①清洁卫生。每天早晚应给婴儿清洗面部、足部和臀部，勤换衣裤，用尿布保护会阴部皮肤清洁。②口腔保健。幼儿早期，家长帮其用软布轻轻清洁齿面，逐渐改用软毛牙刷。3 岁后在父母的监督和指导下自己刷牙，早晚各 1 次。饭后漱口，少吃易致龋齿的食物，用杯子喝水，定期做口腔检查。③睡眠。睡前避免阅读令精神紧张的故事书或做剧烈的运动，睡时有人陪伴，或带喜欢的玩具，增加安全感。④衣着。幼儿衣着应颜色鲜艳便于识别，穿脱简单便于自理。幼儿 3 岁左右应学习穿脱衣服、整理自己的用物。成人应为他们创造自理条件，如无须系带的鞋子。

（3）早期教育：18~24个月时，幼儿能自主控制肛门和尿道括约肌，表达便意，此时应进行排尿便时间和地点的训练。还应培养幼儿自行进食，重视幼儿运动能力的发展和语言的交流，提高生活自理能力，养成良好的卫生习惯，加强品德教育。

（4）预防疾病和意外：每6个月进行健康检查1次。儿童期意外伤害已被国际学术界确认为21世纪儿童期重要健康问题，发生原因与儿童天生好动和家长安全意识淡薄有关。幼儿判断能力差，缺乏识别危险的能力、安全意识和生活经验，无自我保护能力，因此积极的预防措施非常重要。护理人员应指导家长如何防止异物吸入、烫伤、跌伤、中毒、电击伤等意外的发生。

（5）防治常见的心理行为问题：主要问题包括违拗、发脾气和破坏性行为等，家长应针对原因采取有效措施。

知识点5：学龄前期保健　　　　　　　　　　　　　　　　副高：掌握　正高：掌握

（1）合理营养：学龄前期儿童饮食接近成人，食品种类应多样化，保证能量和蛋白质的摄入，保证充足营养，注意培养小儿健康饮食习惯和良好的就餐礼仪，适时进行营养知识、食品卫生和防烫伤等健康教育。

（2）日常护理：①自理能力。学龄前期儿童已有部分自理能力，但在学习进食、洗脸、刷牙等自理行为时，动作缓慢、不协调，常需他人帮助。家长应给予鼓励，使他们能更独立。②睡眠。学龄前期儿童想象力丰富，夜间常怕黑或做噩梦，不敢独自睡觉，成人需陪伴、安抚，室内可点盏小灯。入睡前与儿童做一些轻松、愉快的活动，促进睡眠。

（3）合理安排生活：不仅可以保证儿童身体健康，还可培养儿童的集体主义精神，控制情绪和遵守规则的能力。

（4）体格检查：每年1~2次，记录结果，了解生长速度。若每年身高增长小于5cm，为生长速度下降，应寻找原因。教育儿童注意正确坐、走姿势，预防脊柱畸形。

（5）视力保健：每个学龄前期儿童每年接受1次视力检查和眼的全面检查。护理人员应指导家长、幼儿园教师给儿童创造较好的采光条件，培养其良好的用眼习惯，积极矫正屈光不正并进行功能训练，预防各种流行性眼病。

（6）口腔保健：3岁儿童应学会自己刷牙，培养每天早晚刷牙的习惯，每次2~3分钟，预防龋齿。帮助儿童纠正不良口腔习惯，包括吸吮手指、咬唇或物，预防错𬌗畸形。每半年或1年检查口腔1次。

（7）常见的心理行为问题纠正：常有吮拇指和咬指甲、遗尿、攻击性和破坏性行为等，家长应针对原因采取有效措施。

（8）预防疾病和防止意外：每年进行1~2次健康检查和体格测量，筛查和治疗常见病，继续监测生长发育，加强预防接种。开展安全教育，教会儿童预防外伤、溺水、中毒、交通事故等意外发生。

（9）早期教育：①品德教育培养。培养多方面的兴趣和想象、思维能力，陶冶情操。②促进智力发展。有意识地引导儿童进行复杂智力游戏，增强思维和动手能力。③促进社会交往能力发展。家长要为儿童创造一定的社会交往条件，教给儿童适宜的交往方式和基本的社会规则，鼓励儿童正确表达自己的意见，培养其解决矛盾和问题的能力。

知识点6：学龄期保健　　　　　　　　　　　　　　副高：掌握　正高：掌握

（1）合理营养：保证营养充分而均衡，加强营养卫生宣传。

（2）体格锻炼：每天进行户外活动，增加体格锻炼，注意在活动中培养良好习惯。体格锻炼要内容适当，循序渐进。

（3）疾病预防：学龄期儿童应保证充分的睡眠和休息。继续按时进行预防接种和健康检查。培养儿童正确的坐、立、行走和读书、写字的姿势，预防近视及脊柱异常弯曲。注意口腔卫生，预防龋齿。

（4）入学教育：帮助孩子适应学校生活。应加强教育，使他们在学校、家庭中打好德、智、体、美、劳全面发展的基础。安排有规律的生活、学习和锻炼，保证充足的营养和休息，注意情绪和行为变化，避免过度紧张。针对心理健康问题采取相应措施，多方面配合。

（5）防止意外事故：学龄期常发生的意外伤害包括车祸、溺水，以及在活动时发生擦伤、割伤、挫伤、扭伤或骨折等。小儿必须学习交通规则和意外事故防范知识，减少意外事故的发生。

（6）培养良好的生活习惯：注意培养良好的学习习惯，加强素质教育，通过培养兴趣陶冶情操，帮助小儿抵制社会不良风气的影响。

（7）防治常见的心理行为问题：学龄期儿童正在经历由幼儿园到小学的社会环境变化，在社会环境变化过程中可能产生各种适应不良问题，其中最常见的就是学龄期儿童产生的分离焦虑与考试焦虑问题。分离焦虑是学龄期儿童因害怕与父母分离而产生的心理痛苦与行为上的缺陷。考试焦虑也是学龄期儿童常见的适应不良问题，具体表现为考试前后出现的心境与行为上的紊乱，部分学生可能表现出生理症状。对于出现焦虑问题的学生，学校和家长相互配合，做到早发现、早关注、早干预，尽可能提前帮助学生在适应问题发展到适应缺陷前解决心理问题。

知识点7：青春期保健　　　　　　　　　　　　　　副高：掌握　正高：掌握

（1）合理营养：要强调营养对青少年健康的重要性，注意营养成分的合理搭配，还应培养良好的饮食习惯。指导肥胖者科学减肥，纠正挑食、偏食的习惯。

（2）日常活动：①养成良好卫生习惯，加强少女经期的卫生指导。②保证充足睡眠，养成早睡早起的好习惯。③每天坚持体育锻炼，选择合适的时间、方式、内容及量。④生活规律，禁止吸烟、酗酒、吸毒及滥用药物等，养成健康的生活方式。

（3）预防疾病和防止意外：每年体检 1 次，积极防止急性传染病、沙眼、龋齿等。加强安全教育，预防意外伤害的发生。

（4）性教育：为青春期健康教育的重要内容。保健人员、家长和学校可采取宣传手册、展览、播放教学影片等方式。提倡正常的异性交往，宣传怀孕及性传播疾病的知识，用直接、科学的语言解答青少年提出的问题。

（5）防治常见的心理行为问题：最常见的心理行为问题为多种原因引起的出走、自杀及对自我形象不满而出现的心理问题。家长和社会应给予重视，并采取积极措施解决此类问题。

第二节 体格锻炼

体格锻炼是促进儿童生长发育、增进健康、增强体质的积极措施。儿童体格锻炼可采取多种形式，在日常生活中要充分利用日光、空气、水等自然因素。此外，游戏、体操、体育活动以及一切户外活动均会对儿童机体产生积极的影响。根据儿童的年龄、体质和环境等特点，选择合适的方式进行锻炼。

知识点 1：户外活动	副高：掌握　正高：掌握

一年四季均可进行，可增强儿童体温调节功能及对外界气温变化的适应能力，同时可促进儿童生长及预防佝偻病的发生。新生儿满月后可抱到人少、空气清新的地方，接触新鲜空气，从每天 1~2 次，每次 10~15 分钟，逐渐延长到 1~2 小时。鼓励年长儿多在户外玩耍。

知识点 2：皮肤锻炼	副高：掌握　正高：掌握

（1）婴儿抚触：早期抚触就是在婴儿脑发育的关键期给脑细胞和神经系统以适宜的刺激，促进婴儿神经系统发育，从而促进体格生长及智能发育。

1）婴儿抚触的目的：①促进胃液的释放，加快新生儿对食物的消化吸收。②促进新生儿神经系统的发育。③增加和改善睡眠。④促进血液循环及皮肤新陈代谢。⑤加快免疫系统的完善，提高免疫力。⑥促进孩子与父母的感情交流。

2）抚触时间：一般在出生后 24 小时开始，应在沐浴后，两次哺乳之间进行。每次抚触10~15 分钟，每天 1~2 次。

3）抚触室温度：应在 28℃以上，全裸时可使用调温操作台，温度为 36℃左右。

4）物品准备：婴儿润肤油、柔软的毛巾、尿布、衣服等。

5）操作中的注意事项：抚触者操作前要将双手指甲修平并洗净双手，用婴儿润肤油揉搓双手至温暖后，再进行抚触。抚触时可播放柔和的音乐，抚触过程中要与婴儿进行语言和情感交流。抚触时要注意婴儿的反应，如有哭闹、肌张力增高、神经质，活动兴奋性增加，肤色出现变化或呕吐等，应立即停止对该部位的抚触，如持续 1 分钟以上，应完全停止抚触。

6）抚触手法：具体如下。①头面部：双手拇指指腹从新生儿眉间向两侧推；双手拇指从下颌部中央向两侧以上滑行，让上下唇形成微笑状；一手托头，用另一手的指腹从前额发际抚向脑后，最后示、中指分别在耳后乳突部轻压一下；换手，同法抚触另半部。②胸部：两手分别从新生儿胸部的外下方（两侧肋下缘）向对侧上方交叉推进，至两侧肩部，在胸部划一个大的交叉，避开新生儿的乳腺。③腹部：示、中指依次从新生儿的右下腹至上腹向下腹移动，呈顺时针方向划半圆，避开新生儿的脐部和膀胱。④四肢：两手交替抓住新生儿的一侧上肢从上臂至手腕轻轻滑行，然后在滑行的过程中从近端向远端分段挤捏。对侧及双下肢方法相同。⑤手和足：用拇指指腹从婴儿掌面和脚跟向手指和脚趾方向推进，并抚触每个手指和脚趾。⑥背部：以脊椎为中分线，双手分别平行放在新生儿脊椎两侧，往相反方向重复移动双手；从背部上端开始逐步向下渐至臀部，最后由头顶沿脊椎抚摸至骶部、臀部。

（2）温水浴：可提高皮肤对冷热变化的适应力，促进新陈代谢，增加食欲。新生儿脐带脱落后即可进行温水浴，室温 20～22℃，水温 35～37℃，冬春季每天 1 次，夏秋季每天 2 次,在水中浸泡 5 分钟，每次浴毕可用 33～35℃较冷的水冲淋，随即擦干，用温暖干燥的毛巾包裹并穿好衣服。

（3）擦浴：7 个月以上婴儿可进行擦浴，擦浴时室温应保持在 16℃ 以上，水温开始为 32～33℃，婴儿适应后，每隔 2～3 天降 1℃，水温可逐渐降低至 26℃。擦浴时用半干毛巾在婴儿四肢做向心性擦浴，擦毕再用干毛巾擦至皮肤微红。

（4）淋浴：室温 18～20℃，水温 35～36℃，每天 1 次，每次冲淋身体 20～40 秒，浴后用干毛巾擦至全身皮肤微红。待儿童适应后逐渐将水温降至 26～28℃。适用于 3 岁以上儿童，与擦浴相比效果较好。

（5）游泳：气温不低于 24～26℃，水温不低于 25℃，游泳前，先用冷水浸湿头部和胸部，然后全身浸入水中。游泳时间最初 1～2 分钟，逐渐延长。应有成人在旁看护，空腹或刚进食后不可游泳。

（6）户外活动：户外活动可增加儿童对冷空气的适应能力，提高机体免疫力，接受日光直接照射还能预防佝偻病。带婴儿到人少、空气新鲜的地方，户外活动时间开始为 10～15 分钟，每日 1～2 次，逐渐延长到 1～2 小时；学龄期儿童及青少年应保证每天至少 60 分钟以上的户外活动。

| 知识点 3：体操运动 | 副高：掌握　正高：掌握 |

应根据儿童不同时期的生长发育和生理特点采取不同的体操锻炼方法。

（1）主动操：具体如下。①婴儿主动操：婴儿主动操是在成人的适当扶持下，加入婴儿的部分主动动作完成的。婴儿主动操的动作主要有锻炼四肢肌肉关节的上、下肢运动，锻炼腹肌、腰肌及脊柱的桥形运动、拾物运动，以及完成为站立和行走作准备的立起、扶腋步行、双脚跳跃等动作，用于7~12个月的婴儿。这个时期的婴儿，已经有了初步的自主活动的能力，能自由转动头部，自己翻身，独坐片刻，双下肢已能负重，并上下跳动。婴儿每天进行主被动操的训练，可活动全身的肌肉关节，为爬行、站立和行走打下基础。②幼儿主动操：12~18个月的幼儿尚走不稳，可以在成人的扶持下进行有节奏的活动，主要锻炼走、前进、后退、平衡、扶物过障碍物等动作。1岁半至3岁的幼儿可配合音乐、儿歌做幼儿模仿操。3~6岁的小儿训练做广播体操和健美操，可以增进运动协调性与肌肉骨骼的发育。

（2）被动操：适合于2~6个月的婴儿。婴儿完全在成人帮助下进行四肢伸屈运动，每天1~2次。被动操可促进婴儿大运动的发育，改善全身血液循环。

知识点4：游戏锻炼　　　　　　　　　　　　　　　　　　副高：掌握　正高：掌握

婴幼儿可采取活动性游戏方式，如赛跑、追逐、球类游戏等。年长儿可利用器械进行锻炼，如攀登、踏三轮车、木马、滑梯、跳绳、田径、球类等，锻炼心肺功能、肌肉力量、动作灵活性和协调性等，同时培养机智、灵巧、勇敢、坚毅等品质。

第三节　意外事故的预防

儿童意外事故是指意想不到的原因所造成的人体损伤或死亡，如窒息、异物吸入、中毒、跌落伤、烧（烫）伤、切割伤、溺水、交通事故等。它已成为威胁儿童健康和生命的主要问题，是5岁以下儿童死亡的首位原因，因此预防意外事故的发生是儿童保健工作的重要组成部分。

知识点1：婴儿窒息　　　　　　　　　　　　　　　　　　副高：掌握　正高：掌握

窒息是3个月内婴儿常见的意外事故，主要见于家长照顾不周或护理婴儿的行为不正确。

（1）导致婴儿窒息发生的主要情况：①母亲躺着给婴儿喂奶过程中，熟睡后乳房堵住婴儿口鼻引起窒息。②寒冷季节，成人和婴儿睡在一个被窝，或将婴儿搂在怀里，熟睡后成人手臂或被褥捂住婴儿脸部，阻塞其呼吸道，或将被子盖过婴儿的头部，以及外出时怕婴儿受寒，将其包裹太严实。由于婴儿活动能力弱，这些均易导致窒息。③婴儿易发生溢奶，如家长未能及时发现，婴儿可将奶汁或奶块呛入气管引起窒息。

（2）抢救措施：一旦发现窒息，应立即进行急救。①迅速解除引起窒息的原因，清除口腔和呼吸道分泌物，保持呼吸道通畅。②对呼吸、心搏骤停者应立即进行心肺复苏。窒息患儿应立即送医院进行抢救。

（3）预防措施：①看护婴幼儿时，必须做到放手不放眼、放眼不放心。对易发生事故的情况有预见性。②婴儿与母亲分床睡，婴儿床上无杂物。③外出时忌包裹太严实。

知识点2：异物进入机体	副高：掌握　正高：掌握

异物进入机体在婴幼儿非常多见，是小儿常见的意外事故。常见原因：①1～5岁婴幼儿好奇心重，在玩耍时将小物品如豆类、纽扣、硬币、塑料小玩具等塞入鼻腔、外耳道或放入口内，从而引起这些部位异物进入。②小儿由于牙齿发育不完善，不能将花生、瓜子、豆类等物嚼碎，且小儿咽喉反射不健全，容易将异物吸入气道而形成气管、支气管异物。③小儿吃饭时哭闹或嬉笑容易将食物吸入气道。④小儿口中含物，可于啼哭或跌倒时，将口中异物吸入气道，形成气管、支气管异物。

预防措施：①教育小儿不要把食物，玩具，瓜皮果壳等塞入鼻腔、外耳道。②小儿在进食时成人不可惊吓、逗乐或责骂，以免小儿因大哭、大笑而误吞食物入气管。③在小儿进食时不要乱跑乱跳，以免跌倒时将异物吞入。④3岁以下白齿尚未萌出的小儿，不应给予花生、瓜子、豆类及其他带核的食物。⑤不选择有"危险"的玩具给小儿，对于幼儿可能吞下的物品，均不应作为玩具。

知识点3：中毒	副高：掌握　正高：掌握

中毒是指某些物质接触人体或进入体内后，破坏机体正常的组织结构或/和生理功能，引起暂时或永久的病理状态或死亡。儿童中毒多发生在婴、幼儿期至学龄前期，是5岁以内儿童死亡的主要原因，在2岁左右发生率最高。引起儿童急性中毒的物品包括食物、有毒动植物、药物、化学药品等。

造成中毒的原因主要是年幼无知，通过误服、吸入、接触吸收等方式引起。最多见的是误服药物，尤其是误服带糖衣的药片、用饮料瓶装的农药、色彩鲜艳的杀鼠药等。另外经呼吸道吸入的一氧化碳中毒、有机磷吸入中毒等，以及被蛇咬伤、狂犬咬伤、蝎刺伤、蜂蜇伤等经皮肤侵入中毒者也较常见。

预防中毒的措施：①保证食物清洁和新鲜，防止在制作、贮备、出售过程中处理不当引起的细菌性食物中毒，不吃腐败变质及过期的食物。②避免食用有毒的食物，如毒蘑菇、含氰果仁、白果仁、河豚等。③妥善保管及使用剧毒药品及农药，避免儿童接触。④分开放置内、外用药物，防止误服外用药造成的伤害。⑤冬季使用煤炉的家庭要注意通风，避免一氧化碳中毒。

知识点 4：跌伤　　　　　　　　　　　　　副高：掌握　正高：掌握

婴儿期易发生跌伤，造成骨折、关节脱位。婴幼儿居室的窗户、阳台、楼梯、睡床等应设置栏杆，防止坠床或跌伤。年长儿要系好鞋带，避免衣裙或裤角拖地，以免绊倒。浴室地板要加防滑地垫。

大型玩具如滑梯、跷跷板、攀登架等，应符合安全标准并专门为儿童设计，定期检查，及时维修。儿童玩耍时，应有成人在旁照顾。

知识点 5：烧烫伤、触电　　　　　　　　　副高：掌握　正高：掌握

儿童期易发生烧伤或烫伤，学龄前期易发生触电、严重外伤等。多因儿童安全意识薄弱，好奇心重所致。

预防措施：①妥善放置开水、高温的油和汤，避免烫伤。②室内电器、电源应有防止触电的安全装置。③教育年长儿不玩火柴、打火机、煤气等危险物品。④雷雨时勿在大树下、电线杆下避雨，防止雷电击伤。⑤严禁儿童燃放烟花爆竹，不可随意玩火。⑥大力开展安全知识宣传教育。

知识点 6：溺水　　　　　　　　　　　　　副高：掌握　正高：掌握

儿童以不慎跌入水中引起溺水多见，年长儿多在游泳时发生意外多见。

预防儿童溺水的措施：①不可将婴儿单独留在澡盆内，儿童不可单独待在水缸、水桶、浴池边。②应加强农村婴幼儿监护，防止其掉入粪坑、池塘。③教育年长儿不可去无安全措施的江河游泳。④开展游泳安全知识教育，让儿童了解预防溺水的知识，掌握一些自救和呼救的方法技能。

知识点 7：交通事故　　　　　　　　　　　副高：掌握　正高：掌握

交通事故已成为儿童意外事故的"第一杀手"。在步行交通事故中，危险人群为 5～9 岁儿童；在驾车事故中，危险人群为 10～14 岁儿童。

预防儿童发生交通事故的措施：①学龄前儿童过马路时家长要牵着手，不得在人多或车多的公路上独自行走。②12 岁以下儿童不可骑自行车上马路。③婴幼儿应坐在汽车后座，并应有婴幼儿专用的汽车安全座椅，不能将婴儿直接放在汽车椅子上或抱在大人膝上。④开展交通安全常识的普及宣传，培养儿童自觉遵守交通规则的意识，勿闯红灯和在马路上玩耍。⑤外出活动或骑三轮车时要监护幼儿活动。

第四节 传染病管理与计划免疫

一、传染病管理

传染病的护理管理应重点抓好控制传染源、切断传播途径、保护易感人群3个环节。

知识点1：控制传染源	副高：掌握 正高：掌握

对传染病患者管理必须做到五早：早发现、早诊断、早报告、早隔离、早治疗。

（1）早发现、早诊断：建立健全城乡三级医疗卫生防疫网。

（2）早报告：疫情报告和登记制度是控制传染病流行的重要措施，必须严格遵守。

（3）早隔离：①对于传染病患儿或疑似者，应将其隔离于特定场所，与其他患儿及健康人分开，便于集中管理、消毒和治疗，以防传染病蔓延。②对于传染病患者的接触者，应进行检疫。检疫期限从最后接触之日算起，相当于该病的最长潜伏期。检疫期间根据情况可预防性服药或预防接种。

（4）早治疗：根据病情的轻重及传染病的种类安排患儿居家隔离、治疗或转入传染病医院住院治疗。隔离或治疗期间应做好日常护理、对症护理和心理护理等。

知识点2：切断传播途径	副高：掌握 正高：掌握

（1）了解各种传染病的传播途径：①常见经呼吸道传播的传染病有麻疹、水痘、腮腺炎、流行性脑脊髓膜炎（流脑）、白喉、百日咳等。②常见经消化道传播的传染病有细菌性痢疾、脊髓灰质炎、病毒性肝炎等。③常见经虫媒传播的传染病有流行性乙型脑炎等。

（2）采取相应预防措施：①预防呼吸道传染病时应对房间进行通风换气，必要时空气消毒，流行季节戴口罩。②预防消化道传染病采取"三管两灭"（即管理水源、饮食、大便，灭蚊蝇、蟑螂等）。③预防虫媒传染病采取灭蚊和/或防蚊措施。

知识点3：保护易感人群	副高：掌握 正高：掌握

保护易感人群的措施包括特异性和非特异性两个方面。

（1）非特异性保护易感人群的措施包括改善营养、锻炼身体和提高生活水平等，可提高机体的非特异性免疫力。

（2）特异性保护易感人群的措施是指采取有重点有计划的预防接种，提高人群的特异性免疫水平，包括人工主动免疫和人工被动免疫。

二、计划免疫

知识点 4：儿童计划免疫的概念　　　　副高：掌握　正高：掌握

儿童计划免疫根据免疫学原理、儿童免疫特点和传染病疫情的监测情况，制定科学的免疫程序，即有计划、有目的地将生物制品接种到儿童体内，以提高儿童的免疫抗病能力，从而达到预防、控制和消灭相应传染病的目的。计划免疫包括基础免疫和加强免疫。基础免疫是指人体初次全程足量预防接种某种疫苗，基础免疫后人体获得的免疫力随时间延长会逐渐减弱。加强免疫则是在该免疫力减弱过程中再次接种相同疫苗，使机体免疫力很快增强并使其持续时间延长。接种疫苗的先后顺序及其要求称为免疫程序，也称为免疫计划。按照国家免疫程序，所有儿童都必须全程接种纳入国家免疫规划的所有疫苗。

知识点 5：主动免疫及常用制剂　　　　副高：掌握　正高：掌握

（1）主动免疫：主动免疫是指给易感者接种特异性抗原，以刺激机体产生特异性免疫抗体，从而产生主动免疫力。在接种主动免疫制剂后经过 1~4 周主动产生免疫力，维持 1~5 年后逐渐减少，因此在完成基础免疫后，还要适时地安排加强免疫，巩固免疫效果。

（2）常用制剂：主动免疫制剂统称疫苗，按其生物性质可分为灭活疫苗、减毒活疫苗、类毒素疫苗、组分疫苗及基因工程疫苗。①灭活疫苗：选用免疫原性好的细菌、病毒、立克次体、螺旋体等，经人工培养，再用物理或化学方法将其杀灭制成疫苗。此种疫苗失去繁殖能力，但保留免疫原性。灭活疫苗进入人体后不能生长繁殖，对机体刺激时间短，要获得持久免疫力需多次重复接种。②减毒活疫苗：用人工定向变异方法，或从自然界筛选出毒力减弱或基本无毒的活微生物制成活疫苗或减毒活疫苗。常用活疫苗有卡介苗、麻疹疫苗、脊髓灰质炎疫苗等。接种后在体内有生长繁殖能力，接近于自然感染，可激发机体对病原的持久免疫力。活疫苗用量较小，免疫持续时间较长。活疫苗的免疫效果优于灭活疫苗。③类毒素：细胞外毒素经甲醛处理后失去毒性，仍保留免疫原性，为类毒素。其中加适量磷酸铝和氢氧化铝即成吸附精制类毒素。在人体内吸收慢，能长时间刺激机体，产生更高效价的抗体，增强免疫效果。常用的类毒素有白喉类毒素、破伤风类毒素等。

知识点 6：被动免疫及常用制剂　　　　副高：掌握　正高：掌握

（1）被动免疫：被动免疫是未接受主动免疫的易感者在接触传染源后，给予相应的抗体，使之立即获得免疫力。其抗体持续时间短，一般约 3 周。主要用于治疗和紧急预防。

（2）常用制剂：抗毒素、抗血清、特异性免疫球蛋白、细胞因子制剂、单克隆抗体制剂等。此类制剂来源于动物血清，对人体是一种异型蛋白，注射后容易引起变态反应或血清病，特别是重复使用时更应注意。

知识点7：计划免疫程序　　　　　　　　　　　　　　　副高：掌握　正高：掌握

儿童计划免疫程序见表3-1。

表3-1　儿童免疫规划疫苗接种时间表

初　　种		复　　种	
年龄	疫苗种类	年龄	疫苗种类
出生24小时内	乙型肝炎疫苗第1针、卡介苗	8月龄	麻疹疫苗、流行性乙型脑炎疫苗
1月龄	乙型肝炎疫苗第2针	9月龄	流脑疫苗
2月龄	脊髓灰质炎三型混合疫苗	18~24月龄	麻疹疫苗、百白破疫苗
3月龄	脊髓灰质炎三型混合疫苗 百白破疫苗第1针	2周岁	流行性乙型脑炎疫苗
4月龄	脊髓灰质炎三型混合疫苗 百白破疫苗第2针	3周岁	流脑疫苗
5月龄	百白破疫苗第3针	4周岁	脊髓灰质炎三型混合疫苗
6月龄	乙型肝炎疫苗第3针 流脑疫苗	6周岁	白破疫苗、流脑疫苗 流行性乙型脑炎疫苗

知识点8：预防接种的禁忌证　　　　　　　　　　　　　副高：掌握　正高：掌握

（1）一般禁忌证：如急性传染病、活动性肺结核、风湿病、较重的心脏病、高血压、肝肾疾病，有过敏史者，慢性疾病急性发作等。

（2）特殊禁忌证：①患自身免疫性疾病、免疫缺陷病者。②有明确过敏史者禁接种白喉类毒素、破伤风类毒素、麻疹疫苗（特别是鸡蛋过敏者）、脊髓灰质炎疫苗（牛奶或奶制品过敏）、乙型肝炎疫苗（酵母过敏或疫苗中任何成分过敏）。③患有结核病、急性传染病、肾炎、心脏病、湿疹及其他皮肤病者不予接种卡介苗。④在接受免疫抑制药治疗期间、发热、腹泻和急性传染病期，严禁服用脊髓灰质炎活疫苗糖丸。⑤因百日咳疫苗偶可造成神经系统严重并发症，故本人及家庭成员患癫痫、神经系统疾病、有惊厥史者禁用百日咳疫苗。⑥近1个月内注射过人免疫球蛋白者，不能接种活疫苗。

知识点9：接种过程中的注意事项　　　　　　　　　　　副高：掌握　正高：掌握

（1）严格掌握禁忌证：通过问诊及查体，了解儿童有无接种禁忌证。

（2）严格执行免疫程序：严格执行规定的接种剂量、途径和接种次数，并按使用说明完成全程和加强免疫。注意各种制品接种的间隔时间，一般接种活疫苗后需隔4周、接种灭活疫苗后需隔2周才可再接种其他疫苗。

（3）严格执行查对制度：仔细核对儿童的姓名和年龄，严格检查疫苗标签，包括名称、批号、有效期及生产单位，并做好登记；检查安瓿有无裂痕，观察药液有无发霉、异物、凝块、变色或冻结等情况，若药液异常，立即停止使用。

（4）严格遵守无菌制度：每人一个无菌注射器、一个无菌针头，准确抽取所需剂量。抽吸后如有剩余药液，需用无菌干纱布覆盖安瓿口，在空气中放置不能超过 2 小时。接种后剩余药液应废弃，活菌苗应烧毁。接种时可用 2% 碘酊及 75% 乙醇溶液消毒皮肤，待干后注射。但接种活疫苗时，应只用 75% 乙醇溶液消毒，以免影响接种效果。

（5）安排适当的接种环境：接种场所应光线明亮、空气流通、室温适宜。接种人员态度和蔼，做好解释、宣传工作，消除家长和儿童的紧张、恐惧心理。

知识点 10：预防接种后的一般反应及处理　　　　　*副高：掌握　正高：掌握*

一般反应是指由疫苗本身所引起的反应，大多为一过性。

（1）局部反应：接种后 24 小时左右，注射部位出现红、肿、热、痛，有时伴有局部淋巴结增大。轻者只要注意适当休息，多饮水，注意保暖，加强营养，局部反应通常于 1~2 天后消失。重者可以用毛巾热敷、口服解热镇静药或卧床休息。但是接种卡介苗的红肿处不能热敷，也不能用消毒剂（乙醇或碘伏、碘酒）涂抹，如果反应特别重，如出现化脓，高热持续不退，甚至有抽搐、昏迷等症状时，应及时到医院检查治疗。接种活疫苗后局部反应出现较晚、持续时间长。

（2）全身反应：多在接种后 24 小时内出现低、中度发热。接种活疫苗需经过一定潜伏期才有体温上升。体温 37.5℃ 左右为弱反应，37.6~38.5℃ 为中等反应，38.6℃ 以上为强反应。同时，常伴头晕、恶心、呕吐、腹痛、腹泻、全身不适、乏力等反应。全身反应可对症处理，注意休息，多饮水。反应特别重，出现化脓，高热持续不退，甚至抽搐、昏迷等症状时，应及时到医院检查治疗。

知识点 11：预防接种后的异常反应及处理　　　　　*副高：掌握　正高：掌握*

少数人发生，临床症状较重。

（1）晕针：个别儿童可因空腹、疲劳、室内闷热、紧张或恐惧等原因，在接种时或接种后几分钟内出现头晕、心悸、面色苍白、出冷汗、手足冰凉或发木等症状。此时应立即使患儿平卧，头稍低，保持安静，饮少量温开水或糖水，短时间内即可恢复正常。若数分钟仍不恢复者，可针刺人中穴、合谷穴，也可皮下注射 1：1000 肾上腺素，0.01~0.03ml/kg。

（2）过敏性休克：注射后数分钟或 0.5~2.0 小时内出现烦躁不安、面色苍白、口周发绀、四肢湿冷、呼吸困难、脉细速、恶心呕吐、惊厥、大小便失禁以至昏迷。如不及时抢救，可在短期内有生命危险。此时应使患儿平卧，头稍低，注意保暖，并立即皮下或静脉注射 1：1000 肾上腺素 0.5~1.0ml，必要时可重复注射。有条件时给予氧气吸入，病情稍稳定后，应尽快转至医院抢救。

（3）过敏性皮疹：荨麻疹最为多见，一般于接种后几小时至几天内出现，服用抗组胺药后即可痊愈。

（4）全身感染：有严重原发性免疫系统缺陷或继发性免疫防御功能遭受破坏者，接种活菌苗后可扩散为全身感染。应积极抗感染及对症处理。

（5）偶合症：指受种者正处于某种疾病的潜伏期，或者存在尚未发现的基础疾病，接种后巧合发病。因此，偶合症的发生与疫苗接种无关，仅是时间上的巧合。疫苗接种率越高、品种越多，发生偶合症的概率就越大。预防偶合症的主要措施是严格掌握预防接种的禁忌证。

第四章　儿童营养与喂养

第一节　儿童能量与营养素的需要

一、能量的需要

儿童所需的能量主要来自食物中的宏量营养素。宏量营养素在体内产能分别为碳水化合物16.8kJ/g、蛋白质16.8kJ/g、脂肪37.8kJ/g。足够的能量是维持儿童健康的必要前提，能量不足与能量过剩均对身体健康不利。儿童能量消耗共包括5个方面，即基础代谢、食物热效应、生长、活动和排泄。

知识点1：基础代谢率　　　　　　　　　　　　　　副高：掌握　正高：掌握

基础代谢率（basal metabolic rate，BMR）是在20℃（18~25℃）室温下，餐后10~14小时清醒、安静状态下，测量维持机体所需的能量。小儿基础代谢的能量需要量与成人相比较高，随年龄增长逐渐减少，如婴幼儿的BMR约为230kJ/（kg·d），7岁时BMR约为184kJ/（kg·d），12岁时BMR约为126kJ/（kg·d），成人时BMR约为105~106kJ/（kg·d）。

知识点2：食物热效应　　　　　　　　　　　　　　副高：掌握　正高：掌握

食物热效应（thermic effect of food，TEF）是指由摄取食物引起机体能量消耗额外增加的现象。食物热效应与食物成分有关：进食碳水化合物可使能量消耗增加6%，进食脂肪可使能量消耗增加4%，进食蛋白质可使能量消耗增加30%。婴儿食物含蛋白质多，食物热效应占总能量的7%~8%，年长儿的膳食为混合食物，其食物热效应占总能量的5%。食物热效应只能增加体热的外散，不能增加可利用的能。因此为了保持体内的营养贮备，进食时必须考虑食物热效应额外消耗的能量，使摄入的能量与消耗的能量保持平衡。

知识点3：活动消耗　　　　　　　　　　　　　　　副高：掌握　正高：掌握

儿童活动所需能量与其体格大小及活动量有关，婴幼儿活动、哭闹时比安静状态下活动消耗成倍增加，并随年龄的增长不断增加。一般日常活动，婴儿需能量63~84kJ/kg，到12~13岁时约需126kJ/kg。当能量摄入不足时，儿童首先表现为活动减少，以节省能量，保证机体基本功能和满足重要脏器的代谢。

知识点4：生长所需　　　　　　　　　　　　副高：掌握　正高：掌握

组织生长时物质合成所消耗的能量为儿童特有，其需要量与儿童生长的速度成正比，随年龄增长逐渐减少。一般基础代谢占能量的50%，排泄消耗占能量的10%，生长和运动所需能量占32%~35%，食物热效应占能量的7%~8%。6个月以内的婴儿能量平均需要量为377kJ/（kg·d），7~12月龄为335kJ/（kg·d），1岁以后儿童生长速度趋于平稳，能量需要随之减少，至青春期体格发育再次加速，又增加了能量的需要量。

知识点5：排泄的消耗　　　　　　　　　　　　副高：掌握　正高：掌握

排泄消耗指每天摄入的食物不能完全被消化吸收而被排出体外，这部分能量损失不超过总能量的10%，有腹泻等消化系统疾病时可成倍增加。

二、营养素的需要

知识点6：宏量营养素　　　　　　　　　　　　副高：掌握　正高：掌握

（1）蛋白质：是生命的物质基础，它应满足生长发育的需要，也是组成多种激素、载体、酶及免疫因子等的物质基础，占摄入总能量的8%~15%。食物中的蛋白质主要用于儿童的生长发育和组织的修复。儿童生长发育迅速，所需蛋白质相对较多。按体重计算，以新生儿期需要量最高，以后随年龄增长逐步下降，青春期又增加。1岁以内婴儿每天需要的蛋白质推荐摄入量为1.5~3.0g/kg，成人每天推荐摄入量约为1.1g/kg。

构成人体蛋白质的氨基酸主要有20种，其中儿童除了需要与成人相同的8种必需氨基酸（亮氨酸、异亮氨酸、缬氨酸、苏氨酸、蛋氨酸、苯丙氨酸、色氨酸、赖氨酸）外，组氨酸是婴儿所需的必需氨基酸；胱氨酸、酪氨酸、精氨酸和牛磺酸对早产儿可能必需。组成蛋白质的氨基酸模式与人体蛋白质氨基酸模式接近的食物，生物利用率高，称为优质蛋白质。婴幼儿生长旺盛，保证优质蛋白质供给非常重要，优质蛋白质应占50%以上。

（2）脂类：是脂肪、胆固醇、磷脂的总称。脂类为机体第二供能营养素，是构成人体细胞的重要成分，能提供必需脂肪酸，促进脂溶性维生素的吸收，也是神经系统发育必不可少的物质，尤其对髓鞘的形成和脑功能的发育起着至关重要的作用。膳食中的脂肪可改善食物的口味和饱腹感，缩小食物体积，减轻胃肠负担。对于婴儿脂肪所提供的热量占总热量的35%~45%，年长儿为25%~30%。

（3）碳水化合物：为供能的主要来源，同时也参与构成体内许多重要物质。碳水化合物分为单糖（葡萄糖和果糖）、双糖（蔗糖、麦芽糖和乳糖）和多糖（包括淀粉、果胶和纤维素）。单糖可以在肠道迅速吸收，双糖在小肠上皮细胞中经双糖酶分解成单糖而吸收，多糖则经分解为单糖或双糖后再吸收。碳水化合物主要来源于谷类食物。6月龄内婴儿的碳水化合物主要是乳糖、蔗糖、淀粉类。2岁以上儿童膳食中，碳水化合物所产生的能量应占总能量的50%~65%。

知识点7：微量营养素 副高：掌握 正高：掌握

（1）矿物质：人体内除碳、氢、氧、氮以外的元素称为矿物质。①常量元素：人体内含量大于体重的0.01%的元素称为常量元素，又称宏量元素。主要功能是参与机体的构成，具有维持体液渗透压、调节酸碱平衡的作用，但不供给能量。常量元素包括钙、磷、镁、钠、钾、氯、硫，这些元素可在体内发挥重要的作用，如钙、磷、镁构成骨骼和牙齿，钠、氯参与维持人体水、电解质平衡等。婴儿期钙的沉积高于生命的任何时期，2岁以下每天骨骼中的钙增加约200mg。但钙摄入过量可能造成一定的危害，需特别注意钙的补充控制在2g/d以下。乳类是钙的最好来源，大豆是钙的较好来源。②微量元素：占体重0.01%以下者，每天需通过食物摄入，对机体有一定生理功能的元素称为微量元素。铁、铜、锌、碘、硒、钼、铬、钴、锰、镍、硅、锡、钒、氟等为微量元素，其中铁、碘、锌缺乏症是全球最主要的微量营养素缺乏病。微量元素的主要功能包括体内50%~70%的酶中含微量元素或以微量元素离子做激活剂，构成体内重要的载体及电子传递系统，参与激素和维生素的合成，以及影响生长发育及免疫系统的功能。

（2）维生素：维生素是维持机体正常生命活动所必需的营养素。维生素不产生能量，大部分不能在体内合成，必须由食物供给。维生素的种类很多，根据其溶解性分为脂溶性维生素（维生素A、维生素D、维生素E、维生素K）和水溶性维生素（B族维生素和维生素C）两大类。脂溶性维生素的吸收转运需要脂肪的参与，可储存于体内，无须每天供给，因其排泄较慢，缺乏时症状出现较迟，过量易中毒；水溶性维生素易溶于水，从尿中排泄迅速，不易在体内储存，必须每天供给，若体内缺乏可迅速出现相应症状，但过量常不易发生中毒。儿童时期由于消化系统发育不完善，易出现维生素缺乏，并因此导致代谢失常和生长发育滞后等严重后果。儿童易缺乏的维生素是维生素A、维生素D、维生素B_1、维生素C。

知识点8：其他膳食成分 副高：掌握 正高：掌握

（1）膳食纤维：主要来自植物的细胞壁，为不被小肠酶消化的非淀粉多糖，包括纤维素、半纤维素、木质素、果胶、树胶、海藻多糖等。主要功能是吸收大肠水分，软化大便，增加大便体积，促进肠蠕动。膳食纤维在大肠被细菌分解，产生短链脂肪酸，降解胆固醇，改善肝功能，防止肠萎缩。婴幼儿可以从谷类，新鲜蔬菜、水果中获得一定量的膳食纤维。

（2）水：是人体的重要成分，主要功能是参与新陈代谢和体温调节活动及营养素的输送。儿童水的需要量与能量摄入、食物种类、年龄、肾功能成熟度等因素有关。婴幼儿新陈代谢旺盛，水的需要量相对较大，为100~150ml/（kg·d），以后每3岁减少25ml/（kg·d）。

第二节　儿童喂养与膳食安排

合理喂养是儿童健康成长的基础。儿童喂养包括3个阶段：第一阶段是以母乳或其他乳类为主要食品的哺乳阶段；第二阶段是在乳类之外引入其他食品的过渡阶段；第三阶段是成人饮食阶段。儿童的神经、消化等系统的成熟程度决定了儿童饮食改变的速度。

一、婴儿喂养

婴儿喂养的方式分为母乳喂养、部分母乳喂养和人工喂养。

知识点1：母乳的成分	副高：掌握　正高：掌握

（1）蛋白质：母乳中蛋白质主要由少量酪蛋白和较多的乳清蛋白组成，其中酪蛋白含磷少，在胃中遇酸后形成的凝块小，易被消化，而乳清蛋白有利于促进乳糖蛋白的合成。此外，母乳中还有乳铁蛋白、清蛋白、免疫球蛋白等多种对婴儿有益的蛋白质成分。

（2）脂肪：母乳脂肪颗粒小，含有脂肪酶，易于消化和吸收。母乳含有较多的不饱和脂肪酸，除含有亚油酸、亚麻酸外，还含有微量的花生四烯酸和二十二碳六烯酸（DHA），胆固醇亦丰富，这些物质有利于婴儿中枢神经系统的发育。

（3）碳水化合物：主要是乙型乳糖，可促进双歧杆菌和乳酸杆菌的生长，抑制大肠埃希菌繁殖，使婴儿很少发生腹泻。

（4）矿物质：母乳中钙的含量与牛乳相比虽较低，但由于钙、磷比例合适，钙的吸收率较高。铁在母乳和牛乳中含量均低，但母乳中铁的吸收率明显高于牛乳。母乳中锌含量比牛乳低，但其生物利用率高，因母乳中存在一种小分子量的配位体与锌结合，可促使锌的吸收。

（5）酶：母乳中含有较多的淀粉酶、乳脂酶等消化酶。

（6）免疫因子：母乳中含有较多的免疫因子，能有效抵抗病原微生物的侵袭。①免疫球蛋白：母乳尤其是初乳中含分泌型免疫球蛋白A（SIgA），能有效抵抗病原微生物的侵袭；母乳中还含有少量IgG、IgM抗体及一些特异性抗体。②乳铁蛋白：初乳中的乳铁蛋白是重要的非特异性防御因子，可通过夺走大肠埃希菌、多数厌氧菌及白念珠菌赖以生存的铁，抑制它们的生长。③溶菌酶：母乳中的溶菌酶能水解革兰阳性细菌胞壁中的乙酰基多糖，使之破坏并增强抗体的杀菌效能。④细胞成分：母乳中含有大量免疫活性细胞，初乳中更多，其中85%～90%为巨噬细胞，10%～15%为淋巴细胞，免疫活性细胞释放多种细胞因子，如补体、溶菌酶、乳铁蛋白、干扰素等，可以发挥免疫调节作用。⑤双歧因子：双歧因子在母乳中含量高而稳定，可促进肠道内乳酸杆菌生长，从而抑制大肠埃希菌、志贺菌属的生长繁殖。⑥催乳素：母乳中的催乳素是一种有免疫调节作用的活性物质，可促进新生儿免疫功能的成熟。

（7）生长调节因子：母乳中有一组对细胞增殖、发育有重要作用的因子。如牛磺酸、表皮生长因子、神经生长因子、某些酶和干扰素等。牛磺酸对促进神经系统和视网膜的生长发育具有很重要的作用。表皮生长因子不仅促进影响胃肠道等内脏系统上皮细胞的生长、分化，还可以参与调节胃液 pH。神经生长因子可以促进神经元生长和分化。

（8）维生素：母乳中水溶性维生素、维生素 A 含量与乳母膳食密切相关，维生素 D、维生素 E、维生素 K 不易通过血液循环进入乳汁，因而与乳母膳食关系不大。母乳中维生素 K 的含量为牛乳的 1/4，且娩出后肠道正常菌群尚未建立，不能合成维生素 K，故新生儿出生时均应一次性肌内注射维生素 K_1 0.5~1.0mg（早产儿应连续肌内注射 3 天），以预防维生素 K 缺乏所致的出血性疾病。母乳中维生素 D 含量较低，为预防佝偻病的发生，婴儿应于生后 3 周起补充维生素 D 10μg/d。

知识点 2：母乳成分的变化	副高：掌握　正高：掌握

（1）各期母乳成分：产后不同时期，乳汁成分有所不同。分娩后 7 天内分泌的乳汁称为初乳；7~14 天为过渡乳；14 天至 9 个月为成熟乳；10 个月以后为晚乳。初乳量少，每天 10~40ml，质地稠，略带黄色，含蛋白质（主要为免疫球蛋白）多而脂肪较少，有丰富的维生素 A、牛磺酸和矿物质，并含有初乳小球（充满脂肪颗粒的巨噬细胞及其他免疫活性细胞）。初乳最适合新生儿，故应尽量使新生儿哺到初乳。过渡乳含脂肪较高而蛋白质和矿物质等逐渐减少，但乳糖含量较恒定。

（2）每次哺乳过程中乳汁成分的变化：每次哺乳过程中乳汁的成分随时间亦有变化。可将哺乳过程分为 3 个部分：第一部分乳汁脂肪含量低而蛋白质含量高，第二部分乳汁脂肪含量逐渐增加而蛋白质含量逐渐降低，第三部分乳汁脂肪含量最高。

（3）乳量的变化：正常乳母在产后 6 个月内平均每天泌乳量随时间而增加。初乳每天 10~40ml，成熟乳总量达高峰，泌乳总量每天可达 700~1000ml。

知识点 3：母乳喂养的优点	副高：掌握　正高：掌握

（1）营养丰富，比例合适：母乳所含蛋白质、脂肪、糖的比例适当，有利于婴儿消化。

（2）可增强小儿免疫：通过母乳，婴儿可获得免疫因子，增强自身抵御能力，减少疾病的发生。

（3）喂哺简便：母乳为无菌食品，温度适宜，不易污染，省时、方便、经济。

（4）易于消化吸收：母乳中含有多种消化酶，易于脂肪和淀粉的消化吸收。

（5）增进情感：母乳喂养可增加母婴的情感交流，有利于婴儿智力和心理行为以及情感的发展。

（6）利于恢复：母乳喂养可加快乳母产后子宫复原，减少再受孕机会，利于乳母体型恢复至妊娠前状态。

（7）其他：尽早母乳喂养能促使胎便排出、降低胆红素的肝肠循环，有利于减轻新生儿黄疸的程度。

（1）产前准备：应做好身、心两方面的准备。孕妇应充分了解母乳喂养的优点，树立母乳喂养的信心；保证合理营养，妊娠期体重应适当增加（12~14kg），有足够的脂肪储备供哺乳期能量消耗；保证充足的睡眠；做好乳头保健，在妊娠晚期每天用清水擦洗乳头，乳头内陷者用两手拇指从不同角度按压乳头两侧并向周围牵拉，每天1次至数次。

（2）母乳喂养时间和次数：提倡尽早开奶（产后15分钟至2小时内），可减轻新生儿生理性黄疸，同时减轻生理性体重下降和预防低血糖的发生。0~2个月婴儿每天多次、按需哺乳，使乳头受到多次刺激，乳汁分泌增加。2个月后可根据婴儿睡眠规律，每2~3小时喂1次，以后随月龄的增加添加辅食，并逐渐减少哺乳的次数。通常在开始哺乳的2~3分钟内乳汁分泌极快（占乳汁总量的50%），4分钟时吸乳量占全部哺乳量的80%~90%，以后乳汁渐少，因此每次哺乳时间保持每侧10分钟左右。

（3）母乳喂养方法：哺乳前先给婴儿换尿布，清洗双手，清洁乳头、乳晕，随后轻轻按摩乳头。乳母一般采用坐位，一手怀抱婴儿，使其头、肩部枕在母亲哺乳侧肘弯部；另一手的拇指和其余4指分别放在乳房上、下方，掌托住乳房，使婴儿含住大部分乳晕及乳头且能用鼻呼吸。两侧乳房应交替进行哺乳，每次最好使一侧乳房吸空后再吸另一侧。哺乳结束后，应将婴儿竖抱起，用手掌轻拍背部，使吸吮时吞入胃中的空气排出，以防发生溢乳。然后将婴儿保持右侧卧位，以防呕吐造成窒息。

（4）母乳喂养注意事项：①乳母膳食应营养丰富，膳食不仅量足还要质优，尤其饮水量要多。睡眠充足，心情愉快，生活有规律，不随便服药，以确保泌乳质量。②保持乳头卫生，预防乳腺感染：乳头皲裂时暂停直接哺乳，用吸乳器将乳汁吸出，消毒后再喂，并以鱼肝油软膏涂擦乳头，防止感染。经常排乳不畅或每次哺乳未将乳汁吸空，易引起乳汁淤积，可发生乳房小硬块，有胀痛。初起时应及早进行局部湿热敷及轻轻按摩将其软化，并于哺乳后用吸乳器将乳汁吸空，以防乳腺炎发生。如已发生乳腺炎，乳汁仍应定时吸空，丢弃。待感染控制后，可继续哺乳。若婴儿哺喂后能安静入睡，体重增加速度正常，而且吸吮时能听到咽奶的声音，则表示奶量充足，反之则不足。③母乳喂养禁忌证：乳母患急、慢性传染病，消耗性疾病，或重症心、肝、肾疾病，精神分裂症等暂停或不宜母乳喂哺。④断乳时间：随着婴儿年龄增长，各项生理功能逐步适应摄入非流质食物，母乳已不能满足婴儿营养需要与生长需要。因此，婴儿可于6个月开始引入半固体食物，并逐渐减少哺乳次数，增加引入食物的量，继续母乳喂养至2岁。

因母乳不足或其他原因不能全部以母乳喂养，可同时采用母乳与配方奶或兽乳喂养婴儿，称为部分母乳喂养。部分母乳喂养优于人工喂养，方法有补授法和代授法2种。

（1）补授法：当母乳分泌量确实不足而无法改善，或其他原因不能完全由母乳喂养时，先喂母乳，将乳房吸空，以帮助刺激母乳分泌，再补充代乳品，称为补授法。补授法适合6个月以内的婴儿，补授的量由婴儿食欲及母乳量多少而定。

（2）代授法：母亲乳汁足够，但因特殊原因不能完全承担哺喂，不得不实行部分母乳喂养时，可用代乳品1次或数次代替母乳，称为代授法。

知识点6：牛乳的特点	副高：掌握　正高：掌握

牛乳是最常用的代乳品，但成分并不适合婴儿。

（1）乳糖含量低：牛乳的乳糖含量低于母乳，主要是甲型乳糖，有利于大肠埃希菌的生长。

（2）宏量营养素比例不当：牛乳中蛋白质含量较母乳高，且以酪蛋白为主，酪蛋白易在胃中形成较大的乳凝块，不易消化；牛乳含有β乳清蛋白和牛血清清蛋白，可致某些婴儿过敏、腹泻；牛乳中脂肪颗粒大，且缺乏脂肪酶，婴儿难以消化；牛乳中不饱和脂肪酸（亚麻酸仅2%）明显低于母乳（8%）；牛乳中磷含量高，磷易与酪蛋白结合，影响钙的吸收。

（3）肾负荷重：牛乳中含矿物质比母乳多3.0~3.5倍，容易增加婴儿肾脏负荷，对婴儿肾脏有潜在损害。

（4）缺乏免疫因子：牛乳缺乏各种免疫因子是与母乳最大的区别，故牛乳喂养婴儿易患感染性疾病。

知识点7：牛乳的改造	副高：掌握　正高：掌握

（1）配方奶粉：是以牛乳为基础的改造奶制品，使之宏量营养素成分尽量"接近"母乳，适合婴儿的消化能力和肾功能。将牛乳脱脂及去掉部分盐分，加入乳清蛋白，降低酪蛋白、无机盐的含量，添加了重要的营养素，如乳清蛋白、不饱和脂肪酸、乳糖。另外，添加了微量营养素，如核苷酸、维生素A、维生素D、β-胡萝卜素，以及微量元素铁、锌等。婴儿配方奶粉是除了母乳以外的最佳选择，使用时按年龄选用。

（2）全牛乳的家庭改造：若母乳不足或没有条件选用配方奶而采用牛乳喂养时，需对牛乳进行改造。①稀释：降低牛乳中矿物质和蛋白质的浓度，减轻婴儿消化道和肾脏的负荷。稀释牛乳仅用于新生儿。生后不满2周者采用2：1奶（2份牛乳加1份水）；以后逐渐过渡到3：1奶或4：1奶；满月后即可用全牛乳。②加糖：加糖目的是改变宏量营养素的比例，利于吸收，软化大便。一般100ml牛乳加5~8g蔗糖。③加热：煮沸可达到灭菌的要求，且能使牛乳中的蛋白质变性，使之在胃中不易凝成大块。

| 知识点 8：奶量摄入的估计 | 副高：掌握　正高：掌握 |

（1）配方奶粉摄入量估计：婴儿能量需要量约为418.4kJ/（kg·d），一般市面上销售婴儿配方奶粉100g供能约2029kJ，故需婴儿配方奶粉约20g/（kg·d）可满足需要。按规定调配的配方奶可满足婴儿每天营养素、能量及液体总量需要。

（2）全牛奶摄入量估计：100ml全牛奶供能280.33kJ，8%糖牛奶100ml供能约418kJ，婴儿的能量需要量为418.4kJ/（kg·d），故婴儿需8%糖牛奶100ml/（kg·d）。全牛奶喂养时，因蛋白质与矿物质浓度较高，应在2次喂哺之间加水。婴儿每天所需的总液量为150ml/kg，减去进乳量即为饮水量。

| 知识点 9：人工喂养的注意事项 | 副高：掌握　正高：掌握 |

（1）及时调整奶量：婴儿的食量个体差异很大，按食欲、体重的增减以及大便的性状随时增减，切忌过少、过稀，或过多、过浓，前者可引起营养不良，后者易导致消化功能紊乱。婴儿获得合理喂养的标志是发育良好、大小便正常、食奶后安静。

（2）加强奶具卫生：若无冷藏条件，乳液应分次配制，确保安全。每次配乳所用食具、用具等均应洗净、消毒。

（3）选择适宜的奶瓶和奶嘴：奶嘴的软硬度与奶嘴孔的大小应适宜，奶嘴孔的大小应以奶瓶盛水倒置时液体呈滴状连续滴出为宜。奶液的温度应与体温相似。哺喂前先将乳汁滴在成人手腕掌侧测试温度，若无过热感，则表明温度适宜。

（4）避免吸入空气：喂奶时应将婴儿抱起，斜卧于喂食者怀中，将适宜温度的乳液置于奶瓶中，奶瓶呈斜位，使奶嘴及奶瓶的前半部充满乳汁，以避免小儿在吸奶同时吸入空气。哺喂完毕竖抱轻拍小儿后背，促使其将吞咽的空气排出。

| 知识点 10：婴儿食物的转换 | 副高：掌握　正高：掌握 |

婴儿4~6个月后，随着生长发育的逐渐成熟，无论是母乳喂养、人工喂养或部分母乳喂养均已不能满足其营养的需要，需向固体食物转换，以保证婴儿的健康成长，此期又称换乳期。婴儿食物转换的过程对培养婴儿对其他食物的兴趣和自行进食的能力很有益。当每天乳量达1000ml或每次哺乳量超过200ml时，即应添加辅助食品，以保障婴儿的健康生长。

（1）食物转换的目的：①补充乳类营养的不足，随着消化系统酶分泌的逐渐成熟、胃容量的增加、乳牙的萌出，婴儿对营养的需求不断增加，母乳中所含的铁、维生素等均不能满足婴儿生长发育的需要，需要另外补充。②训练婴儿咀嚼功能，食物从流质、半流质食物向固体食物的转换，有利于训练婴儿的咀嚼功能，满足婴儿的食物需要。③培养婴儿良好的饮食习惯。

（2）辅助食品添加原则：①添加方式。根据婴儿营养需要及消化能力循序渐进，适应一种食品后再增加一种，从少到多，从稀到稠，从细到粗，逐步过渡到固体食物。②添加时机。天气炎热或婴儿患病期间，应减少辅食量或暂停添加辅食，以免造成消化不良。③食物类型。应先选择既易于婴儿消化吸收，又能满足其生长需要，同时又不易引发过敏的食物。辅食应单独制作，不要以成人食物代替辅食。

（3）换乳期食物的引入：换乳期食物（辅助食品）是除母乳或配方奶外，为过渡到成人固体食物所添加的富含能量和各种营养素的泥状食物（半固体食物）。应根据婴儿发育状况、消化系统成熟程度逐步引入，见表4-1。

表4-1　换乳期食物的引入

| 月　龄 | 食物形状 | 引入的食物 | 餐　数 | | 进食技能 |
			主餐	辅餐	
6月龄	泥状食物	菜泥、水果泥、含铁配方米粉、配方奶	6次奶（夜间断奶）	逐渐加至1次	用勺喂
7~9月龄	末状食物	粥、烂面、配方奶、鱼泥、全蛋、肝泥、肉末、豆腐、水果	4次奶	1餐饭1次水果	学用杯
10~12月龄	碎食物	软饭、面条、配方奶、鱼肉、碎肉、碎菜、豆制品、全蛋、水果	3次奶	2餐饭1次水果	抓食断奶瓶自用勺

知识点11：婴儿喂养常出现的问题　　　　　　　　**副高：掌握　正高：掌握**

（1）溢乳：15%婴儿常出现溢乳，婴儿具有胃呈水平位，韧带松弛，易折叠，贲门括约肌松弛，而幽门括约肌发达等消化道解剖生理特点。可因过度喂养，不固定的进食时间所致。为减轻溢乳，可在喂哺后竖起拍背，排出胃内空气，尽量多竖抱一会儿，避免过早平躺。在两餐之间可适当按摩腹部以及积极进行被动运动，有助于婴儿肠道蠕动，促进消化吸收，降低发生溢奶概率。

（2）食物引入时间和方法不当：食物引入不当，过早或过晚引入半固体食物，均不利于婴儿的健康成长。如过早引入半固体食物会影响婴儿对母乳铁的吸收，并增加食物过敏及肠道感染的机会；如过晚引入其他食物，错过味觉、咀嚼功能发育的关键期，会造成小儿进食困难，甚至引发婴儿营养不良。将半固体食物采用奶瓶喂养，会导致小儿不会主动咀嚼、吞咽饭菜。

（3）能量及营养素摄入不足：8~9个月的婴儿已能接受能量密度较高的固体食物。如该阶段小儿经常食用能量密度低的食物（如汤面、稀粥、汤饭、米粉等）或摄入液体量过多，婴儿可表现进食后不满足，出现体重不增甚至下降，或者在安睡后常于夜间醒来要求进食。

（4）进餐频繁：一般婴儿1天6餐较适合消化道功能，过频则影响婴儿食欲。

（5）换乳困难：与引入食物过晚、难以适应食物的味道等有关。

二、幼儿膳食安排

| 知识点12：幼儿进食的特点 | 副高：掌握 正高：掌握 |

（1）食物摄取量减少：1岁以后儿童生长速度逐渐减慢，进食相对稳定，较小婴儿期旺盛的食欲相对略有下降。

（2）心理需求发生转变：幼儿期神经心理发育迅速，好奇心强，表现出探索性行为，在进食时也表现出强烈的自我进食欲望，应允许儿童参与进食，培养其独立进食能力。

（3）家庭成员对幼儿进食习惯的影响：家庭成员进食的行为和对食物的反应可作为小儿的榜样。由于学习与社会的作用，小儿的进食过程形成了以后接受食物的类型。如是在积极的社会环境下（如奖励，或与愉快的社会行为有关）给小儿食物，则小儿对食物的偏爱会增加；相反，强迫进食可使小儿不喜欢有营养的食物。

（4）进食技能的培养：幼儿的进食技能与婴儿期的训练有关，错过训练吞咽、咀嚼的关键期，或长期进食的食物过细，幼儿期会表现不愿吃固体食物。

（5）食欲波动：幼儿有准确判断能量摄入的能力。这种能力不仅是一餐中表现出来，连续几餐都可被证实。幼儿可能一日早餐吃很多，次日早餐什么也没吃；一天中早餐吃得少，可能会有吃较多的中餐和较少的晚餐。变化的进食行为提示幼儿有调节进食的能力。

| 知识点13：幼儿膳食的安排 | 副高：掌握 正高：掌握 |

1岁以后由于生长减慢，幼儿对能量和营养素的需要量逐渐减少，对某些食物不感兴趣时，不要强迫其进食，以免造成情绪和行为偏离等。

每天能量和营养素需要应满足该年龄阶段的生理需要，保证蛋白质摄入每天在40g左右，其中优质蛋白质（动物蛋白质和豆类蛋白质）应占总蛋白的1/2。注意品种多样化和食物碎、软、细、烂，保证蛋白质、脂肪和碳水化合物类产能比例在（10%~15%）∶（30%~35%）∶（50%~60%）。此期儿童每天安排四次正餐（奶类2，主食2）、两次点心为宜，奶量每天应在400~500ml。频繁进食、夜间进食、过多饮水均会影响儿童的食欲。

三、其他年龄段儿童的膳食安排

| 知识点14：学龄前儿童膳食安排 | 副高：掌握 正高：掌握 |

学龄前儿童正处于生长发育阶段，对各种营养素的需要量相对较成人高。蛋白质供能应占能量的14%~15%，脂肪占30%~35%，碳水化合物占50%~60%。其中优质蛋白质应占50%。膳食以谷类食物为主，做到粗、细粮和荤、素菜的合理搭配，一天三次正餐、两次点心为宜，餐间加适量水果。多吃蔬菜和水果，每天饮奶300~400ml，吃1个鸡蛋，常吃豆制品，经常吃适量鱼、禽、瘦肉，不挑食、不偏食，养成良好的饮食习惯。食品制作尽量多样

化，食谱要经常更换，以促进儿童食欲。避免进食过油、坚硬、辛辣的食物，纠正挑食偏食和多吃零食的坏习惯。

知识点 15：学龄期和青春期儿童膳食安排　　　　　　　　副高：掌握　　正高：掌握

（1）学龄期：食物种类同成人，强调早餐能量和营养素要充足，提倡课间加餐。

（2）青春期：是人的一生中体格和智力发育的关键时期。青春期不但生长旺盛，而且第二性征逐步出现，加之活动量大，学习负担重，对能量和营养素的需求都超过成年人。青少年每天摄入的蛋白质应有一半为优质蛋白质。骨骼发育迅速，需要摄入充足的钙，应每天摄入一定量奶类和豆类食品。中小学生易发生缺铁性贫血，应补充含铁丰富的食物。青春期的女童应常吃海产品，以增加碘的摄入。此期儿童应合理控制饮食，使能量的摄入和消耗达到平衡，并保持适宜的体重。

第三节　儿童营养状况评估

儿童营养状况评估是衡量儿童每天平均摄入的营养素与其生理需要之间是否相称。常用的评估方法包括健康史询问、膳食调查、体格检查及体格发育评估、实验室检查。

知识点 1：健康史询问　　　　　　　　　　　　　　　　副高：掌握　　正高：掌握

通过询问了解儿童进食情况、喂养方式，有无添加辅食及添加的种类及数量、调制方法、饮食习惯、喂哺次数。有无偏食、挑食，睡眠及排便情况。有无营养缺乏的症状或体征，如消瘦、苍白、方颅等。

知识点 2：膳食调查　　　　　　　　　　　　　　　　　副高：掌握　　正高：掌握

膳食调查是了解儿童在一定时间内摄入食物的种类和数量，计算所摄入的各种营养素的数量，评定这些营养素是否能满足个体的需要。然后参照国家推荐的同年龄儿童的每日膳食营养素推荐摄入量、体格发育指标参考值及生化检查正常值，评价其膳食是否平衡合理。

（1）膳食调查方法：①称重法。实际称量 1 天各餐进食量，以生/熟比例计算实际摄入量。根据国家制定的《食物成分表》得出当天主要营养素的量（人均量）。此法常用于托幼机构集体膳食调查，方法准确，但耗时费力，大多用于科研。计算方法：平均每人每天各种食物摄入量（kg）= 全家食物实际消耗量/家庭总人口数。全家食物实际消耗量（kg）= 食物结存量+每天购进食物量-每天废弃食物总量-剩余总量。②记账法。适用于托幼机构和中小学校等集体儿童膳食的调查，通过调查称量记录并根据同一时期进餐人数，计算出每人每天各种食物的平均摄入量。方法简便，易于掌握，但不够准确。③询问法（24 小时回忆法）。多用于个人膳食调查。采取询问方式了解调查对象的膳食状况，方法简单，易于临床使用，但受多种因素影响结果不太准确。

（2）膳食调查结果评价：将膳食调查结果与中国营养学会制定的《中国居民膳食营养素参考摄入量》比较。膳食营养素参考摄入量（DRIs）是一系列评价膳食质量的参考值，包括平均需要量（estimated average requirement，EAR）、推荐摄入量（recommended nutrient intake，RNI）、适宜摄入量（adequate intake，AI）和可耐受最高摄入量（tolerable upper intake level，UL）4项内容。评价分析包括：①营养素摄入量评价。当能量大于 RNI 的85%时，表明能量摄入正常；能量大于 RNI 的70%说明能量摄入不足。蛋白质和其他营养素的推荐摄入量等于平均需要量加2倍标准差。②宏量营养素供能比例。蛋白质产能量应占总能量的10%～15%，学龄儿童和青少年的脂肪产能量应占总能量的25%～30%，碳水化合物产能量应占总能量的50%～60%。③每天三餐能量分配。早餐、中餐和晚餐提供的能量分别应占总能量的25%～30%、35%～45%及25%～30%。④进食行为评价。包括儿童进餐次数、零食习惯、饮水量以及进食环境等。

知识点3：体格检查及体格发育评估　　　　　　　　副高：掌握　正高：掌握

（1）体格检查：有计划地对儿童进行全面体格检查，同时询问家长，了解有无营养缺乏性疾病的早期征象，例如维生素 D 缺乏性佝偻病的早期表现有易激惹、烦闹等，维生素 A 缺乏，常表现为眼干燥不适，经常眨眼。

（2）体格发育评估：体格发育指标可反映儿童营养状况水平。常用的体格测量项目有体重、身高（长）、头围、胸围及皮下脂肪厚度等。通过对这些指标进行测量可以掌握其生长发育的状况，间接评价儿童的营养水平。儿童发生营养失调时，体重常最先发生变化。

知识点4：实验室检查　　　　　　　　　　　　　　副高：掌握　正高：掌握

通过实验室检测技术对儿童体液或排泄物中各种营养素及其代谢产物或有关化学成分进行测定，了解食物中营养素的摄入及吸收利用情况，以便及早发现营养缺乏性疾病，采取必要的干预措施。

第五章 住院患儿的护理

第一节 儿童健康评估的特点

健康评估是获得护理诊断的必要环节，由于儿童处在生长发育的动态变化时期，其解剖、生理和心理等功能在不同的阶段具有特殊性，在评估健康状况时，其健康史采集、体格检查、实验室检查结果的分析，以及下一步的护理诊断，均与成人有一定的差别。因此要掌握儿童的身心特点，运用多方面的知识，以获得全面、正确的主客观资料，为制订护理方案提供充足的依据。

一、健康史的采集

健康史是通过护理人员与患儿、家长及其他照顾者的交谈而获得的。

知识点1：健康史采集的内容	副高：掌握　正高：掌握

（1）一般情况：患儿的姓名、性别、年龄、民族、入院日期，患儿父母监护人或抚养人的姓名、年龄、职业、文化程度、通信地址、联系方式及病史可靠程度等。患儿年龄记录要准确，必须注明出生年月，以便计算实际年龄，新生儿记录到天数甚至小时数，婴儿记录到月数，1岁以上记录到几岁几个月。

（2）主诉：本次就诊患儿感受到的主要症状、体征及持续时间，即就诊最主要的原因。

（3）现病史：即本次患病的详细情况，是病史中最主要的部分，包括发病时间、发病过程、主要症状和伴随症状、病情发展、严重程度、诊治经过，以及有无同时存在其他疾病等。

（4）个人史：包括出生史、喂养史、生长发育史、免疫接种史、生活史等情况，青少年还应询问月经史（女孩）、性行为史。询问时根据不同年龄及不同健康问题各有侧重。①出生史：对新生儿及小婴儿应详细了解，包括母亲妊娠期健康状况、胎次、胎龄、分娩方式，患儿出生时体重、身长、有无窒息及产伤、阿普加（Apgar）评分等。②喂养史：包括喂养方式，喂哺次数及量，添加过渡期食物及断奶情况，近期进食的种类、频次、量、食欲和尿便情况等。对年长儿应注意询问有无挑食、偏食、吃零食等不良饮食习惯。③生长发育史：体格生长及运动、语言、智力和精神心理发育关键期的达标情况。3岁以内患儿应详细询问，3岁以上患儿重点询问。④日常生活史：包括患儿的生活环境，睡眠、休息、排泄、卫生和活动状况，是否有特殊行为问题，如吮吸手指、咬指甲、异食癖等。

（5）既往史：①既往一般健康状况。需询问患儿既往健康良好还是体弱多病。②既往疾病史。询问患儿既往疾病史、传染病史、外伤史、手术史、意外事故史、输血史。③预防接种史。接种过疫苗的种类、接种次数、接种年龄，接种后是否出现不良反应等。④过敏史。是否有过敏性疾病，有无对药物、食物或环境因素过敏史。

（6）家族史：家族中是否有遗传性疾病，父母是否为近亲结婚，家族中其他成员的健康状况等。

（7）心理-社会状况：了解患儿心理性格特征，家庭对患儿住院的反应，家长对疾病的认识程度，对治疗护理的配合意愿，家庭经济状况，社会支持程度等。学龄期儿童还应了解其在校的学习情况及同伴间的关系等。

知识点2：健康史采集的注意事项　　　　　　　　　副高：掌握　正高：掌握

（1）收集健康史最常用的方法是交谈、观察和阅读病史资料。交谈前护理人员应明确谈话的目的，安排恰当的时间和地点。

（2）儿科病史的采集较困难，应认真倾听，耐心询问，重点突出，语言通俗易懂，态度亲切和蔼，以取得患儿和家长的信任，从而获得准确而完整的资料。应避免使用暗示性的语言引导患儿或家长做出主观期望的问答。

（3）鼓励年长儿自己叙述病情，以取得较客观的临床资料。患儿因害怕各种诊疗活动或表达能力欠缺，可致获得的信息失真，应注意分辨真伪。

（4）病情危急时，应简明扼要，边抢救边询问主要病史，以免耽误救治，详细的询问可在病情稳定后进行。

（5）要尊重家长和孩子的隐私，并为其保密。

二、体格检查

知识点3：体格检查的原则　　　　　　　　　　　　副高：掌握　正高：掌握

（1）态度和蔼：与家长和患儿建立良好的关系，以取得患儿的信任和合作。

（2）环境舒适：宜选择光线充足，温度适宜，环境安静的体检室。对年长儿还要照顾其害羞心理和自尊心，必要时适当遮挡。

（3）顺序灵活：体格检查一般按照从头到脚的顺序系统地进行，以保证身体各部分均被检查到，避免遗漏，但儿童体格检查的顺序应根据患儿病情及当时的情绪灵活掌握。婴幼儿注意力集中时间短，体格检查时应在安静时先测呼吸、脉搏，以及进行心肺听诊、腹部触诊等，而皮肤、淋巴结、四肢、躯干、骨骼等容易观察的部位可随时检查。对患儿刺激较大的检查，如口咽部、眼部检查应放在最后进行。在急诊时，应首先检查重要的生命体征和疾病损伤部位。

（4）技术熟练：检查时应手法轻柔、动作迅速快捷，不过多暴露身体部位，以免着凉。保证双手和检查用具的温暖，以免对机体产生不良刺激。对急症或危重抢救的患儿，应先重点检查生命体征，也可边抢救边检查。病情稍稳定后再进行全面的体格检查。

（5）保护和尊重患儿：注意隔离保护，检查前应洗手，必要时戴口罩，听诊器应消毒。不要过久暴露检查部位，以免导致患儿着凉。注意预防意外的发生，离开前要检查用具，拉好床栏。对年长儿应注意保护其隐私，不要过多地暴露身体。在检查异性、畸形患儿时，态度要庄重。

（6）检查时尽量让患儿与亲人在一起，婴幼儿可坐或躺在家长的怀里，怕生人的患儿从背部查起，以增加安全感和消除恐惧心理。

知识点4：体格检查的内容和方法　　　　　　　　副高：掌握　正高：掌握

（1）一般状况：观察内容包括患儿发育与营养状况、精神状态、面部表情、反应情况、哭声强弱、皮肤颜色、语言应答、活动能力、体位、步态等。根据这些可初步判断患儿的神志状况、病情轻重等。

（2）一般测量：除了测量体温、呼吸、脉搏和血压等生命体征，还应根据患儿的年龄、病情选测体重、身高（长）、坐高（顶臀长）、头围、胸围、腹围、前囟等项目。

1）体温：可根据患儿的不同年龄和病情选择测量方法。①口温：将口温计置于舌下3分钟后读数，正常为37.5℃以下。仅适用于能配合的年长儿。②腋温：操作简单、安全，最为常用。一般将体温表置于腋窝处夹紧上臂5~10分钟，较胖婴儿也可置于腹股沟处，正常为36~37℃。各年龄组儿童均可适用，但休克和周围循环衰竭者不适用。③肛温：较准确，但对患儿刺激性大。一般嘱患儿取侧卧位，下肢屈曲，将肛表涂润滑剂后缓慢插入肛门内3~4cm，放置至少3~5分钟，正常为36.5~37.5℃。可用于昏迷、休克及不合作的患儿，但不适合腹泻患儿。

2）呼吸、脉搏：较易受患儿情绪的影响，尽可能在小儿安静时测量。婴儿以腹式呼吸为主，可按腹部起伏计数，而1岁以上的儿童则以胸部起伏计数。各年龄阶段呼吸和脉搏正常值，见表5-1。

表5-1 各年龄阶段呼吸和脉搏正常值

年　龄	呼吸（次/分）	脉搏（次/分）	呼吸：脉搏
新生儿	40~45	120~140	1：3
1岁以下	30~40	110~130	1：3~1：4
1~3岁	25~30	100~120	1：3~1：4
4~7岁	20~25	80~100	1：4
8~14岁	18~20	70~90	1：4

3）血压：对于儿童与青少年，常规测量坐位右上臂肱动脉血压。根据患儿年龄选择合适宽度的血压计袖带，一般袖带宽度为上臂长度的 $1/2 \sim 2/3$，长度应至少等于上臂围的 80%。袖带过宽时测得血压值较实际值低，过窄时则较实际值高。年幼儿血压不易测准确。新生儿及小婴儿可用心电监护仪或简易潮红法测定。不同年龄的血压正常值可用公式估算：收缩压（mmHg）= 80+（年龄×2），舒张压为收缩压的 2/3。

4）体重：是反映儿童生长发育和营养状况的灵敏指标，也是儿科临床计算用药剂量的重要依据。应在每天的同一时间采用同一体重秤进行测量，以晨起空腹排尿后或进食后 2 小时测量最佳。

5）身高（长）：不同年龄儿童的测量方法有所不同。3 岁以下小儿采取仰卧位测量身长。3 岁以上小儿可用身高计或将皮尺钉在平直的墙上测量身高。

6）坐高（顶臀长）：3 岁以下小儿卧于量板上测量顶臀长。3 岁以上小儿用坐高计测量坐高。

7）头围：头围与颅脑的发育和神经功能密切相关，在 2 岁前测量最有价值，连续追踪测量头围比一次测量更重要。测量时以软尺经两侧眉弓、枕骨结节最高点绕头部一周后读数，软尺应紧贴头皮，读数精确到小数点后一位数。

8）胸围、腹围：胸围是以软尺经两侧乳头下缘、背部肩胛骨下缘绕胸部一周测得；腹围是以软尺平脐水平绕腹部一周测得。测量时软尺应紧贴皮肤，取平静呼吸时的中间读数，或吸、呼气时的平均数，读数精确到小数点后一位数。

9）前囟：是顶骨和额骨边缘形成的菱形间隙，测量其对边中点连线的长度来评估其大小。一般出生时为 $1.5 \sim 2.0$ cm，以后随颅骨发育逐渐增大，6 个月后逐渐骨化而变小，1 岁至 1 岁半时闭合，最迟不超过 2 岁。检查时注意前囟有无早闭或迟闭，膨隆或凹陷等。

（3）皮肤和皮下组织：注意观察皮肤颜色有无异常表现，如苍白、黄染、潮红、发绀等，以及有无皮疹、瘀点（斑）、脱屑、色素沉着或脱色、毛发分布。还应触摸皮肤以了解皮肤弹性、皮下组织及脂肪厚度、温度、湿度，以及有无水肿或脱水、皮下小结。

（4）淋巴结：检查枕后、颈部、耳后、腋窝、腹股沟等处浅表淋巴结的大小、活动度、质地、数目、有无粘连及触压痛。

（5）头部：检查部位及要点如下。①头颅：观察外形，有无颅骨软化、缺损有无特殊面容。②前囟：注意大小及紧张度，有无凹陷或隆起。③眼：有无斜视、结膜出血及上睑下垂、分泌物，角膜、瞳孔有无异常。④耳：有无外耳牵拉痛、耳道分泌物。⑤鼻：观察形态，有无分泌物、鼻窦压痛。⑥口咽：注意口唇颜色、黏膜光滑度、口腔气味、牙齿情况、腭弓、咽壁、腭扁桃体等。

（6）颈部：观察颈部外形、对称性和运动情况，有无颈静脉怒张，甲状腺有无肿大、气管是否居中等。

（7）胸部：检查部位及要点如下。①胸廓：检查胸廓外形、对称性和呼吸运动情况，有无鸡胸、漏斗胸、肋膈沟等，肋间隙是否凹陷，有无"三凹征"等。②肺：视诊呼吸频率、深度及节律，有无呼吸困难；触诊语音震颤有无改变，婴幼儿可在其啼哭或说话时进行；叩诊有无异常浊音、鼓音和实音，因小儿胸壁较薄，叩诊时力度宜轻或用直接叩诊法；

听诊呼吸音是否正常，有无啰音等，宜在小儿深吸气时进行。③心：视诊心前区有无隆起或凹陷，心尖搏动的位置、范围；触诊心尖搏动的位置、强度及心前区有无震颤；叩诊心浊音界范围；听诊心率、心律、心音、有无杂音等。

（8）腹部：视诊腹部外形及呼吸运动，腹壁有无异常隆起或凹陷、静脉曲张、胃肠型和蠕动波，新生儿应注意脐部有无出血、炎症、分泌物及脐疝等；听诊肠鸣音有无异常；触诊腹壁紧张度，有无压痛、反跳痛、异常包块，肝、脾有无增大、压痛，正常婴幼儿肝可在右锁骨中线肋缘下1~2cm触及，6~7岁后不应再触及；叩诊有无移动性浊音。

（9）脊柱和四肢：观察脊柱外形和活动情况，有无压痛和叩击痛；观察四肢外形有无异常、躯干与四肢比例、有无佝偻病体征。观察关节运动是否受限等。

（10）会阴、肛门和外生殖器：观察外生殖器有无畸形。男童有无包茎、隐睾、阴囊鞘膜积液、腹股沟疝等，女童阴道有无异常分泌物。肛门有无畸形、肛裂等。

（11）神经系统：观察神志、精神状态，有无异常行为，检查四肢肌力、肌张力和神经反射，有无颈项强直、凯尔尼格（Kernig）征、布鲁津斯基（Brudzinski）征等脑膜刺激征。新生儿需检查觅食反射、吸吮反射、握持反射、拥抱反射等原始反射是否存在；有些神经反射有其年龄特点，如新生儿和小婴儿腹壁反射、提睾反射较弱或不能引出，但跟腱反射亢进；2岁以下婴幼儿巴宾斯基（Babinski）征可呈阳性。

三、家庭评估

儿童与其家庭成员的关系是影响儿童身心健康的重要因素，因此家庭评估是儿童健康评估的重要组成部分，包括家庭结构评估和家庭功能评估。

知识点5：家庭结构评估	副高：掌握　正高：掌握

（1）家庭组成：是指目前与儿童共同居住的家庭成员，应包括整个家庭支持系统。评估中应涉及父母目前的婚姻状况，有无分居、离异及死亡等情况，还应了解患儿对家庭危机事件的反应。

（2）家庭及社区环境：评估居住环境与住房情况（如类型、面积、布局、安全性等），以及社会环境（如邻里关系、学校位置、上学交通状况、娱乐场所、环境中潜在的危险因素等）。

（3）家庭成员的职业及教育状况：评估父母职业工种、工作强度、居住地与单位距离、工作满意度，以及是否暴露于危险环境等，还应涉及家庭经济、医疗保险状况、父母的文化程度和教育背景等。

（4）文化及宗教情况：评估家庭的育儿观念、保健态度、饮食习惯等。

知识点6：家庭功能评估	副高：掌握　正高：掌握

（1）家庭关系及角色：家庭关系是指家庭各成员之间的亲密程度，是否彼此亲近、相

互关心，有无偏爱、溺爱、冲突、紧张状态等，可评估儿童是否获得爱与安全感。家庭角色是指每个家庭成员在家庭中所处的地位和所承担的责任。

（2）家庭中的权威及决策方式：评估家庭权利的分工、处理问题的主要方式和决策人。

（3）家庭中的沟通交流：评估父母是否鼓励儿童与他们交流思想，儿童是否耐心倾听父母的意见，儿童是否愿意与父母讨论问题并分享感受。

（4）家庭卫生保健功能：评估家庭成员育儿知识、家庭用药情况、对患儿疾病的认识、提供疾病期间护理照顾的能力等，同时了解其他家庭成员的健康状况。

第二节　儿童体液平衡特点及液体疗法

体液是机体的重要组成部分，保持体液平衡是维持生命的重要条件。体液平衡包括维持水、电解质、酸碱度和渗透压处于稳定状态，主要依赖于神经系统、内分泌系统、肺、肾等系统与器官的正常调节功能。儿童由于体液占体重比例较大，各系统器官功能发育尚未成熟、体液平衡调节功能差等生理特点，极易受到疾病和外界环境的影响而发生体液平衡紊乱，如处理不当或不及时则可能危及生命。因此液体疗法是儿科治疗中的重要内容，儿科护理人员应做好水、电解质状态的评估及液体疗法的护理。

一、儿童体液平衡特点

| 知识点1：体液的总量及其分布 | 副高：熟练掌握　正高：熟练掌握 |

体液分布在血浆、间质和细胞内。血浆、间质内的体液称为细胞外液，细胞内的体液称为细胞内液。体液的总量和分布与年龄有关，年龄越小，体液总量相对越多，主要是间质液的比例较高。儿童血浆和细胞内液占体液总量的比例是比较固定的，和成人相近，见表5-2。

表5-2　不同年龄儿童体液总量及分布（占体重的百分比）

年　龄	细胞内液（%）	细胞外液（%）		体液总量（%）
		血浆	间质液	
足月新生儿	35	6	37	78
1岁	40	5	25	70
2~14岁	40	5	20	65
成人	40~45	5	10~15	55~60

| 知识点2：体液的电解质组成 | 副高：熟练掌握　正高：熟练掌握 |

儿童体液的电解质成分与成人基本相似，仅新生儿出生后数天内 K^+、Cl^-、HPO_4^{2-} 偏高，

Na^+、Ca^{2+}和 HCO_3^- 偏低。

（1）细胞内液：以 K^+、Mg^{2+}、HPO_4^{2-} 和蛋白质为主，K^+ 是维持细胞内液渗透压的主要离子。

（2）细胞外液：以 Na^+、Cl^-、HCO_3^- 为主，其中 Na^+ 占细胞外液阳离子总量 90% 以上，对维持其渗透压发挥主要作用。临床上常可通过测定血钠来估算血浆渗透压，即血浆渗透压（mmol/L）＝［血钠（mmol/L）＋10］×2。

| 知识点3：水代谢的特点 | 副高：熟练掌握　正高：熟练掌握 |

（1）水的需要量相对较大：由于儿童生长发育快，新陈代谢旺盛，水的需求量多，排出速度也较成人快，年龄越小，出入水量相对越多。婴儿每天水的交换量为细胞外液量的 1/2，而成人仅为 1/7，故婴幼儿体内水的交换率比成人快 3~4 倍，较成人对缺水的耐受性差，病理情况下更容易发生脱水。

（2）不显性失水多：儿童体表面积相对较大，呼吸频率较快，因此儿童年龄越小，水的需要量相对越大（表5-3），不显性失水相对越多（表5-4），按体重计算约为成人的 2 倍。

表 5-3　儿童每天水的需要量

年龄（岁）	需水量（ml/kg）
<1	120~160
1~3	100~140
4~9	70~110
10~14	50~90

表 5-4　不同年龄儿童每天不显性失水量

不同年龄或体重	不显性失水量（ml/kg）
早产儿或足月新生儿	
750~1000g	82
1001~1250g	56
1251~1500g	46
>1500g	26
婴儿	19~24
幼儿	14~17
年长儿	12~14

（3）体液平衡调节功能不成熟：由于儿童肾功能不成熟，体液调节功能较差，因此易出现水、电解质代谢紊乱。年龄越小，肾的浓缩和稀释功能越不成熟，肾排钠、排酸，产氨能力也越差，因而也容易发生水、电解质代谢紊乱和酸中毒。

二、脱水

| 知识点4：脱水的概念 | 副高：熟练掌握　正高：熟练掌握 |

脱水是指水分丢失过多和/或摄入不足所致的体液总量，尤其是细胞外液量的减少。除失水外，还有钠、钾等电解质的丢失。

| 知识点5：脱水的程度 | 副高：熟练掌握　正高：熟练掌握 |

脱水的程度指患病以来的累积体液丢失量，常以丢失液体量占体重的百分比表示，临床上可根据前囟、眼窝、皮肤及黏膜、尿量和循环情况，将脱水程度分为轻度、中度、重度，见表5-5。

表5-5　不同程度脱水的鉴别

鉴别要点	轻度	中度	重度
失水占体重的百分比（ml/kg）	<5%（30~50）	5%~10%（50~100）	>10%（100~120）
精神状态	稍差或略烦躁	萎靡或烦躁不安	淡漠或嗜睡、昏迷
前囟、眼窝	正常或稍凹陷	凹陷	明显凹陷
眼泪	有	少	无
口渴	轻	明显	烦渴
口腔黏膜	稍干燥	干燥	极干燥或干裂
皮肤	稍干、弹性较差	干、苍白、弹性差	极干燥、花纹、弹性极差
尿量	轻度减少	明显减少	极少或无尿
四肢	温	稍凉	厥冷
周围循环衰竭	无	不明显	明显
代谢性酸中毒	无	有	严重

| 知识点6：脱水的性质 | 副高：熟练掌握　正高：熟练掌握 |

体液渗透压的改变，常反映水和电解质的相对丢失量。脱水时水和电解质均有丢失，但不同原因引起的脱水，其水和电解质丢失的比例不同，导致体液渗透压的改变也不同。根据丢失的水和电解质比例不同，将脱水性质分为等渗性脱水、低渗性脱水、高渗性脱水（表5-6）。以等渗性脱水最多见，其次是低渗性脱水，高渗性脱水少见。钠是决定细胞外液渗透

压的主要成分，所以常用血钠浓度来判定细胞外液的渗透压。

（1）低渗性脱水：电解质的丢失多于水的丢失，血浆渗透压低于正常，血钠浓度<130mmol/L，血浆渗透压低于280mmol/L，多见于营养不良伴较长时间腹泻者，或腹泻时大量饮水、补充大量非电解质液体等情况。由于细胞外液渗透压低，使水从细胞外向细胞内转移，导致细胞外液量进一步减少和细胞内水肿，所以在失水量相同的情况下，其脱水症状较其他两种类型脱水严重。临床上除一般脱水体征外，易出现周围循环衰竭，表现为皮肤花纹、四肢厥冷、血压下降、尿少或无尿等休克症状。细胞内液减少不明显，起初可无口渴表现，严重低钠者可发生脑水肿，出现嗜睡、惊厥、昏迷等。

（2）等渗性脱水：水和电解质等比例丢失，血钠浓度为130～150mmol/L，血浆渗透压正常，维持在280～310mmol/L。脱水后的体液仍呈等渗状态，丢失的主要是细胞外液，细胞内液无明显变化，出现一般脱水症状。常由于腹泻、呕吐、持续胃肠减压、短期饥饿引起。

（3）高渗性脱水：水的丢失多于电解质的丢失，血浆渗透压高于正常，血钠浓度>150mmol/L，血浆渗透压>310mmol/L。多见于腹泻伴有高热、补水不足或补充大量电解质液体等。由于细胞外液渗透压高，使水从细胞内向细胞外转移，导致细胞内缺水，而血容量得到一定补偿，所以在失水量相同的情况下，其脱水症状较其他两种类型轻。因细胞外液渗透压高，使体内血管升压素增多，肾重吸收水分增多，导致尿量减少。因细胞内缺水，故表现为口渴明显、高热、烦躁、肌张力增高，甚至惊厥。严重高渗性脱水可致神经细胞脱水、脑血管破裂出血等，引起脑部损伤。

表5-6　不同性质脱水的鉴别

鉴别要点	等渗性	低渗性	高渗性
主要原因	呕吐、腹泻	营养不良伴慢性腹泻	腹泻时补含钠液过多
水、电解质丢失比例	水、电解质等比例丢失	电解质丢失多于水	水丢失多于电解质
血钠（mmol/L）	130～150	<130	>150
渗透压（mmol/L）	280～310	<280	>310
主要丧失液区	细胞外液	细胞外液	细胞内脱水
临床表现	一般脱水征	脱水征伴循环衰竭	口渴、烦躁、高热、惊厥

三、电解质代谢异常

知识点7：低钾血症　　　　　　　副高：熟练掌握　正高：熟练掌握

血钾正常值为3.5～5.5mmol/L。血钾<3.5mmol/L时称为低钾血症，临床较多见。

（1）病因：①钾摄入不足。长期不进食或进食少。②消化道丢失过多。频繁呕吐、腹泻，可导致钾盐丢失。③肾排钾过多。长期应用排钾利尿药，肾小管性酸中毒、糖尿病酮症酸中毒等致钾从细胞内释出，随即从肾排出。④钾分布异常。在脱水未纠正前，由于血液浓缩，酸中毒时钾由细胞内向细胞外转移，以及尿少而致钾排出量减少等原因，钾总量虽减少，但血钾浓度多正常。输液后，随着脱水、酸中毒被纠正，排尿后钾排出增加，以及输入的葡萄糖合成糖原时可使钾从细胞外向细胞内转移，导致血钾浓度降低。⑤各种原因的碱中毒。

（2）临床表现：低钾血症的临床症状除取决于血钾的浓度外，更重要的是低血钾发生的速度，起病缓慢者，体内缺钾虽达到严重程度，但临床症状不一定很重。低钾血症的临床表现主要涉及以下几个方面。①神经肌肉症状。兴奋性降低，表现为精神萎靡、肌肉软弱无力、腱反射迟钝或消失、腹胀，严重者呼吸肌麻痹、肠麻痹。②心血管症状。心音低钝、心律失常、心动过速、心力衰竭等。心电图显示 T 波低平、倒置，出现 U 波，S-T 段下降，Q-T间期延长。③肾损害。出现多尿、夜尿、口渴、多饮，重者有碱中毒。

（3）治疗：①积极治疗原发病。②补钾。补钾原则是轻症尽量多进食含钾丰富的食物，每天口服氯化钾 3~4mmol/kg；重症需静脉补钾，每天补钾总量 4~6mmol/(kg·d)，静脉滴注时间不应<8 小时，切忌将钾盐静脉推注；静脉补钾浓度应<0.3%（新生儿 0.15%~0.20%）；见尿补钾；由于细胞内钾浓度恢复正常较慢，治疗低钾血症应持续 4~6 天，严重者时间宜更长。补钾时应监测血钾浓度，有条件者给予心电监护。

知识点8：高钾血症　　　　　　　　副高：熟练掌握　　正高：熟练掌握

血清钾>5.5mmol/L 时，称为高钾血症。

（1）病因：①钾摄入过多。静脉补钾过多过快，或输入大量青霉素钾盐、库存血。②肾排钾减少。肾衰竭、肾小管性酸中毒等。③钾分布异常。休克、重度溶血、酸中毒、严重挤压伤等，使钾从细胞内转移到细胞外。

（2）临床表现：①神经肌肉系统。兴奋性降低，表现为精神萎靡、嗜睡、手足感觉异常、肌腱反射消失，严重者出现弛缓性瘫痪、尿潴留甚至呼吸肌麻痹。②心血管系统。心肌收缩无力、心音低钝、心率缓慢、心律失常，甚至心搏骤停、死亡；心电图显示 T 波高尖，呈帐篷状，P 波消失，QRS 波增宽，心室颤动及心搏骤停。③消化系统。常有恶心、呕吐、腹痛等症状。

（3）治疗：①积极治疗原发病。②停用含钾药物、限制富含钾的食物、避免输库存血。同时应用 10%葡萄糖酸钙、5%碳酸氢钠、胰岛素、呋塞米等拮抗高血钾，碱化细胞外液，促进蛋白质和糖原合成，加速排钾，在用药过程中应注意监测心电图。③重症时的治疗。血钾>6mmol/L 或心电图异常者应积极治疗。可采用以下几种措施：快速静脉滴注或推注碳酸氢钠；葡萄糖+胰岛素（葡萄糖溶液 0.5~1.0g/kg，每 3g 葡萄糖加 1U 胰岛素），促使钾进入细胞内；10%葡萄糖酸钙溶液，可拮抗高血钾对心肌的不良反应；应用排钾利尿药（如呋塞米），阳离子交换树脂保留灌肠或腹膜透析、血液透析可加速钾排泄。

知识点9：低钙、低镁血症	副高：熟练掌握　正高：熟练掌握

进食少、吸收不良、腹泻、呕吐等均可引起钙、镁丢失，尤其是严重腹泻、营养不良或佝偻病活动期患儿。脱水和酸中毒时，因血液浓缩可无明显表现；当脱水和酸中毒被纠正时，大多表现为钙缺乏，少数可有镁缺乏。低血钙或低血镁表现为手足抽搐、惊厥，可分别给予10%葡萄糖酸钙溶液、25%硫酸镁溶液治疗。

四、酸碱平衡紊乱

正常细胞外液 pH 为 7.35~7.45，机体在代谢过程中不断产生酸性物质，主要通过体液缓冲系统及肺、肾的调节作用维持酸碱平衡。HCO_3^- 和 H_2CO_3 是细胞外液中最重要的一对缓冲物质，两者正常比值为 20：1。如果某些因素导致两者比值发生变化，pH 就随之发生变化，即出现酸碱平衡紊乱。如机体通过肺、肾的调节使血 pH 保持在正常范围内时，称为代偿性酸中毒或代偿性碱中毒。但代偿调节是有限的，机体通过调节仍无法恢复正常时称为失代偿性酸中毒或失代偿性碱中毒。代谢因素引起者称为代谢性酸中毒或代谢性碱中毒，由肺部排出 CO_2 减少或过多引起者称为呼吸性酸中毒或呼吸性碱中毒。常见的酸碱平衡紊乱为单纯性，有时可出现混合性。

知识点10：代谢性酸中毒	副高：熟练掌握　正高：熟练掌握

pH<7.35 为酸中毒，临床上代谢性酸中毒是小儿最常见的酸碱平衡紊乱，是细胞外液中 H^+ 增高或 HCO_3^- 降低所致。

（1）病因：①体内碱性液体从消化道或肾丢失过多，如腹泻、呕吐、肾小管性酸中毒等。②酸性代谢产物堆积体内，如摄入热量不足引起体内脂肪分解增加，产生大量酮体。③血容量减少、血液浓缩、血流缓慢，引起组织缺氧致乳酸堆积。④肾血流量不足，尿量减少，排酸减少等。⑤氯化钙、氯化镁等酸性物质摄入过多。

（2）临床表现：根据血 HCO_3^- 浓度，可将酸中毒分为轻度（13~18mmol/L）、中度（9~13mmol/L）和重度（<9mmol/L）。轻度酸中毒可无明显症状，仅呼吸稍快。中度酸中毒可出现呼吸深长，口唇呈樱桃红色，精神萎靡、疲乏、嗜睡或烦躁。重度酸中毒表现更严重，出现恶心、呕吐、呼气带有酮味、心率增快、血压下降、昏迷、心律失常、急性肾功能损伤甚至休克等危及生命。新生儿和小婴儿则表现为面色苍白、拒食、精神萎靡等，而呼吸变化并不典型。

（3）治疗：①针对病因治疗。②轻症经原发病治疗后，酸中毒可自行代偿。中度以上酸中毒需要输入碱性溶液矫正，首选的碱性药物为5%碳酸氢钠，临床应用时一般加5%或10%葡萄糖溶液稀释成等张溶液（1.4%碳酸氢钠溶液）使用。用后2~4小时复查动脉血气分析及血电解质，根据测定结果决定是否需要继续给予碱性溶液及其用量。其原则是边治疗边观察，逐步纠正酸中毒。

知识点11：代谢性碱中毒　　　　　　　　　副高：熟练掌握　正高：熟练掌握

pH>7.45 为碱中毒，是体内 H^+ 减少或 HCO_3^- 增多引起。

（1）病因：严重呕吐、持续胃肠减压、长期服用碱性药物、低血钾，以及大量使用利尿剂等。

（2）临床表现：轻者常被原发病所掩盖，重者典型表现为呼吸浅慢、头痛、烦躁、手足麻木等，可有低钾血症和脱水表现，可因血清游离钙减少出现手足抽搐或惊厥。

（3）治疗：①积极治疗原发病。②同时停用碱性药物、纠正脱水。多数经静脉滴注生理盐水即可恢复，严重者需给予氯化铵纠正。给予 0.9% 氯化铵 3ml/kg，可降低 HCO_3^- 1mmol/L，肝、肾功能不全和合并呼吸性酸中毒时禁用。伴有低钾、低钙者应补充氯化钾和钙剂。

知识点12：呼吸性酸中毒　　　　　　　　　副高：熟练掌握　正高：熟练掌握

通气障碍使 CO_2 排出减少，导致体内 CO_2 潴留、H_2CO_3 增多引起。

（1）病因：呼吸道阻塞、呼吸系统疾病、呼吸中枢抑制、呼吸肌麻痹、心功能不全致肺水肿、呼吸机使用不当等。

（2）临床表现：因原发病不同而表现各异，但均伴有低氧血症和呼吸困难，表现为胸闷、烦躁、发绀等。高碳酸血症引起血管扩张，出现头痛、颅内压升高等。

（3）治疗：除治疗原发病外，采用气管插管或气管切开、机械通气、吸氧、应用呼吸兴奋剂等措施积极改善呼吸功能。

知识点13：呼吸性碱中毒　　　　　　　　　副高：熟练掌握　正高：熟练掌握

过度通气使 CO_2 大量排出、体内 H_2CO_3 减少所致。

（1）病因：剧烈哭闹、高热、中枢神经系统疾病、机械通气过度等。

（2）临床表现：除原发病表现外，因碱中毒可致神经肌肉兴奋性增高及血清游离钙减少，故部分患儿可出现四肢、口唇麻木、刺痛，头晕，四肢抽搐，肌肉强直，严重的可出现意识障碍或昏迷。因碱中毒时氧合血红蛋白解离度降低，故除组织缺氧、呼吸深快外，可致脑电图异常、肝功能受损、乳酸增多。部分患儿还可出现口干、呃逆、腹胀等消化系统表现。

（3）治疗：积极治疗原发病，可用纸袋罩住口鼻增加解剖无效腔容量、调整机械通气设置等措施改善呼吸功能。

知识点14：混合性酸碱平衡紊乱　　　　　　副高：熟练掌握　正高：熟练掌握

两种或以上的酸碱平衡紊乱分别作用于呼吸或代谢系统称为混合性酸碱平衡紊乱。呼吸性酸中毒合并代谢性酸中毒在混合性酸中毒中较常见，此时既有 HCO_3^- 降低，又有 CO_2 潴留，血 pH 明显下降。治疗应积极去除病因，同时保持呼吸道通畅，必要时使用呼吸机加速潴留 CO_2 的排出。

五、液体疗法常用溶液

知识点 15：非电解质溶液	副高：熟练掌握　正高：熟练掌握

常用 5% 和 10% 葡萄糖溶液。5% 葡萄糖溶液为等张溶液，10% 葡萄糖溶液为高张溶液。但葡萄糖溶液输入体内后，很快分解代谢，在产生能量的同时分解成二氧化碳和水，或转变成糖原储存在体内，不能维持血浆渗透压，所以在临床使用时将其视为无张力溶液。葡萄糖溶液的作用是供给水分和热量，或纠正体液的高渗状态。

知识点 16：电解质溶液	副高：熟练掌握　正高：熟练掌握

用于补充损失的液体、电解质，纠正体液的渗透压和酸碱失衡。

（1）0.9% 氯化钠溶液（生理盐水）：为等张溶液，0.9% 氯化钠溶液含 Na^+ 和 Cl^- 各 154mmol/L，与血浆晶体渗透压相近。但其 Na^+、Cl^- 比值为 1:1，与血中钠和氯的比值不同，即氯的浓度比血浆高，若长期或大量补给，可致血氯增高，导致高氯性酸中毒。临床上常将 2 份 0.9% 氯化钠溶液和 1 份 1.4% 碳酸氢钠溶液混合，使钠和氯的比值为 3:2，与血中钠、氯比值接近。临床应用 3% 氯化钠溶液（高张溶液）纠正低钠血症，应用 10% 氯化钠溶液（高张溶液）配制各种液体。

（2）碱性溶液：用于快速纠正酸中毒。①1.4% 碳酸氢钠溶液：为等张碱性含钠溶液。市售成品为 5% 碳酸氢钠溶液（高张溶液），加入 5% 或 10% 葡萄糖溶液稀释 3.5 倍后，即为 1.4% 碳酸氢钠溶液。在紧急抢救严重酸中毒时，可用 5% 的碳酸氢钠溶液直接静脉推注，但量不宜过大，避免导致体液的高渗状态。因作用原理是与血浆中的 H^+ 结合，产生二氧化碳和水，从而改变体液的 pH，故有呼吸衰竭和二氧化碳潴留者慎用。②1.87% 乳酸钠溶液：为等张含钠碱性溶液。市售成品为 11.2% 乳酸钠溶液（高张溶液），加入 5% 或 10% 葡萄糖溶液稀释 6 倍后，即为 1.87% 乳酸钠溶液。乳酸钠需要在有氧环境中，经肝代谢分解产生 HCO_3^- 而发挥作用，显效较缓慢。因此，有肝功能不全、新生儿期、缺氧、休克及乳酸酸中毒时，不宜选用。

（3）氯化钾溶液：10% 或 15% 氯化钾溶液（高张溶液），用于纠正低钾血症。静脉滴注时，应稀释成 0.2%~0.3% 浓度，即 100ml 溶液中可加 10% 氯化钾最多 2~3ml。禁止静脉推注，否则可能引起心肌抑制，有心脏停搏的危险，并应注意肾功能和排尿情况。

知识点 17：混合溶液	副高：熟练掌握　正高：熟练掌握

一般将几种溶液按照不同的比例配成不同张力的液体，以适应不同情况下液体疗法的需

要，见表5-7。

混合溶液的张力计算公式：某种混合溶液的张力=[等张盐溶液的量（ml）+等张碱性溶液的量(ml)]÷混合溶液的总量（ml），即等张的电解质溶液总量占混合液体总量的比例。

表5-7　小儿液体疗法中几种常用混合液的组成及应用

混合溶液	0.9% 氯化钠溶液	5%或10% 葡萄糖溶液	1.4%碳酸氢钠 溶液	张　力	应　　用
2：1含钠液	2	—	1	等张	低渗或重度脱水，用于扩充血容量
2：3：1含钠液	2	3	1	1/2	中度等渗性脱水
4：3：2含钠液	4	3	2	2/3	中度低渗性脱水
1：2含钠液	1	2	—	1/3	高渗性脱水
1：4含钠液	1	4	—	1/5	生理需要
1：1含钠液	1	1	—	1/2	轻、中度等渗性脱水

知识点18：口服补液盐　　　　　　　　　副高：熟练掌握　　正高：熟练掌握

口服补液盐（ORS）是WHO推荐用以治疗急性腹泻合并脱水的一种溶液，经临床应用已取得良好效果。ORS有多种配方，2006年WHO推荐使用的新配方是氯化钠2.6g、枸橼酸钠2.9g、氯化钾1.5g、葡萄糖13.5g，总渗透压为245mmol/L，是一种低渗透压口服补盐液配方。

六、液体疗法的实施

液体疗法的目的是纠正水、电解质和酸碱平衡紊乱，以恢复机体的正常生理功能。应根据患儿病史、临床表现及电解质、血气分析等结果综合分析水、电解质紊乱的程度和性质，从而确定补液总量、液体性质和补液速度，同时遵循"先盐后糖、先浓后淡、先快后慢、见尿补钾、抽搐补钙"的补液原则。

知识点19：口服补液　　　　　　　　　　副高：熟练掌握　　正高：熟练掌握

适用于腹泻时预防脱水或轻、中度脱水。选用口服补液盐（ORS），口服液量为轻度脱水50~80ml/kg，中度脱水80~100ml/kg，少量多次口服，于8~12小时内将累积损失量补足，脱水纠正后，可将ORS用等量水稀释，按病情需要随时口服。在口服补液过程中，如呕吐频繁或腹泻、脱水加重，应改为静脉补液。

知识点 20：静脉补液 副高：熟练掌握 正高：熟练掌握

用于中、重度脱水，或呕吐、腹泻严重或腹胀的患儿。根据不同的脱水程度和性质，结合患儿年龄、营养状况、自身调节功能，决定补给溶液的总量、性质和速度。第一天补液方法如下。

（1）定量（补液总量）：根据患儿脱水程度确定，包括累积损失量、继续损失量和生理需要量。①累积损失量：指发病后至补液开始前所损失的水和电解质总量。原则上婴幼儿轻度脱水<50ml/kg，中度脱水 50~100ml/kg，重度脱水 100~120ml/kg，实际补液时先按上述量的 2/3 给予，学龄前儿童及学龄儿童应酌情减少 1/4~1/3。②继续损失量：是指补液开始后，由于呕吐、腹泻等情况继续丢失的液体量。一般按每天 10~40ml/kg 计算。治疗过程中根据患儿实际丢失情况灵活调整。常用 1/3~1/2 张含钠溶液，按照"丢多少、补多少"的原则进行补充。③生理需要量：主要供给基础代谢所需的液体量。在患儿不能进食的情况下为每天 60~80ml/kg。一般用 1/5~1/4 张含钠溶液（加 0.15%氯化钾溶液）。

继续损失量和生理需要量在累积损失量补充结束后 12~16 小时内均匀输入，补液速度约 5ml/(kg·h)。

在实际补液过程中，要对以上三部分进行综合分析，第一天补液总量的计算为以上三部分合计。一般轻度脱水为 90~120ml/kg，中度脱水为 120~150ml/kg，重度脱水为 150~180ml/kg。第二天以后的补液，一般只需补继续损失量和生理需要量，于 12~24 小时内均匀输入，能口服者应尽量口服。

（2）定性（补液性质）：即决定补何种张力的溶液。补充累积损失量的液体种类根据脱水性质而定，一般低渗性脱水补给 2/3 张液体，等渗性脱水补给 1/2 张液体，高渗性脱水补给 1/5~1/3 张液体。若临床判断脱水性质有困难，可先按等渗性脱水处理。

（3）定速（补液速度）：取决于脱水程度。静脉输液的速度十分关键，原则上应先快后慢。①补充累积损失量阶段用 8~12 小时（每小时 8~10ml/kg）。②补充继续损失量和生理需要量用 12~16 小时（约每小时 5ml/kg）。③如果有重度脱水，应首先考虑恢复血容量以纠正休克，选用 2：1 等张含钠液或 1.4%碳酸氢钠溶液扩容，一般用时 30~60 分钟，然后再补充累积损失量。

知识点 21：特殊情况的补液原则 副高：熟练掌握 正高：熟练掌握

（1）新生儿期：新生儿心、肺功能差，肾调节水、电解质、酸碱平衡功能不完善，对钠、氯的排泄功能低，易出现水肿和酸中毒。出生后 1~2 天无明显损失，一般不需补液，出生后 3~5 天每天输入量为 40~80ml/kg，用 1/5 张含钠液补充。除急需扩充血容量外，全天液体总量应在 24 小时内匀速滴注。由于生理性溶血，生后数天内红细胞破坏较多，血钾偏高，可不必补钾。肝功能尚不成熟，若有酸中毒时应选用碳酸氢钠，宜稀释成 1.4%等张溶液使用。

（2）急性感染：急性感染时因高热、呼吸增快、出汗、消耗增加而摄入热量不足，常致高渗性脱水和代谢性酸中毒。应适当输液，如无特殊损失可给予1/5~1/4张含钠液按生理需要量补液并供给一定热量，纠正脱水并出现排尿后，一般酸中毒能自行纠正。重度酸中毒需另外补充碱性液体，休克患儿则按休克处理。

（3）营养不良伴腹泻：营养不良的婴幼儿因长期摄入不足或摄入后不能被充分吸收利用或其他疾病等长期消耗过多，故营养不良伴腹泻时多为低渗性脱水。因患儿皮下脂肪少、皮肤弹性差，易将脱水程度估计过高，故补液按体重计算应以偏低为宜。补液总量应减少1/3，可用2/3张含钠液补充，为补充热量及预防低血糖，可用10%葡萄糖配制液体。补液速度应慢，一般为每小时3~5ml/kg，以免加重心、肺负担。患儿大多有低钾、低钙，腹泻后症状更明显，故应尽早补充。

（4）婴幼儿肺炎：肺炎时因发热、呼吸增快，可使不显性脱水增多，重症肺炎患儿，因其肺循环阻力加大，心脏负担较重，故在一般情况下，应尽量口服补液并供给足够的热量。必须静脉补液时，输液总量和钠量要相应减少约1/3，补液总量应控制在每天生理需要量的最低值为60ml/kg，输液速度宜缓慢，一般控制在每小时5ml/kg，以免发生肺水肿或合并心力衰竭，肺炎合并心力衰竭患儿在应用洋地黄制剂时应注意补充钾盐。对伴有酸中毒者，应以改善肺通气为主，一般不用碱性溶液。

七、液体疗法的护理

知识点22：补液前准备　　　　副高：熟练掌握　正高：熟练掌握

（1）全面了解儿童病史、病情、补液目的和临床意义。

（2）迅速认真地准备好补液所需的药物、液体和其他物品，严格按照医嘱将常用制剂配制成所需张力的含钠液备用。

（3）向家长及年长儿解释补液的目的和方法，以取得配合；对幼儿应做好沟通，可通过语言、玩具、图片等减轻其紧张和恐惧心理，鼓励患儿，取得患儿和家长的配合。不合作的患儿可适当采取约束措施或遵医嘱给予镇静药。

知识点23：输液过程中的注意事项　　　　副高：熟练掌握　正高：熟练掌握

（1）严格按照无菌操作原则进行静脉穿刺，做好固定，年幼儿应给予适当约束，以免针头脱落。

（2）严格遵循临床补液原则。按医嘱分批输入，严格掌握输液速度，明确每小时输入量，计算每分钟输液滴数，向家长和患儿解释输液速度不能自行随意调节，过快易引起心力衰竭和肺水肿；过慢脱水得不到及时纠正。

（3）观察输液是否通畅，有无输液路径堵塞、穿刺处皮肤肿胀及输入的液体漏出血管外等。

（4）观察低血钾表现，按照"见尿补钾"的原则决定，严格掌握补钾的浓度和速度，绝不可直接静脉推注。

（5）严密监测病情变化。输液过程中应注意、观察生命体征、脱水钾时机、酸中毒、低钾血症、低血钙症等表现有无变化，注意观察有无输液反应，有异常应及时报告医生进行处理。

（6）观察补液效果。准确记录第一次排尿时间。若补液合理，3~4小时应排尿，表明血容量已恢复；若输液后24小时患儿皮肤弹性、前囟、眼窝凹陷恢复，说明脱水已纠正。若仅是尿量增多而脱水未能纠正，可能是输入的液体中葡萄糖比例过高，若补液后患儿出现双眼睑水肿，可能是电解质溶液比例过高，应及时通知医生调整补液。

（7）准确记录24小时出入量。应计算24小时液体出入量。液体入量包括口服液体和胃肠道外补液量，液体出量包括尿量、粪便和不显性失水。婴幼儿大小便不易收集，可用"称尿布法"计算液体排出量。

第三节　儿童用药特点及护理

药物治疗是儿童综合治疗的重要组成部分，合理、正确用药可促进患儿尽快康复。儿童处于生长发育阶段，肝肾功能尚未成熟，药物在不同年龄阶段患儿体内的吸收、分布、代谢及排泄各有差异，在疾病的发生、发展和转归等方面也与成年人有所不同，对药物的不良反应较成年人更为敏感。儿童疾病常反复多变，因此应了解儿童用药特点、作用机制、不良反应、适应证，以及剂量的精确计算和适当的用药方法，根据医嘱合理给药，用药期间应严格执行查对制度，并注意观察药物的不良反应。

知识点1：儿童用药特点　　　　　　　　　　副高：熟练掌握　正高：熟练掌握

（1）药物在组织内的分布及对药物的反应因年龄而异：解热药可使婴儿虚脱，因此3个月以下的婴儿应慎用；巴比妥类药物，以及吗啡、四环素在脑内的浓度明显高于年长儿；8岁以下的儿童，特别是小婴儿服用四环素容易引起四环素牙，已禁止使用；用于治疗婴儿鼻炎的萘甲唑啉（滴鼻净）可引起昏迷、呼吸暂停。

（2）儿童肝、肾功能不足及某些酶系发育不完善，对药物代谢及解毒功能差：儿童肝解毒功能及肝酶系统发育不成熟，导致药物半衰期延长，增加血药浓度和毒性作用。例如，氯霉素在体内可与肝内葡萄糖醛酸结合后排出，但新生儿和早产儿肝内葡萄糖醛酸含量少，体内呈游离态的氯霉素较多导致氯霉素中毒，产生"灰婴综合征"，故早产儿及出生两周以下新生儿应避免使用。

（3）乳儿可受母亲用药影响：地西泮、阿托品、苯巴比妥等药物在乳汁中含量较大，可引起毒性反应，乳儿应慎用。抗癌药、抗甲状腺药、放射性药物会通过胎盘影响胎儿的发育，哺乳期禁用。

（4）遗传因素：家族中有药物过敏史者应慎用相应药物。

（5）儿童易发生电解质紊乱：儿童体液占体重的比例较大，对水、电解质的调节功能较差，对影响水、电解质代谢和酸碱代谢的药物特别敏感，比成人容易中毒。因此，儿童应用利尿药后极易发生低钠或低钾血症。

（6）儿童血脑屏障功能不完善，药物容易透过血脑屏障到达中枢神经系统：药物进入儿童体内后，与血浆蛋白结合较少，游离药物浓度较高，容易通过血脑屏障并作用于中枢神经系统，因此使用中枢神经系统药物应慎重。例如，婴幼儿对吗啡、哌替啶等阿片类药物特别敏感，易引起呼吸中枢抑制，一般不宜使用，洛贝林（山梗菜碱）可引起婴儿运动性烦躁、不安及一时性呼吸暂停等。

知识点2：儿童药物选择及护理	副高：熟练掌握　正高：熟练掌握

（1）抗生素：儿童感染性疾病较多见，抗生素是临床最常用的药物。应针对不同细菌、不同感染部位，正确选择药物的种类、剂量和疗程，防止抗生素滥用。抗生素应用时间较长，易造成肠道菌群失衡，甚至引起真菌或耐药菌感染。在应用抗生素时，要注意药物的不良反应，如氯霉素对造血功能有抑制作用，早产儿、新生儿使用氯霉素可引起灰婴综合征；链霉素、卡那霉素、庆大霉素等损害听神经及肾功能；四环素可引起牙釉质发育不良；喹诺酮类药物可影响软骨发育等。

（2）解热镇痛药：发热是儿科感染性疾病常见症状，体温不高于38.5℃时，给予物理降温、多饮水等措施之后仍高热不退者，可使用化学药物，通常使用对乙酰氨基酚或布洛芬，剂量不宜过大，必要时每隔4~6小时可重复使用，一般每天不超过4次。该类药物用后易多汗，应注意补充水分，防止虚脱。婴儿不宜使用阿司匹林，以免发生瑞氏（Reye）综合征。6个月以下婴儿慎用、新生儿禁用解热镇痛药，否则易致虚脱或体温不升。婴幼儿禁用复方解热镇痛片（APC），因其可引起白细胞减少、再生障碍性贫血、变态反应、消化道反应等，大量服用可引起出汗过多、体温骤降而导致虚脱。

（3）镇静催眠药：惊厥是儿科最常见急症，控制惊厥可给予镇静催眠药。儿童有高热、烦躁不安、频繁呕吐等情况时可给予镇静催眠药使其得到休息，以利于病情恢复。常用药物有苯巴比妥、地西泮、水合氯醛等，使用时应注意观察呼吸情况，以免发生呼吸抑制。新生儿脑发育不完善，对吗啡、地西泮较敏感，易抑制呼吸中枢，一般禁用吗啡、可待因等药物；慎用地西泮，首选苯巴比妥钠。幼儿可首选水合氯醛、地西泮等。12岁以内的儿童不宜使用阿司匹林，以免发生Reye综合征。

（4）镇咳、祛痰、平喘药：婴幼儿呼吸道较窄，发生炎症时黏膜肿胀，分泌物增多，咳嗽反射较弱，易出现呼吸困难。婴幼儿咳嗽时，不首先使用镇咳药，多用祛痰药口服或雾化吸入，使分泌物稀释、易于咳出。哮喘患儿常用氨茶碱平喘，但新生儿、小婴儿慎用，茶碱类药物易引起精神兴奋、烦躁不安、惊厥。

（5）止泻药与泻药：儿童腹泻常由多种原因引起，不主张首先用止泻药，以免肠道毒素吸收，治疗方法以病因治疗、防治脱水为主，同时加用乳酸杆菌、双歧杆菌等活菌制剂用于调节肠道微生态环境。儿童便秘一般不用泻药，多采用饮食调整和通便法（使用开塞露、甘油栓及清洁灌肠）。

（6）肾上腺皮质激素：严格掌握适应证，在诊断未明确时一般不用，以免掩盖病情。不可随意减量或停药，防止出现反弹现象。短疗程用于抗炎、抗过敏等；长疗程用于治疗肾病综合征、血液病、自身免疫性疾病等。使用中必须重视不良反应：①降低免疫力使感染扩散，诊断不明时避免使用。②长期应用可抑制骨骼生长，影响水、盐、蛋白质、脂肪及糖的代谢，降低机体免疫力，引起血压增高和皮质醇增多症。③长期使用导致肾上腺萎缩。④水痘患儿禁用糖皮质激素，防止病情加重。

知识点3：儿童药物剂量计算　　　　副高：熟练掌握　正高：熟练掌握

（1）按体重计算：是最常用、最基本的计算方法，在临床中广泛应用。计算公式：每天（次）剂量=患儿体重(kg)×每天（次）每千克体重所需药量。患儿体重应按实际测得值为准，若计算结果超出成人量，则以成人量为限。抗生素等需连用数天的药物，按每天剂量计算，再分2~3次服用；临时对症药物，如解热镇痛药常按每次剂量计算。

（2）按体表面积计算：此方法较其他方法更为准确，但计算较复杂。计算公式：每天（次）剂量=患儿体表面积（m²）×每天（次）每平方米体表面积所需药量。儿童体表面积可按下列公式计算。①体重<30kg者：体表面积（m²）=体重(kg)×0.035+0.1。②体重>30kg者：体表面积(m²)=[体重(kg)−30]×0.02+1.05。

（3）按年龄计算：用于营养类药物、止咳糖浆等剂量范围大、不需十分精确的药物。也可以按说明书，分年龄段给药。

（4）按成人剂量折算：仅用于未提供儿童剂量的药物，所得剂量偏小，方法粗糙，故不常用。计算公式：儿童剂量=成人剂量×儿童体重（kg）/50。

知识点4：儿童给药方法　　　　副高：熟练掌握　正高：熟练掌握

根据患儿的年龄、疾病种类、病情轻重，选择给药剂型、给药途径、给药时间、给药次数。

（1）口服法：是最常用的给药方法，对儿童身心的不良影响小，口服给药经济方便，且可减少注射给患儿带来的不良刺激，因此，只要条件允许，尽量采取口服给药。对婴幼儿选水剂、冲剂、滴剂，或将药片压碎溶化后喂服（有些肠溶片及缓释制剂不可用此法）。药物不可与食物放在一起喂，以免出现引起拒食。对年龄较大患儿，护理人员或家长应监督其服药，不应将药物发给患儿自行掌握，以免出现误服或隐瞒不服等情况。婴儿喂药应在喂奶前或两次喂奶间进行，不可将药物混于奶中哺喂，以免服药时呕吐而引起误吸，喂药时最好抱起婴儿或抬高其头部，以防呛咳。如果患儿有使用鼻胃管或胃造口管，口服药物可通过管道注入，不过并非所有药物均适用直接注入十二指肠或空肠。另外，必须是液体或将药片研碎加少量水溶解后才可以通过管道注入，记得用药后冲管以保持管道通畅。

（2）注射法：注射法多用于急症、重症患儿及药物不宜口服的患儿。特点是见效快，但易造成患儿恐惧。对不合作、哭闹挣扎的婴幼儿，可采取"三快"特殊注射技术，即进针、注药及拔针均快，以缩短时间，防止断针。给药时可采用肌内注射法和静脉注射法，具体如下。①肌内注射法：肌内注射常用的部位有股外侧肌、腹臀肌、背臀肌及上臂三角肌。股外侧肌是年龄小于2岁患儿首选的注射部位；腹臀肌是2岁至学龄期儿童首选的注射部位；背臀肌建议5岁以上的患儿才考虑作为注射部位，因为年幼儿肌肉未完全发育而且坐骨神经占该区比例大而容易误伤；上臂三角肌则适用于3岁以上的儿童，作小剂量药物的注射部位，如疫苗接种。②静脉注射法：静脉注射可以分为静脉推注和静脉输液。药效作用迅速。使用静脉留置针可以减少因反复多次肌内注射所致的疼痛，常用于住院患儿，其不足之处在于儿童静脉细小容易穿刺失败。静脉推注多在抢救时应用，在推注时速度要慢，并密切观察，勿使药液外渗。静脉滴注除用于给药外，还用于补充水分及营养，提供能量等，注意按病情需要控制滴注速度，必要时应使用静脉输液泵，以确保准确的液体入量，并注意保持静脉的通畅。

（3）灌肠法：用此法给药，药物吸收不稳定，小婴儿肠道又难以保留药液，故一般较少使用。

（4）吸入法：雾化吸入较常用于支气管哮喘、喉炎、肺炎等呼吸系统疾病。此法可以使药物直接到达呼吸道，起效快，全身不良反应小。但需要有人在旁边照顾。

（5）外用法：以软膏为多，也可用水剂、混悬剂、粉剂等给药时可采用滴眼、滴鼻、滴耳、敷伤口、涂擦于皮肤等方法，发挥药物的局部治疗作用。经耳道给药时，注意正确的拉耳方法：3岁以下，将耳垂往下往后拉；3岁以上，则将耳垂往上往后轻拉，与用耳温计在外耳道内测温的方法相同。外用给药要注意避免儿童用手抓、摸药物而误入眼、口引起意外。

（6）其他方法：含剂、漱口剂多用于年长儿。昏迷患儿必须用口服药物时，可用鼻饲法注入。

第四节　儿科常用护理技术

一、静脉留置管术

知识点1：静脉留置管术的目的和患儿评估　　副高：熟悉　正高：熟悉

（1）目的：①保持静脉通道通畅，便于抢救、给药等。②减轻患儿痛苦。
（2）评估：①患儿身体和用药情况，②穿刺部位皮肤和静脉情况。

知识点 2：静脉留置管术的准备　　　　　　　　　副高：熟悉　正高：熟悉

（1）环境准备：保持适宜的环境温度（26~28℃），保持安静。

（2）物品准备：治疗盘、输液器、液体、药物、头皮针、不同规格的留置针、肝素帽、透明敷贴、消毒液、棉签、弯盘、胶布、治疗巾，根据需要备剃刀、肥皂、纱布、固定物。

（3）护理人员准备：操作前洗手、戴口罩。

知识点 3：静脉留置管术的操作步骤　　　　　　　副高：熟悉　正高：熟悉

（1）按医嘱检查核对药液、输液器，加入药物，并将输液器针头插入输液瓶塞内，关闭调节器。

（2）携用物至患儿床旁，核对，查对药液，解释，选择静脉。

（3）消毒输液瓶口，连接输液器，再次核对药液，无误后将输液瓶挂于输液架上，备好留置针，排尽空气，备好胶布。

（4）铺治疗巾于穿刺部位下，扎止血带，消毒皮肤，再次核对。

（5）留置针与皮肤成 15°~30° 刺入血管，见回血后放平针翼，顺静脉再进针 0.2cm 左手稳定留置针，右手将针芯抽出 0.5~1.0cm，左手将外套管慢慢向前移动，全部送入静脉内，右手抽出针芯放于锐器收集器中，用透明敷贴和胶布妥善固定，连接输液装置，注明置管时间。

（6）调节滴速，再次核对，签字并交代患儿和家长注意事项。

（7）输液完毕，拔出输液器针头，常规消毒肝素帽胶塞，将抽有封闭液的注射器针头刺入肝素帽内，推注封闭液，以边推注边退针的方法拔出针头，夹闭留置针延长管。

（8）再次输液，常规消毒肝素帽胶塞，松开留置针延长管，用等渗盐水 5~10ml 冲管，再将输液针头刺入肝素帽即可。

（9）去除胶布与贴膜，调紧调节器，拔出留置针，局部按压至不出血为止；将输液器与留置针放入弯盘并置于治疗车下层。

（10）整理病床单位，清理用物，洗手，记录。

知识点 4：静脉留置管术注意事项　　　　　　　　副高：熟悉　正高：熟悉

（1）选择粗直、弹性好、易于固定的静脉，避开关节和静脉瓣。

（2）在满足治疗的前提下选用最小型号、最短的留置针。

（3）告知患儿及家长注意不要抓挠留置针，在留置过程中，患儿玩耍、活动时，要注意保护好留置针，保持穿刺部位清洁、干燥、防止污染、液体外渗等。

（4）不应在穿刺肢体一侧上端使用血压袖带和止血带。

（5）留置时间不宜过长，最好不超过 7 天，以防药液长期刺激血管造成静脉炎。如穿刺部位出血、红肿、疼痛，则表示有静脉炎发生，应拔出留置针，处理并发症。

二、头皮静脉输液法

知识点5：头皮静脉输液法的目的和患儿评估 　　　　　副高：熟悉　正高：熟悉

婴幼儿头皮静脉极为丰富，分支较多，表浅易见，不滑动易固定。用头皮静脉输液便于保暖，不影响患儿肢体活动及其他诊疗和护理工作。常选用额上静脉、颞浅静脉及耳后静脉等。

（1）目的：①补充液体、营养，维持体内电解质平衡。②使药物快速进入体内，以及时治疗疾病。

（2）患儿评估：评估患儿年龄、病情、合作程度，了解用药情况，观察和选择合适的头皮静脉。①看：一般比较粗的静脉呈青色，细小的静脉呈暗紫色。②按：用拇指稍用力按压局部皮肤确定血管走向。③摸：用拇指尖外侧面在患儿头部静脉的解剖位置横向稍用力滑蹭，会摸到"凹槽"，再上下来回横向滑蹭的同时用指甲轻轻留下"凹槽"走向，即静脉走向。在"凹槽"并不明显，但又略有静脉走向痕迹的时候，可将两手平放在痕迹两边，同时向痕迹稍用力推挤，即可出现一条细细白色的凸出的线痕，即为静脉走向。同时要注意与动脉鉴别，患儿哭闹时动脉、静脉均可突起，触摸时动脉多无色并有搏动感，头皮未推挤出现的白色线痕多数为细小动脉。

知识点6：头皮静脉输液法的准备 　　　　　副高：熟悉　正高：熟悉

（1）用物准备：输液器、注射液体及药物、碘伏、棉签、弯盘、胶布，无菌巾内放一吸入10ml生理盐水或10%葡萄糖溶液的注射器、棉球、头皮针。根据需要备剃刀、肥皂、纱布、固定物。必要时备约束用品。

（2）环境准备：舒适、明亮、清洁，操作前半小时停止清扫并更换床单。

（3）患儿准备：操作前为患儿更换尿布或协助排尿，顺头发方向剃净局部毛发。

（4）护理人员准备：操作前洗手，戴口罩。

知识点7：头皮静脉输液法操作步骤 　　　　　副高：熟悉　正高：熟悉

（1）在治疗室内核对检查药液、输液器，按医嘱加入药物，并将输液器针头插入输液瓶塞内，关闭调节器。

（2）携用物至患儿床旁，核对患儿，再次查对药液，将输液瓶挂于输液架上，排尽空气，备好胶布。

（3）患儿仰卧或侧卧，头垫小枕，操作者立于患儿头端，如两人操作，则一人固定患儿头部，另一人立于患儿头端以便穿刺，必要时采用全身约束法。

（4）必要时剃去局部头发，仔细选择静脉，消毒皮肤。

（5）注射器抽取生理盐水接上头皮针，排净空气，操作者以左手拇指、示指分别固定静脉两端皮肤，右手持针，将针头在距静脉最清晰点向后移 0.3cm 处与皮肤成 5°～15°沿静脉向心方向平行进针，见回血后再进入少许（0.2～0.3cm），打开调节器，观察见输液路径通畅、针尖处皮肤无肿胀时，可用胶布固定针头。

（6）取下注射器，将头皮针与输液器相连接，调节滴速，并将输液管用胶布固定于适当位置。

（7）整理用物，记录输液时间、输液量及药物。

（8）向家属说明输液治疗的有关注意事项。

知识点8：头皮静脉输液法注意事项	副高：熟悉　正高：熟悉

（1）严格执行查对制度和无菌操作原则，注意药物配伍禁忌。

（2）针头刺入皮肤，如未见回血，可用注射器轻轻抽吸，以确定回血；因血管细小或充盈不全而无回血者，可试推入少量液体，如畅通无阻，皮肤无隆起且输液路径通畅，证实穿刺成功。穿刺中，应注意观察患儿的面色和一般情况。

（3）常选用的静脉有额上静脉、颞浅静脉及耳后静脉。对长期输液患儿，应从静脉远心端开始，注意保护静脉、交替使用静脉。对昏迷、抽搐等不合作患儿应选用容易固定部位的静脉。

（4）根据患儿病情、年龄、药物性质调节输液速度，观察输液情况。

（5）注意区分头皮动静脉，避免误入动脉。用手指触摸动脉有搏动，如针头刺入动脉，回血迅速，血液呈鲜红色，推药后局部皮肤出现苍白区；而刺入静脉则回血缓慢，血液呈暗红色，推药后局部皮肤无苍白区。

（6）头皮针和输液管应牢固固定，防止头皮针移动、脱落。

（7）密切观察，加强巡视，随时观察输液是否通畅，局部皮肤是否肿胀，药液滴速及患儿对药物的反应，如发现异常，立即处理，必要时停止输液，通知医生。

（8）输液结束及时更换输液瓶或拔针。连续输液应每 24 小时更换输液器 1 次。

三、经外周静脉穿刺的中心静脉置管

知识点9：经外周静脉穿刺的中心静脉置管概述和目的	副高：熟悉　正高：熟悉

（1）概述：经外周静脉穿刺的中心静脉导管（PICC）是利用导管从外周浅静脉进行穿刺，循静脉走向到达靠近心脏的大静脉的置管技术。PICC 成功率高、操作简单、不需局部麻醉，在儿科护理中应用日益广泛。

（2）目的：具体如下。①减少化疗药物等刺激性溶液，营养液等高张溶液对外周静脉的刺激，减少反复输液、采血等对患儿外周静脉的损伤。②避免重复穿刺静脉，为静脉穿刺困难的患儿提供中、长期静脉输液治疗。③可以长时间（大约数周或数月）放置在体内，提供长时间给药的管道。

| 知识点 10：PICC 评估和准备 | 副高：熟悉　正高：熟悉 |

（1）评估：根据医嘱进行穿刺前教育，征得患儿家长同意并签字；评估患儿病情和用药情况，观察穿刺部位的皮肤和静脉情况。

（2）准备：具体如下。①环境准备：保持适宜的环境温度（26~28℃），保持安静。②物品准备：PICC 穿刺包（含套管针、导管、洞巾、治疗巾、10ml 注射器、消毒液、敷料、纱布、止血带、纸尺、胶布和镊子）、无菌手套 2 副、无菌生理盐水、肝素生理盐水稀释液、无针密闭输液接头或肝素帽、弯盘、污物桶。③护理人员准备：操作前洗手，戴口罩，穿无菌手术衣。

| 知识点 11：PICC 操作步骤 | 副高：熟悉　正高：熟悉 |

（1）选择穿刺部位。贵要静脉、肘正中静脉、头静脉及大隐静脉都可作为穿刺静脉，一般首选贵要静脉。

（2）患儿仰卧，暴露穿刺区域，穿刺侧上肢外展与躯干呈 90°。

（3）确定穿刺点并测量导管预置长度；测量并记录上臂中段臂围，用于监测可能出现的并发症，如渗漏和栓塞。

（4）打开 PICC 穿刺包，建立无菌区，戴无菌手套，按无菌操作原则将治疗巾铺于穿刺手臂下。

（5）按无菌操作原则消毒皮肤，范围在穿刺部位上下各 10cm，两侧到臂缘。

（6）更换无菌手套，铺洞巾及治疗巾，检查导管的完整性，用生理盐水冲洗管道。

（7）由助手扎止血带，穿刺，方法与常规静脉穿刺相同，见回血后再进少许，固定导引套管，让助手松开止血带，示指固定导引套管，中指压在套管尖端所在血管处以减少出血，退出穿刺针。

（8）用镊子或手从导引套管缓慢、匀速、轻柔地送入 PICC 导管，当导管尖端到达肩部时，将患儿头转向穿刺侧，下颌贴近肩部，以防导管误入颈内静脉。将导管置入到预计长度后，退出导引套管，同时注意固定导管。

（9）用生理盐水注射器抽吸回血并注入生理盐水，确保管道通畅，无血液残留，连接可来福接头或肝素帽，用肝素盐水正压封管。

（10）清理穿刺点，再次消毒，固定导管，注明穿刺日期、时间。

（11）操作完毕行 X 线检查，观察导管尖端是否处在预计位置。

（12）确定导管位置正确后，将输液装置与导管相连，即可输入药液。

（13）向患儿及家长交代注意事项，清理用物，洗手，记录置管过程。

| 知识点 12：PICC 注意事项 | 副高：熟悉　正高：熟悉 |

（1）送管时速度不宜过快，动作要轻柔，如有阻力不能强行置入，可将导管退出少许

后再行置入，置管过程中注意观察患儿反应。

（2）每次静脉输液结束后应及时冲管，减少药物沉淀，避免导管堵塞。

（3）封管时应采取脉冲方式，并维持导管内正压，如为肝素帽接头，退针时应维持推注，以防止血液回流导致导管堵塞。

（4）封管时禁用容量小于 10ml 的注射器，以防压力过大引起导管断裂，使用静脉输液泵时注意控制输液速度。

（5）穿刺部位的透明敷贴应在穿刺后的第一个 24 小时更换，以后根据敷料及贴膜的使用情况决定更换频次；敷贴潮湿、卷曲、松脱时应立即更换。

（6）置管后密切观察穿刺局部皮肤有无液体外渗，以及红、肿、热、痛等症状，每天测量上臂中段臂围并与置管前臂围进行比较。

（7）疑似导管移位时，应行 X 线检查以确定导管尖端所处位置；禁止将导管体外部分移入体内。

（8）教育患儿和家长切勿进行剧烈活动，避免穿刺侧上肢过度外展、旋转及屈肘，以防导管移位或断裂。

（9）导管的留置时间应由医生决定。拔除导管时，应沿静脉走向轻柔拔出，拔出后立即压迫止血，穿刺部位涂抗菌药膏封闭皮肤创口以防止空气栓塞，用敷料封闭式固定后，每 24 小时换药至穿刺部位愈合。拔除的导管应测量长度，观察有无损伤或断裂。

四、植入式静脉输液港

知识点 13：植入式静脉输液港的目的、评估和准备　　　副高：熟悉　正高：熟悉

（1）目的：①提供长时间静脉给药管道。②减少患儿频繁穿刺的困难和痛苦。③减少药物对外周静脉的刺激，可经植入式静脉输液港输注药物，接受化疗、输血、营养治疗等。

（2）评估：评估患儿身体和用药情况，观察穿刺部位皮肤情况。

（3）准备：具体如下。①环境准备：保持适宜的环境温度（26~28℃），保持安静。②物品准备：治疗盘，其中有化疗特制针头，10cm×12cm 无菌透明薄膜、肝素帽、无菌手套 2 副、一次性无菌药碗、0.9%生理盐水（NS）若干支、稀释的肝素液（浓度 10~100U/ml）、1%有效碘、75%乙醇、胶布、20ml 一次性注射器若干。无菌敷料包，其中有无菌大棉签、无菌纱布、洞巾、弯盘。③护理人员准备：操作前洗手、戴口罩。

知识点 14：植入式静脉输液港操作步骤　　　副高：熟悉　正高：熟悉

（1）开启无菌敷料包并按无菌原则打开静脉输液港针头、一次性注射器、肝素帽等包装，放于敷料包内；将 1%有效碘倒入一次性无菌药碗内。

（2）戴无菌手套，取 20ml 一次性注射器抽吸等张氯化钠注射液 10ml 并接静脉输液港针头延长管，排去空气；必要时可另用 10ml 一次性注射器抽吸淡肝素；放置 2 块纱布于弯

盘中。

（3）以静脉输液港为中心用1%有效碘由内及外螺旋状消毒皮肤，然后以70%乙醇脱碘。

（4）脱去无菌手套，将70%乙醇倒入弯盘内浸润纱布，再重新戴上无菌手套。

（5）针刺方法：触诊后，左手以拇指、示指、中指固定静脉输液港，右手持植入式静脉输液港专用针头，穿过静脉输液港的中心部位，直到针头触及隔膜腔。

（6）回抽见有鲜血时用10ml等张氯化钠注射液以脉冲法缓慢冲洗，夹管。

（7）针头下垫无菌开口纱布，确保针头平稳，再用无菌透明薄膜固定。

（8）移去接口处一次性注射器，用乙醇纱布擦拭接口。

（9）如需静脉用药则换接静脉输液器；如无须静脉用药，则小于2岁者，换接含有浓度为10~100U/ml肝素液的一次性注射器5ml冲洗后，夹管并换接肝素帽，大于等于2岁者，换接含有浓度为10~100U/ml肝素液的一次性注射器3ml冲洗后，夹管并换接肝素帽。

（10）妥善固定延长管，使患儿感到舒适。

（11）注明敷料更换的日期、时间。

知识点15：植入式静脉输液港注意事项　　　　　　副高：熟悉　正高：熟悉

（1）必须使用10ml或以上容量的一次性注射器，避免压力过大而损坏导管；延长管内必须先排除空气，预防空气栓塞。

（2）消毒后皮肤需待干20秒，消毒范围需大于敷料的大小。

（3）穿刺时必须使用静脉输液港专用针头（接有T形延长管的直角针头），忌用一般针头做穿刺；穿刺前再次检查是否已排尽空气；动作应轻柔，避免暴力刺入；穿刺后不要移动针头，以免损伤泵体。

（4）使用无菌薄膜覆盖纱布、针头及部分延长管，保持局部密封状态。

（5）常规一周更换静脉输液港针头、敷料及肝素帽；每班均需评估敷料，观察敷料是否干燥及牢固。

五、股静脉穿刺法

知识点16：股静脉穿刺法的目的、评估和准备　　　　副高：熟悉　正高：熟悉

（1）目的：采集血标本。

（2）评估：评估患儿身体状况、检查项目和穿刺部位皮肤情况。

（3）准备：具体如下。①环境准备：保持适宜的环境温度（26~28℃），保持安静。②物品准备：治疗盘、注射器、消毒液、棉签、采血管、弯盘。③护理人员准备：操作前洗手、戴口罩。

知识点 17：股静脉穿刺法的操作步骤　　　　　　　副高：熟悉　正高：熟悉

（1）携用物至床旁，核对，协助患儿取仰卧位，固定大腿外展呈蛙形，暴露腹股沟穿刺部位，用脱下的一侧裤腿或尿布遮盖会阴部。

（2）消毒患儿穿刺部位及护理人员左手示指。

（3）在患儿腹股沟中、内 1/3 交界处，以左手示指触及股动脉搏动处，右手持注射器于股动脉搏动点内侧 0.3~0.5cm 垂直穿刺（或腹股沟内侧 1~3cm 处与皮肤成 45°斜刺），边向上提针边回抽血。

（4）见回血后固定针头，抽取所需血量。

（5）拔针，压迫穿刺点 5 分钟止血。

（6）取下针头，将血液沿采血管壁缓慢注入。

（7）再次核对，清理用物，洗手，记录。

知识点 18：股静脉穿刺法的注意事项　　　　　　　副高：熟悉　正高：熟悉

（1）有出血倾向及血液病患儿，严禁股静脉穿刺。

（2）穿刺过程中注意密切观察患儿反应，若穿刺失败，不宜多次反复穿刺，以免局部形成血肿。

（3）穿刺误入股动脉，应延长加压时间。避免揉搓，以免引起出血或形成血肿。

六、灌肠法

知识点 19：灌肠法的目的、评估和准备　　　　　　副高：熟悉　正高：熟悉

（1）目的：①促进肠道蠕动，解除便秘，减轻腹胀。②清洁肠道，为检查或手术做准备。③使用镇静剂。④清除肠道有害物质，减轻中毒。

（2）评估：患儿身体状况，了解腹胀和排泄情况。

（3）准备：具体如下。①环境准备：保持适宜的环境温度（26~28℃），保持安静。②物品准备：根据医嘱备灌肠液（溶液温度为 39~41℃）、治疗盘、灌肠筒、玻璃接头、各种型号的灌肠管、血管钳、垫巾、弯盘、卫生纸、手套、润滑剂、量杯、水温计、输液架、便盆、尿布。③护理人员准备：操作前洗手、戴口罩。

知识点 20：灌肠法的操作步骤　　　　　　　　　　副高：熟悉　正高：熟悉

（1）检查一次性肠道灌洗器有效期及有无漏气。携用物至床旁，核对。

（2）打开灌洗器包装，关闭流量控制器，将灌肠液倒入贮液袋，然后将灌洗器挂于输液架上，贮液袋内液面距离肛门约 30~40cm。

（3）将枕头竖放，使其厚度与便盆高度相等，下端放便盆。

（4）将垫巾一端放于枕头上，一端放于便盆之下防止污染床单元。

（5）协助患儿脱去裤子，取仰卧位于枕头上，解开尿布，无大小便时，可用尿布垫在臀部和便盆之间，患儿臀部放于便盆宽边上，双膝屈曲，约束固定患儿，适当遮盖患儿以保暖。

（6）再次核对，戴手套，润滑灌洗头前端，排出少量液体，以排尽管内的气体，夹闭流量控制器，将灌洗头轻轻插入直肠（婴儿 2.5~4.0cm，儿童 5.0~7.5cm）后固定，用尿布覆盖会阴部，以保持床单的清洁。

（7）一手松开流量控制器，使液体缓缓流入，护士一手持灌肠管，同时观察灌肠液下降速度和患儿情况。若患儿有便意，嘱患儿深呼吸或减慢流速或减低贮液袋的高度。若溶液流入受阻，可轻轻转动或挤捏引流导管。

（8）待贮液袋内溶液将要流完时，夹闭流量控制器，用卫生纸包裹灌洗头轻轻拔出，放入弯盘内。擦净肛门，若需保留灌肠液，让患儿保留数分钟后再排便，如果患儿不能配合，可用手轻轻夹紧患儿两侧臀部。

（9）协助排便，擦净臀部，取下便盆，包好尿布，整理床单位。

（10）核对，清理用物，洗手，记录灌肠后排便量和排便性质。

知识点 21：灌肠法的注意事项　　　　　　　　　　副高：熟悉　　正高：熟悉

（1）婴幼儿需使用等渗液灌肠，灌肠液量遵医嘱而定。一般小于 6 个月约为每次 50ml；6 个月至 1 岁约为每次 100ml；1~2 岁约为每次 200ml；2~3 岁约为每次 300ml。

（2）选择粗细适宜的灌肠管，动作应轻柔，如溶液注入或排出受阻，可协助患儿更换体位或调整灌肠管插入的深度，排出不畅时可以按摩腹部，促进排出。

（3）灌肠过程中及灌肠后，应注意观察病情，在灌肠时嘱咐患儿张嘴呼吸，发现面色苍白、出冷汗、心悸、气短、异常哭闹、腹胀或排出液为血性时，应立即停止灌肠，并和医生联系。

（4）灌肠速度不可过快，灌肠液的液体温度 39~41℃，降温用温度 28~32℃，中暑患儿可用4℃等渗冰盐水。

（5）灌肠尽量不在睡觉时进行，还需选择室内温度和光照适宜时进行。

（6）准确测量灌入量和排出量，达到出入量基本相等或出量大于入量。

（7）灌肠过程中注意保暖，避免受凉。

七、光照疗法

知识点 22：光照疗法概述和目的　　　　　　　　　副高：熟悉　　正高：熟悉

（1）概述：光照疗法又称光疗，是新生儿高胆红素血症的辅助治疗方法，通过一定波长的光线照射，患儿体内的未结合胆红素转变为水溶性异构体，并随胆汁和尿液排出体外，从而达到降低胆红素水平的目的。波长 450nm 的蓝光最有效，也可用绿光、日光灯或太阳照射。光疗箱有单面和双面光疗箱两种，双面光效果优于单面光。光疗按照射时间可分为连续光疗和间断光疗，对于黄疸较重的患儿，一般照射时间较长，但以不超过 4 天为宜。光疗的不良反应有发热、腹泻、皮疹、维生素 B_2 缺乏、低血钙、贫血、青铜症等，应注意观察。

（2）目的：治疗新生儿高胆红素血症，降低血清胆红素水平，防止胆红素脑病的发生。

知识点 23：光照疗法评估和准备　　　　　　　　　　副高：熟悉　　正高：熟悉

（1）评估：患儿病情、日龄、体重、皮肤黄染的范围和程度、胆红素检查结果、生命体征、有无特殊治疗等。

（2）准备：具体如下。①环境准备：保持适宜的环境温度（26~28℃），保持安静。②物品准备：遮光眼罩、长条尿布、胶布、光疗箱、反射板光疗灯管（一般采用波长 425~475nm 的蓝色荧光灯）或光疗毯。光疗箱需预热至适中温度，灯管与患儿皮肤距离 33~50cm，以 160~320W 为宜。③患儿准备：入箱前剪短指甲，清洁皮肤，禁止在皮肤上涂粉剂和油剂。④护理人员准备：洗手，戴口罩、戴墨镜。

知识点 24：光照疗法操作步骤　　　　　　　　　　副高：熟悉　　正高：熟悉

（1）核对医嘱，做好解释工作。

（2）先打开位于光疗箱背部的电源总开关，再将光疗箱两旁的黄疸治疗灯电源开关打开。

（3）测量患儿体温，必要时测体重，取血检测血清胆红素水平。

（4）将患儿全身裸露，用尿布遮盖会阴、肛门部，男婴注意保护阴囊，佩戴护眼罩，避免光线损伤视网膜。随后将其抱入已预热好的光疗箱内，记录开始照射时间。

（5）光疗中注意使患儿均匀受光，并尽量使身体广泛接受照射。单面光疗时一般每 2 小时更换体位 1 次，可以仰卧、侧卧、俯卧交替更换，俯卧照射时要有专人巡视，以免口鼻受压影响呼吸。

（6）严密监测体温和箱温，光疗时应每小时测体温 1 次，或根据病情、体温情况随时测量，并根据体温调节光疗箱内的温度，使体温保持在 36.5~37.2℃。如体温高于 37.8℃ 或低于 35℃，应暂停光疗，待体温恢复正常后再继续治疗。

（7）光疗过程中，应按照医嘱静脉输液，按需喂奶，保证水分及营养供给。

（8）严密观察病情。注意患儿精神、反应、呼吸、脉搏及黄疸程度的变化；观察尿、便颜色与形状；检查有无皮肤发红、干燥、皮疹，有无呼吸暂停、烦躁、嗜睡、发热、腹胀、呕吐、惊厥等；监测血清胆红素。若有异常情况，须及时与医生联系，以便查明原因，及时进行处理。

（9）一般光照 12~24 小时才能使血清胆红素下降，光疗总时间按医嘱执行。一般情况下，血清胆红素<171μmol/L 时可停止光疗。出箱前，先将衣服预热，穿好衣服，切断电源，

除去护眼罩，抱回病床，并做好各项记录，清洁消毒光疗设备。

知识点 25：光照疗法注意事项　　　　　　　　副高：熟悉　正高：熟悉

（1）患儿入箱前需进行皮肤消毒，禁忌在皮肤上涂粉剂和油剂。患儿光疗时注意观察其眼罩、会阴遮盖物有无脱落，注意皮肤有无破损。

（2）光疗过程中应保证水分和营养供给，因光疗过程中不显性失水增加 2~3 倍，需在两次喂奶之间喂水，或根据医嘱给予静脉输液，按需喂奶，并记录出入液体量。

（3）光疗过程中患儿有烦躁、嗜睡、高热、皮疹、呕吐、拒奶、腹泻及脱水等表现时，及时与医生联系，妥善处理。

（4）光疗超过 24 小时会造成体内维生素 B_2 缺乏，一般光疗时或光疗后应补充维生素 B_2，以防止继发红细胞谷胱甘肽还原酶活性降低导致的溶血。

（5）注意保持灯管及反射板清洁，每天擦拭，防止灰尘影响照射效果。灯管使用 300 小时后其灯光能量输出减弱 20%，900 小时后减弱 35%，2700 小时后减弱 45%，故应遵照设备说明书按时更换灯管。

（6）照射中勤巡视，及时清除患儿的呕吐物、汗液、大小便，保持玻璃的透明度。工作人员为患儿进行检查、治疗、护理时，可戴墨镜，并严格按规定进行交接班。

（7）患儿光疗时较烦躁，容易变换体位，因此在光疗过程中，注意观察患儿在光疗箱中的位置，及时纠正不良体位。

（8）光疗结束后，倒尽湿化器水箱内的水，做好整机的清洗、消毒工作，有机玻璃制品忌用乙醇擦洗。

八、换血疗法

知识点 26：换血疗法的概念、适应证及目的　　　　副高：掌握　正高：熟练掌握

（1）概念：换血疗法是使用来自一名或多名供血者的红细胞和血浆，替换受血者大部分甚至全部的红细胞和血浆的一种治疗方法，可达到换出致敏红细胞和血浆中的免疫抗体，阻止继续溶血，降低未结合胆红素，使之降低到安全水平，防止胆红素脑病发生的目的；换血疗法也可纠正贫血，防止缺氧及心功能不全。

（2）适应证：换血疗法可用于治疗新生儿溶血病、高胆红素血症、新生儿弥散性血管内凝血和败血症等。

（3）目的：①降低未结合胆红素，防止胆红素脑病的发生。②换出致敏红细胞和血浆中的免疫抗体，阻止溶血并纠正贫血。③降低体内的各种毒素等。

知识点 27：换血疗法的评估和准备　　　　　　　副高：掌握　正高：熟练掌握

（1）评估：患儿身体状况，了解病史、诊断、日龄、体重、黄疸、生命体征等情况。

（2）准备：具体如下。①环境准备：在手术室中进行，预热辐射保温床，室温保持在26~28℃。②物品准备：葡萄糖溶液、生理盐水、10%葡萄糖酸钙、肝素、20%鱼精蛋白、苯巴比妥、地西泮（安定）等，并按需要准备急救药物；脐静脉插管或静脉留置针、注射器及针头若干、三通管、换药碗、弯盘、手套、量杯、心电监护仪、辐射保温床、采血管、绷带、夹板、尿袋、消毒用物、换血记录单等，根据需要可备输液泵或输血泵。③血源选择：Rh 血型不合者应采用 Rh 血型与母亲相同，ABO 血型与患儿相同，或抗 A、抗 B 效价不高的 O 型血；ABO 血型不合者可用 O 型的红细胞加 AB 型血浆或用抗 A、抗 B 效价不高的 O 型血。根据换血目的决定换血量，新生儿溶血换血量为 150~180ml/kg，约为患儿全身血量的 2 倍，应尽量选用新鲜血，库血不应超过 3 天。④护理人员准备：操作前洗手、戴口罩。

知识点 28：换血疗法的操作步骤　　　　　　　副高：掌握　正高：熟练掌握

（1）患儿换血前停止喂养一次，或于换血前抽出胃内容物，以防止换血过程中呕吐和误吸。必要时可术前半小时肌内注射苯巴比妥 10mg/kg。

（2）患儿在辐射保温床上仰卧，贴上尿袋，固定四肢。

（3）可选择脐静脉插管换血或其他较大静脉进行换血，也可选脐动、静脉或外周动、静脉同步换血。

（4）打开输血加温器并设置温度，连接输血加温器。

（5）连接抽血通路，将两个红色三通管一端接输液泵管，接空百特输液袋；另一端接患儿动脉出血处。将输液泵管装上竖泵，百特输液袋置于秤上称重。

（6）换血皮条末端接蓝色三通管，用来抽取血袋内血液，静脉留置针接上另一蓝色三通管，输血用。

（7）换血开始前密切监测生命体征、呼吸、心率、血压、体温，抽取动脉血测血糖、血气分析、血清胆红素、肝肾功能、电解质、凝血全套、血常规，记录抽血量。

（8）双人再次核对血袋及床头卡、腕带，确认无误开始换血。

（9）准确调节出血与输血的速度，并在竖泵上设置好换血总量。

（10）每隔 5 分钟监测一次无创血压。

（11）换血 5 分钟后，测体温、经皮动脉血氧饱合度（SpO_2）及心率。

（12）保持抽血通路通畅，每抽出 50ml 血用 1U/ml 肝素 0.5ml 间断正压冲洗动脉留置针，观察血袋、皮条及红色三通管内有无凝血来调节肝素浓度。

（13）监测血糖，每换 100ml 血测一次血糖，维持血糖正常，观察百特输液袋内重量有无持续增加。

（14）换血至总量的 1/2 时复查血气、血常规、电解质及血清胆红素，记录抽血量。两袋血间以 0.9%NaCl 冲洗换血皮条及输血通路。

（15）换血结束后，抽血复查血气、血常规、电解质、血糖、凝血全套及血清胆红素，监测血压、心率、SpO_2及体温。

（16）百特输液袋秤重以计算换出血量，并记录。

（17）换血后配合医生拔管，结扎缝合，消毒。

（18）记录，监测生命体征、血糖和插管部位皮肤的情况，观察心功能情况和低血糖征象。

知识点29：换血疗法的注意事项　　　　　副高：掌握　正高：熟练掌握

（1）脐静脉换血可测定静脉压以决定换血速度，换血速度开始每次10ml，逐渐增加到每次20ml，以2~4ml/（kg·min）速度匀速进行。如果采用外周动静脉同步换血，可用输液泵控制速度。

（2）注意患儿保暖；输入的血液要置于室温下预温，保持在27~37℃，库存血温度过低可能会导致心律失常，温度过高则会导致溶血。

（3）密切监测心率、呼吸、血压、血氧饱和度及胆红素、血气、血糖变化，换血过程中患儿如有激惹、心电图改变等低钙血症的症状时，应给予10%葡萄糖酸钙1~2ml/kg缓慢静推。

（4）详细记录每次出量、入量、累积出入量及用药等。

（5）单管换血过程中抽注速度应均匀，注射器内不能有空气。

（6）换血后应继续光疗以减少换血后胆红素的回升。

（7）脐静脉换血伤口未拆线前不宜沐浴，防止切口感染。

（8）如患儿情况稳定，换血6小时后可试喂糖水，若无呕吐，可进行正常喂养。

第六章　新生儿及新生儿疾病患儿的护理

第一节　新生儿分类

新生儿是指从脐带结扎到生后 28 天的婴儿。新生儿需完成多方面的生理调整以适应母体外复杂多变的生活环境。

知识点 1：根据胎龄分类	副高：掌握　正高：熟练掌握

（1）足月儿：指胎龄满 37 周至不满 42 周（260~293 天）的新生儿。
（2）早产儿：指胎龄不满 37 周的新生儿（≤259 天）。
（3）过期产儿：指胎龄不小于 42 周（≥294 天）的新生儿。

知识点 2：根据出生体重分类	副高：掌握　正高：熟练掌握

（1）正常体重儿：指出生体重为 2500~4000g 的新生儿。
（2）低体重儿：出生 1 小时内体重不足 2500g 的新生儿。其中出生体重不足 1500g 者又称极低体重儿，出生体重不足 1000g 者又称超低体重儿或微小儿。
（3）巨大儿：指出生体重超过 4000g 的新生儿，包括正常和有疾病者。

知识点 3：根据出生体重和胎龄关系分类	副高：掌握　正高：熟练掌握

（1）适于胎龄儿（AGA）：出生体重在同胎龄儿平均体重第 10~90 百分位者。
（2）小于胎龄儿（SGA）：出生体重在同胎龄儿平均体重第 10 百分位以下者。我国习惯上将胎龄已足月，而体重在 2500g 以下的新生儿称足月小样儿，是小于胎龄儿中最常见的一种。
（3）大于胎龄儿（LGA）：出生体重在同胎龄儿平均体重第 90 百分位以上者。

知识点 4：高危儿	副高：掌握　正高：熟练掌握

高危儿指已发生或可能发生危重疾病而需要特殊监护的新生儿，包括以下几种情况。①母亲异常妊娠史新生儿，如母亲有糖尿病、妊娠高血压、先兆子痫、阴道流血、感染、吸烟、酗酒史，以及母亲为 Rh 阴性血型等。②异常分娩史新生儿：各种难产如高位产

钳、臀位娩出，以及分娩过程中使用镇静和镇痛药物等。③出生时有异常情况的新生儿，如出生时 Apgar 评分低于 7 分、脐带绕颈、各种先天性畸形等，以及早产儿、小于胎龄儿、巨大儿、多产儿等。④兄姐中在新生儿期有因疾病死亡者。

第二节　正常足月儿的特点及护理

正常足月儿是指胎龄满 37 周、不足 42 周出生，出生体重在 2500~4000g，无任何畸形或疾病的活产婴儿。

一、正常足月儿的特点

知识点1：外观特点	副高：掌握　正高：熟练掌握

正常新生儿体重在 2500g 以上，身长约 50cm，哭声响亮，肌肉有一定的张力，四肢屈曲，皮肤红润，皮下脂肪丰满，胎毛少，头发分条清楚；耳壳软骨发育好、轮廓清楚；乳晕明显，乳头突起，乳房可打到结节；指、趾甲达到或超过指、趾端；足底有较深的足纹；男婴睾丸已降入阴囊、女婴大阴唇可覆盖小阴唇。

知识点2：呼吸系统特点	副高：掌握　正高：熟练掌握

胎儿在宫内不需要用肺呼吸，但存在微弱的呼吸运动。胎儿肺内充满液体，足月儿 30~35ml/kg，出生时经产道挤压，1/3 液体由口鼻排出，其余由肺间质毛细血管和淋巴管吸收，如吸收延迟，则出现新生儿湿肺。分娩后新生儿在第一次吸气后紧接着啼哭，肺泡张开。由于呼吸中枢发育不成熟，呼吸节律不规则，新生儿呼吸浅快，40~45 次/分，若持续超过 60 次/分称呼吸急促，常由呼吸及其他系统疾病所致。新生儿胸腔较小，肋间肌较弱，胸廓运动较浅，主要靠膈肌运动，以腹式呼吸为主。

知识点3：循环系统特点	副高：掌握　正高：熟练掌握

胎儿出生后血液循环发生很大变化：①脐带结扎，胎盘-脐血循环终止。②随着呼吸建立和肺膨胀，肺血管阻力降低，肺血流增加。③从肺静脉回流到左心房的血量显著增加，体循环压力增高，使卵圆孔功能性关闭。④由于动脉血氧分压（PaO_2）增高，动脉导管收缩，出现功能性关闭，完成胎儿循环向成人循环的转变。新生儿心率波动较大，通常为 90~160 次/分，血压平均为 70/50mmHg。

知识点4：消化系统特点	副高：掌握　正高：熟练掌握

足月新生儿出生时吞咽功能已经完善，胃呈水平位，贲门括约肌发育较差，幽门括约肌

发育较好，易发生溢乳和呕吐。新生儿消化道面积比例相对较大，有利于大量流质营养物质的消化和吸收。新生儿肠壁较薄，通透性高，有利于吸收母乳中的免疫球蛋白，也易使肠腔内毒素及消化不全产物通过肠壁进入血循环，引起中毒症状。生后 10~12 小时开始排出墨绿色胎便，2~3 天排完，大便转为黄绿色。如 24 小时未排胎便者应检查是否有肛门闭锁或其他消化道畸形。

足月儿除淀粉酶分泌不足外，分泌其他消化酶的能力均已完善，能够满足其生理需求。新生儿肝葡萄糖醛酰基转移酶的活力较低，多数新生儿出现生理性黄疸，同时对多种药物代谢能力低下，易出现药物中毒。

知识点 5：血液系统特点　　　　　　　　　　　副高：掌握　　正高：熟练掌握

足月儿血容量平均为 85ml/kg。新生儿出生时血液中红细胞数和血红蛋白量较高，以后逐渐下降，血红蛋白中胎儿血红蛋白（HbF）约占 70%，以后逐渐被成人血红蛋白（HbA）所替代。由于胎儿血红蛋白对氧有较强亲和力，不易将氧释放到组织，所以新生儿缺氧时往往发绀不明显。白细胞计数较高，出生后第 3 天开始下降，5 天后接近婴儿正常值。血小板计数出生时已达成人水平。由于胎儿肝维生素 K 储存量少，凝血因子活性低，故出生后应常规注射维生素 K 预防出血。

知识点 6：泌尿系统特点　　　　　　　　　　　副高：掌握　　正高：熟练掌握

新生儿出生后 24 小时内开始排尿，正常尿量为每小时 1~3ml/kg，每小时尿量<1.0ml/kg 为少尿，每小时尿量<0.5ml/kg 为无尿。48 小时未排尿者需检查原因。生后前几天内尿色深，稍浑、放置后有红褐色沉淀，此为尿酸盐结晶，不需处理。新生儿尿稀释功能尚可，但肾小球滤过率低，浓缩功能较差，不能迅速有效地处理过多的水和溶质，易发生水肿或脱水症状；新生儿肾小管对钠的耐受程度低，易出现钠潴留和水肿；新生儿处理碱的负荷能力不足，易出现代谢性酸中毒；新生儿排磷能力亦差，牛奶喂养的新生儿血磷偏高，使血钙降低，出现低钙血症；新生儿肾小管对糖的重吸收能力亦低，尿糖可呈阳性。新生儿需水量比成人多 2~3 倍。

知识点 7：神经系统特点　　　　　　　　　　　副高：掌握　　正高：熟练掌握

因胎儿脑的发育与其它组织相比相对较快，故出生时脑相对较大，重 300~400g，占体重 10%~20%。脊髓相对较长，大脑皮质兴奋性低，睡眠时间长，一昼夜觉醒时间仅为 2~3 小时。新生儿期视觉、听觉、味觉、触觉、温度觉发育良好，痛觉、嗅觉（除对母乳外）相对较差。新生儿生后具有觅食反射、吸吮反射、握持反射、拥抱反射、交叉伸腿反射等原始反射。正常情况下，这些反射在出生后数月可自然消失。若新生儿上述反射消失或数月后仍存在均说明有神经系统病变。新生儿巴宾斯基（Babinski）征、凯尔尼格（Kernig）征阳性属正常现象。

知识点8：免疫系统特点　　　　　　　　　　　　　　副高：掌握　正高：熟练掌握

新生儿的特异性和非特异性免疫功能均不够成熟。皮肤黏膜薄嫩，易被擦伤；脐部为开放性伤口，细菌容易在此繁殖并进入血液；血中补体含量低，缺乏趋化因子，白细胞吞噬能力差。新生儿通过胎盘从母体中获得免疫球蛋白G（IgG），因此不易感染一些传染性疾病，而IgA和IgM不能通过胎盘，新生儿易患呼吸道和消化道疾病。

知识点9：体温调节　　　　　　　　　　　　　　　　副高：掌握　正高：熟练掌握

由于外部环境温度比母亲子宫内低，新生儿出生后1小时内体温可降2.5℃，若环境温度适中，体温逐渐回升，在36~37℃波动。体温中枢发育不完善，调节能力差。皮下脂肪较薄，体表面积相对较大，容易散热，产热主要靠棕色脂肪的代谢。体温易随外界温度而变化。室温过高时，足月儿能通过皮肤蒸发和出汗散热，若体内水分不足，新生儿易发生"脱水热"。室温过低，则可发生新生儿寒冷损伤综合征。适宜的环境温度（中性温度）对新生儿尤为重要。中性温度是指能维持正常体温及皮肤温度的最适宜的环境温度，在此温度下，身体耗氧量最少，蒸发散热量最少，新陈代谢最低。不同胎龄、不同出生体重、不同日龄的新生儿，其所需的中性体温是不同的。

知识点10：能量、水和电解质需要量　　　　　　　　副高：掌握　正高：熟练掌握

新生儿能量需要量取决于维持基础代谢所需的量和生长发育的消耗量，在中性温度下，基础能量的消耗为209kJ/kg，加上活动、食物热效应、随大便丢失和生长需要等，每天共需能量418.4~502.1kJ/kg。新生儿体液总量占体重的70%~80%，每天液体需要量为第一天60~80ml/kg，第二天80~100ml/kg，第三天以上100~140ml/kg。电解质需要量为钠、钾每天各需1~2mmol/kg。新生儿患病时易发生酸碱平衡失调，易发生代谢性酸中毒，需及时纠正。

知识点11：常见几种特殊生理状态　　　　　　　　　　副高：掌握　正高：熟练掌握

（1）新生儿生理性体重下降：新生儿在出生后数天内，因进食少、水分丢失、胎便排出，出现体重下降，但一般不超过10%，生后10天左右恢复到出生时体重。

（2）生理性黄疸：黄疸一般在生后2~3天出现，4~5天最明显，10~14天消退，早产儿可延迟至3~4周消退。患儿一般情况良好，食欲正常，无其他临床症状。

（3）生理性乳腺肿大：由于来自母体的雌激素供给中断，男、女新生儿出生后3~5天，乳腺均可触到蚕豆或核桃大小的肿块，与母亲内分泌影响有关。多于2~3周消退，无须特

殊处理，切忌挤压，以免感染。

（4）假月经：少数女婴在生后 5~7 天可见阴道流出少许血性分泌物，可持续 1 周，称假月经。其原因是母体雌激素在妊娠期进入胎儿体内，出生后雌激素供给突然中断引起，形成类似月经的出血，一般无须处理。

（5）口腔内改变：新生儿上腭中线和齿龈切缘上常有黄白色小斑点，称为上皮珠，是上皮细胞堆积或黏液腺分泌物积留所致，于生后数周至数月自行消失，不需要处理。新生儿面颊部的脂肪垫，对吸乳有利，不应挑割，以免发生感染。

（6）新生儿红斑及粟粒疹：生后 1~2 天，在头部、躯干及四肢常出现大小不等的多形红斑，称为新生儿红斑；也可因皮脂腺堆积形成小米粒大小黄白色皮疹，称为新生儿粟粒疹，几天后便自然消失。

二、正常足月儿的护理

知识点 12：常见护理诊断　　　　　　副高：掌握　正高：熟练掌握

（1）有窒息的危险：与呛奶、呕吐有关。
（2）有体温失调的危险：与体温调节中枢发育不完善有关。
（3）有感染的危险：与新生儿免疫功能低下及皮肤黏膜屏障功能差有关。

知识点 13：新生儿娩出后的护理　　　　副高：掌握　正高：熟练掌握

（1）新生儿娩出后，在新生儿开始呼吸前应迅速清除口、咽、鼻部的黏液及羊水，防止引起吸入性肺炎或窒息。
（2）新生儿娩出后 1~2 分钟应结扎脐带断端，并将残端无菌包扎。
（3）用消毒纱布或脱脂棉清洁眼部，可给予 0.25% 氯霉素眼药水滴眼。
（4）出生后将头皮、耳后、腋下及其皮肤皱褶处的血迹和较多的胎脂轻轻揩去。因胎脂对新生儿有保护作用，不必洗去，在生后数小时胎脂会逐渐被吸收。用干毛巾吸干羊水，擦干皮肤后，用预先温热好的包被包裹婴儿，以减少辐射、对流及蒸发散热，可采取不同的保暖措施，如用婴儿暖箱、远红外辐射床、热水袋、头戴绒帽、棉被包裹、母亲怀抱或"袋鼠式"怀抱等。然后置于中性温度环境中，以保持体温稳定。

知识点 14：保持呼吸道通畅　　　　　　副高：掌握　正高：熟练掌握

（1）经常检查和清理鼻腔分泌物，避免物品放在新生儿口、鼻腔处或压迫其胸部，以保持呼吸道通畅。
（2）保持新生儿合适的体位，一般以右侧卧位为好。仰卧位时避免颈部前屈或过度后仰；婴儿俯卧时头侧向一侧，双上肢自然屈曲在头两侧（切不可将上肢固定在包被中）。专人看护，防止窒息。

（3）发绀时遵医嘱给氧，严格控制吸氧浓度，监测血氧饱和度。

| 知识点 15：维持体温稳定 | 副高：掌握　正高：熟练掌握 |

（1）新生儿室应阳光充足、空气流通、温湿度适宜，室内最好备有空调和空气净化设备，一般足月儿在穿衣、盖被的情况下，室温维持在 22～24℃，相对湿度 55%～65%。每张床位最好有 3m² 空间，床间距宜 1m 以上。

（2）接触新生儿的手、仪器、物品等应预热，护理操作时不要过分暴露新生儿。定时监测体温变化。

（3）发热者行物理降温，禁用药物降温或乙醇擦浴。体温低于 36℃者加强保暖，必要时入婴儿暖箱或远红外线辐射床保暖。

| 知识点 16：预防感染 | 副高：掌握　正高：熟练掌握 |

（1）建立消毒隔离制度，完善清洗设施：工作人员进入新生儿室时应更换衣、鞋，接触新生儿前后均应洗手，治疗器具使用后用消毒液擦洗。室内湿式清洁，定时通风或净化空气，每月对空气、物品及工作人员的手等进行监测，每季度对工作人员做 1 次咽拭子培养，患病或带菌者暂时调离新生儿室。

（2）皮肤护理：脐带脱落，体温稳定后，每天至少沐浴 1 次。每天为婴儿沐浴时注意检查皮肤黏膜的情况，包括颜色、有无化脓灶和出血点等。用温开水轻轻除去皱褶处的污物。每次排便后用温水清洗会阴及臀部，以防发生臀红。尿布应用浅色、柔软、吸水性强的棉布，勿用塑料或橡皮制品。婴儿衣服应柔软、宽松、不用纽扣。

（3）脐部护理：每天用乙醇棉签擦拭新生儿脐带残端和脐窝部，保持脐带残端的清洁干燥，一般生后 3～7 天残端脱落，每天换消毒纱布。脐带脱落后应注意脐窝有无分泌物及肉芽组织，有分泌物者先用 3% 过氧化氢棉签擦拭，再用 0.2%～0.5% 的碘伏棉签擦拭，并保持干燥。有肉芽组织者可用硝酸银烧灼局部。

（4）黏膜护理：每次喂乳后喂少许温开水洗净口腔即可。不可给婴儿挖鼻腔和耳道，以免损伤黏膜。若鼻腔有分泌物，可用消毒棉签蘸水轻轻拭去。清洁眼部分泌物时，应由眼睑内侧向外侧擦拭，必要时用 0.25% 的氯霉素眼药水滴眼。

（5）预防接种：出生后 3 天接种卡介苗；出生后 1 天、1 个月、6 个月时，各注射乙型肝炎疫苗 1 次。

| 知识点 17：合理喂养 | 副高：掌握　正高：熟练掌握 |

出生后 30 分钟内即可抱至母亲处给予吸吮，鼓励按需哺乳。不能母乳喂养者，先试喂 5%～10% 葡萄糖水，吸吮及吞咽功能良好者，可给配方奶。人工喂养者，奶具专用并严格消毒。乳量根据婴儿耐受和所需热量计算，遵循从小量渐增的原则。按时、准确测量体重，为

了解新生儿的营养状况提供依据。

知识点 18：健康教育　　　　　　　　　　　　　副高：掌握　正高：熟练掌握

（1）促进母婴情感的建立：提倡母婴同室和母乳喂养，鼓励早吸吮、母婴早接触，以促进情感交流，使新生儿得到良好身心照顾。在婴儿安静清醒时，鼓励家长给婴儿以良性的皮肤刺激，如抚摸头部、面颊、额头和四肢等，以及轻轻抱起和摇动，眼神和语言的交流有利于婴儿身心发育。

（2）宣传育儿保健知识：向家长介绍喂养、保暖、皮肤护理、预防接种等知识。

（3）新生儿筛查：新生儿筛查一般在婴儿出生 72 小时后进行，采足跟血后用快速、灵敏的实验室检查方法对新生儿的遗传代谢病、先天性内分泌异常，以及某些危害严重的遗传性疾病进行筛查，其目的是在临床症状尚未表现之前或表现轻微时筛查出患病的新生儿，使其得以早期诊断、早期治疗，防止机体组织器官发生不可逆的损伤。介绍新生儿进行筛查的意义及项目，建议疑似患病者进行新生儿筛查，如先天性甲状腺功能减退症、苯丙酮尿症和半乳糖症者等。

第三节　早产儿的特点及护理

早产儿是指胎龄<37 周（<259 天）的新生儿，其中胎龄<28 周者称为极早早产儿或超未成熟儿；28～32 周者称为非常早产儿；32～34 周者称中度早产儿；34 周≤胎龄<37 周（239～259 天）的早产儿称晚期早产儿。由于提前娩出，婴儿各器官功能均不成熟，生活能力及抵抗力均低，对外界适应能力也差，故早产儿的死亡率远远高于足月儿，且胎龄越小，体重越轻，死亡率越高。因此加强对早产儿的观察及护理，对降低新生儿死亡率有十分重要的意义。

一、早产儿的特点

知识点 1：早产儿的外观特点　　　　　　　　　　副高：掌握　正高：熟练掌握

早产儿体重大多在 2500g 以下，身长不到 47cm，哭声低弱，颈肌软弱，四肢肌张力低下呈伸直状，皮肤薄、红嫩，皮下脂肪少，胎毛多，头发少。耳壳软、耳舟不清楚，指、趾甲未达指、趾端，乳晕不清、无结节或结节直径<4mm，足底纹少，足跟光滑，男婴睾丸未降或未全降至阴囊，女婴大阴唇不能盖住小阴唇。

知识点 2：早产儿的呼吸系统特点　　　　　　　　副高：掌握　正高：熟练掌握

早产儿呼吸中枢未成熟，呼吸不规则，可发生呼吸暂停。呼吸暂停是指呼吸停止超过 15 秒，或虽不到 15 秒，但伴有心率减慢（<100 次/分）并出现发绀及肌张力减低。早产儿

由于肺发育不成熟，肺泡表面活性物质少，易发生新生儿肺透明膜病。在宫内有窘迫史的早产儿更易发生吸入性肺炎。

知识点 3：早产儿的循环系统特点　　　　　　　副高：掌握　正高：熟练掌握

早产儿心率较足月儿快，一般 140~160 次/分，血压也较足月儿低，部分可伴有动脉导管未闭。因毛细血管脆弱，缺氧时易致出血。

知识点 4：早产儿的消化系统特点　　　　　　　副高：掌握　正高：熟练掌握

早产儿吸吮及吞咽能力较弱，易呛乳而致乳汁吸入性肺炎。胃贲门括约肌松弛、胃容量小，易发生胃食管反流和溢乳。对食物的耐受力差，出生 1 周内供给热量应低于足月儿。消化酶不足，胆酸分泌量少，对脂肪的消化吸收差，但生长发育所需的营养素却相对高，因此需要合理安排喂养，以母乳喂养为宜，注意乳汁的渗透压不可超 460mmol/L。由于早产儿的胎便形成较少和肠蠕动乏力，易发生胎便排出延迟。早产儿容易因缺氧及喂养不当而发生急性坏死性小肠炎。

早产儿肝功能不成熟，葡萄糖醛酰基转移酶不足，因此生理性黄疸程度重，持续时间长，易发生胆红素脑病。肝内依赖维生素 K 的凝血因子合成少，易发生出血症。早产儿肝糖原储存少，合成蛋白质的功能差，易发生低血糖和低蛋白血症。

知识点 5：早产儿的血液系统特点　　　　　　　副高：掌握　正高：熟练掌握

早产儿由于促红细胞生成素（erythropoietin，EPO）水平低下，先天储铁不足，血容量迅速增加，"生理性贫血"出现早，胎龄越小，贫血持续时间越长，程度越重。血小板数量较足月儿略低，维生素 K、铁及维生素 D 储存不足，致凝血因子缺乏而易出血，部分早产儿因缺乏维生素 E 而引起溶血。

知识点 6：早产儿的泌尿系统特点　　　　　　　副高：掌握　正高：熟练掌握

早产儿肾浓缩功能差，肾小管对醛固酮反应低下，肾排钠增多，易发生低钠血症。其血中的碳酸氢盐浓度极低，阴离子间隙较高，肾小管排酸能力受一定的限制，蛋白质入量增多时，易发生代谢性酸中毒。由于肾对糖的回吸收能力较低，当葡萄糖输入过多时，常有尿糖出现。

知识点 7：早产儿的神经系统特点　　　　　　　副高：掌握　正高：熟练掌握

神经系统的功能和胎龄有密切关系，胎龄越小，各种反射越差，原始反射难以引出或表现的反射不完整，因此神经系统检查可作为估计胎龄的依据。早产儿易发生缺氧，而导致缺氧缺血性脑病发生。早产儿脑室管膜下存在发达的胚胎生发层组织，因而易导致颅内出血。

知识点 8：早产儿的免疫系统特点	副高：掌握　正高：熟练掌握

早产儿体内的特异性和非特异性免疫发育均不够完善，免疫球蛋白含量较低，IgG 和补体缺乏，皮肤屏障功能差，使早产儿对各种感染的抵抗力极弱，易患感染性疾病。

知识点 9：早产儿的体温调节	副高：掌握　正高：熟练掌握

早产儿体温调节中枢功能差，基础代谢率低，产热少，体表面积相对较大，皮下脂肪薄，容易散热，加之棕色脂肪少，无寒战反应，保暖功能差，汗腺发育不成熟，出汗功能不全，易发生体温过高。体温易随环境温度变化而改变，易出现体温偏低或不升，故要特别注意保暖，随时调节环境温度，胎龄越小中性温度要求越高。环境温度过低容易导致新生儿寒冷损伤综合征。

二、早产儿的护理

知识点 10：早产儿的常见护理诊断	副高：掌握　正高：熟练掌握

（1）体温过低：与体温调节功能差有关。
（2）营养失调（低于机体需要量）：与吸吮、吞咽、消化功能差有关。
（3）自主呼吸功能受损：与呼吸中枢不成熟、肺发育不良、呼吸肌无力有关。
（4）有感染的危险：与免疫功能不足及皮肤黏膜屏障功能差有关。

知识点 11：早产儿的发育支持性护理	副高：掌握　正高：熟练掌握

（1）减少噪声的刺激：为营造安静的环境，靠近早产儿时要降低音量，监护仪及电话声音设定为最小音量，并及时回应监护仪的报警；不要用力摔碰暖箱门，避免敲击暖箱。

（2）减少光线的刺激：为营造一个类似子宫内的幽暗环境，应调节室内光线，避免太阳光照射，暖箱上使用遮光罩，以保证早产儿的睡眠。

（3）加强保护措施：正确的保护性措施可减轻对患儿的伤害，并提高舒适感。可用软布卷围成的"鸟巢"环绕早产儿。

（4）24 小时照护：根据极低体重儿（VLBW）的活动规律、睡眠周期，进行有规律、有计划的护理照护。

（5）鼓励父母参与护理：为他们提供护理患儿的机会，指导他们进行婴儿抚触及袋鼠式护理，增加与其皮肤的接触，利于身心发育和疾病恢复。

知识点 12：维持早产儿体温稳定 　　　　　　　　　副高：掌握　正高：熟练掌握

早产儿应与足月儿分开护理。室温一般在 24~26℃，晨间护理时应达 27~28℃，相对湿度 55%~65%。早产儿室应设置婴儿培养箱（封闭式暖箱）、远红外保暖床、微量输液泵、给氧和光疗等设备。体重<2000g 者应住暖箱内，根据出生体重和日龄来调节箱温；体重>2000g 者在箱外保暖，可通过戴帽、母亲怀抱、使用热水袋等方法维持体温恒定。早产儿应置于中性温度中（中性温度又称适中温度，是指能保持早产儿正常体温，而新陈代谢率最低、耗氧量最少的一种最适宜的环境温度），体重越轻者，周围环境越应接近早产儿体温。工作人员应具有高度责任感，以及拥有丰富的知识和经验，人员相对固定。

知识点 13：早产儿的合理喂养 　　　　　　　　　　　副高：掌握　正高：熟练掌握

为防止发生低血糖，早期合理喂养十分重要。早产儿生长发育速度快，所需营养物质多，最好母乳喂养，不能母乳喂养者，以早产儿配方乳为宜。根据吸吮、吞咽、消化、吸收功能的不同，可选择直接哺乳或滴管、胃管、乳瓶、静脉等不同的方式补充营养。

（1）开奶时间：及早喂奶可预防低血糖的发生。体重在 1500g 以上，无发绀、窒息及呕吐者，一般生后 2 小时即可开始喂养，从微量喂养逐步增加到足量喂养。先试喂 5% 葡萄糖水，无呕吐等不良反应者可喂奶。如发生过呼吸困难，或为手术产儿及体重过低者，应延迟开奶时间，并采用肠外营养。

（2）喂养方式：母乳喂养是最佳选择，无母乳时可选用早产儿配方乳。早产儿配方乳中蛋白质含量至少为 2g/100ml，并以乳清蛋白为主。一般用早产儿配方乳喂养到早产儿体重达 2000g 后，可改用标准配方乳喂哺。

（3）喂奶量及间隔时间：主要与早产儿的体重、日龄有关，并根据其活动量、病情，以及耐受程度而定。以不发生胃潴留和呕吐为原则，确定喂哺量和间隔时间。吮吸能力差和吞咽不协调者可用间歇鼻饲喂养或持续鼻饲喂养。母亲异常分娩，以及病情危重、呼吸<35 次/分或>60 次/分、体重在 1500g 以下、有发绀症状的患儿可适当延缓喂奶时间，经静脉补充高营养，并合理安排补液与喂养交叉时间，尽可能减少血糖浓度波动。每天详细记录出入量，准确测量体重，便于分析、调整喂养方案，以满足能量需求。消化性溃疡、消化道出血者应禁食。

（4）喂养方法：根据早产儿的吸吮能力选择喂养方法。①直接母乳喂养：出生体重较大且吸吮能力强的可直接哺喂母乳，但应避免疲劳。②奶瓶喂养：用于体重较大且有吸吮力的早产儿，奶头应较软，奶孔大小适宜，奶孔过大可引起呛咳、窒息，过小易使早产儿疲劳。③滴管喂养：用于吸吮能力差，但有吞咽能力的早产儿。④胃管喂养：适用于吸吮和吞咽能力均差的早产儿，注意插管的深度和确认是否插入胃内。每次灌注奶液前应检查胃潴留情况，然后缓慢注入奶液，最后用 2~3ml 温开水冲洗胃管，此法有助于保存早产儿的体力。喂哺时和喂哺后应注意观察有无发绀、呛咳、溢乳、呕吐等异常反应。必要时可于喂奶前后吸氧。每天应详细记录出入量、准确测量体重，以便分析、调整供养量。

早产儿需要补充一些维生素和矿物质。出生后立即肌内注射维生素 K_1 1mg，连续 3 天，预防新生儿出血症。生后即开始补充维生素 D，每天 800~1000U，连用 3 个月后，改为预防剂量 400~800U，不同季节、不同地区要适当调整用量。4~8 周补充铁剂。此外，还应补充维生素 A、B 族维生素、维生素 C、维生素 E。

知识点 14：维持早产儿有效呼吸	副高：掌握　正高：熟练掌握

早产儿易发生缺氧和呼吸暂停。

（1）有缺氧症状者给予氧气吸入，一般采取间断低流量给氧，吸氧的浓度以维持动脉血氧分压 50~80mmHg 或经皮动脉血氧饱和度在 88%~93% 为宜，一旦缺氧症状改善应立即停用，持续吸氧时间不宜超过 3 天，避免引发氧中毒及视网膜病变。

（2）呼吸暂停时应帮助恢复自主呼吸，可拍打足底、托背、吸氧处理，也可放置水囊床垫，仰卧时在肩下置小软枕，避免颈部过度弯曲而致呼吸道梗阻。必要时遵医嘱给予氨茶碱 5mg/kg 肌内注射或静脉滴注给药，亦或正压机械通气。

知识点 15：预防早产儿感染	副高：掌握　正高：熟练掌握

因早产儿免疫功能差，对感染的抵抗力低，需严格预防各种感染的发生。应净化室内空气，强化洗手意识，加强皮肤及脐部护理，防止交叉感染。经常帮助早产儿更换体位，有助于预防肺炎的发生。加强基础护理，保持早产儿皮肤清洁干燥，每天行脐部护理、臀部护理等。体重在 2000g 以下者，每天进行床上温水擦浴；体重 2000g 以上者，若病情允许，可每天行温水浴。

知识点 16：密切观察早产儿的病情	副高：掌握　正高：熟练掌握

早产儿易出现的异常情况多，病情变化快，除监测生命体征外，还应密切观察进食、精神、哭声、尿便、面色、皮肤颜色、肢体末梢的温度等情况的变化，定时巡回，并做好记录。如有异常应及时报告医生，做好抢救准备。

知识点 17：早产儿父母的健康教育	副高：掌握　正高：熟练掌握

（1）帮助父母克服自责和沮丧的心理。

（2）早产儿往往需住院较长时间，父母无法确切了解孩子的生活状况，在提供消毒隔离的措施下，指导父母探视和参与照顾早产儿，如拥抱、喂奶、与早产儿语言交流等。

（3）示范并教会父母保暖、喂养、怀抱、穿衣、沐浴等日常护理方法，使家长得到正确的护理知识并树立照顾患儿的信心。

（4）对住院期间给予吸氧的早产儿，分别在3、6、12个月时进行眼科检查，以防视网膜疾病的发生。

（5）按期接种疫苗，定期进行生长发育监测。

第四节　新生儿重症监护及呼吸道护理

一、新生儿重症监护

新生儿重症监护室（neonatal intensive care unit，NICU）是治疗新生儿危重疾病的集中病室，是为了对高危新生儿进行病情连续监护和及时有效的抢救治疗及护理而建立的，其目的是减少新生儿病死率，促进新生儿的生长发育。

知识点1：监护对象	副高：掌握　正高：熟练掌握

（1）出生时Apgar评分≤3分，出生后10分钟Apgar评分≤6分，出生后1小时有疾病表现者。

（2）需要进行呼吸管理的新生儿，如急慢性呼吸衰竭，需要氧疗、应用辅助通气及拔管后24小时内的患儿。

（3）病情不稳定、需要急救的新生儿，如重症休克、反复惊厥、重度窒息、严重呼吸暂停者。

（4）极低体重儿和超低体重儿。

（5）大手术后，尤其是先天性心脏病、食管气管瘘、膈疝等术后24小时内的患儿。

（6）严重器官衰竭、需要全胃肠外营养、需换血者。

知识点2：患儿入院前准备	副高：掌握　正高：熟练掌握

当接到收治危重患儿通知时，护理人员应预热辐射台或暖箱，准备好喉镜、气管插管、复苏器、吸引器、呼吸机及各监护设备等，责任护士检查并保证气源负压等各抢救系统正常运转。

知识点3：患儿入院时处理	副高：掌握　正高：熟练掌握

置患儿于预热的辐射台上，连接好监护仪。对于需紧急处理的患儿，护理人员应密切配合医生进行心肺复苏、气道吸引，必要时气管插管，以及放置胸腔引流管，立即建立静脉输液通路等。对于入院时不需立即抢救的患儿，护理人员应按常规操作检查，如测量体重、身长、头围、血压，监测血气、血糖等，必要时留置胃管，做好身份标识，及时处理医嘱并据实记录。患儿入院后不论是否需要紧急处理，所有操作、检查及治疗过程中必须要注意

保暖。

知识点 4：心脏监护 副高：掌握 正高：熟练掌握

主要监测患儿的心率、心律和心电波形变化，如心率增快、减慢，以及有无各种心律失常和各种原因引起的心电特征性表现等。多数采用双极胸前导联，正、负、地极一般以不同颜色区分，正极粘贴于左胸大肌下，负极粘贴于右锁骨下，地极粘贴于大腿或腋中线下胸部。当患儿心电监护发现心电图异常时，应结合临床和常规心电图检查进行诊断。

知识点 5：血压监测 副高：掌握 正高：熟练掌握

（1）直接测压法（创伤性测压法）：经动脉（多为脐动脉）插入导管，并接通传感器连续显示血压波形及血压平均值。其测量值准确，但操作复杂，并发症多，临床上仅在周围灌注不良时应用。

（2）间接测压法（无创伤性测压法）：将袖带束于患儿上臂间接定时测量，自动显示收缩压、舒张压、平均动脉压和心率。其测量值准确性不及直接测量法，但方法简便，能根据需要定时测量，无并发症。临床多采用无创伤性测压法进行新生儿血压监测。危重新生儿血压监测一般 2~6 小时/次，对休克、失血等患儿 1~2 小时/次，血压测量完毕要及时取下袖带，以免影响被测上肢末梢血液循环。

知识点 6：体温监测 副高：掌握 正高：熟练掌握

新生儿出生后因为蒸发散热，体温会迅速下降，所以需立即包裹婴儿置于已预热辐射式抢救台上或暖箱内，将体温监测仪传感器分别置于腹壁皮肤和肛门内，其腹壁皮肤温度、核心温度和环境温度则自动连续显示。体温监测的探头务必妥善固定，以防发生烫伤。

知识点 7：氧合状态监测 副高：掌握 正高：熟练掌握

氧合状态的监测方法有经皮动脉血氧分压、经皮动脉血氧饱和度、动脉血氧分压和动脉血氧饱和度 4 种。经皮动脉血氧饱和度（SpO_2）监测是临床最常使用的监测氧合状态的方法，通过测量双波长光源和光传感器间氧合和去氧血红蛋白的差异得到血氧饱和度值。

知识点 8：机械通气监测 副高：掌握 正高：熟练掌握

机械通气的成功与否取决于机械通气的监测和管理。气管导管顶端的理想位置为支气管隆突以上 1~2cm 或胸部 X 线片中第 2 胸椎水平。值班交接要仔细查看插管深度，发现固定不牢时，及时更换胶布重新固定，防止导管脱落。监护时应每 2~4 小时更换体位，对痰液黏稠者加强气道内湿化和吸痰，做好气道护理，防止肺不张和导管阻塞。

经常检查湿化瓶温度及水位、供氧压力、通气管路是否漏气等，确保呼吸机运作正常，及时准确处理各种报警。出现异常应立即寻找和排除故障或更换呼吸机。与机械通气相关的各项操作要严格遵守无菌原则。

知识点 9：神经系统监测　　　　　　　　副高：掌握　正高：熟练掌握

注意患儿有无窒息、心肺复苏、抽搐等病史。体格检查应注意患儿的意识、哭声、反应、头围、囟门、瞳孔、肌张力、各种反射等。对产伤、窒息、惊厥和极低体重儿等，应常规进行头颅 B 超检查和振幅整合脑电图连续监测，并根据情况进行头颅 CT、MRI 等检查。

知识点 10：体液、生化及血气监测　　　　　副高：掌握　正高：熟练掌握

大多数新生儿出生后 24 小时内排尿，如果出生后 24 小时内未排尿或 24 小时后尿量 < $1ml/(kg \cdot h)$，要注意有无循环或肾功能异常等问题存在。危重新生儿容易发生内环境紊乱，及时监测电解质和血气分析可早期发现病情变化，因此危重新生儿需要每天监测尿量、体重及 24 小时出入液量，根据病情决定生化和血气监测的频率。

血气监测包括经皮血氧分压（$TcPO_2$）、经皮二氧化碳分压（$TcPCO_2$）及经皮血氧饱和度（$TcSO_2$）。具有无创、连续、自动、操作简便并能较好地反映血气变化趋势等优点，但测量准确性较动脉血气值差，尤其在周围血液循环灌注不良时，其准确性更差，因此在应用经皮血气监测的同时，应定期检测动脉血气。$TcSO_2$ 相对准确，是目前 NICU 中血氧监测的常用手段。

知识点 11：血糖监测　　　　　　　　　副高：掌握　正高：熟练掌握

新生儿低血糖是临床最常见问题之一，因此应重视血糖监测。目前临床上对于低血糖的诊断及治疗多依赖于快速纸片法测定血糖。护理人员在操作时注意穿刺采血手法，先按摩局部使血液充盈后再消毒，待干后再采血，切勿使用直接消毒穿刺再局部挤压的方式采血，这样会使一部分组织液混入待检血液中，影响血糖监测的准确性，另外要避免在输液侧的肢体末梢进行采血。新生儿低血糖的处理阈值为 2.6mmol/L，治疗目标值应设定为血糖 ≥ 2.8mmol/L。

知识点 12：感染指标监测　　　　　　　　副高：掌握　正高：熟练掌握

新生儿特别是早产儿免疫功能差，易发生感染。发生感染时其临床早期症状、体征常不典型，且病情发展迅速，一旦失去早期救治的时机，即可因感染性休克、弥散性血管内凝血等多器官功能障碍综合征而死亡，早期准确的判断和治疗尤为重要。对存在胎膜早破、窒息、母亲产前发热等病史者，更应密切观察新生儿状态、反应、喂养情况、皮肤颜色、末梢

循环、体温变化、有无呼吸暂停等，并注意感染指标的监测。

知识点 13：肝功能监测	副高：掌握　正高：熟练掌握

所有危重儿都需要动态监测肝功能。肝功能损害严重时可致多种凝血因子缺乏；胆红素过高时可出现新生儿黄疸或胆红素脑病。经皮胆红素监测无创简便，在临床应用越来越广泛，临床应结合经皮胆红素监测和血清胆红素监测，准确评估胆红素动态变化。

知识点 14：X 线检查	副高：掌握　正高：熟练掌握

有发绀、呼吸困难的患儿，需通过胸部 X 线检查了解心肺情况，以便诊断和动态监测上呼吸道梗阻、胸肺及邻近组织器官病变，判断气管插管位置和正压机械通气并发症。检查通常采用床旁方式进行，但需注意防护。

二、呼吸道护理

新生儿重症监护呼吸道护理的目的是改善机体供氧，保证生理需要的通气量，减少交叉感染，促进患儿的康复。

知识点 15：环境要求	副高：掌握　正高：熟练掌握

室内适宜温度为 22～24℃，相对湿度应为 55%～65%。避免空气过于干燥导致呼吸不畅。

知识点 16：患儿体位	副高：掌握　正高：熟练掌握

患儿头部应稍后仰（后仰至中枕位颈部稍伸展）。避免头部过度后仰或前倾，压迫腭下部的软组织。在进行操作时不可将物品遮盖于患儿头部或置于其胸部，以免造成患儿气道受压或通气不良。

知识点 17：患儿翻身	副高：掌握　正高：熟练掌握

为预防或治疗肺内分泌物堆积，促进受压部位的肺扩张，一般每 2 小时给患儿翻身1 次。

知识点 18：拍击患儿胸背	副高：掌握　正高：熟练掌握

（1）目的：拍击患儿胸背时，胸壁的震动可促进肺循环，使小气管内的分泌物松动，

易于进入较大的气道，有利于痰液排出。适用于肺炎、肺膨胀不全、气管插管及拔管后的患儿，但颅内出血、心力衰竭及无炎症者不宜采用。

（2）操作方法：使用半握空拳法或拍击器从外周向肺门轮流反复拍击，使胸部产生相应的震动。拍击的速度与强度视患儿具体情况而定，新生儿拍击速度一般为100次/分。

知识点19：口、鼻、咽部吸痰　　　　　　　　　　副高：掌握　　正高：熟练掌握

（1）目的：清除口、鼻、咽部的分泌物，保持气道通畅；咽喉部受理化刺激可产生反射性咳嗽，使分泌物松动，有利于排痰。

（2）适应证：①口、鼻有奶块或呕吐物积聚的患儿。②胸部物理治疗或雾化后。③喉部或肺部听诊有痰鸣音的患儿。

（3）操作方法：①操作前洗手，戴手套。②核对。③连接吸引装置。接吸引器电源或中心负压吸引装置。检查吸引器、管道有无漏气。调节到合适的负压吸引压力，一般新生儿压力<13.3kPa。④试吸。戴手套，将吸引器与合适的吸痰管连接，试吸是否通畅。⑤吸痰。遵医嘱稀释痰液，先插管后吸引，将吸痰管迅速准确地送入气道，可从口腔或鼻进入咽喉，从深部左右旋转，向上提出，吸净痰液，每次吸引时间不超过15秒。⑥吸痰结束：冲洗吸痰管，如需再次吸痰，应重新更换吸痰管。⑦观察患儿痰液情况、血氧饱和度、生命体征变化，并记录。⑧协助患儿取安全、舒适卧位，清洁患儿周围皮肤，进行心理护理及整理用物。

知识点20：气管插管内吸痰　　　　　　　　　　副高：掌握　　正高：熟练掌握

（1）目的：清除呼吸道内的分泌物，保障气道通畅及有效通气的进行。

（2）适应证：有气管插管和气管切开患儿。

（3）操作方法：①操作前洗手，戴手套。②核对。③吸痰前将呼吸机氧浓度调至100%。④连接吸引器装置。接吸引器电源或中心负压吸引装置，检查吸引器、管道有无漏气。⑤调节到合适负压吸引压力。⑥试吸。戴手套，将吸引器与吸痰管连接，试吸是否通畅。⑦吸痰。必要时先稀释痰液（将呼吸机与气管套管连接处打开，用无针头的无菌注射器向气管内导管注入无菌生理盐水，或遵医嘱给药），将吸痰管迅速并准确地送入呼吸道，左右旋转，向上提出，吸净痰液，每次吸引时间不超过15秒。⑧吸痰结束反应冲洗吸痰管，如需再次吸痰应重新更换吸痰管。⑨调节氧浓度。将呼吸机与气管套管处连接好，待血氧饱和度升至正常水平后，再将氧浓度调至原来水平，呼吸机工作正常。⑩观察痰液量、颜色、性质、血氧饱和度、生命体征变化，以及每分通气量、潮气量、气道压力的变化状况，并做好记录。⑪协助患儿取安全、舒适卧位，清洁患儿插管周围皮肤，安慰患儿，整理用物、洗手。

第五节 新生儿窒息

知识点1：新生儿窒息的概述 　　　　　副高：掌握　正高：熟练掌握

新生儿窒息是指胎儿因缺氧发生胎儿窘迫或娩出过程中引起呼吸、循环障碍，以致出生后1分钟内无自主呼吸或未能建立规律性呼吸，导致低氧血症、高碳酸血症、代谢性酸中毒及全身多脏器损伤。新生儿窒息是新生儿伤残和死亡的重要原因之一。

知识点2：新生儿窒息的病因 　　　　　副高：掌握　正高：熟练掌握

（1）孕母因素：①孕母患糖尿病，严重贫血，心、肺、肾等全身疾病。②孕母有妊娠高血压、胎盘异常及多胎妊娠等。③孕母吸毒、吸烟等。④孕母年龄大于35岁或小于16岁等。

（2）分娩因素：①脐带受压、打结、绕颈、脱垂等造成脐带血流中断。②难产、手术助产，如高位产钳、胎头吸引等。③产程中麻醉药、镇痛药、子宫收缩药使用不当等。

（3）胎儿因素：①早产儿、小于胎龄儿、巨大儿等。②严重先天性畸形的新生儿，如呼吸道畸形、先天性心脏病等。③羊水或胎便吸入气道的胎儿。④宫内感染所致神经系统受损等。

（4）胎盘因素：前置胎盘、胎盘早剥、胎盘老化等。

知识点3：新生儿窒息的发病机制 　　　　　副高：掌握　正高：熟练掌握

窒息早期，因低氧血症和酸中毒导致血流重新分配，胃肠道、肺、肾、肌肉、皮肤等器官血流减少，而心、脑、肾上腺等重要器官的血流供应得到保证。若严重窒息，缺氧持续存在，缺氧致脑细胞氧化代谢受抑制，导致呼吸改变，继而引起循环系统、中枢神经系统、消化系统和代谢方面改变，导致全身各重要器官受累，包括脑损伤、呼吸衰竭、循环衰竭、坏死性肠炎、肾损害及低血糖。同时，可引起肛门括约肌松弛，胎便排出，污染羊水。若患儿因缺氧出现真性呼吸，则可吸入被胎便污染的羊水。

知识点4：新生儿窒息的病理生理 　　　　　副高：掌握　正高：熟练掌握

新生儿窒息的本质为缺氧。

（1）呼吸改变：具体如下。①原发性呼吸暂停：缺氧初期，机体出现代偿性血液重新分配。由于儿茶酚胺分泌增加和其选择性血管收缩作用，优先保证脑、心及肾上腺的血液供应，而肺、肾、消化道、肌肉及皮肤等器官的血流量减少。此时由于缺氧而导致的呼吸停止，即原发性呼吸暂停。表现为肌张力存在，心率先增快后减慢，血压升高，伴有发绀。此阶段若病因解除，经清理呼吸道和物理刺激即可恢复自主呼吸。②继发性呼吸暂停：继发性呼吸暂停阶段病因仍不能解除，缺氧持续存在，导致心、脑等重要器官血流量减少，胎儿出现几次喘息样呼吸，继而出现呼吸停止，即继发性呼吸暂停。此时表现为肌张力消失，周身皮肤青紫加重或苍白，心率和血压持续下降，此阶段已对清理呼吸道和物理刺激无反应，需正压通气方可恢复自主呼吸。

（2）缺氧后的细胞损伤：具体如下。①可逆性细胞损伤：缺氧时首先在线粒体内发生氧化磷酸化障碍，ATP产生减少甚至停止，从而使葡萄糖无氧酵解增强、细胞毒性水肿及细胞内钙超载发生。若此阶段能恢复血流灌注和供氧，上述变化可完全恢复，一般不留后遗症。②不可逆性细胞损伤：长时间或严重缺氧导致线粒体形态异常和功能变化，细胞膜损伤及溶酶体破裂。此阶段即使恢复血流灌注和供氧，上述变化亦不可完全恢复，存活者多遗留后遗症。

| 知识点5：新生儿窒息的临床表现 | 副高：掌握　正高：熟练掌握 |

新生儿窒息时，主要表现为皮肤青紫、呼吸减慢、胎心率减慢、四肢略屈曲或四肢软瘫，对刺激反应低下或无反应等。

（1）胎儿宫内窘迫症状：胎儿出现宫内缺氧时，早期为胎动增加，胎心率加快≥160次/分，晚期为胎动减少或甚至消失，胎心率减慢<100次/分或不规则，最后停搏。

（2）羊水被胎粪污染呈黄绿或墨绿色。

（3）各器官受损表现：大多数窒息患儿经及时抢救能够恢复，少数继续发展并累及重要脏器而进入危重状态，引起中枢神经、循环、呼吸、泌尿、消化系统和机体代谢方面异常改变。①中枢神经系统：主要是缺氧缺血性脑病和颅内出血。②心血管系统：轻症表现为传导系统和心肌受损；严重者出现心源性休克和心力衰竭。③呼吸系统：易发生羊水或胎粪吸入综合征，肺出血和持续肺动脉高压，低体重儿常见新生儿肺透明膜病、呼吸暂停等。④泌尿系统：急性肾衰竭时有尿少、蛋白尿、血尿素氮及肌酐升高，肾静脉栓塞时可见肉眼血尿。⑤消化系统：应激性溃疡和坏死性小肠结肠炎等。缺氧还导致肝葡萄糖醛酸转移酶活力降低，酸中毒更可抑制胆红素与清蛋白结合而使黄疸加重。⑥代谢方面：常见低血糖，低钠血症和低钙血症等电解质紊乱。

（4）Apgar评分：Apgar评分是广泛使用的评价新生儿窒息的最简捷、实用的方法（表6-1）。内容包括皮肤颜色、心率、对刺激的反应、肌张力和呼吸5项，每项0~2分，总共10分。分别于出生后1分钟、5分钟、10分钟评价，临床上根据生后1分钟的Apgar评分，将窒息分为轻、重两度，Apgar评分8~10分为正常，4~7分为轻度（青紫）窒息，0~3分为重度（苍白）窒息。生后1分钟评分可反映窒息严重程度，是复苏的重要依据；5分钟及10分钟评分有助于判断复苏效果和预后。

表6-1　新生儿 Apgar 评分法

体　征	评分标准			出生后评分	
	0	1	2	1分钟	5分钟
皮肤颜色	青紫或苍白	躯干红、四肢青紫	全身红		
心率（次/分）	无	<100	>100		
弹足底或插鼻管反应	无反应	有些动作，如皱眉	哭、喷嚏		
肌肉张力	松弛	四肢略屈曲	四肢能活动		
呼吸	无	慢、不规则	正常，哭声响		

知识点6：新生儿窒息的辅助检查　　　　　　　　　　　副高：掌握　正高：熟练掌握

（1）血气分析：可显示呼吸性酸中毒和代谢性酸中毒，pH 降低，$PaCO_2$升高，PaO_2下降，碱剩余（BE）值减小。胎儿头皮血 pH≤7.25 提示新生儿严重缺氧，需准备各种抢救措施。pH、$PaCO_2$和PaO_2可作为应用碱性溶液的依据，出生后应多次监测。

（2）头颅 CT 检查：头颅 CT 检查帮助诊断缺氧缺血性脑病和颅内出血。

（3）根据病情需要选择性地监测血糖、血电解质、血尿素氮及肌酐等生化指标。

知识点7：新生儿窒息的治疗要点　　　　　　　　　　　副高：掌握　正高：熟练掌握

（1）预防及治疗孕母疾病：做好产前检查，对高危胎儿进行监护。

（2）早期预测：预测胎儿娩出后有窒息危险时，做好抢救准备，包括人员、技术、物品和仪器的准备。

（3）及时复苏：采用国际公认的 ABCDE 复苏方案。①A（airway）：开放气道，尽快吸净呼吸道黏液和羊水。②B（breathing）：建立呼吸，增加通气。③C（circulation）：维持正常循环，保证足够心排血量。④D（drug）：药物治疗。⑤E（evaluation and environment）：评价和环境（保温）。ABC 最重要，其中 A 是根本，B 是关键。评价和保温贯穿整个复苏过程。呼吸、心率和血氧饱和度是窒息复苏评估的三大指标，遵循"评估-决策-措施"步骤，循环往复，直到完成复苏。

（4）复苏后处理：评估和监测呼吸、心率、血压、尿量、肤色、血氧饱和度及神经系统症状，注意维持内环境稳定，控制惊厥，治疗脑水肿。

知识点8：新生儿窒息的护理诊断　　　　　　　　　　　副高：掌握　正高：熟练掌握

（1）自主呼吸障碍：与羊水、气道分泌物吸入导致的低氧血症和高碳酸血症有关。

（2）有感染的危险：与吸入羊水或胎便以及免疫功能低下有关。

（3）体温过低：与缺氧、环境温度低有关。

（4）潜在并发症：缺氧缺血性脑病、颅内出血。

（5）恐惧（家长）：与病情危重及预后不良有关。

知识点 9：新生儿窒息的护理措施　　　　　　　　　　副高：掌握　　正高：熟练掌握

（1）复苏程序：复苏方案采用国际公认的 ABCDE 复苏方案，严格按照 A→B→C→D 步骤进行，顺序不能颠倒。复苏过程中严密心电监护。

1）A（开放气道，保持呼吸道通畅）：胎儿娩出后，立即挤尽口、咽、鼻部的黏液。将新生儿置于预热的开放式远红外线抢救台上，立即用温热毛巾擦干头部及全身的羊水及血迹，以减少散热。患儿仰卧，肩部以布卷或毛巾垫高 2~3cm，使颈部稍向后伸仰，使气道通畅，用吸管吸净口腔、咽部及鼻腔的黏液和分泌物，先口后鼻。吸引时间不超过 10 秒。

2）B（建立呼吸）：采用拍打、弹足底或摩擦患儿背部等触觉刺激，促使呼吸建立，应在生后 20 秒内完成。经刺激后若出现正常呼吸，心率>100 次/分，给予保暖观察。如无自主呼吸、心率<100 次/分，应立即用复苏器加压给氧，面罩应密闭口、鼻，通气频率为 40~60 次/分，压力大小应根据患儿体重而定，通气有效可见胸廓起伏。声门下有胎粪颗粒者，需较长时间加压给氧者，疑有膈疝者，应 20 秒内完成气管插管和 1 次吸引。

3）C（恢复循环，胸外按压心脏）：无心搏或 30 秒正压人工辅助呼吸后心率<60 次/分，需胸外按压心脏，一般采用双拇指（环抱法）或中、示指法按压。以双拇指法按压心脏的操作者双拇指并排或重叠于患儿胸骨体下 1/3 处，其他手指围绕胸廓托在后背，双手同时按压；以中示指法按压心脏的操作者仅用中、示两手指并拢按压胸骨体下 1/3 处，频率为 100~120 次/分，按压 3 次通气 1 次，按压深度为胸廓压下 1~2cm。按压有效可摸到颈动脉和股动脉搏动。

4）D（药物治疗）：建立有效的静脉通路，保证药物及时进入体内。在充分正压呼吸和胸外按压心脏不能恢复正常循环，心率仍<60 次/分的情况下，可用1∶10 000 肾上腺素 0.1~0.3ml/kg 经静脉或气管注入，必要时可重复。根据病情遵医嘱使用具有扩容、纠正酸中毒作用的药物。必要时可给纳洛酮及血管活性药。

5）E（评价）：复苏过程中，应在进行每操作一步的同时评价患儿情况，以便决定下一步的操作，直到完成复苏，并准确记录。

（2）复苏后监护：复苏后至少监护 3 天，注意病情变化，监护体温、呼吸、心率、血压、尿量、皮肤颜色和神经系统症状等，并注意合理喂养，预防感染等。

（3）保暖：整个治疗护理过程中，应注意患儿的保温，可将患儿置于远红外保暖床，病情稳定后置暖箱中保暖或热水袋保暖，维持患儿肛温 36.5~37.0℃。

（4）保证营养：依据病情采用合理的喂养方法，重度窒息者可适当延迟开奶时间，必要时可采取胃管喂养或肠外营养，以保证营养供给。

知识点 10：新生儿窒息的健康指导　　　副高：掌握　正高：熟练掌握

（1）耐心细致地解答病情，介绍该疾病有关的基础医疗、护理知识。

（2）减轻家长的恐惧心理，取得家长理解，得到家长最佳配合。

（3）告诉家长患儿目前的情况和可能的预后，帮助家长树立信心，促进父母角色的转变。

第六节　新生儿缺氧缺血性脑病

知识点 1：新生儿缺氧缺血性脑病的概述　　　副高：掌握　正高：熟练掌握

新生儿缺氧缺血性脑病（HIE）是围生期各种因素引起的缺氧和脑血流减少或中断导致的胎儿和新生儿的脑损伤。HIE 是新生儿窒息后的严重并发症之一，也是新生儿死亡和婴幼儿神经系统功能障碍的主要原因，病情重，病死率高，少数幸存者可留有永久性神经功能缺陷，如智力障碍、癫痫、脑性瘫痪等。

知识点 2：新生儿缺氧缺血性脑病的病因　　　副高：掌握　正高：熟练掌握

（1）缺氧：缺氧是引起新生儿缺氧缺血性脑病的核心病因，其中围生期窒息是最主要的原因，而窒息主要发生在产前、产时，少数为产后。另外，反复呼吸暂停、严重的呼吸系统疾病、右向左分流型先天性心脏病等亦是新生儿缺氧缺血性脑病的病因。

（2）缺血：心脏停搏或严重的心动过缓、重度心力衰竭或周围循环衰竭等也可引起脑损伤。

知识点 3：新生儿缺氧缺血性脑病的发病机制　　　副高：掌握　正高：熟练掌握

（1）血流改变：具体如下。①窒息缺氧为不完全性时：体内血液重新分布，以保证脑组织血液供应，如缺氧继续存在，这种代偿机制失败，脑血液灌注量下降，遂出现第二次血流重新分布，即供应大脑半球的血流减少，以保证丘脑、脑干和小脑的血液灌注量，此时脑室周围白质和大脑皮质矢状旁区最易受损。②缺氧缺血为急性完全性时：上述代偿机制不会发生，脑损伤可发生在基底神经节等代谢最旺盛的部位，而大脑皮质不受影响。③脑血管自主调节功能障碍：缺氧和酸中毒还可导致脑血管自主调节功能障碍，形成"压力被动性脑血流"，当血压升高过大时可导致脑室周围毛细血管破裂出血，而低血压时脑血流量减少，又可引起缺血性脑损伤。

（2）脑组织生化代谢改变：具体如下。①无氧糖酵解增加：缺氧时无氧糖酵解增加、乳酸堆积，导致低血糖和代谢性酸中毒。②ATP 产生减少：缺氧时 ATP 产生减少，细胞膜钠泵、钙泵功能不足，使钠、钙离子进入细胞内，激活某些受其调节的酶，从而进一步破坏脑细胞膜的完整性。

（3）神经病理学改变：具体如下。①足月儿：以皮质梗死及深部灰质核坏死常见。②早产儿：以脑室周围出血和脑室内出血多见，其次是脑室周围白质软化。

知识点4：新生儿缺氧缺血性脑病的临床表现　　　　　　副高：掌握　正高：熟练掌握

意识及肌张力变化是主要临床表现，严重者可伴有脑干功能障碍。临床上根据病情严重程度不同分为轻、中、重度。

（1）轻度：表现为兴奋、易激惹，肢体及下颏可出现颤动，吸吮反射正常，拥抱反射活跃，肌张力正常或增高，呼吸平稳，前囟平，一般不出现惊厥。症状一般在出生24小时内明显，于3~5天后逐渐减轻至消失，预后良好，很少留有神经系统后遗症。脑电图正常，影像学检查不一定是阳性。

（2）中度：表现为嗜睡、反应迟钝，肌张力降低，肢体自发动作减少，常伴有惊厥。前囟张力正常或稍高，拥抱、吸吮等原始反射减弱，瞳孔缩小，对光反射迟钝等。症状在出生后72小时最明显，大多数患儿7天内症状消失，预后好。如病情恶化，反复抽搐，10天后症状不消失者预后差。足月儿上肢肌张力降低比下肢严重，而早产儿则为下肢肌张力降低比上肢严重。脑电图检查可见癫痫样波或电压改变，影像学检查常发现异常。

（3）重度：表现为意识不清，昏迷状态，肌张力消失，肢体自发动作消失，12小时内惊厥频繁，反复呼吸暂停，前囟张力高，拥抱、吸吮等原始反射消失，瞳孔不等大或放大，对光反射差，心率减慢。脑电图及影像学检查可见明显异常，脑干诱发电位也异常。此型死亡率高，存活者多数留有后遗症。

知识点5：新生儿缺氧缺血性脑病的辅助检查　　　　　　副高：掌握　正高：熟练掌握

（1）血生化检查：血清肌酸激酶（CK）有3种同工酶，即CK-BB、CK-MB和CK-MM。其中CK-BB主要存在脑和神经组织中，正常值<10U/L，脑组织受损时CK-BB值升高。

（2）脑电图：根据脑损害程度的不同显示不同程度的改变，表现为节律紊乱、低波幅背景波上的棘慢波爆发或持续弥漫性慢活动，对判断中、重度HIE损伤程度和预后有指导意义。

（3）脑干诱发电位：可显示异常波，在HIE时可表现为出波延迟、潜伏期延长、波幅变平及波脱失。

（4）B超：可进行动态观察，显示病变主要为缺血性脑水肿所引起的改变。B超对脑水肿、脑室及其周围出血有较好的诊断价值。

（5）头颅CT：可见脑室变窄，双侧大脑半球呈局灶性或弥漫性低密度影，双侧基底核和丘脑呈对称性密度增高等影像学变化。头颅CT有助于了解脑水肿、颅内出血的部位和性质。对临床治疗有指导意义，最适合的检查时间在出生后2~5天。

（6）神经元特异性烯醇化酶（NSE）：神经元受损时此酶活性升高，正常值<6μg/L。

（7）磁共振成像（MRI）：对评价 HIE 病变性质与程度方面优于 CT。

知识点 6：新生儿缺氧缺血性脑病的治疗原则　　　　　　副高：掌握　正高：熟练掌握

新生儿缺氧缺血性脑病的治疗原则：增加脑血流；控制和消除脑水肿；对抗缺氧缺血性瀑布；恢复缺血缺氧区内尚存活但无功能的神经元功能。

知识点 7：新生儿缺氧缺血性脑病的治疗要点　　　　　　副高：掌握　正高：熟练掌握

（1）供氧：选择适当的方法供氧。保持良好的通气功能是支持治疗的中心环节，保持 PaO_2>50mmHg、$PaCO_2$<40mmHg，但要防止 PaO_2 过高和 $PaCO_2$ 过低。

（2）维持血压：保证各脏器的血液灌注，可用多巴胺和多巴酚丁胺。

（3）维持血糖在正常高值：但应注意防止高血糖，因为缺氧脑组织血糖过高所造成的组织酸中毒的危害比低血糖更严重。

（4）抗惊厥：首选苯巴比妥钠，负荷量为 20mg/kg，于 15~30 分钟静脉滴注，若不能控制惊厥，1 小时后可加用 10mg/kg，12 小时后给维持量 3~5mg/（kg·d）。肝功能不全者改用苯妥英钠，顽固性抽搐者加用地西泮或水合氯醛。地西泮的作用时间短、疗效快，在上述药物疗效不明显时可加用，剂量为 0.1~0.3mg/kg，静脉滴注，两药合用时应注意有发生呼吸抑制的可能性。

（5）减轻脑水肿：控制液体入量，每天液体总量不超过 60~80ml/kg。可首先选用呋塞米 1mg/kg，静脉推注。严重者可给予 20% 甘露醇，首剂 0.50~0.75g/kg 静脉推注，以后可用 0.25~0.50g/kg，每 4~6 小时 1 次。一般不主张使用糖皮质激素。

（6）纠正酸中毒：改善通气以纠正呼吸性酸中毒，在此基础上纠正代谢性酸中毒可酌情使用碳酸氢钠。

（7）亚低温治疗：亚低温治疗适用于足月儿，对早产儿不宜采用。采用人工诱导方法降低脑温或体温 2~4℃，有助于减少脑组织的基础代谢，保护神经细胞。应于发病后 6 小时内应用，并持续应用 48~72 小时。降低体温能迅速、稳定地将脑部温度降到预期的温度，但易出现新生儿寒冷损伤综合征，降低脑温既能避免这一疾病的发生，又能发挥脑保护作用。

知识点 8：新生儿缺氧缺血性脑病的护理诊断　　　　　　副高：掌握　正高：熟练掌握

（1）有废用综合征的危险：与缺氧缺血导致的后遗症有关。

（2）低效性呼吸型态：与颅内压升高、脑组织受损影响呼吸中枢有关。

（3）潜在并发症：颅内压升高、呼吸衰竭。

知识点9：新生儿缺氧缺血性脑病的护理措施　　　　　　副高：掌握　正高：熟练掌握

（1）一般护理：根据病情，选用喂养方式，必要时鼻饲喂养或采用肠外营养，保证热量供给。

（2）病情观察：严密监护患儿意识状态、肌张力、呼吸、心率、囟门等情况，以及有无惊厥发生、发生的时间、表现等，做好记录并及时与医生取得联系。

（3）遵医嘱用药：①镇静首选苯巴比妥钠。②维持良好循环功能，保证脑血流灌注。必要时使用多巴胺及多巴酚丁胺。③减轻脑水肿，首选呋塞米，重者可用甘露醇。④酌情选用1.4%碳酸氢钠纠正代谢性酸中毒。

（4）给氧护理：及时清除呼吸道分泌物，保持呼吸道通畅。选择适当的给氧方法，根据患儿缺氧情况，可给予鼻导管吸氧或头罩吸氧，如缺氧严重，可考虑气管插管及机械辅助通气。维持 $PaO_2>50mmHg$，$PaCO_2<40mmHg$，但要防止 PaO_2 过高或 $PaCO_2$ 过低。

（5）亚低温治疗的护理：包括如下几个步骤。①降温：亚低温治疗时采用循环水冷却法，进行选择性头部降温，起始水温保持在 $10\sim15℃$，直至体温降至 $35.5℃$ 时开启体部保暖，头部采用覆盖铝箔的塑料板反射热量。脑温下降至 $34℃$ 的时间应控制在 $30\sim90$ 分钟，否则将影响效果。②维持：亚低温治疗是使头颅温度维持在 $34\sim35℃$ 的一种治疗方法，由于头部降温，体温亦会相应下降，易引起新生儿寒冷损伤综合征等并发症。因此在亚低温治疗的同时必须注意保暖，可给予远红外线或热水袋保暖。远红外线保暖时，肤温设定在 $35.0\sim35.5℃$，肤温探头放置于腹部。热水袋保暖时，使热水袋的水温维持在 $50℃$ 左右，冷却后及时更换，防止发生烫伤。在保暖的同时要保证亚低温的温度要求。给予患儿持续的肛温监测，以了解患儿体温波动情况，维持肛温在 $35.5℃$ 左右。③复温：亚低温治疗结束后，必须给予复温。复温宜缓慢，复温时间>5 小时，保持体温上升速度不高于每小时 $0.5℃$，避免快速复温引起的低血压，因此复温的过程中仍须每小时监测肛温。体温恢复正常后，可每4 小时测体温 1 次。④监测：在进行亚低温治疗的过程中，给予持续的动态心电监护、肛温监测、SpO_2 监测、呼吸监测及每小时测量血压，同时观察患儿的面色、反应、末梢循环情况，总结 24 小时出入液量，并做好详细记录。在护理过程中应注意心率与心律的变化，如出现心动过缓或心律失常，及时与医生联系是否停止亚低温的治疗。

（6）心理护理：早期给予患儿动作训练和感知刺激，母亲多怀抱患儿，多看五颜六色的玩具，多听轻音乐。

知识点10：新生儿缺氧缺血性脑病的健康指导　　　　　　副高：掌握　正高：熟练掌握

（1）安慰家长：耐心细致地解答病情，介绍有关的医学基础知识，取得家长理解，减轻家长的心理焦虑程度，得到家长最佳的配合。

（2）恢复期指导家长掌握康复训练的技能：坚持进行感知刺激与动作训练，促进患儿早日康复。

（3）复查：定期到医院复查，坚持治疗。

（4）随访：定期随访。

第七节　新生儿颅内出血

知识点 1：新生儿颅内出血的概述　　　　副高：掌握　正高：熟练掌握

新生儿颅内出血由缺氧或产伤引起，可造成脑损伤，是新生儿常见的危重疾病。早产儿发病率较高，病死率高，预后较差。

知识点 2：新生儿颅内出血的病因及发病机制　　　　副高：掌握　正高：熟练掌握

（1）缺氧缺血：产前、产程中及产后各种引起缺氧、缺血的因素均可导致颅内出血的发生，以早产儿多见。缺氧和酸中毒可使毛细血管通透性增高、破裂出血，引起室管膜下生发层基质出血、脑实质点状出血以及蛛网膜下腔出血。

（2）产伤：以足月儿多见，分娩过程中因胎头过大、头盆不称、急产、使用高位产钳和胎头吸引器助产等，使胎儿头部挤压变形导致大脑镰、小脑幕撕裂，引起硬脑膜下出血，大脑表面静脉撕裂常伴有蛛网膜下腔出血。

（3）肝功能不成熟：新生儿肝功能不成熟，凝血因子不足，也是引起出血的一个原因。

（4）其他：不适当地快速输入高张液体、机械通气不当，血压波动过大，医疗或护理操作时对头部按压过重均可引起颅内出血。还有少数颅内出血由原发性出血性疾病或脑血管畸形引起。

知识点 3：新生儿颅内出血的临床表现　　　　副高：掌握　正高：熟练掌握

颅内出血的症状体征与出血部位及出血量有关，一般出生后 1~2 天出现症状，少数患儿出现症状时间较晚。一般先表现为神经系统兴奋症状，随后出现抑制症状。

（1）常见症状：主要有如下几种。①意识改变：易激惹、过度兴奋或表情淡漠、嗜睡、昏迷等。②眼部症状：双目凝视、斜视、眼球上转困难、眼球震颤。瞳孔不对称，对光反射消失等。③颅内压升高：脑性尖叫、呕吐、前囟隆起、血压增高、惊厥、角弓反张等。④呼吸改变：呼吸增快或减慢，呼吸不规则或暂停等。⑤肌张力改变：早期增高，以后降低。⑥原始反射：觅食反射、拥抱反射等减弱或消失。⑦其他：出现低体温、面色苍白、黄疸和贫血表现。

（2）不同部位颅内出血的特点：具体如下。①脑室周围-脑室内出血（PVH-IVH）：多见于早产儿，主要见于胎龄小于 32 周，体重<1500g 的早产儿。常于 24~72 小时出现症状，也可出生后 2~3 天出现症状，最常见症状为拥抱反射消失、肌张力低下、淡漠及呼吸暂停。患儿神经系统症状进展快，大量出血时，神经系统迅速由兴奋转向抑制，病情迅速恶化，意

识状态从迟钝转为昏迷，瞳孔固定，对光反射消失，表现为惊厥及去大脑强直状态，血压下降，心动过缓，呼吸停止甚至死亡。有的经过稳定期后出现新的症状，存活者常留有脑积液和其他神经系统后遗症。脑脊液呈血性。②蛛网膜下腔出血（SAH）：出血起源于蛛网膜下腔内的桥静脉。大多有产伤史。临床表现与出血量的多少有关，少量出血者很少有症状，或仅有易激惹、肌张力低下等，出血量多时出现抽搐，早产儿可同时发生呼吸暂停。病情发展迅速，常于短期内死亡。腰椎穿刺可见血性脑脊液。③硬脑膜下出血（SDH）：多因机械损伤大血管引起，多有产伤史。轻微出血者症状不明显，而在出生数月后产生慢性硬脑膜下积液，有惊厥发作、发育迟缓和贫血等。明显出血者出生后即可出现不安、尖叫、双眼凝视、斜视、惊厥伴对侧偏瘫体征。大量出血时颅压可突然升高压迫脑干，患儿可在短时间内因呼吸暂停而死亡。④脑实质出血（IPH）：常见于足月儿，多因小静脉栓塞后毛细血管内压力增高、破裂而出血引起。由于出血部位和量不同，临床症状差异很大，少量点片状出血可无临床症状。若脑干出血，可有瞳孔变化、呼吸不规则和心动过缓等。主要后遗症为脑性瘫痪、癫痫和智力、运动功能发育迟缓，下肢运动障碍较多见。⑤小脑出血（CH）：多发生在胎龄<32周的早产儿，临床症状不典型，大多数有频繁呼吸暂停、心动过缓，最后因呼吸衰竭而死亡。常合并肺透明膜病、肺出血。

知识点 4：新生儿颅内出血的辅助检查	副高：掌握 正高：熟练掌握

（1）脑脊液检查：脑脊液压力升高呈浅黄色，镜下可见皱缩红细胞，出血后数天内可出现脑脊液糖低，持续最长可达1个月，脑脊液中淋巴细胞计数可轻度增高。由于脑脊液检查是有创性检查，目前临床已很少应用。

（2）头颅B超、CT或MRI等影像学检查：可了解出血部位、程度和范围。

（3）血常规：可有贫血表现。

（4）血生化检查：血清肌酸激酶同工酶（CK-BB）增高。

知识点 5：新生儿颅内出血的治疗要点	副高：掌握 正高：熟练掌握

（1）支持疗法：注意保暖，必要时可入暖箱。保持患儿安静，较少刺激，防止再出血。维持血压，保证热量供给，注意液体平衡，及时纠正酸中毒。可适当吸氧，改善脑缺氧。

（2）止血：选择维生素 K_1 及酚磺乙胺（止血敏）、卡巴克络（安洛血）、注射用巴曲酶（立止血）等药物止血。严重患儿也可少量多次输新鲜冷冻血浆或全血。

（3）对症治疗：有惊厥时，首选苯巴比妥，也可选用地西泮、水合氯醛等抗惊厥。贫血、休克时可输洗涤红细胞和新鲜血浆。

（4）降低颅内压：可用呋塞米（速尿）静脉推注，也可选用地塞米松，中枢性呼吸衰竭者可用小剂量20%甘露醇注射液，早期慎用甘露醇，以免加重出血。

（5）脑积液治疗：乙酰唑胺可减少脑脊液的产生，必要时行腰椎穿刺放脑脊液或侧脑室穿刺引流，进行性加重者行脑室-腹腔分流。

（6）应用脑代谢激活药：出血停止后，可给胞磷胆碱，也可选用脑蛋白水解物（脑活素），10~14天为1疗程。恢复期可给吡拉西坦（脑复康）。

（7）足月儿有症状的硬脑膜下出血，可用腰椎穿刺针从前囟边缘进针吸出积血。

知识点6：新生儿颅内出血的护理评估　　　　副高：掌握　正高：熟练掌握

（1）健康史：评估孕妇围生期健康状况，胎儿有无宫内窘迫、患儿有无窒息史，有无产伤和窒息等异常生产史，以及家长对该病预后的认知程度。

（2）身体状况：评估患儿意识状态，有无兴奋、易激惹、嗜睡、反应迟钝或昏迷；评估肌张力及肢体活动情况，有无肌张力降低或消失，观察并记录惊厥的次数。检查患儿的各种原始反射情况，如吸吮、拥抱反射有无减弱或消失，观察瞳孔是否等大及有无对光反射。评估有无缺氧、循环衰竭及其程度。

（3）心理-社会状况：了解家长对疾病的认知程度，对疾病危险的接受程度。

知识点7：新生儿颅内出血的护理诊断　　　　副高：掌握　正高：熟练掌握

（1）低效性呼吸型态：与颅内出血致颅内压升高压迫呼吸中枢有关。

（2）营养失调（低于机体需要量）：与摄入量减少和呕吐有关。

（3）焦虑（家长）：与家长担心患儿预后有关。

（4）有窒息的危险：与惊厥、昏迷有关。

（5）体温调节无效：与体温调节中枢受损有关。

（6）潜在并发症：颅内压升高。

知识点8：新生儿颅内出血的护理措施　　　　副高：掌握　正高：熟练掌握

（1）一般护理：①合理喂养。出血早期禁止直接哺乳，防止因吸奶用力或呕吐而加重出血。可用奶瓶喂养，当患儿出现恶心、呕吐则提示颅内压升高。患儿常有呕吐及拒食，甚至吸吮反射、吞咽反射消失，应注意观察患儿的吃奶情况。脱水治疗时应密切观察患儿精神状态、囟门、皮肤弹性、尿量及颜色变化，以防脱水过度导致水、电解质平衡紊乱。根据病情选择喂养方式，不能进食者，给予鼻饲或静脉高营养，保证患儿热量及营养的供给。准确记录24小时出入量。②保持安静，减少不必要的刺激。减少噪声，抬高患儿头部，尽量减少对患儿的移动和刺激，将护理和治疗集中进行，动作做到轻、稳、准，选用留置针可减少反复静脉穿刺，防止加重颅内出血。

（2）保持体温稳定：体温高时应予物理降温，体温过低时用远红外床、暖箱或热水袋保暖，定时监测体温并记录。

（3）保持呼吸通畅，维持正常呼吸型态：密切观察呼吸频率和节律。避免压迫胸部，影响呼吸。①改善呼吸功能，备好吸痰用物，及时清除呼吸道分泌物。②合理吸氧，根据缺氧的程度选择不同的吸氧方式和浓度，以维持 PaO_2 在 60～80mmHg，呼吸暂停时应刺激患儿皮肤及采取人工辅助呼吸，病情好转及时停止吸氧。

（4）密切观察病情变化：观察生命体征变化，观察患儿神志、瞳孔、呼吸、肌张力及囟门张力等改变，定时测量头围，发现异常及时通知医生并做好抢救准备，仔细、耐心观察惊厥发生的时间、性质，准确记录阳性体征并告知医生。遵医嘱给予镇静药、脱水药，并注意观察用药疗效及不良反应。

（5）对症护理：对颅内压升高者每天用地塞米松 0.5～1.0mg/kg，分4次静脉滴注，速度不宜太快。呼吸节律不齐，瞳孔不等大时可使用甘露醇，每次 0.25～0.50g/kg。选用维生素 K_1、酚磺乙胺、卡巴克络等止血。

（6）心理护理：病情危重时应及时向家长描述病情，以及相应的治疗、护理方案，引导家长表达内心感受，耐心解答家长的疑问。恢复期应指导康复方法，鼓励坚持治疗和随访。

知识点9：新生儿颅内出血的健康指导　　　　副高：掌握　正高：熟练掌握

（1）加强围生期保健工作，减少异常分娩所致的产伤和窒息。

（2）住院期间向家长描述病情，讲解颅内出血的严重性，以及可能会出现的后遗症。

（3）给予家长支持和安慰，减轻其紧张情绪和恐惧心理。

（4）对有后遗症的患儿，应鼓励、指导家长尽早为患儿进行功能训练和智力开发，减轻脑损伤影响。教会家长给患儿功能训练的技术，增强战胜疾病的信心。

（5）鼓励家长坚持对患儿的治疗和康复训练，定期到医院随访。

第八节　新生儿肺透明膜病

知识点1：新生儿肺透明膜病的概述　　　　副高：掌握　正高：熟练掌握

新生儿肺透明膜病（HMD）又称新生儿呼吸窘迫综合征（NRDS），为肺泡表面活性物质（PS）缺乏所致。表现为新生儿出生后不久即出现进行性加重的呼吸窘迫和呼吸衰竭。其病理特征为肺外观暗红，肺泡壁至终末细支气管壁上附有嗜酸性透明膜，伴有肺不张，故称为肺透明膜病。常见于早产儿，胎龄越小，发病率越高，是新生儿期重要的呼吸系统疾病。

知识点2：新生儿肺透明膜病的病因及发病机制　　　　副高：掌握　正高：熟练掌握

新生儿肺透明膜病的发生主要由缺乏肺泡表面活性物质（PS）所致。肺泡表面活性物质由肺泡Ⅱ型上皮细胞产生，主要成分为磷脂，具有降低肺泡表面张力，避免肺泡萎陷的作用。肺泡表面活性物质在胎龄 18~20 周出现，35~36 周迅速增加，因此，新生儿肺透明膜病在胎龄小于 35 周的早产儿更多见。在缺氧、择期剖宫产、糖尿病孕母的婴儿和肺部严重感染的情况下，新生儿肺透明膜病的发病率增高。另外，肺泡表面活性物质的合成还受体液 pH、体温和肺血流量的影响。因此，围生期窒息、低体温等各种原因所致的胎儿血流量减少，均可诱发新生儿肺透明膜病。

肺泡表面活性物质缺乏时肺泡壁表面张力增高，肺顺应性降低。呼气时肺内残余气量减少，肺泡易于萎陷，吸气时肺泡难以充分扩张，潮气量和肺泡通气量减少，导致缺氧和 CO_2 潴留。肺泡通气量减少，而肺泡逐渐萎陷，导致通气不良，出现缺氧、酸中毒。缺氧、酸中毒又引起肺血管痉挛，阻力增加，右心压力增高，导致动脉导管及卵圆孔发生右向左分流，肺灌注量减少，加重缺氧，并使毛细血管及肺泡壁通透性增高，血浆外漏，肺间质水肿和纤维蛋白沉着在肺泡表面形成嗜酸性透明膜，严重妨碍气体交换，使缺氧及酸中毒更加严重，形成恶性循环。严重时，右向左分流量达心排血量的 80%，出现心力衰竭，即使吸入高浓度氧气，发绀也不易改善。

知识点 3：新生儿肺透明膜病的临床表现　　　　副高：掌握　正高：熟练掌握

呼吸困难多于出生后不久（一般 6 小时内）出现，呈进行性加重，出现发绀，伴呼气时呻吟，吸气时胸廓凹陷，鼻翼煽动，肌张力低下，呼吸暂停甚至出现呼吸衰竭。呼吸窘迫呈进行性加重为本病的特点。听诊两肺呼吸音减低，早期无啰音，以后可听到细小水泡音；心音减弱、胸骨左缘可闻及收缩期杂音。出生后 2~3 天病情严重，重症者 3 天内死亡率较高，72 小时后明显好转。

知识点 4：新生儿肺透明膜病的辅助检查　　　　副高：掌握　正高：熟练掌握

（1）血气分析：PaO_2 下降，$PaCO_2$ 升高，pH 降低。

（2）羊水检测：分娩前抽取羊水测磷脂和鞘磷脂的比值，低于 2:1 提示胎儿肺发育不成熟。

（3）胸部 X 线检查：有特征性表现，早期两肺透明度减低，可见均匀网状颗粒阴影和支气管充气征；严重者整个肺野不充气，呈"白肺"。

（4）胃液振荡试验：1ml 胃液加 1ml95% 乙醇，振荡 15 秒后静止 15 分钟，无泡沫为阴性，表示 PS 缺乏；沿管壁有一圈泡沫为阳性。阳性者可排除本病。

知识点 5：新生儿肺透明膜病的治疗要点　　　　副高：掌握　正高：熟练掌握

（1）纠正缺氧：根据患儿情况给予头罩吸氧、持续气道正压通气（CPAP）、经气管插管机械通气等。使 PaO_2 维持在 50~70mmHg，PaO_2 过高可导致早产儿视网膜病（ROP）而失明。吸入氧浓度（FiO_2）>60% 超过 24 小时对肺有一定毒性，可导致支气管肺发育不良

（慢性肺部疾病）。

1）头罩吸氧：应选择与患儿大小相适应的头罩型号，头罩过小不利于 CO_2 排出，头罩过大氧气易外溢，两者均导致实际吸入氧浓度降低。用氧流量不少于 5L/min，以防止 CO_2 积聚于头罩内。

2）鼻导管给氧：具有操作简便、价格低廉的特点。氧流量一般较小（0.5~1.5L/min），适用于轻至中度的低氧血症，但是实际的 FiO_2 不恒定，受通气量和患儿呼吸气流的影响。氧流量较大时干燥的氧气可引起鼻黏膜干燥受损，应该注意气流的湿化和温化。

3）持续气道正压通气（CPAP）辅助呼吸：使有自主呼吸的患儿在整个呼吸周期都能接受高于大气压的气体，以增加功能残气量，防止肺泡萎陷。压力一般以 4~6cmH$_2$O 开始，很少超过 8~10cmH$_2$O，每小时观察 CPAP 的压力和氧浓度，根据患儿的情况逐渐调低参数。撤离 CPAP 时应逐渐降低呼气末压力，当氧浓度接近 21%，压力<4cmH$_2$O 时，需要考虑试停 CPAP。

4）经气管插管机械通气：整个装置保持密闭状态，防止漏气，保持呼吸道通畅。如用 CPAP 后，病情仍无好转者，采用间歇正压通气（IPPV）及呼气末正压通气（PEEP）。

（2）应用肺泡表面活性物质：我国目前用于临床的 PS 有天然型（从牛或猪肺提取）和合成型，天然型 PS 疗效明显优于合成型 PS。早期给药是决定治疗成败的关键，一旦出现呼吸困难、呻吟，应立即给药。将表面活性物质（PS）制剂每次 100~200mg/kg 混悬于 4ml 生理盐水中，尽早经气管导管滴入，用药后 1~2 小时可见症状好转，隔 12 小时重复同剂量。出生后 2 天内多次（2~4 次）用药。出生后正常呼吸前就给 PS 可起预防作用。

（3）对症处理：纠正酸中毒和电解质紊乱，纠正循环功能失衡，呼吸性酸中毒以改善通气为主，代谢性酸中毒用 5%碳酸氢钠治疗。控制心力衰竭，用毒毛花苷 K 每次 0.01mg/kg，或毛花苷 C 每次 0.015mg/kg，缓慢静脉注射。体液量不宜过多，以免造成肺水肿。

（4）支持治疗：供给所需营养和水分，及时清除咽部黏液，保持气道通畅。不能哺乳者静脉滴注 1/5 张含钠液 60~80ml/(kg·d)，第二天以后改为 100~120ml/(kg·d)。

（5）防治肺部感染：严格遵守消毒隔离制度；应用抗生素预防和治疗肺部感染，一般用青霉素 20 万~25 万 U/(kg·d)。

知识点6：新生儿肺透明膜病的护理评估　　　　副高：掌握　正高：熟练掌握

（1）健康史：是否为早产、剖宫产儿，有无窒息史，孕母有无糖尿病、妊娠高血压等。出生后 6~12 小时内有无出现进行性呼吸困难。

（2）身体状况：观察患儿是否呆滞，面色灰白或发绀，四肢松弛。注意患儿心音、心率和呼吸状态，肝是否增大等。

（3）心理-社会状况：了解家长对疾病的认识度，对疾病危险的接受程度。

知识点 7：新生儿肺透明膜病的护理诊断　　　　副高：掌握　正高：熟练掌握

（1）自主呼吸障碍：与 PS 缺乏导致的肺不张、呼吸困难有关。

（2）气体交换受损：与肺泡缺乏 PS、肺泡萎陷及肺透明膜形成有关。

（3）营养失调（低于机体需要量）：与摄入量不足有关。

（4）有感染的危险：与抵抗力降低有关。

（5）焦虑（家长）：与婴儿病情危重、母婴分离有关。

知识点 8：新生儿肺透明膜病的护理措施　　　　副高：掌握　正高：熟练掌握

（1）一般护理：包括如下两点。①保暖：维持环境中性温度 22～24℃，肛温 36.5～37.5℃，相对湿度 55%～65%，使患儿皮肤温度保持在 36～37℃，减少耗氧量。②喂养：准确记录患儿 24 小时出入量，保证营养供给，不能吸乳吞咽者可用鼻饲法或补充静脉高营养液。

（2）保持呼吸道通畅：将患儿头稍后仰，使气道伸直。及时清除口、鼻、咽部分泌物，必要时给予雾化吸入后吸痰，保持呼吸道通畅。吸痰前需要进行患儿的评估，包括听诊肺部痰鸣音、氧合变差的表现、气管插管管壁分泌物、患儿烦躁等。吸痰前应采用测量法预先确定吸痰管应插入的深度，吸痰管不应插入过深，因为当吸痰管超过气管插管末端时极易损伤气管隆嵴。对于早产儿，吸痰时血氧、血压、心率容易波动的患儿尽可能采用密闭式吸痰法。

（3）供氧及辅助呼吸：具体如下。①监测与记录：持续进行动脉血氧饱和度监测，至少每小时记录一次。每次调整呼吸机参数后都需要监测血气分析结果，根据动脉血氧饱和度、动脉血氧分压再进行调整。②CPAP 使用的护理：放置鼻塞前，先清除呼吸道及口腔分泌物，清洁鼻腔。鼻部采用"工"字形人工皮保护鼻部皮肤和鼻中隔。在 CPAP 氧疗期间，经常检查装置各连接处是否严密、有无漏气。吸痰时取下鼻塞，检查鼻部有无压迫引起皮肤坏死或鼻中隔破损等。每小时观察 CPAP 的压力和氧浓度。③机械通气的护理：妥善固定气管插管以避免脱管，每班测量并记录置管长度，检查接头处有无松脱漏气、管道有无扭转受压。湿化器内蒸馏水至标准刻度线处，吸入气体要注意加温湿化。每次吸痰操作前后要确认导管固定位置是否正确，听诊呼吸音是否对称，预防气管插管非计划性拔管。

（4）病情观察：严密观察病情，用监护仪监测体温、呼吸、心率、经皮动脉血氧分压等，并随时进行再评估，认真记录特别护理记录单。

（5）用药护理：遵医嘱气管内滴入肺泡表面活性物质，通常于出生后 24 小时内给药，用药前彻底清除口、鼻腔及气道内的分泌物。PS 制剂应低温保存，自药房取回后，放于手心或预热的辐射台上让其复温蓬松。取无菌注射用水 1.5～2.0ml 注入瓶内使其充分溶解。①体位正确，即头稍后仰，使气道伸直。②彻底吸净气道分泌物。③抽取药液，将溶解好的 PS 经气管插管缓慢注入气道内（患儿取仰卧位、右侧卧位、左侧卧位和再仰卧位各注入 1/

4量），然后用复苏囊加压给氧1~2分钟，使PS在两侧肺内均匀分布，有利于药液更好地弥散。早期给药，每次给药剂量100mg/kg左右，必要时重复给药，间隔时间10~12小时。用药后4~6小时禁止气道内吸引。④滴完后予复苏气囊加压通气，充分弥散后接呼吸机辅助通气，并严密监测动脉血氧饱和度、心率、呼吸和血压变化。若患儿出现呼吸暂停、动脉血氧分压及心率下降应暂停注药，迅速予复苏囊加压给氧，注意压力不可过大以免发生气胸。重新注药时须确定气管插管位置正确后再操作。呼吸机辅助通气的患儿使用PS后需将呼吸机参数适当下调。

（6）预防感染：做好口腔护理，对气管插管患儿可采用1%碳酸氢钠漱口水擦拭口腔，每4小时1次。因为HMD的患儿多为早产儿，住院时间较长，抵抗力较差，易发生院内感染，所以保持室内空气清新，严格执行无菌操作，做好各项消毒隔离工作至关重要。

| 知识点9：新生儿肺透明膜病的健康指导 | 副高：掌握　正高：熟练掌握 |

（1）耐心向家长解答患儿病情，缓解其紧张焦虑情绪。让家长了解该病的治疗过程、危险性、预后，取得最佳配合，教会家长居家照顾的相关知识。

（2）做好科学育儿知识宣传工作。

第九节　新生儿肺炎

新生儿肺炎是新生儿时期常见疾病，可分为吸入性肺炎和感染性肺炎两大类，死亡率较高。

一、吸入性肺炎

| 知识点1：吸入性肺炎的病因及发病机制 | 副高：掌握　正高：熟练掌握 |

胎儿在宫内或娩出时吸入羊水致肺部发生炎症，称羊水吸入性肺炎；吸入被胎粪污染的羊水，称胎粪吸入性肺炎；出生后因喂养不当、吞咽功能不全、吮乳后呕吐、食管闭锁，以及唇裂、腭裂等引起乳汁吸入导致的肺炎，称乳汁吸入性肺炎。其中以胎粪吸入性肺炎病死率最高，由于胎儿缺氧，出生后除肺炎外，常伴缺氧缺血性脑病、颅内出血等多系统损害，故胎粪吸入性肺炎又称胎粪吸入综合征（MAS），足月儿和过期产儿多见。

胎儿在宫内或分娩过程中胎头或脐带受压可刺激肠道副交感神经，引起胎儿排便。尤其缺氧时，肛门括约肌松弛而使胎粪排出，低氧血症又刺激胎儿呼吸中枢，诱发胎儿喘息样呼吸，将胎粪吸入鼻、咽及气管内，而胎儿娩出后的有效呼吸又使呼吸道内的胎粪吸入肺内。气道内的黏稠胎粪造成机械性梗阻，引起肺气肿和肺不张，导致肺泡通气/血流比值失调，特别在形成活瓣样栓塞时，气体只能吸入，不能呼出，肺泡内压力逐渐增高，造成气胸和间质性肺气肿，加重通气障碍，产生急性呼吸衰竭。胎粪中的胆酸、胆盐、胆绿素、胰腺分泌液及各种消化酶等刺激肺组织可引起化学性炎症反应，产生低氧血症和酸中毒，因此胎粪吸入性肺炎最严重。

知识点2：吸入性肺炎的临床表现　　　　　　　副高：掌握　正高：熟练掌握

羊水、胎粪吸入者多有胎儿窘迫和/或出生时的窒息史，胎粪大量吸入者可在未出生或出生后不久死亡。羊水、胎粪吸入者在复苏或出生后出现呼吸急促（呼吸>60次/分）、呼吸困难、鼻翼煽动、三凹征、胸廓饱满、发绀、口吐泡沫或从口腔内流出液体，大量羊水吸入性肺炎两肺可闻及干、湿啰音。胎粪吸入者病情往往较重，缺氧严重者可出现神经系统症状，表现为双目凝视、尖叫、颅压增高、意识障碍、惊厥；若并发气胸或纵隔气胸，可出现呼吸衰竭，导致病情迅速恶化甚至死亡。乳汁吸入性肺炎患儿喂奶时有呛咳，乳汁从口、鼻流出，面色发绀，吸入量过多可有窒息。

知识点3：吸入性肺炎的辅助检查　　　　　　　副高：掌握　正高：熟练掌握

（1）血气分析结果为 PaO_2 下降，$PaCO_2$ 升高，pH 降低。
（2）胸部 X 线检查可见两侧肺纹理增粗伴肺气肿。
（3）血常规、血糖、血钙和相应血生化检查等。
（4）气管内吸引物及血液的培养。
（5）彩色多普勒超声检查可用于评估和监测肺动脉压力，有助于持续性肺动脉高压的诊断。

知识点4：吸入性肺炎的治疗要点　　　　　　　副高：掌握　正高：熟练掌握

（1）尽快清除吸入物，保持呼吸道通畅：胎儿娩出后立即用喉镜进行气管内插管，并通过气管内导管进行吸引。
（2）给氧：维持 PaO_2 在 60~80mmHg。根据缺氧程度选择鼻导管、面罩或机械通气。
（3）纠正酸中毒，维持正常循环：用 $NaHCO_3$ 纠正酸中毒，保持动脉血 pH>7.4，特别是并发肺动脉高压的新生儿。维持正常血糖与血钙水平。如患儿出现低血压或灌注不良，应予以扩容并静脉滴注多巴胺。对并发脑水肿、肺水肿或心力衰竭者，应限制液体入量。
（4）合理使用抗生素：有继发细菌感染者，根据血、气管内吸引物的细菌培养及药敏试验结果应用抗生素，不主张预防性应用抗生素。
（5）气胸治疗：并发气胸时做胸腔闭式引流，紧急状态下直接胸腔穿刺引流。
（6）一氧化氮（NO）吸入治疗：对于持续性肺动脉高压患儿可选择 NO 吸入治疗。NO 是一种选择性肺血管扩张药，能够降低肺动脉高压的同时在不影响全身血压的情况下增加氧合。

二、感染性肺炎

知识点 5：感染性肺炎的病因　　　　　　　　　副高：掌握　正高：熟练掌握

（1）出生前感染：胎儿在宫内吸入污染的羊水而致病，或胎膜早破时孕母阴道细菌上行导致胎儿宫内感染，或母亲妊娠期受病毒、细菌等感染后，病原体通过胎盘达胎儿血液循环至肺部引起感染。

（2）出生时感染：因分娩过程中吸入污染产道分泌物时感染，或断脐时消毒不彻底而发生血行感染。

（3）出生后感染：由上呼吸道下行感染肺部或病原体通过血液循环直接引起肺部感染。

知识点 6：感染性肺炎的临床表现　　　　　　　副高：掌握　正高：熟练掌握

出生前感染的新生儿，出生时常有窒息表现，症状出现较早，多在 12～24 小时之内出现，新生儿复苏后可出现气促、呻吟、发绀、呼吸困难、体温不稳定、反应差等。产时感染性肺炎要经过一定的潜伏期，从数小时至数周不等，如细菌感染多在生后 3～5 天发病，2 型单纯疱疹病毒（HSV-2）感染则在生后 5～10 天出现症状，产后感染性肺炎则多在生后 5～7 天内发病。患儿一般症状不典型，主要表现为发热或体温不升、反应差、哭声弱、拒奶、口吐白沫、呼吸浅促、发绀、呼吸不规则，病情严重者出现点头样呼吸或呼吸暂停；肺部体征不明显，有的表现为双肺呼吸音粗。金黄色葡萄球菌肺炎易并发气胸、脓胸、脓气胸等，病情常较严重。

知识点 7：感染性肺炎的辅助检查　　　　　　　副高：掌握　正高：熟练掌握

（1）血液检查：病毒感染者、体弱儿及早产儿白细胞计数可正常或减少，细菌感染者白细胞计数增高。

（2）X 线检查：胸部 X 线片可见肺纹理增粗或出现点状、片状阴影，可融合成片；可有肺不张、肺气肿。

（3）病原学检查：取血液、脓液、气管分泌物做细菌培养、病毒分离；免疫学方法监测细菌抗原，检测血清病毒抗体及衣原体特异性 IgM 等有助诊断。

知识点 8：感染性肺炎的治疗要点　　　　　　　副高：掌握　正高：熟练掌握

（1）控制感染，针对病原菌选择合适的抗生素。巨细胞病毒肺炎及单纯疱疹病毒肺炎可选用阿昔洛韦；肺炎链球菌、B 组乙型溶血性链球菌肺炎选用青霉素；金黄色葡萄球菌肺炎可选用头孢菌素；大肠埃希菌肺炎可选用阿米卡星和氨苄西林；呼吸道合胞病毒肺炎可选用利巴韦林（病毒唑）；衣原体肺炎可选用红霉素。

（2）保持呼吸道通畅，注意保暖，合理喂养和氧疗。

三、新生儿肺炎的护理

| 知识点9：新生儿肺炎的护理评估 | 副高：掌握　正高：熟练掌握 |

（1）健康史：家族成员是否有哮喘病史。有无发热、咳嗽、气促。应注意评估病因及了解病前有无呼吸道传染病接触史。是否有营养不良、佝偻病、先天性心脏病、免疫功能低下等疾病。

（2）身体评估：评估患儿有无发热、咳嗽、咳痰，了解痰液性质，以及体温增高的程度、热型；了解呼吸、心率、肺部啰音的变化；有无呼吸困难及唇周发绀等症状和体征；有无循环、神经、消化系统受累的临床表现。

（3）心理-社会状况（家长）：评估家庭经济情况，患儿家长是否有因患儿住院时间长、知识缺乏等产生的焦虑不安、抱怨的情绪。

| 知识点10：新生儿肺炎的护理诊断 | 副高：掌握　正高：熟练掌握 |

（1）清理呼吸道无效：与呼吸急促、患儿咳嗽反射功能不良及胎粪吸入有关。
（2）气体交换受损：与肺部炎症、气道阻塞、通气障碍有关。
（3）体温调节无效：与感染后机体免疫反应有关。
（4）营养失调（低于机体需要量）：与摄入困难、消耗增加有关。
（5）潜在并发症：气胸、脓胸、脓气胸。

| 知识点11：新生儿肺炎的护理措施 | 副高：掌握　正高：熟练掌握 |

（1）一般护理：具体如下。①维持正常体温：体温过高时采取物理或药物降温，体温过低时给予保暖。②合理喂养：供给足够的能量及水分，少量多次喂奶，细心喂养，喂哺时防止呛咳窒息。病情严重者予以鼻饲或由静脉补充营养物质与液体。③保持室内空气新鲜，温、湿度适宜，穿着舒适，及时更换汗湿衣物。及时更换尿布及呕吐物，保持被服清洁，严格无菌操作，注意手部卫生，预防交叉感染。经常翻身，减少肺部淤血。

（2）保持呼吸道通畅：具体如下。①胎头娩出后及时有效地清除呼吸道分泌物及吸入物。如有分泌物堵塞气道或无呼吸者，立即用喉镜进行气管插管，并通过气道内导管将黏液吸出，再吸氧或人工呼吸。②分泌物黏稠者可行超声雾化吸入，以稀释痰液，每次不超过20分钟，以免引起肺水肿。吸入后协助排痰或吸痰。③经常更换体位，拍背，及时吸痰，吸痰时勿损伤黏膜及引起患儿疲劳。

（3）合理用氧，改善呼吸功能：具体如下。①有低氧血症者，根据病情和血氧监测情况选择鼻导管、面罩、头罩等方法给氧，使其 PaO_2 维持在 $60\sim80mmHg$，重症并发呼吸衰竭者，给予正压通气。注意用氧的浓度、时间，避免引起氧中毒。②胸部理疗有助于促使肺部炎症的吸收。

（4）密切观察病情：观察全身反应、体温、进奶量等情况；观察呼吸困难、缺氧是否改善；观察有无并发症，有无心力衰竭和气胸、纵隔气肿的表现，做好配合抢救的准备。

（5）合理用药：遵医嘱应用抗生素、抗病毒药物，并密切观察药物的不良反应。

（6）遵医嘱收集痰标本及血标本进行细菌培养：注意无菌操作，根据培养结果调整用药。

| 知识点 12：新生儿肺炎的健康指导 | 副高：掌握　正高：熟练掌握 |

（1）耐心向家长介绍患儿的病情，解释所用药物的作用和疗程，指导家长协助观察病情，更好地与医护人员配合。

（2）让家长了解该病的治疗和护理要点，取得家长的最佳配合。保持患儿舒适体位，让患儿保持安静，减少氧的消耗及减轻心脏负担；患儿咳嗽时以正确的方法拍背；注意观察患儿呼吸频率；协助护理人员观察输液速度，防止速度过快引起心力衰竭；保证热量供给，喂养应耐心，少量多次。

（3）病愈后加强体质锻炼，多进行户外活动，在寒冷季节外出时，注意保暖。尽量避免到人多的公共场所，防止上呼吸道感染进而预防肺炎的发生。

（4）定期进行健康检查及疫苗接种。

（5）向家长讲解科学育儿知识。

第十节　新生儿胃食管反流（正高）

| 知识点 1：新生儿胃食管反流的概述 | 正高：熟练掌握 |

新生儿胃食管反流是指其食管下括约肌功能不全，进入胃的内容物反流入食管。早产儿尤为常见。

| 知识点 2：新生儿胃食管反流的病因 | 正高：熟练掌握 |

目前尚不完全明确，多认为与食管下端防止反流屏障失常、食管蠕动功能障碍、食管及胃解剖学异常、激素的影响等因素有关。

| 知识点 3：新生儿胃食管反流的发病机制 | 正高：熟练掌握 |

（1）防止反流屏障失常：防止胃食管反流的屏障包括食管下括约肌、横膈右脚、膈食管韧带、食管和胃之间 His 角和食管末端的纵行黏膜皱襞的瓣膜样作用等，其中食管下括约肌为防止胃食管反流的最重要屏障，起主导作用。食管下括约肌位于食管穿越膈肌处，具有

特殊结构，由环状肌组成，通过神经-肌肉作用保持一定张力，形成长1~4cm的高压带，将胃和食管分隔。在静息状态下保持一定的压力，使食管下端关闭。吞咽时，食管下括约肌反射性舒张，压力下降，使食物进入胃内，阻止胃内容物反流到食管。如果食管下括约肌肌肉组织数量减少或肌细胞有生理性缺陷，静息时食管下括约肌压力下降，且不能随胃内压力改变而变化，遂发生胃食管反流。出生后2周内的新生儿食管下括约肌压力较低（<0.33kPa），高压区长度也短（0.8~1.0cm），至少到出生后6周才达成人水平（0.75kPa）；早产儿胃食管功能需2~3个月才能较成熟，从而建立起有效的防反流屏障。此外，食管下括约肌到咽部的距离相对短，患儿卧位时间较长，哭闹时腹压往往升高，导致新生儿期胃食管反流更多见，甚至40%的正常新生儿可发生胃食管反流。

（2）食管蠕动功能障碍：食物进入食管，吞咽产生的原发性蠕动波可使食物进入胃内。当食物由胃反流入食管时，则食管上端又出现向下的继发性蠕动波，迅速地将反流的食物送回胃内。若食管功能障碍，继发性蠕动波减弱，反流的胃内容物将继续上溢。

（3）食管及胃解剖学异常：食管裂孔疝的患儿常出现胃食管反流。正常的食管下括约肌上部位于胸腔内，中部位于膈的食管裂孔处，下部位于腹腔内。腹腔内的正压作用于食管下括约肌处，可部分抵消胃内容物反流入食管的压力，食管裂孔疝时，食管下括约肌均在胸腔内，处于负压环境中，易出现反流。

（4）激素的影响：某些激素可影响食管下括约肌压力，如促胃液素、乙酰胆碱、胃动素可增加食管下括约肌张力；促胰液素、前列腺素、缩胆囊素、胰高血糖素、血管升压素、胃抑制多肽可降低食管下括约肌压力。

无论以上哪一种保护机制发生障碍，均可发生胃食管反流。由于酸性胃液反流，食管长期处于酸性环境中，食管黏膜的复层扁平上皮对胃酸和胃消化酶缺乏耐受力，可引发食管炎、食管溃疡、食管狭窄；反流物吸入气管甚至肺内，可引起反复发作的支气管炎、肺炎、肺不张；也可引起窒息，甚至猝死综合征。

知识点4：新生儿胃食管反流的临床表现　　　　　　　　正高：熟练掌握

胃食管反流症状多在出生后6周内出现，至18个月时约有60%的患儿症状消失，30%持续存在某些症状直至4岁。约5%有症状的患儿发生食管狭窄，该部分患儿如果未治疗，其中5%患儿死亡，多死于营养不良与吸入性肺炎。

（1）呕吐：呕吐是最常见的症状，可见于90%以上的患儿。生后第1周即可出现，表现为溢乳、轻度呕吐或喷射性呕吐，呕吐较顽固。

（2）体重不增：80%的胃食管反流患儿出现体重不增及营养不良，体重常在普通人群的第10百分位以下。

（3）食管炎：频繁的胃酸反流可致食管炎，患儿表现为不安、易激惹，拒食、流涎，如发生食管黏膜糜烂或溃疡，可出现呕吐及便血，导致缺铁性贫血。

（4）肺部并发症：呕吐物被吸入，可致肺部并发症。可引起窒息、呼吸暂停、发绀，可突然死亡。或引起呛咳、夜间痉挛性咳嗽，导致反复发作性气管炎、吸入性肺炎、肺不张等。反流可造成支气管反射性痉挛，反复发作性咳喘。有的患儿呕吐并不严重，夜咳等肺部症状为仅有表现。胃食管反流治愈后，肺部症状随之消失。

（5）其他表现：可有精神运动发育迟缓、食管气管瘘、唇腭裂、心脏畸形等。

知识点5：新生儿胃食管反流的辅助检查　　　　　　　　　　　**正高：熟练掌握**

（1）食管pH测定：将一置入胃内的pH电极，逐渐向外拉入食管内，直至位于食管下括约肌上3~5cm处。正常情况下，胃内pH甚低，进入食管内pH迅速上升至6.0左右（正常为5.0~6.8）。如有胃酸反流，则pH<4.0并持续15秒以上，阳性率达92%，但假阳性率可达31%，反流是周期性的，常在睡眠时发生，因此24小时连续检测可提高阳性率。本试验灵敏度高，为目前检测食管功能的常用方法。

（2）食管压力测定：该检查主要测定食管下括约肌的压力，分析食管下括约肌的功能状态，广泛应用于胃食管反流的诊断。采用单孔聚氯乙烯测压管进行测压，长度为80cm，新生儿用外径0.3cm、内径0.2cm的导管，管上标有刻度，管端封闭，距管端0.5cm处开一直径0.1cm的侧孔。检查前禁食4小时，测定前半小时口服水合氯醛或肌内注射苯巴比妥。

（3）上消化道钡餐造影：是检查食管功能最有用的诊断方法，简便易行。可观察钡剂从胃反流到食管，同时可观察食管有无缩窄，是否并发食管炎。应注意5%稀钡剂量应与平时进食量相等。应连续观察5分钟，有3次以上反流才能确定诊断。反流到食管下段即有诊断意义，如达食管中段或上段则意义更大。检查时头低位，腹部加压可提高检出阳性率。

（4）胃食管闪烁扫描：用胶体硫酸锝与牛乳混合喂入后做扫描检查，可测出食管反流量，并可观察食管功能。此法灵敏度高，只要吸入0.025ml就可用闪烁扫描检出，证实呼吸道症状与胃食管反流有关。

（5）超声检查：为无创性检查，较为实用，可见食管下段充盈，胃与食管间有液体来回流动。

（6）食管内镜检查及黏膜活检：仅在有食管炎时才有帮助，并能确定其程度，还可同时发现有无食管狭窄。如内镜检查正常，不能排除胃食管反流，可活检进行组织学检查。活检时可发现食管基底层复层扁平上皮细胞增生、肥厚，黏膜厚度可增加65%。因本检查方法为有创性检查，不适于新生儿。

知识点6：新生儿胃食管反流的治疗要点　　　　　　　　　　　**正高：熟练掌握**

（1）体位治疗：为主要治疗方法。轻症患儿进食时或进食后1小时保持直立位。重症患儿须24小时持续体位治疗，进食时取直立位，进食后取前倾俯卧30°为最佳体位，可减少反流，并防止反流物吸入。

（2）饮食治疗：少量、多次喂奶，喂以稠厚的乳汁以改善症状。

（3）药物治疗：H_2受体阻断药西咪替丁和拟胆碱药氯贝胆碱可抑制胃酸分泌和增加食管括约肌压力，但尚未见在新生儿临床应用方面的报道。促胃肠动力药多潘立酮、西沙必利等在治疗新生儿胃食管反流方面有成功报道。

（4）外科手术治疗：保守治疗 6 周无效，有严重并发症（如消化道出血、营养不良、生长迟缓），有严重食管炎或缩窄形成，有呼吸道合并症等为手术指征。5%~10%的患儿必须手术治疗。

知识点 7：新生儿胃食管反流的护理诊断　　　　　　　　　正高：熟练掌握

（1）有窒息的危险：与溢奶和呕吐有关。

（2）营养失调（低于机体需要量）：与反复呕吐致能量和各种营养素摄入不足有关。

（3）疼痛：与胃内容物反流致反流性食管炎有关。

（4）知识缺乏：患儿家长缺乏本病护理的相关知识。

知识点 8：新生儿胃食管反流的护理措施　　　　　　　　　正高：熟练掌握

（1）保持适宜体位：具体如下。①轻症患儿：进食时或进食后 1 小时予以直立位或取50°角的仰卧位。②严重患儿：24 小时予以木板床倾斜 30°的体位治疗，患儿头偏向一侧，俯卧位并用背带固定，防止反流物吸入。体位治疗时，应安排专人看护。

（2）合理喂养

1）少量多餐：采取缩短间隔时间而增加次数的喂奶方法。

2）胃管喂养：反复出现呼吸暂停的早产儿不宜采用。方法如下。①间歇胃管喂养：每隔 1~2 小时喂奶 1 次。②持续胃管喂养：用推注泵控制流速，一般在 3 小时内将 4 小时奶量推注完成，另 1 小时作为休息时间，下一次推注前先测定胃内的残余量并记录到第二次的总量中，每次喂养均应记录饮食单。

（3）用药护理：遵医嘱给药并观察药物疗效和不良反应，注意用法用量，不能吞服时应将药片研碎。多潘立酮应饭前半小时或睡前口服；服用西沙必利时，不能同时饮用橘子汁，同时注意观察心率和心律的变化，出现心率加快或心律不齐时应及时联系医生进行处理。

知识点 9：新生儿胃食管反流的健康指导　　　　　　　　　正高：熟练掌握

（1）告知新生儿家长体位及饮食护理的方法、重要性和长期性。

（2）指导家长观察患儿有无发绀，判断患儿反应状况和喂养是否耐受。

（3）新生儿每天监测体重。

（4）带药出院时，详细说明用药方法和注意事项，尤其是用药剂量和不良反应。

第十一节 新生儿黄疸

| 知识点1：新生儿黄疸的概述 | 副高：掌握　正高：熟练掌握 |

新生儿黄疸是新生儿时期体内胆红素积聚而引起的皮肤、黏膜、巩膜等黄染的疾病。可分为生理性黄疸和病理性黄疸。黄疸的病因复杂，病情轻重不一，重者可发生胆红素脑病，导致死亡或严重后遗症。故应加强对新生儿黄疸的临床观察，尽快找出原因，及时治疗，加强护理。

| 知识点2：新生儿胆红素代谢特点 | 副高：掌握　正高：熟练掌握 |

（1）胆红素生成相对较多：新生儿每天胆红素生成量约8.8mg/kg，为成人的2倍以上，主要是未结合胆红素，其原因：①宫内胎儿处于氧分压偏低的环境，红细胞数量代偿性增多，出生后环境氧分压提高，使过多的红细胞被破坏。②新生儿红细胞寿命为80~100天，比成人短20~40天，形成胆红素的周期亦缩短。③旁路胆红素来源多和血红素加氧酶在出生后7天内含量高，产生胆红素的潜力大。

（2）肝功能不成熟：①新生儿出生后5天内，肝细胞内摄取胆红素所必需的Y及Z蛋白含量低，使肝细胞对胆红素摄取能力差，5~10天后才达成人水平。②新生儿肝细胞内尿苷二磷酸葡萄糖醛酸基转移酶含量极低，且活性不足，形成结合胆红素的能力差，不能将未结合胆红素有效地转换成结合胆红素，此酶的活性1周后接近正常。③新生儿肝细胞对结合胆红素排泄到胆汁内的这一过程存在暂时性缺陷，易致胆汁淤积。

（3）肠肝循环增加：新生儿刚出生时肠道内正常菌群尚未建立，不能将进入肠道的胆红素转化为尿胆原和粪胆原，且新生儿肠道内β-葡糖醛酸糖苷酶活性较高，将进入肠道内的结合胆红素很快水解成未结合胆红素和葡糖醛酸，未结合胆红素又被肠壁重吸收经门静脉进入血液循环到达肝，加重肝负担。若胎粪排出延迟，则肠壁吸收胆红素更多。

（4）运转胆红素的能力不足：刚娩出的新生儿常有不同程度的酸中毒，影响血中胆红素与清蛋白的联结，早产儿清蛋白的数量比足月儿更低，均使运送胆红素的能力不足。

| 知识点3：新生儿黄疸的分类及特点 | 副高：掌握　正高：熟练掌握 |

（1）生理性黄疸：新生儿生理性黄疸与新生儿胆红素代谢特点有关，50%~60%的足月儿和80%以上的早产儿可出现生理性黄疸。其特点：①足月儿2~3天出现黄疸。②4~5天达高峰，5~7天消退，最迟不超过2周。③早产儿黄疸多于出生后3~5天出现，5~7天达高峰，7~9天消退，最长可延迟到3~4周消退。④血清胆红素浓度<221μmol/L，早产儿<256.5μmol/L是生理性黄疸范畴。⑤每天胆红素浓度升高<85μmol/L或每小时升高<0.85μmol/L。⑥一般情况良好。

（2）病理性黄疸：具备下列任何一项者应考虑病理性黄疸。①黄疸出现过早（出生后24小时内）。②黄疸程度重，血清胆红素浓度足月儿>221μmol/L，早产儿>256.5μmol/L。③进展快，每天增高>85μmol/L，或每小时升高>0.85μmol/L。④黄疸持续时间长，足月儿超过2周，早产儿超过4周。⑤黄疸退而复现。⑥血清结合胆红素超过34μmol/L。

知识点4：病理性黄疸的病因	副高：掌握　正高：熟练掌握

（1）感染性：①新生儿肝炎大多由病毒引起，以巨细胞病毒最常见，乙型肝炎病毒、风疹病毒、单纯疱疹病毒、甲型肝炎病毒、梅毒螺旋体、弓形虫等都可引起。病原体通过胎盘垂直感染胎儿或胎儿通过产道时被感染，常在出生后1~3周或更晚出现黄疸，病重时胎粪色浅或灰白，尿色深黄，患儿可有厌食、呕吐、肝大。②新生儿败血症及其他感染。以大肠埃希菌及金黄色葡萄球菌多见。细菌的毒素作用于红细胞，可加速红细胞破坏及损伤肝细胞。探视人员过多，接触新生儿时不注意手部卫生是目前常见引起感染的原因。

（2）非感染性：具体如下。①新生儿溶血病：因母婴血型不合引起的免疫性溶血。②先天性胆管阻塞：多数由宫内病毒感染所致，常见出生后进行性胆管炎、胆管纤维化和胆管闭锁。多在出生后2周开始出现黄疸进行性加重，粪色由浅黄色转为白色，肝进行性增大，边硬而光滑。③母乳性黄疸：指母乳喂养的新生儿在出生3个月后仍然有黄疸现象，需排除其他原因引起。婴儿一般状态良好，不需要任何治疗。停止母乳喂养24~72小时，黄疸程度可得到明显缓解。④遗传性疾病：红细胞葡萄糖-6-磷酸脱氢酶缺乏症引起的胆红素脑病发生率较高，红细胞丙酮酸激酶缺乏症、遗传性球形红细胞增多症、半乳糖血症等也可引起病理性黄疸。⑤药物性黄疸：维生素K_3、维生素K_4、新生霉素及磺胺药物等。⑥缺氧、低血糖、酸中毒等也可导致病理性黄疸。

知识点5：新生儿病理性黄疸的临床表现	副高：掌握　正高：熟练掌握

（1）黄疸的特点：①黄疸出现早，一般在生后24小时内出现。②黄疸程度重，血清胆红素足月儿>220.6μmol/L，早产儿>256.5μmol/L。③黄疸进展快，血清胆红素每天上升>85.5μmol/L。④黄疸持续不退时间长，足月儿>2周，早产儿>4周，并进行性加重。⑤黄疸退而复现。⑥血清结合胆红素>34.2μmol/L。

（2）严重表现：当患儿血清胆红素>342μmol/L时，游离的间接胆红素可透过血脑屏障，造成基底核等处的神经细胞损害，出现中枢神经系统症状，发生胆红素脑病。该病多于出生后4~7天出现症状。临床将其分为4期。①警告期：嗜睡、反应低下、吸吮无力、肌张力降低，偶有尖叫和呕吐。持续12~24小时。②痉挛期：出现双眼凝视、抽搐、角弓反张、呼吸节律不齐，此期持续12~48小时。③恢复期：吃奶及反应好转，抽搐次数减少，角弓反张逐渐消失，肌张力逐渐恢复。此期约持续2周。④后遗症期：出现胆红素脑病四联症，即手足徐动、眼球运动障碍、听觉障碍、牙釉质发育不良。此外，也可留有脑瘫、精神发育迟缓、抽搐、抬头无力和流涎等后遗症。

知识点6：新生儿病理性黄疸常见疾病的临床特点　　副高：掌握　正高：熟练掌握

（1）新生儿溶血病：是指母、婴血型不合，母亲血中血型抗体通过胎盘进入胎儿血液循环，发生同种免疫反应使胎儿、新生儿红细胞破坏而引起的溶血。ABO系统血型和Rh血型系统不合引起者最多见。主要表现如下。①黄疸：生后24小时内出现黄疸，并进行性加重，血清胆红素浓度迅速增加。②贫血：新生儿ABO血型不合溶血病贫血较轻，新生儿Rh血型不合溶血病贫血出现早且重。重度贫血常伴有水肿、皮肤苍白，易发生贫血性心脏病致心力衰竭。③肝、脾大：髓外造血引起肝、脾代偿性增大，多见于新生儿Rh血型不合溶血病患儿。④胆红素脑病。

（2）母乳性黄疸：母乳中β-葡糖醛酸糖苷酶的活性过高，使肠道中未结合胆红素的产生及吸收增加所致。一般于母乳喂养后4～5天出现黄疸，持续升高，2～3周达高峰，4～12周后降至正常。患儿一般状态良好，停喂母乳1～3天黄疸即减轻。

（3）先天性胆道闭锁：出生后2周出现黄疸并逐渐加重，皮肤呈黄绿色，肝进行性增大，质硬、光滑，粪便呈灰白色（陶土色）。以结合胆红素增高为主，肝功能异常，多在3～4个月内发展为胆汁性肝硬化。

（4）新生儿肝炎：大多因病毒通过胎盘导致胎儿感染，或当胎儿通过产道时被感染。以巨细胞病毒、乙型肝炎病毒最常见。一般于出生后2～3周出现黄疸，并逐渐加重，伴厌食、体重不增、粪便色浅，尿色深黄，肝大。以结合胆红素增高为主，伴肝功能异常。

（5）新生儿败血症及其他感染：由细菌毒素加快红细胞破坏、损坏肝细胞所致。黄疸于1周内出现，或黄疸退而复现并进行性加重，伴全身中毒症状。有感染病灶，以脐炎、皮肤脓疱疮最多见。早期以未结合胆红素增高为主，或两者均高；晚期则以结合胆红素增高为主。

知识点7：新生儿黄疸的辅助检查　　副高：掌握　正高：熟练掌握

（1）血常规：红细胞计数降低、血红蛋白水平降低，网织红细胞计数显著增加。

（2）胆红素测定：血清胆红素水平升高，以未结合胆红素水平升高为主。

（3）血型测定：母婴血型不合。

（4）抗体检查：患儿红细胞直接抗球蛋白试验阳性；红细胞抗体筛查阳性；血清游离抗体（抗A或抗B IgG）阳性。

知识点8：新生儿黄疸的治疗要点　　副高：掌握　正高：熟练掌握

（1）病因治疗：找出引起病理性黄疸的原因，采取相应的措施，积极治疗原发疾病。

（2）降低血清胆红素：①合理喂养。尽早喂养可以防止新生儿低血糖，诱导建立肠道正常菌群，减少肠肝循环，保持排便通畅，减少肠壁对胆红素的再吸收。②光照疗法。未结合胆红素浓度增高超过221μmol/L者应采用蓝光照射治疗。

（3）保护肝：预防和控制病毒、细菌感染，避免使用对肝细胞有损害作用及可能引起溶血、黄疸的药物。

（4）降低游离胆红素：根据病情，适当地输入人体血浆和清蛋白，降低游离胆红素，防止胆红素脑病发生。

（5）应用肝酶诱导剂：常用苯巴比妥钠每天5mg/kg，分2~3次口服，共4~5天；也可用尼可刹米每天100mg/kg，分2~3次口服，共4~5天。

（6）纠正代谢紊乱：纠正缺氧、酸中毒、电解质紊乱，维持酸碱平衡，注意保暖。

（7）控制感染：有严重感染如新生儿败血症者应积极使用有效抗生素，消除感染病灶。

知识点9：新生儿黄疸的护理评估	副高：掌握　正高：熟练掌握

（1）健康史：了解患儿胎龄、分娩方式、Apgar评分、母婴血型、体重、喂养及保暖情况；询问患儿体温变化及粪便颜色、药物服用情况、有无诱发物接触。

（2）身体状况：观察患儿的反应、精神状态、吸吮力、肌张力等情况，监测体温、呼吸、患儿皮肤黄染的部位和范围，注意有无感染灶、有无抽搐等。了解胆红素变化。

（3）心理-社会状况：了解患儿家长心理状况，尤其是胆红素脑病患儿家长的心理状况，以及对本病病因、性质、护理、预后的认识程度。

知识点10：新生儿黄疸的护理诊断	副高：掌握　正高：熟练掌握

（1）潜在并发症：胆红素脑病。

（2）知识缺乏（家长）：缺乏关于新生儿黄疸护理的基本知识。

知识点11：新生儿黄疸的护理措施	副高：掌握　正高：熟练掌握

（1）一般护理：具体如下。①保暖：低体温影响胆红素与清蛋白的结合应置患儿于适中温度中，维持体温稳定，使体温维持在36~37℃，可使血清间接胆红素水平升高。②尽早喂养：耐心喂养患儿，可刺激肠道蠕动，促进胎便排出，减少肠肝循环，减轻黄疸的程度，也有利于在肠道内建立正常菌群。患儿黄疸期间常有食欲缺乏、吸吮无力表现的，应耐心喂养，保证热量供给，必要时静脉滴注10%葡萄糖液，防止发生低血糖。母乳性黄疸者可停喂母乳3天，黄疸明显下降后恢复母乳喂养，停母乳期间宜用吸奶器将母乳吸出，应保持乳汁分泌，婴儿暂时改用其他代乳品。③保持室内安静：减少不必要刺激，护理操作集中进行。④皮肤护理：观察皮肤有无破损及感染灶，脐部如有脓性分泌物，可用3%过氧化氢清洗局部后，涂以安尔碘皮肤消毒剂，保持脐部清洁和干燥。

（2）密切观察病情，预防胆红素脑病：具体如下。①密切观察皮肤、巩膜的颜色变化和神经系统的表现：根据患儿皮肤黄染的部位和范围，估计血清胆红素增高的程度，判断病情进展情况。当血清胆红素达到 $85.5\sim119.7\mu mol/L$ 时，皮肤可出现黄疸，通常先在面部出现，随着胆红素浓度增高，黄疸的程度加重，逐渐由躯干向四肢发展，当血清胆红素达 $307.8\mu mol/L$ 时，躯干呈橘黄色，当手足心转为橘黄色时，其血清胆红素可达 $342\mu mol/L$ 以上。②观察生命体征：体温、脉搏、呼吸及有无出血倾向，观察患儿哭声、吸吮力、肌张力变化，精神反应，有无抽搐等，有助于判断有无胆红素脑病发生。③观察排泄情况：大小便次数、量及性质，颜色深浅的变化，有无粪便呈灰白色。如有胎粪延迟排出，应给予灌肠处理，促进粪便及胆红素排出。④观察贫血进展情况：严密监测溶血性贫血患儿的实验室检查结果，观察患儿呼吸、心率、尿量的变化，以及水肿，肝、脾大等情况，判断有无心力衰竭。

（3）光照疗法和换血疗法：早期新生儿胆红素过高可致胆红素脑病，对新生儿生命健康有很大威胁，必须积极预防，以减少新生儿死亡率和精神发育迟缓的发病率。应实施光照疗法和换血疗法，并做好相应护理。换血过程中注意患儿保暖，密切观察患儿全身情况及反应、皮肤颜色等，监测生命体征，详细记录每次入量、出量、累计出入量、心率、呼吸、血压、用药等，做好心电监护。

（4）加强基础护理：及时更换尿布，做好臀部护理；及时清除呕吐物、汗渍等，保持患儿舒适；做好眼部护理；每2小时翻身，避免压疮的发生；剪指甲，避免抓伤；使肢体处于功能位置。

（5）用药护理：给予清蛋白和肝酶诱导药治疗，及时纠正缺氧、酸中毒，预防和控制感染，以促进胆红素与清蛋白结合。有心力衰竭者给予利尿药和洋地黄类药物，注意用药后反应。切忌快速输入高张药物，以免胆红素通过血脑屏障进入脑组织。应用苯巴比妥及尼可刹米，以诱导肝细胞微粒体增加，葡萄糖醛酸转移酶的生成。中药消退黄疸也有一定疗效。避免使用引起新生儿溶血或抑制肝酶活性药物（如维生素 K_3、维生素 K_4、磺胺等）。

（6）遵医嘱输血浆每次 25ml 或清蛋白 1g/kg，使未结合胆红素与清蛋白结合，以防胆红素脑病的发生。

知识点12：新生儿黄疸的健康指导	副高：掌握　正高：熟练掌握

（1）讲解黄疸病因及临床表现，使家长了解疾病的转归，取得家长的配合与理解。

（2）对既往育有新生儿溶血症患儿的孕妇，以及有流产史或有死胎的孕妇讲解产前检查和胎儿宫内治疗的重要性，防止新生儿溶血症的发生。

（3）对可能留有后遗症者，指导家长早期为患儿进行康复治疗。

（4）母乳性黄疸的患儿，可继续母乳喂养，如吃母乳后仍出现黄疸，可改为隔次母乳喂养逐步过渡到正常母乳喂养。若黄疸严重，患儿一般情况差，可考虑暂停母乳喂养，黄疸消退后再恢复母乳喂养。

（5）患儿衣物保管处勿放樟脑丸，并注意药物的选用，以免诱发溶血。

第十二节　新生儿败血症

知识点1：新生儿败血症的概述　　　　副高：掌握　正高：熟练掌握

新生儿败血症是指新生儿期病原体侵入血液循环并在血液中生长繁殖、产生毒素而造成的全身感染。常见病原体为细菌，也可为真菌、病毒或原虫等。胎龄越小，出生体重越轻，其发病率及病死率越高。

知识点2：新生儿败血症的病因及发病机制　　　　副高：掌握　正高：熟练掌握

（1）自身因素：新生儿免疫系统功能不完善，皮肤黏膜屏障功能差，加之血液中补体少，白细胞在应激状态下杀菌力下降，T细胞对特异性抗原反应差，细菌一旦侵入易导致全身感染。

（2）病原菌：病原菌以金黄色葡萄球菌、大肠埃希菌为主。近年来，由于各种导管、气管插管技术的广泛应用及极低体重儿存活率的提高，机会致病菌（表皮葡萄球菌、铜绿假单胞菌、克雷伯菌、大肠埃希菌、变形杆菌、沙雷菌、微球菌、D组链球菌）、厌氧菌（类杆菌群、产气荚膜梭菌）和耐药菌株感染有增加趋势，空肠弯曲菌、幽门螺杆菌等亦成为败血症的新致病菌。

（3）感染途径：感染途径可发生在产前、产时或产后。①产前孕妇有明显的感染史，羊膜腔感染更易引发疾病。②产时感染与胎儿通过产道时被细菌感染有关，如产程延长、胎膜早破及助产过程消毒不严等，细菌上行污染羊水，胎儿吸入、吞入产道中污染的分泌物使胎儿感染。产伤等也可造成细菌侵入血液。③产后感染较常见，尤其是金黄色葡萄球菌。产后感染往往与细菌经脐部、皮肤黏膜损伤处及呼吸道、消化道等部位的侵入有关。细菌通过皮肤、黏膜、脐部或呼吸道、消化道侵入血液；还可由于医疗器械消毒不严造成医源性感染。环境、用具、家庭成员及医护人员，均可通过飞沫、皮肤接触等感染新生儿。

（4）近年来医源性感染有增多趋势。

知识点3：新生儿败血症的临床表现　　　　副高：掌握　正高：熟练掌握

无特征性表现，临床症状常不典型，主要为严重的全身中毒症状，并可累及多个系统。按发病时间分为早发型和晚发型。出生后7天内出现症状者称为早发型败血症；7天后出现者称为晚发型败血症。

（1）早发型败血症：感染常发生在出生前或出生时，与围生因素有关，病原菌以大肠埃希菌等革兰阴性杆菌为主，常伴有新生儿肺炎，起病急，常可致多器官受累，死亡率高达5%~20%。

（2）晚发型败血症：感染常发生在出生时或出生后，由环境因素或医源性因素造成，病原菌以葡萄球菌等条件致病菌为主，常有脐炎、肺炎或脑膜炎等，死亡率较早发型低。

败血症早期症状常不典型，一般早期表现为精神不振、食欲缺乏、哭声弱、体温异常等，转而发展为精神萎靡、嗜睡、拒乳、不哭、不动、面色欠佳。早产儿表现为体温不升、呼吸异常，出现病理性黄疸迅速加重、持续不退或退而复现的表现，严重者有胆红素脑病表现。少数严重者很快发展成循环衰竭、呼吸衰竭、弥散性血管内凝血（DIC）、中毒性麻痹、酸碱平衡紊乱和胆红素脑病，常并发化脓性脑膜炎。

知识点 4：新生儿败血症的辅助检查　　　　　副高：掌握　正高：熟练掌握

（1）血常规：白细胞计数升高，有中毒颗粒和核左移，中性粒细胞占比增高。少数感染严重者白细胞计数也可降低，但中性粒细胞中杆状核细胞比例增加，血小板计数增加。

（2）病原学检查：①血细菌培养是确诊新生儿败血症的依据，但阳性率较低。应在抗生素使用前进行，抽血时严格消毒。局部病灶的细菌培养结果对病原诊断有参考价值。因新生儿抵抗力低下及培养技术等原因，培养结果阴性也不能排除败血症。②可酌情进行胃液，以及脐部、咽部、外耳道分泌物等涂片和细菌培养，对本病诊断有参考意义。

（3）C 反应蛋白测定：细菌感染后，C 反应蛋白水平 6~8 小时即上升，感染被控制后短期内即可下降，因此 C 反应蛋白还有助于观察疗效和判断预后。

知识点 5：新生儿败血症的治疗要点　　　　　副高：掌握　正高：熟练掌握

（1）合理使用抗生素：早期、联合、足量、足疗程静脉应用抗生素，血细菌培养阳性者疗程至少 10~14 天，有并发症者应治疗 3 周以上，选用药物敏感的抗生素。葡萄球菌感染时，应选用新型青霉素或万古霉素；革兰阴性杆菌感染宜选用氨苄西林或第三代头孢菌素。若病原不明应联合应用以上两类药物。宜静脉给药，以保证抗生素有效进入体内。

（2）支持、对症治疗：注意保暖，供给氧气、能量和液体；清除感染灶；纠正酸中毒及电解质紊乱；结合病情，必要时可静脉输注新鲜血浆或全血、粒细胞、血小板及免疫球蛋白。

（3）处理局部病灶：如脐炎、脓疱疮等。

知识点 6：新生儿败血症的护理诊断　　　　　副高：掌握　正高：熟练掌握

（1）体温过高或过低：与全身感染有关。

（2）皮肤黏膜完整性受损：与脐炎、脓疱疮等局部化脓性感染有关。

（3）营养失调（低于机体需要量）：与吸吮无力、食欲缺乏，摄入量不足和全身感染中毒有关。

（4）潜在并发症：出血、休克、化脓性脑膜炎、弥散性血管内凝血。

知识点7：新生儿败血症的护理措施　　　　　副高：掌握　正高：熟练掌握

（1）一般护理：具体如下。①预防交叉感染：对感染患儿与非感染患儿应采取保护性隔离，避免交叉感染。护理人员在护理患儿前后应加强手的清洁消毒。患儿所用器械、用具、衣物、床褥等均应高压消毒处理，避免发生医源性感染。②合理喂养：保证营养供给，喂养时要细心，少量、多次给予哺乳，保证机体的需要；吸吮及吞咽能力差者，可鼻饲喂养，病情危重者按医嘱静脉补充能量和水；每天测体重1次，以评估疗效和判断营养状况。

（2）维持体温稳定：受感染及环境因素影响，患儿体温易波动，败血症患儿体温波动较大时，应每1~2小时监测体温1次。当体温过高时，可调节环境温度，打开包被，或多喂水来降低体温，新生儿不宜用药物、乙醇擦浴、冷盐水灌肠等刺激性强的降温方法，否则易出现体温不升。体温不升时，及时给予保暖措施；降温后，30分钟复测体温1次并记录。

（3）清除局部感染灶：如脐炎、鹅口疮、脓疱疮、口腔破溃和其他皮肤破损等均应及时处理，防止感染继续蔓延扩散。脐部感染时，应每天1~2次清创换药，可用3%过氧化氢清洗后再涂以2%碘酊。皮肤有小脓疱时，用75%乙醇消毒后用无菌针头将脓疱刺破并排出脓液。

（4）严密观察病情变化：观察患儿生命体征、神志、面色、皮肤、前囟、哭声、呕吐情况、有无惊厥等，以及时发现脑膜炎、出血倾向、休克、胆红素脑病等，应及时通知医生，配合抢救处理。

（5）用药护理：在静脉给药前应做血细菌培养和药物敏感试验，以明确病原和针对性地给药。为提高血细菌培养的阳性率，可在不同部位取双份标本。取血和装标本的操作过程中需严格遵守无菌原则，避免杂菌污染，采血后立即送实验室培养。熟悉所用抗生素的药理作用、剂量、用法、不良反应及配伍禁忌。用氨基糖苷类药物时，注意观察对肾、听力的影响，按时化验尿液。败血症疗程较长，故应注意保护血管，有计划地交换穿刺部位。

知识点8：新生儿败血症的健康指导　　　　　副高：掌握　正高：熟练掌握

（1）做好家长的心理护理，减轻家长的恐惧及焦虑，树立对患儿康复的信心。

（2）讲解与败血症发生有关的预防和护理知识，以及抗生素治疗过程较长的原因，取得家长的配合。

（3）向家长介绍预防新生儿感染的方法，指导家长正确喂养和护理，让家长了解当发生局部感染时，应及时彻底治疗，以防感染扩散引起败血症。

（4）介绍脐部护理方法，接触患儿前洗手，保持皮肤清洁、保持口腔黏膜的完整性等。

第十三节　新生儿寒冷损伤综合征

知识点1：新生儿寒冷损伤综合征的概述　　　　副高：掌握　正高：熟练掌握

新生儿寒冷损伤综合征硬肿病主要是受寒引起的低体温和多器官功能损伤，严重者引起皮肤和皮下脂肪变硬与水肿。

知识点 2：新生儿寒冷损伤综合征的病因及发病机制　　副高：掌握　正高：熟练掌握

寒冷、早产、感染和窒息是其致病因素。

（1）新生儿体温调节与皮下脂肪组成特点：①新生儿体温调节中枢不成熟。②产热不足，体表面积相对较大，血管丰富，皮下脂肪层薄，易散热，尤以早产儿、低体重儿和小于胎龄儿为明显。③早产儿棕色脂肪储存不足，缺氧、酸中毒及感染时产热不足，寒冷时缺乏寒战，容易出现低体温。④新生儿皮下脂肪组织中饱和脂肪酸含量大，熔点高，体温降低时易凝固，皮脂容易发生硬化，出现硬肿症。

（2）寒冷损伤：寒冷环境或保温不当可使新生儿失热增加，当产热不抵失热时，体温随即下降，继而引起外周小血管收缩，皮肤血流量减少，出现肢端发冷和微循环障碍，进一步引起心功能障碍表现。低体温和皮肤硬肿，可使局部血液循环淤滞，引起组织缺氧、代谢性酸中毒，导致皮肤毛细血管壁通透性增加，出现水肿。严重者可引起弥散性血管内凝血和多器官功能损伤。

（3）其他：缺氧、肺炎、颅内出血、心力衰竭、休克、红细胞增多症等，都可以作为直接原因或诱因而引起发病。

知识点 3：新生儿寒冷损伤综合征的临床表现　　副高：掌握　正高：熟练掌握

本病多发生在冬、春寒冷季节，新生儿早期或早产新生儿多见。

（1）一般表现：反应低下，哭声低弱，呼吸困难，吮吸差或拒乳，也可出现呼吸暂停等。

（2）低体温：肛温低于 35℃，重者低于 30℃，四肢或全身出现冰凉，呼吸浅，脉搏微弱。

（3）皮肤硬肿：全身皮下脂肪聚集的部位均可出现硬肿、水肿或硬而不肿，按之似橡皮样，呈暗红色或青紫色。伴水肿者有指压凹陷。全身硬肿发生的顺序为：小腿→大腿外侧→整个下肢→臀部→面颊→上肢→全身，常呈对称性。硬肿面积的计算方法：头颈部 20%，双上肢 18%，前胸及腹部 14%，背及腰骶部 14%，臀部 8%，双下肢 26%。

（4）多器官功能损害：不吃、不哭、反应低下，心率减慢，心音低钝，心电图、血生化异常等。严重者出现休克、心力衰竭，弥散性血管内凝血（DIC）、少尿、无尿，急性肾衰竭等，临终前常有肺出血。

（5）感染：并存感染者常并发肺炎、败血症。

（6）病情分度：临床依据体温、硬肿范围及器官功能受损程度分为轻、中、重 3 度，见表 6-2。

表 6-2 新生儿寒冷损伤综合征的病情分度

分 度	肛温（℃）	腋-肛温差（℃）	硬肿范围	全身情况及器官功能改变
轻度	≥35	>0	<20%	无明显改变
中度	<35	≥0	20%~50%	反应差、功能明显低下
重度	<30	<0	>50%	休克、DIC、肺出血、急性肾衰竭

知识点 4：新生儿寒冷损伤综合征的辅助检查　　　　副高：掌握　正高：熟练掌握

（1）血常规：白细胞计数一般无明显变化，合并感染者白细胞计数及中性粒细胞占比升高。

（2）实验室检查：①依据病情选择动脉血气分析、血电解质、血尿素氮、血糖、肌酐等。②血小板计数、凝血时间及纤维蛋白原测定，有助于确定有无 DIC。

（3）心电图检查：提示有无心肌损害、心动过缓、低电压、心律不齐等。

（4）胸部 X 线：了解肺部炎症、水肿或出血改变。

知识点 5：新生儿寒冷损伤综合征的治疗要点　　　　副高：掌握　正高：熟练掌握

（1）复温：复温是治疗低体温患儿的关键。根据患儿体温下降程度，选用不同的复温方法，目的是在体内产热不足的情况下，通过提高环境温度（减少散热或外加热），以恢复和保持正常体温。复温的原则是逐步复温，循序渐进。

（2）支持疗法：补充足够热量，依据病情选择经口或静脉给予营养物质，必要时可间歇性输血或血浆。严格控制输液量及速度。

（3）纠正器官功能紊乱：及时处理肺出血、微循环障碍、肾衰竭及 DIC。出现休克时需扩容和纠正酸中毒，静脉给多巴胺每分钟 5~15μg/kg，有血小板减少和高凝状态时，可用肝素，并输新鲜全血或血浆，每次 20~50ml。但当 DIC 患儿发生出血时不宜用肝素。有出血倾向的患儿，可给维生素 K_1、酚磺乙胺等。出现肾功能不全时，可给呋塞米，每次 1mg/kg。

（4）控制感染：有感染者及病情严重者根据血细菌培养和药敏试验结果选用抗生素及对症处理。

知识点 6：新生儿寒冷损伤综合征的护理诊断　　　　副高：掌握　正高：熟练掌握

（1）体温过低：与新生儿体温调节功能低下、寒冷、早产、窒息、感染有关。

（2）营养失调（低于机体需要量）：与喂养不当、吸吮困难、摄入不足有关。

（3）组织灌注量改变：与皮下脂肪凝固、微循环障碍有关。

（4）有感染的危险：与患儿免疫、皮肤黏膜屏障功能低下有关。

（5）皮肤完整性受损：与皮肤硬肿、水肿有关。

（6）潜在并发症：肺出血、DIC。

（7）知识缺乏（家长）：缺乏有关新生儿正确保暖及育儿知识。

知识点7：新生儿寒冷损伤综合征的护理措施　　　　　副高：掌握　正高：熟练掌握

（1）合理喂养：根据患儿的吸吮、吞咽、消化能力，选择适宜的营养供给方式，供给充足的热量和液体有利于患儿恢复正常体温和疾病的康复。开始每天热量应达到209.2kJ/kg，水50ml/kg。随着体温的上升逐渐增至每天419~502kJ/kg，水分为100~120ml/kg。细心喂养，能吸吮的患儿可经口喂养，吸吮无力者可用鼻饲或肠外营养的方法。重者可输血及血浆。有明显心、肾功能损害者，严格控制输液速度，最好应用输液泵，建立输液记录卡，每小时记录输入量及速度，根据病情加以调节，以免发生心力衰竭和肺出血，供给的液体需加温至35℃左右。

（2）复温：正确复温是治疗新生儿寒冷损伤综合征的重要措施。①对肛温>30℃，腋温-肛温差（T_{A-R}）为正值的轻、中度患儿，提示体温虽低，但棕色脂肪产热较好。此时可通过减少散热复温，温水浴后将患儿用预热的暖衣被包裹，移进预热至30℃的暖箱内。早产儿，可放入30℃暖箱中，根据体温恢复的情况逐渐调整到30~34℃，每小时监测肛温1次，使患儿6~12小时恢复正常体温。肛温升至35~36℃后，应得暖箱温度调至该患儿的适中温度。无条件者用温暖的襁褓包裹，置于25~26℃室温环境中，并用热水袋保暖，也可用热炕、母亲怀抱、电热毯等保暖复温，防止烫伤。②对肛温<30℃，腋温-肛温差为负值的重度患儿，先置于比体温高1~2℃的暖箱中，并逐步提高暖箱的温度，每小时升高1.0~1.5℃，最高不超过34℃，同时监测肛温、腋温，使患儿体温在12~24小时恢复正常。还可辅以恒温水浴疗法，水温39~40℃，脐部用消毒纱布和橡皮膏包扎固定，每次15分钟，每天1~2次，浴后擦干放入暖箱。用远红外抢救台快速复温时，床面温度从30℃开始，每15~30分钟提高体温1℃，随体温升高逐步提高床温，最高33℃。为消除空气对流的影响，可在暖床和婴儿上方覆盖无色透明的塑料薄膜，为防止塑料薄膜烫伤患儿，勿直接接触患儿。体温恢复正常后，将患儿放置于预热到适中温度的暖箱中。

（3）预防感染：①实行保护性隔离。②做好病室、暖箱内的清洁消毒。③加强皮肤护理，经常更换体位，防止体位性水肿和坠积性肺炎。尽量减少肌内注射，防止皮肤破损引起感染。④严格遵守无菌操作原则，避免医源性感染。

（4）观察病情：对患儿应进行持续全面的评估，监测和记录生命体征。①监测体温：复温过程用低温计测肛温，同时测腋温，计算腋温-肛温差，便于估计病情进展和程度，作为调节暖箱温度的依据。②观察心率、呼吸，注意患儿一般状态、反应、哭声、吸吮力、尿量等，详细记录病情变化。③观察暖箱及室内温度、相对湿度的变化并及时调整。如发现病情突然应及时与医生取得联系。

知识点 8：新生儿寒冷损伤综合征的健康指导　　　副高：掌握　正高：熟练掌握

（1）耐心向家长解答患儿病情，介绍有关新生儿寒冷损伤综合征的病因、治疗和护理知识。

（2）指导家长坚持母乳喂养，避免因患儿住院而造成断奶。

（3）指导患儿家长加强护理，注意保暖，介绍相关喂养、预防感染、加强护理、预防接种等育儿知识。

（4）保持适宜的环境温度和相对湿度。

第十四节　新生儿破伤风

知识点 1：新生儿破伤风的概述　　　　　　　　副高：掌握　正高：熟练掌握

新生儿破伤风指破伤风梭状芽孢杆菌侵入新生儿脐部，产生痉挛毒素而引起的急性感染性疾病，常在出生后 7 天左右起病，临床症状以全身骨骼肌强直性痉挛和牙关紧闭为特征。由于无菌分娩技术的推广和医疗护理质量的提高，其发病率和死亡率明显下降。

知识点 2：新生儿破伤风的病因及发病机制　　　副高：掌握　正高：熟练掌握

破伤风梭状芽孢杆菌为革兰阳性厌氧菌，广泛存在于自然界土壤、尘埃和人畜粪便中，其芽孢抵抗力极强，能耐煮沸 1 小时，150℃ 干热 1 小时。普通消毒剂无效，需高压蒸汽消毒、碘酒或双氧乙烷才能将其杀灭。在分娩时，用未消毒的剪刀、线绳断脐，结扎或包裹脐端时消毒不彻底，使破伤风梭状芽孢杆菌侵入脐部，缺氧环境有利于该菌繁殖，并产生破伤风痉挛毒素。此毒素沿神经轴逆行至骨髓前角细胞和脑干运动神经核，也可经淋巴、血液至中枢神经系统，与神经苷脂结合，使后者不能释放甘氨酸等抑制性神经递质，导致全身肌肉痉挛。由于最先侵犯三叉神经，早期表现为牙关紧闭、苦笑面容随后可出现腹背肌肉痉挛，因背肌较强呈角弓反张。此毒素也可兴奋交感神经，导致心动过速、高血压、多汗等。

知识点 3：新生儿破伤风的临床表现　　　　　　副高：掌握　正高：熟练掌握

新生儿破伤风潜伏期 3~14 天，多为 4~8 天，发病越早、发作期越短，预后越差。起病初期，患儿神志清醒，哭吵不安，咀嚼肌受累，张口及吸吮困难，随后牙关紧闭，面肌痉挛，出现苦笑面容，用压舌板轻压舌根时，用力越大，张口越困难，称"压舌板试验"阳性，有助于本病的早期诊断。继而双拳紧握、上肢过度屈曲、下肢伸直，呈角弓反张；强直性痉挛阵发性发作，间歇期虽痉挛停止，但肌强直继续存在，轻微刺激均可引起痉挛发作。咽肌痉挛使唾液充满口腔；呼吸肌、喉肌痉挛引起呼吸困难、发绀、窒息；膀胱和直肠括约肌痉挛，导致尿潴留和便秘。患儿早期一般不发热，以后可因肌肉痉挛或肺部继发感染导致发热。痉挛发作时患儿神志清楚是本病的特点，任何轻微的刺激即可诱发痉挛发作。经合理治疗 1~4 周后痉挛逐渐减轻，完全恢复需 2~3 个月。

知识点 4：新生儿破伤风的辅助检查　　　　　　副高：掌握　正高：熟练掌握

（1）早期无明显抽搐时，用压舌板轻压舌根立即引起牙关紧闭，有助于诊断。

（2）本病症状典型，一般不需作细菌学诊断。

知识点 5：新生儿破伤风的治疗要点　　　　　　副高：掌握　正高：熟练掌握

（1）中和毒素：破伤风抗毒素（TAT）1 万~2 万 U，3000 U 脐周注射用前须做皮试；破伤风免疫球蛋白（TIG）500U 肌内注射，可中和游离的破伤风痉挛毒素，越早用越好。

（2）对症治疗：处理脐部、给氧、人工呼吸等。

（3）控制感染：选用能杀灭破伤风梭状芽孢杆菌的有效药物，如青霉素、头孢菌素、甲硝唑等。

（4）保证营养：根据病情选择适宜的营养供给方式，如鼻饲、静脉给予。

（5）控制痉挛：常需较大剂量药物才能生效。首选地西泮（安定），其次用苯巴比妥钠、10% 水合氯醛等，可采用交替或联合用药。

知识点 6：新生儿破伤风的护理诊断　　　　　　副高：掌握　正高：熟练掌握

（1）有窒息的危险：与呼吸肌、喉肌痉挛有关。

（2）喂养困难：与面肌痉挛、张口困难有关。

（3）有受伤的危险：与反复抽搐有关。

（4）体温过高：与骨骼肌强直性痉挛产热增加、感染有关。

知识点 7：新生儿破伤风的护理措施　　　　　　副高：掌握　正高：熟练掌握

（1）创造舒适的病室环境：患儿置于单间病房，专人看护，房间要求避光、隔音。给患儿戴避光眼镜，减少不必要的刺激。保持室内绝对安静、空气新鲜、温湿度适宜、光线稍暗，避免任何声、光等不良刺激。

（2）减少刺激：各种治疗及护理应在镇静药发挥最大作用时集中进行，操作时动作要轻、快，静脉输液时应用留置针，减少刺激。

（3）保证营养：患儿早期吞咽功能障碍，牙关紧闭、喂养困难，应予肠外营养以保证热量供给。痉挛减轻后可用鼻饲，喂后侧卧位防窒息，病情好转可经口喂养，训练患儿吸吮及吞咽功能，根据胃的耐受情况，逐渐增加喂养量。

（4）口腔护理：患儿禁食或鼻饲管喂养期间，肌肉痉挛、体温升高等因素常使患儿口唇干裂易破，应及时清除分泌物，涂无菌液状石蜡等保持湿润。做好口腔清洁。

（5）皮肤护理：由于患儿处于骨骼肌痉挛状态，易发热、出汗，应适当打开包被降温，及时擦干汗渍，保持患儿皮肤清洁干爽。可在患儿手心放一纱布卷，既可保护掌心皮肤不受损伤，又可保持掌心干燥。定期翻身，预防压疮及坠积性肺炎。

（6）预防受伤：剪短患儿指甲，戴并指手套，可放一软布卷保护手掌心，床栏周围放置软垫，抽搐发作期间切勿用力按压患儿。

（7）控制痉挛，保持呼吸道通畅：具体如下。①按医嘱用药：注射破伤风抗毒素，用前做皮肤试验。静脉给予地西泮、苯巴比妥等药物，严禁药液外渗，以免造成局部组织坏死。联合或交替使用镇静药，因应用剂量较大需密切观察不良反应，如蓄积过量可引起呼吸停止。②保持呼吸道通畅。③建立静脉通路：尽可能应用留置针，避免反复穿刺给患儿造成不良刺激，保证镇静药顺利进入体内。④用氧：发作频繁、有缺氧、发绀者，应选用头罩间歇给氧以减少刺激，氧流量至少 5L/min，避免流量过低引起头罩内 CO_2 潴留。避免鼻导管给氧，因为鼻导管的插入和氧气直接刺激鼻黏膜可使患儿不断受到不良刺激，导致骨骼肌痉挛加剧。当病情好转，缺氧发作间隙，应及时停止用氧，以防引起氧中毒。备好急救药品和器械，做好气管插管或气管切开的准备。

（8）脐部护理：处理脐部，用消毒剪刀剪去残留脐带的过长部分重新结扎，近端用 3% 过氧化氢溶液或 1∶4000 高锰酸钾溶液清洗局部后，涂以碘酒。遵医嘱用破伤风抗毒素 3000U 做脐周封闭，以中和未进入血液的游离毒素。保持脐部清洁、干燥。脐部严重感染或脐周脓肿应清创引流。接触伤口的敷料应焚烧处理。

（9）密切观察病情，加强监测，详细记录病情变化：尤其注意用镇静药后第一次痉挛发生时间、强度、持续时间和间隔时间，痉挛发生时患儿面色、心率、呼吸及血氧饱和度改变。发现异常，立即通知医生并做好抢救准备工作。

知识点8：新生儿破伤风的健康指导　　　　　　　　**副高：掌握　正高：熟练掌握**

（1）向家长解答病情，介绍该病的发生原因、治疗及预后，消除恐惧心理。

（2）指导家长做好脐部护理，讲授有关育儿知识，按时进行预防接种。

（3）积极推广无菌分娩法。

第十五节　新生儿糖代谢紊乱

新生儿出生后血糖浓度有一个自然下降继而上升的过程，因此容易发生糖代谢紊乱。糖代谢紊乱包括低血糖和高血糖，在新生儿期极常见。

一、新生儿低血糖

知识点 1：新生儿低血糖的概述 　　　　　　　　　　副高：掌握　正高：熟练掌握

新生儿低血糖指足月儿出生 3 天内全血血糖<1.67mmol/L；3 天后<2.2mmol/L；低体重儿出生 3 天内气血血糖<1.1mmol/L；1 周后气血血糖<2.2mmol/L 为低血糖；目前认为全血血糖<2.2mmol/L 可诊断为新生儿低血糖。

知识点 2：新生儿低血糖的病因及发病机制 　　　　　副高：掌握　正高：熟练掌握

（1）葡萄糖产生过少和需要量增加：①早产儿、小于胎龄儿发生新生儿低血糖主要与肝糖原、脂肪、蛋白质贮存不足和糖异生功能低下有关。②败血症、新生儿寒冷损伤综合征、先天性心脏病，主要由能量摄入不足，代谢率高，而糖的需要量增加，糖异生作用低下所致。③先天性内分泌系统疾病和代谢功能缺陷病者常出现持续顽固的低血糖。④出生后喂养延迟 6~8 小时，有 20%的婴儿血糖水平降至 2.2mmol/L 以下。

（2）葡萄糖消耗增加：多见于糖尿病母亲婴儿、新生儿 Rh 血型不合溶血病、贝－维（Beckwith-Wiedemann）综合征、窒息、缺氧及婴儿胰岛细胞增生症等，均由高胰岛素血症所致。

知识点 3：新生儿低血糖的临床表现 　　　　　　　　副高：掌握　正高：熟练掌握

无症状或无特异性症状，表现为反应差或烦躁、嗜睡、喂养困难、哭声异常、肌张力低下、易激惹、惊厥、呼吸暂停等。经补充葡萄糖后血糖恢复正常、症状消失。糖尿病母亲所生婴儿低血糖发生较早，经治疗后于 24 小时内恢复正常。低血糖多为暂时的，如反复发作需考虑先天性内分泌系统疾病和代谢功能缺陷引起。

知识点 4：新生儿低血糖的辅助检查 　　　　　　　　副高：掌握　正高：熟练掌握

（1）常用微量纸片法测血糖，异常者采用静脉血测血糖以明确诊断。

（2）对有可能发生或已发生低血糖的新生儿应在出生后 1 小时内监测血糖，以后每隔 1~2 小时复查，直至血糖浓度稳定，待稳定后改为 4 小时监测一次。

（3）对持续顽固性低血糖者进一步做胰岛素、胰高血糖素、生长激素及皮质醇、甲状腺素（T_4）及促甲状腺素（TSH）等检查，以明确是否患有先天性内分泌系统疾病或代谢功能缺陷病。

（4）高胰岛素血症：可做胰腺 B 超或 CT 检查，疑有糖原贮积症时可以做相应的检查。

知识点 5：新生儿低血糖的治疗要点	副高：掌握 正高：熟练掌握

（1）无症状低血糖患儿可给予进食，如低血糖不能纠正改为静脉滴注葡萄糖。

（2）对有症状患儿应静脉滴注葡萄糖。

（3）对持续或反复低血糖者除静脉滴注葡萄糖外，结合病情加用氢化可的松静脉滴注、胰高血糖素肌内注射或泼尼松口服，积极治疗原发病。

知识点 6：新生儿低血糖的护理诊断	副高：掌握 正高：熟练掌握

（1）营养失调（低于机体需要量）：与摄入不足，消耗增加有关。

（2）潜在并发症：呼吸暂停。

知识点 7：新生儿低血糖的护理措施	副高：掌握 正高：熟练掌握

（1）保证能量供给，合理喂养：出生后能进食者提倡尽早喂养，根据病情给予口服10%葡萄糖溶液或母乳喂养。对早产儿或窒息儿可建立静脉通路，保证葡萄糖输入。

（2）监测血糖：定期监测血糖，静脉滴注葡萄糖时及时调整输入量及速度，用输液泵控制并每小时观察记录 1 次，防止治疗过程中发生医源性高血糖。

（3）密切观察病情：观察患儿生命体征；随时观察患儿反应、肌张力等，观察有无震颤、多汗、呼吸暂停等，并与静脉滴注葡萄糖后的状况作比较；对呼吸暂停者，给予托背、弹足底等处理。有缺氧时，及时、合理给氧。

知识点 8：新生儿低血糖的健康指导	副高：掌握 正高：熟练掌握

（1）向家长解答病情，介绍该病的相关知识。

（2）介绍新生儿护理、喂养、预防接种等科学育儿知识。

二、新生儿高血糖

知识点 9：新生儿高血糖的概述	副高：掌握 正高：熟练掌握

新生儿高血糖指新生儿全血血糖>7.0mmol/L 或血清葡萄糖水平>8.12mmol/L。

知识点 10：新生儿高血糖的病因及发病机制	副高：掌握 正高：熟练掌握

（1）医源性高血糖：早产儿和极低体重儿发生率高，是输注葡萄糖浓度过高、速度过快或机体不能耐受所致。

（2）抑制糖原合成：呼吸暂停时使用氨茶碱治疗可激活肝糖原分解，抑制糖原合成。

（3）疾病影响：可能与在窒息、感染、寒冷等应激状态下，肾上腺素能受体兴奋，儿茶酚胺和胰高血糖素释放增加或胰岛反应差有关。

（4）真性糖尿病：新生儿期少见。

知识点11：新生儿高血糖的临床表现	副高：掌握　正高：熟练掌握

轻者可无症状，血糖显著增高者可因表现出渗透性利尿口渴、烦躁、多汗、多尿、体重下降等症状，严重者可因高渗性脱水致颅内出血、惊厥等。

知识点12：新生儿高血糖的辅助检查	副高：掌握　正高：熟练掌握

血糖测定：全血血糖>7.0mmol/L。

知识点13：新生儿高血糖的治疗要点	副高：掌握　正高：熟练掌握

（1）减少葡萄糖用量和减慢葡萄糖输注速度。

（2）治疗原发病，纠正脱水及电解质紊乱。

（3）高血糖不能控制者可考虑在血糖监测下输注胰岛素并做血糖监测。

知识点14：新生儿高血糖的护理诊断	副高：掌握　正高：熟练掌握

（1）有体液不足的危险：与多尿有关。

（2）有皮肤完整性受损的危险：与多尿、高血糖有关。

知识点15：新生儿高血糖的护理措施	副高：掌握　正高：熟练掌握

（1）注意臀部护理：勤换尿布，保持会阴部清洁干燥，如有臀红及时处理。

（2）维持血糖稳定：严格控制输注葡萄糖的量及速度，监测血糖变化。

（3）观察病情：观察生命体征，体重和尿量变化，注意患儿有无口渴表现。

（4）遵医嘱，及时补充电解质溶液，纠正电解质紊乱。

知识点16：新生儿高血糖的健康指导	副高：掌握　正高：熟练掌握

（1）向家长描述病情，介绍该病的相关知识。

（2）介绍新生儿护理、喂养、预防接种等科学育儿知识。

第七章　营养障碍性疾病患儿的护理

第一节　蛋白质-能量营养不良

蛋白质-能量营养不良（PEM）又称混合型营养不良，是多种原因引起的能量和/或蛋白质长期摄入不足，不能维持正常新陈代谢而导致自身组织消耗的一种营养缺乏病，多见于3岁以下的婴幼儿。临床表现为体重减轻、皮下脂肪减少或消失、进行性消瘦或皮下水肿，常伴有各个器官不同程度的功能紊乱。临床上分为3种类型：以能量供应不足为主的消瘦型；以蛋白质供应不足为主的水肿型，以及介于两者之间的消瘦-水肿型。

（1）食物摄入不足：具体如下。①喂养不当：是婴儿发生营养不良的主要病因，如母乳不足又未及时添加其他代乳品；人工喂养儿牛奶或奶粉配制过稀；换乳期食物引入时间和方法不当；骤然断奶又未及时引入其他食物。②饮食结构不合理：长期以淀粉类食物（粥、馒头等）喂养。③不良饮食习惯：较大儿童营养不良多因不良的饮食习惯如挑食、偏食、吃零食等引起。

（2）消化吸收障碍：消化道先天畸形如唇裂、腭裂、先天性肥厚性幽门狭窄；慢性消耗性疾病，如肾病综合征、结核病、慢性感染等致喂养困难或长期呕吐；迁延性或慢性腹泻、过敏性肠炎、小肠吸收不良综合征等均可影响食物的消化吸收。

（3）消耗量增加：糖尿病、甲状腺功能亢进症（简称甲亢）、长期发热性疾病及恶性肿瘤等均可使营养素的消耗量增多而导致营养不良。

（4）需要量增多：早产儿、多胎儿、低体重儿，因先天营养不足对蛋白质的需要量相对较多。急、慢性传染病恢复期，如麻疹、伤寒、肝炎、结核等使蛋白质需要量增多。

（1）新陈代谢异常：具体如下。①蛋白质：蛋白质摄入不足或蛋白质丢失过多，使体内蛋白质代谢处于负平衡。血清总蛋白<40g/L、清蛋白<20g/L即可发生低蛋白水肿。②脂肪：能量摄入不足导致体内脂肪大量消耗，致使血清胆固醇浓度下降。肝是脂肪代谢的主要

器官，当人体脂肪大量消耗超过肝的代谢能力时可造成肝脂肪浸润及变性。③糖类：摄入不足和/或消耗过多，导致糖原不足，血糖偏低，轻度低血糖症状不明显，重度低血糖可引起低血糖昏迷甚至猝死。④水、电解质代谢：脂肪大量消耗，蛋白质消耗形成负氮平衡，营养不良时机体合成 ATP 减少致细胞膜上 Na^+-K^+-ATP 酶的活性降低，钠在细胞内潴留，细胞外液容量增加，低蛋白血症可进一步加剧，引起水肿。易出现低渗性脱水、酸中毒、低钾血症、低钠血症、低钙血症、低镁血症。⑤体温调节能力下降：营养不良儿童体温偏低，可能与热量摄入不足；皮下脂肪薄，散热快；血糖降低；耗氧量低；脉搏慢和周围循环量减少有关。

（2）各系统功能低下：具体如下。①消化系统：消化液和酶减少，酶活性降低，肠蠕动减弱，菌群失调，致消化功能低下，易发生腹泻。②循环系统：心脏收缩力减弱，心排血量减少，血压偏低，脉细弱。③泌尿系统：肾小管吸收功能减弱，尿量增加而尿比重下降。④神经系统：精神抑郁，有时烦躁不安、表情淡漠、反应迟钝、记忆力减退、条件反射不易建立。⑤免疫功能：非特异性和特异性免疫功能均明显降低，特别是细胞免疫功能低下，结核菌素试验可呈阴性。由于免疫功能下降，患儿极易并发各种感染。

| 知识点 4：蛋白质-能量营养不良的临床表现 | 副高：掌握　正高：熟练掌握 |

体重不增是营养不良的早期表现，随着营养不良的加重，体重逐渐减轻，表现为消瘦，皮下脂肪减少以至消失。皮下脂肪层厚度是判断营养不良程度的重要指标之一。皮下脂肪消耗的顺序为：腹部（首先）→躯干→臀部→四肢→面颊（最后）。表现皮肤干燥、苍白、失去弹性，出现额纹，两颊下陷，颧骨凸出，形如老人。肌肉萎缩呈"皮包骨"、肌张力低下。随病情展，身高亦低于正常，表现为各系统功能损害，食欲缺乏，消化吸收不良，常发生呕吐、腹泻；肌肉萎缩、松弛；循环功能低下，出现血压降低、心率减慢、四肢发凉。常伴发营养不良性水肿。精神萎靡或烦躁、萎靡交替出现，反应差，体温低于正常、脉搏减慢、心音低钝、血压偏低。婴儿常有饥饿性便秘或腹泻。

| 知识点 5：蛋白质-能量营养不良的分度 | 副高：掌握　正高：熟练掌握 |

蛋白质-能量营养不良的分度，见表7-1。

表 7-1　蛋白质-能量营养不良的分度

临床表现	营养不良程度		
	Ⅰ度（轻度）	Ⅱ度（中度）	Ⅲ度（重度）
体重低于正常均值	15%~25%	25%~40%	40%以上
腹部皮下组织厚度	0.4~0.8cm	<0.4cm	消失

续　表

临床表现	营养不良程度		
	Ⅰ度（轻度）	Ⅱ度（中度）	Ⅲ度（重度）
身高	正常	低于正常	明显低于正常
消瘦	不明显	低于正常	明显低于正常
皮肤颜色及弹性	正常或稍苍白	苍白、弹性差	多皱纹、弹性消失
肌张力及肌肉情况	正常	明显降低，肌肉松弛	明显低下，肌肉萎缩
精神状态	正常	烦躁不安	萎靡、呆滞，萎靡与烦躁交替
消化功能	尚可	明显低下	极差
并发症	少	有	多见

知识点6：蛋白质-能量营养不良的分型　　　副高：掌握　正高：熟练掌握

（1）消瘦型：消瘦型由能量严重不足所致。其特点为消瘦，皮下脂肪消失，皮肤干燥松弛及失去弹性和光泽，消瘦严重者呈"皮包骨头"样。头发枯黄稀疏、容易脱落，双颊凹陷呈猴腮状。患者体弱无力，萎靡不振，脉搏细缓，血压、体温偏低，内脏器官萎缩，淋巴结易触及。小儿明显瘦小，烦躁不安，对冷敏感，严重者伴有腹泻、呕吐，并可导致脱水、酸中毒及电解质紊乱，常是死亡的原因。

（2）水肿型：水肿型由严重蛋白质缺乏所致，以全身水肿为其特点。水肿先见于下肢、足背，渐及全身。患者体软无力，表情淡漠，食欲减退，常伴腹泻，肝脾肿大，有腹水。水肿型严重者可并发支气管肺炎、肺水肿、败血症、胃肠道感染及电解质紊乱，常是致死的原因。

（3）混合型：绝大多数患者因蛋白质和能量同时缺乏，故表现为上述二型混合。

知识点7：蛋白质-能量营养不良的并发症　　　副高：掌握　正高：熟练掌握

（1）营养性贫血：以缺铁性贫血最常见。巨幼细胞贫血也可出现或两者兼有。主要与铁、叶酸、维生素 B_{12}、蛋白质等造血原料缺乏有关。

（2）多种维生素和微量元素缺乏：维生素 A 缺乏较常见。维生素 A 缺乏时可出现干眼症，角膜干燥、软化或溃疡多见。也可引起口角炎、牙龈出血、佝偻病等。B 族维生素缺乏致舌炎、口角炎。维生素 D 缺乏的症状不明显，在恢复期生长速度加快时症状比较突出。微量元素以锌缺乏为主。

（3）感染：由于免疫功能低下，易合并各种感染，如反复呼吸道感染、中耳炎、鹅口疮、泌尿系统感染等；常因迁延性或慢性腹泻加重营养不良，形成恶性循环。

（4）自发性低血糖：多在夜间或清晨出现，患儿可突然出现面色苍白、出汗、肢冷、脉弱、血压下降、神志不清、呼吸暂停、心率减慢、体温不升，一般无抽搐，若不及时诊治，可危及生命。应立即静脉推注25%~50%的葡萄糖。

知识点8：蛋白质-能量营养不良的辅助检查　　　副高：掌握　正高：熟练掌握

（1）血清蛋白测定：血清清蛋白浓度降低为特征性改变，但其半衰期较长（19~21天）故非早期灵敏的指标。视黄醇结合蛋白（半衰期10小时）、前清蛋白（半衰期1.9天）、甲状腺素视黄质运载蛋白（半衰期2天）和转铁蛋白（半衰期7天）等代谢周期较短的血浆蛋白质具有早期诊断价值。

（2）胰岛素样生长因子1（IGF-1）：IGF-1水平下降是早期诊断蛋白质-能量营养不良较灵敏、可靠的指标。

（3）酶活性测定：血清中多种酶的活性降低，如血清淀粉酶、脂肪酶、转氨酶、胆碱酯酶、碱性磷酸酶、胰酶和黄嘌呤氧化酶等，经治疗后可恢复正常。

（4）血糖和胆固醇：水平下降。

（5）其他：血红蛋白和红细胞数量减少。各种电解质、维生素和微量元素的水平降低。生长激素水平升高。

知识点9：蛋白质-能量营养不良的治疗要点　　　副高：掌握　正高：熟练掌握

此病应早发现、早治疗，采取综合治疗措施。其中病因治疗是关键。

（1）调整饮食的方法如下。①根据患儿消化能力给予易消化、高营养、富含维生素的饮食。②遵循由少到多、由稀到稠、循序渐进，逐渐补充的原则。③根据病情和消化功能调整饮食的量及种类。

（2）促进消化功能可给予助消化药，如胃蛋白酶、胰酶、多酶片等。

（3）补充营养物质，病情重者可输入氨基酸、清蛋白、新鲜血浆、脂肪乳等。口服葡萄糖20~30g后用胰岛素2~3U，1~2周为1个疗程，皮下注射。

（4）促进蛋白质合成，可用同化激素如苯丙酸诺龙，每次肌内注射10~25mg，每周1~2次，连续2~3周。

（5）补充B族维生素，补充元素锌0.5~1.0mg/（kg·d）。

（6）控制感染，纠正并发症。

（7）去除病因、治疗原发病。

（8）中医治疗如捏脊、针灸、推拿。

知识点10：蛋白质-能量营养不良的护理评估　　　副高：掌握　正高：熟练掌握

（1）健康史：了解患儿喂养史、患病史及生长发育史，了解患儿出生时的胎龄、体重；注意是否存在母乳不足，喂养不当以及不良的饮食习惯；有无影响消化、吸收的疾病以及慢性消耗性疾病；是否为早产或双胎等。

（2）身体状况：测量体重、身高（长）并与同年龄、同性别健康儿童正常标准相比较，判断有无营养不良及其程度；测量皮下脂肪厚度，了解精神状态、各系统器官的功能状态，是否有并发症发生。分析血清总蛋白、清蛋白、维生素及微量元素等浓度有无下降，有无血清酶活性、血浆胆固醇水平减低。

（3）心理-社会状况：评估家长对营养、喂养知识的了解程度，家庭经济状况，家长对本病的认识程度。

知识点 11：蛋白质-能量营养不良的护理诊断　　　　副高：掌握　正高：熟练掌握

（1）营养失调（低于机体需要量）：与能量、蛋白质摄入不足和/或需要量增加和消耗过多有关。

（2）有感染的危险：与机体免疫功能下降有关。

（3）生长发育迟缓：与营养物质缺乏，不能满足机体生长发育的需要有关。

（4）潜在并发症：营养性缺铁性贫血、维生素 A 缺乏症、感染、自发性低血糖。

（5）知识缺乏：家长缺乏儿童营养与喂养的知识和科学的育儿常识。

知识点 12：蛋白质-能量营养不良的护理措施　　　　副高：掌握　正高：熟练掌握

（1）饮食护理：营养不良患儿因长期摄食量少，消化道已适应低摄入量的食物，过快增加摄食量易出现消化不良、腹泻，饮食护理原则为循序渐进，逐渐补充。根据营养不良的程度、消化功能来调整饮食的量及种类。饮食护理应注意如下几点。①能量供给：原则为由低到高，逐渐增加。轻度营养不良患儿，从每天 250~330kJ/kg 开始，体重达到正常后，再逐渐恢复到正常需要。中、重度营养不良患儿，能量供给从每天 165~230kJ/kg 开始，逐步增加到每天 500~727kJ/kg。待体重恢复，再恢复到正常需要量。②食物调整：母乳喂养儿，根据食欲哺乳，按需喂哺。人工喂养儿从稀释奶开始，适应后逐渐增加奶量和浓度。除乳制品外，给予高蛋白食物（如蛋类、肝泥、肉末、鱼类等），必要时也可添加酪蛋白水解物、氨基酸混合液或要素饮食。蛋白质摄入量从 1.5~2.0g/（kg·d）开始，逐渐增至 3.0~4.5g/（kg·d），避免过早给高蛋白饮食引起肝大和腹胀。饮食中应适当补充多种维生素和微量元素（如铁、锌等）。③选择合适的喂养方式：若患儿胃肠道功能尚可，尽量采取口服的方式；对于食欲缺乏、吞咽困难、吸吮力弱者可用鼻饲喂养；若胃肠道功能严重障碍，应选择肠外营养。④建立良好的饮食习惯：帮助患儿建立良好的饮食习惯，纠正偏食、挑食的不良习惯。⑤膳食安排：幼儿的进餐次数以一日三餐，上、下午各加一次点心为宜。早餐应有牛奶或豆浆、鸡蛋，午餐应保证供给足够的能量和蛋白质。

（2）日常护理：适当休息，避免劳累，加强护理。①合理安排起居，提供舒适环境，保证患儿精神愉快和睡眠充足，进行适当的户外活动和体能锻炼，促进新陈代谢。②定期检测体重、身高和皮下脂肪厚度。伴营养不良性水肿患儿，每周测量体重 2 次，以判断治疗效果；合并严重腹泻伴脱水的患儿，严格记录出入量，静脉输液速度不宜过快或过量，以免引起心力衰竭。

（3）用药护理：按医嘱给予静脉营养疗法。①遵医嘱口服胃蛋白酶、胰酶、B族维生素等，以助消化。②肌内注射同化激素，如苯丙酸诺龙。苯丙酸诺龙为油剂，应用粗针头深部注射，每次肌内注射 10~25mg，每周 1~2 次，连续 2~3 周。同时供给充足热量和蛋白质，以促进蛋白质的合成。③食欲缺乏者给予皮下注射胰岛素，降低血糖，增加饥饿感以提高食欲。皮下注射 2~3U，1 次/天，注射前口服葡萄糖 20~30g，每 1~2 周为 1 个疗程。输液量不宜多，速度宜慢，以防止发生心力衰竭。④口服各种消化酶和 B 族维生素。给予锌制剂，每天口服元素锌 0.5~1mg/kg，可提高味觉敏感度、增加食欲。

（4）预防感染：具体如下。①预防呼吸道感染：实行保护性隔离，必要时住单间，每天室内空气消毒 1 次，随天气变化调节室温，增减衣服，监测体温变化，发现潜在的感染病灶。②预防消化道感染：注意饮食卫生，加强食具消毒，养成饭前便后洗手、进食后清洁口腔的习惯，保持口腔清洁，做好口腔护理，预防口腔炎症。③预防皮肤感染：保持皮肤清洁、干燥，便后冲洗臀部，勤换尿布，勤洗澡。重度营养不良患儿易发生压疮，应勤翻身、床铺要平整和松软、骨突出部位垫海绵，每天为卧床患儿按摩受压部位 2 次，静脉穿刺时严格执行无菌操作规程。④气温变化时，要及时增减衣物，调节室温，以防上呼吸道感染。对已合并呼吸道、消化道或皮肤感染者，遵医嘱应用抗生素。病重者输新鲜血浆或人免疫球蛋白，以增强抵抗力。⑤水肿患儿肌内注射药物，进针宜深，拔针后用干棉签压迫局部数分钟，防止药液外渗。

（5）观察病情，防止并发症：定期监测儿童体重、身高、皮下脂肪厚度，观察并发症。①重度营养不良患儿在夜间或清晨易发生自发性低血糖，表现为面色苍白、出冷汗、肢冷、脉弱、神志不清、血压下降、呼吸暂停等。出现此种情况需立即报告医生，并备好 25%~50% 的葡萄糖注射液，配合医生抢救。②观察有无维生素 A 缺乏症的表现，如角膜干燥、软化，严重者可失明，可用生理盐水湿润角膜及涂抗生素眼膏，同时口服或注射维生素 A 制剂。③观察有无毛发干枯、口炎、舌炎、红细胞和血红蛋白减少等缺铁性贫血的表现，按医嘱补充铁剂。④观察患儿的病情变化，有无发热、咳嗽、腹泻等感染的表现。⑤每天记录患儿进食及小便情况，以便及时调整营养素摄入量。每周应测体重 1~2 次，每月测身高一次，定期测量皮下脂肪厚度，以判断治疗效果。

（6）心理护理：患儿多年幼，心理活动简单。重度者反应迟钝、淡漠、对周围事物不感兴趣，性格内向，不能很好适应环境。患儿父母常感焦虑或无能为力。应对患儿体贴关心，建立良好的护患关系，取得患儿及家长的信任，鼓励患儿进行适当的游戏与活动；宣传科学喂养知识，帮助家长选择既能满足营养需求，又经济实惠的适宜食物，做好病情解释工作，有针对性地向家长介绍疾病治疗、护理及预后，使患儿及家长克服焦虑、紧张、恐惧等心理，树立治愈信心，促进疾病早日康复。

知识点 13：蛋白质-能量营养不良的健康指导　　　副高：掌握　正高：熟练掌握

（1）向患儿家长讲解营养不良的原因及预防方法，介绍婴儿营养需要，添加辅食的原则、方法。

（2）向家长介绍科学育儿知识，指导合理喂养和合理膳食的搭配与制作方法，纠正不良饮食习惯；坚持户外活动，保证充足睡眠。

（3）预防感染，按时预防接种。

（4）及时治疗儿童急慢性疾病，矫治先天畸形患儿。

（5）做好生长发育监测，教会家长使用生长发育监测图，定期测体重，并学会将所测数值标在图上，如发现体重增长缓慢或不增，应及早告之医生并查明原因。

（6）教会重度营养不良患儿的家长观察患儿呼吸、面色、皮肤等变化，以便及时发现自发性低血糖。

第二节　小儿单纯性肥胖

知识点 1：小儿单纯性肥胖的概述　　　副高：掌握　正高：熟练掌握

小儿单纯性肥胖是指长期能量摄入超过人体的消耗，导致体内脂肪蓄积过多，体重超过正常范围的营养障碍性疾病。儿童体重超过同性别、同身高人群均值的 20% 即为肥胖。小儿单纯性肥胖占肥胖症的 95%～97%，不仅影响儿童健康、形象、心理和生理发育，还可延续至成年，也是成人高脂血症、高血压、糖尿病、冠心病、胆石症、痛风等疾病的诱因。儿童肥胖发生率有增加趋势，儿童肥胖已成为威胁中国儿童身心健康的重要公共卫生问题，应重视对本病的防治。

知识点 2：小儿单纯性肥胖的病因　　　副高：掌握　正高：熟练掌握

（1）摄入能量过多：是肥胖的主要原因。长期摄入高糖、高脂肪的食物过多，多余的能量便转化为脂肪贮存体内。

（2）活动量少：活动太少和缺乏适当的体育锻炼使能量消耗减少，是发生肥胖的重要因素，即使摄食不多，也可引起肥胖。肥胖儿大多不喜爱运动，形成恶性循环。

（3）遗传因素：肥胖有高度遗传性，目前认为肥胖的家族性与多基因遗传有关。父母皆肥胖的后代肥胖率高达 70%～80%；双亲之一尤其是母亲肥胖者，后代肥胖发生率 40%～50%；双亲正常的后代发生肥胖率仅 10%～14%。

（4）调节饱食感及饥饿感的中枢失去平衡：如精神创伤（如亲人病故或学习成绩差），以及心理异常等因素亦可致儿童过量进食。

（5）有 3%～5% 的儿童肥胖症继发于各种内分泌代谢病或遗传性疾病，这些儿童不仅体脂的分布特殊，且常伴有肢体异常或智力异常。

（6）饮食习惯不良：进食过快，食用油炸、甜食等高热量食物。

知识点3：小儿单纯性肥胖的病理生理　　　　副高：掌握　正高：熟练掌握

肥胖可因脂肪细胞的体积增大或数量增多引起。人体的脂肪细胞数量在胎儿出生后3个月、1年，以及11~13岁3个阶段增多最快。若肥胖发生在这三个时期，可引起脂肪细胞增多型肥胖，治疗比较困难且容易复发。在其他时期发生的肥胖，仅脂肪细胞体积增大而数量正常，此类治疗较易奏效。肥胖患儿可有以下代谢及内分泌改变。

（1）体温调节与能量代谢：肥胖儿对外界温度的变化反应较不敏感，用于产热的能量消耗较正常儿童少，使肥胖儿有低体温倾向。

（2）脂类代谢：肥胖儿常伴有血浆三酯甘油、胆固醇、极低密度脂蛋白及游离脂肪酸增加，而高密度脂蛋白减少，故成年以后易并发动脉硬化、高血压、冠心病等疾病。

（3）嘌呤代谢异常：肥胖儿血尿酸水平增高，易发生痛风。

（4）内分泌变化：血清甲状旁腺激素（PTH）、25-(OH)-D_3、24,25-(OH)$_2$-D_3水平升高；生长激素减少，睡眠时生长激素高峰消失，但胰岛素样生长因子1（IGF-1）分泌正常，胰岛素分泌增加，故肥胖儿童无明显生长发育障碍。如生长激素减少，男性患儿的雄激素水平可降低，雌激素增高，可有轻度性功能低下。女性患儿的雌激素水平增高，可有月经不调和不孕。肥胖儿常有糖代谢异常等，可出现糖耐量减低或糖尿病。

知识点4：小儿单纯性肥胖的临床表现　　　　副高：掌握　正高：熟练掌握

单纯性肥胖可发生于任何年龄，最常见于婴儿期、5~6岁和青春期3个年龄阶段，男童多于女童。患儿有喜食高脂肪食物和甜食的习惯。

（1）症状：食欲旺盛；常有疲劳感、活动后气促或腿痛；因体态肥胖，不爱活动，可能产生心理障碍，如自卑、胆怯、孤僻等。

（2）体征：皮下脂肪丰满，分布均匀，以乳、胸、腹、髋、肩部显著，腹部膨隆下垂，严重者胸、腹、臀及股部皮肤出现白色或紫色条纹；男性患儿因股内侧、会阴部脂肪过多致隐匿阴茎；肥胖小儿智力正常，性发育较早，体格发育较正常儿童快，最终导致身高偏矮；严重肥胖者由于脂肪的过度堆积限制了胸部扩张和膈肌运动，使肺通气量不足，可发生肥胖-换气不良综合征，出现呼吸浅表、缺氧、气促、发绀、红细胞计数增多，严重者可有心脏扩大或充血性心力衰竭，甚至死亡。

知识点5：小儿单纯性肥胖的诊断指标　　　　副高：掌握　正高：熟练掌握

（1）身高标准体重法：儿童肥胖的诊断以体重超过同性别、同身高参照人群均值的10%~19%者为超重，体重超过同性别、同身高参照人群均值的20%以上为肥胖，超过20%~29%为轻度肥胖，超过30%~49%为中度肥胖，超过50%为重度肥胖。

（2）体重指数（BMI）：是指体重（kg）与身高（m）平方的比值（kg/m^2），是评价肥胖的另一指标。小儿体重指数随年龄性别而有差异，评价时应查阅图表。如体重指数在同年龄、同性别第85~95百分位为超重，超过第95百分位为肥胖。

知识点6：小儿单纯性肥胖的辅助检查　　副高：掌握　正高：熟练掌握

常规检查血压、糖耐量、血糖、腰围。根据肥胖的程度不同以下某些指标可出现异常。

（1）多数肥胖儿血清甘油三酯、胆固醇、低密度脂蛋白、极低密度脂蛋白明显增高，高密度脂蛋白（HDL）正常。

（2）常有高胰岛素血症，生长激素水平降低，生长激素刺激试验的峰值也较正常儿童低。

（3）肝超声检查常有脂肪肝。

（4）严重患儿血清β清蛋白增高。

知识点7：小儿单纯性肥胖的治疗要点　　副高：掌握　正高：熟练掌握

减少高热量食物的摄入，加强运动。饮食疗法和运动疗法是最主要的治疗措施，同时采取消除心理障碍、配合药物治疗的综合措施。继发性肥胖的患儿应进行原发病的治疗。

药物治疗效果不肯定，应慎用。有些肥胖患儿采取外科手术治疗以减少胃容量，但并发症严重，不适于生长发育期的小儿。

知识点8：小儿单纯性肥胖的护理诊断　　副高：掌握　正高：熟练掌握

（1）营养失调（高于机体需要量）：与摄入过多高热量食物、运动量过少、遗传、体内激素调节紊乱有关。

（2）影响自我形象：与肥胖引起形象改变有关。

（3）社交障碍：与肥胖造成心理障碍有关。

（4）潜在并发症：高血压、高脂血症、糖尿病。

（5）知识缺乏：患儿及家长缺乏科学的合理营养知识。

知识点9：小儿单纯性肥胖的护理措施　　副高：掌握　正高：熟练掌握

（1）加强日常护理，进行饮食调整：在家庭成员的配合下，指导患儿家属制订合理饮食计划，改进膳食习惯。注意进食方式和环境，如增加咀嚼次数、减慢进食速度，避免进食时看电视或听广播。定期测量体重、身高和皮下脂肪厚度，监测血脂。

（2）饮食疗法：在满足小儿的基本营养及生长发育需要的前提下，为达到减肥的目的，限制患儿每天摄入的热量，使其低于机体消耗的总能量。饮食疗法应注意以下几点。①小儿正处于生长发育阶段且治疗肥胖具有长期性，推荐低脂肪、低糖和高蛋白食谱，在总热量中，糖、蛋白质和脂肪的比例一般为 40%~45%、30%~35% 和 20%~25%。控制总能量的摄入计算合适的能量摄入量，即每天应摄入的总能量（kJ）= 理想体重（kg）×（87~105）（kJ/kg）。②保证膳食中维生素和矿物质的供给：新鲜蔬菜、水果、豆类、坚果类和牛奶是维生素和矿物质的主要来源。鼓励患儿多吃饱腹感明显而热量低的蔬菜类食品，加适量的蛋白质如瘦肉、鱼、禽、蛋、豆类及其制品，必要时可服用维生素和矿物质制剂。③增加膳食纤维：食用富含膳食纤维的食物不仅能满足饱腹感而且能量较低，并能减少胆盐的肠肝循环，促进胆固醇排泄，且有一定的通便作用。最好保证每天膳食纤维的摄入量为 30g 左右，相当于 500~700g 绿叶蔬菜和 100g 粗杂粮中所含的膳食纤维。热量分配应加强早、中餐，减少晚餐。避免油煎食品、方便食品、快餐、零食等食物。④养成良好的饮食习惯：避免不吃早餐和晚餐过饱，不吃夜宵和高热量快餐，不吃零食，少量多餐，饭前适当饮水或吃水果，细嚼慢咽等。

（3）运动疗法：适量运动能促进脂肪分解，减少胰岛素分泌，使脂肪合成减少，蛋白质合成增加，促进肌肉生长发育。需兼顾运动的有效性、可行性及趣味性，并注意运动量要循序渐进，以运动后轻松愉快、不感到疲劳为原则。运动应长期坚持，否则体重不易下降或下降后复升。

（4）成人使用的药物减肥、手术去脂、禁食或饥饿疗法等不适于儿童。因 18 岁以前是儿童生长发育的关键时期，任何过激的治疗方法都可能构成不良的影响。

（5）心理护理：引导患儿正确对待问题，鼓励患儿说出害怕及担忧的心理感受，帮助患儿接纳自身形象，消除因肥胖带来的自卑心理，鼓励患儿参与正常的社交活动，提高患儿坚持控制饮食和运动锻炼的兴趣。

知识点 10：小儿单纯性肥胖的健康指导　　　　　副高：掌握　正高：熟练掌握

（1）宣传小儿单纯性肥胖的预防知识及危害性，向患儿家长宣传科学喂养知识，培养儿童良好的饮食习惯，帮助学龄前儿童建立均衡膳食的理念。限制肥肉、油炸食品、奶油食品、糖、巧克力、甜饮料等饮食的摄入。

（2）鼓励儿童多参加体育锻炼，为增加患儿活动量创造机会。

（3）对患儿实施生长发育监测，定期门诊观察。父母肥胖者更应定期监测小儿体重，以免发生肥胖症。

（4）减轻体重是漫长过程，指导家长经常鼓励患儿树立信心，坚持运动和控制饮食。告诫家长不要用成人方法给患儿盲目减肥。

维生素 D 缺乏性佝偻病

第三节　维生素 D 缺乏性佝偻病

知识点 1：维生素 D 的来源　　　　　　　　　　副高：掌握　正高：熟练掌握

婴幼儿体内维生素 D 来源有 3 种途径。

（1）母体-胎儿的转运：胎儿可通过胎盘从母体获得维生素 D，胎儿体内 25-（OH）-D_3 的储存可满足出生后一段时间的生长需要。早期新生儿体内维生素 D 的量与母体的维生素 D 的营养状况及胎龄有关。

（2）食物中的维生素 D：天然食物及母乳中含维生素 D 量很少。谷物、蔬菜、水果、肉中含维生素 D 也很少。但婴幼儿可从配方奶粉、米粉等这些强化维生素 D 的食物中获得充足的维生素 D。

（3）日光照射皮肤合成：光照皮肤合成是人类维生素 D 的主要来源。人类皮肤中的 7-脱氢胆固醇经日光中紫外线照射（波长 290~320 nm）后转变为内源性维生素 D_3，是人类维生素 D 的主要来源。

各种维生素 D 需经肝、肾二次羟化，成为 1,25-$(OH)_2$-D_3 才具有生物活性作用。

知识点 2：维生素 D 的体内活化　　　　　　　　副高：掌握　正高：熟练掌握

维生素 D 是一组具有生物活性的脂溶性类固醇衍生物，包括维生素 D_2（麦角骨化醇）和维生素 D_3（胆骨化醇）。前者存在于植物中，由麦角固醇经紫外线照射后转化而成；后者由人或动物皮肤中的 7-脱氢胆固醇经日光中紫外线的光化学作用转变而成。食物中的维生素 D_2 在胆盐的作用下，在小肠刷状缘经淋巴管吸收，皮肤合成的维生素 D_3 直接吸收入血。维生素 D_2 和维生素 D_3 在人体内都没有生物活性，它们被摄入血液循环后与血浆中的维生素 D 结合蛋白（DBP）相结合后转运到肝。维生素 D 在体内必须经过两次羟化作用后才能发挥生物效应。首先在肝经 25-羟化酶的作用，生成 25-羟维生素 D_3[25-（OH）-D_3]，但其生物活性较弱。血液循环中的 25-（OH）-D_3 与 α-球蛋白结合被运载到肾，经 1-羟化酶的作用，生成 1,25-二羟维生素 D_3，即 1,25-$(OH)_2$-D_3，是体内生物活性最强的维生素 D 形式，有很强的抗佝偻病作用。而 25-（OH）-D_3 虽有一定的生物活性，可动员骨钙入血，但抗佝偻病的生物活性较低。

知识点 3：维生素 D 的生理功能　　　　　　　　副高：掌握　正高：熟练掌握

从肝释放入血的 25-（OH）-D_3 浓度较稳定，可反映体内维生素 D 的营养状况。血液循环中的 1,25-$(OH)_2$-D_3 主要与 DBP 相结合，仅 0.4% 以游离形式存在，对靶细胞发挥其生物效应。在正常情况下，血液循环中的 1,25-$(OH)_2$-D_3 主要通过作用于靶器官（肠、肾、骨）而发挥其抗佝偻病的生理功能。

（1）促进小肠黏膜细胞合成钙结合蛋白，促进肠道对钙、磷的吸收，促进骨钙沉积。

（2）增加肾近曲小管对钙、磷的重吸收，特别是磷的重吸收，提高血磷浓度，有利于骨的矿化作用。

（3）对骨骼钙的动员：一方面，与甲状旁腺激素的协同作用使破骨细胞成熟，促进骨吸收，旧骨中钙盐释放入血；另一方面，刺激成骨细胞的活动，促进骨样组织成熟和钙盐沉积，促进骨骼发育。

$1,25\text{-}(OH)_2\text{-}D_3$不仅与矿物质代谢有关，同时在许多分化和增殖的细胞中也在多方面发挥着重要作用，包括造血系统、角化细胞及分泌甲状旁腺激素和胰岛素的细胞。乳腺癌和前列腺癌细胞等许多类型的癌细胞也是维生素 D 的靶细胞。

知识点 4：维生素 D 代谢的调节　　　　　　　　　副高：掌握　正高：熟练掌握

机体主要通过控制肾-羟化酶活性来调控维生素 D 内分泌系统。$1,25\text{-}(OH)_2\text{-}D_3$、甲状旁腺激素（PTH）、降钙素（CT）和血清钙、磷浓度是主要调节因素。

（1）自身反馈作用：血中 $1,25\text{-}(OH)_2\text{-}D_3$ 的浓度过高可通过负反馈机制抑制 $25\text{-}(OH)\text{-}D_3$ 在肝内羟化和 $1,25\text{-}(OH)_2\text{-}D_3$ 在肾的羟化过程。

（2）血钙、磷浓度与甲状旁腺激素、降钙素调节：$1,25\text{-}(OH)_2\text{-}D_3$ 间接受到血钙浓度影响。当血钙过低时，甲状旁腺激素（PTH）分泌增加，PTH 刺激肾 $1,25\text{-}(OH)_2\text{-}D_3$ 合成增多；PTH 与 $1,25\text{-}(OH)_2\text{-}D_3$ 共同作用于骨组织，使破骨细胞活性增加，降低成骨细胞活性，骨吸收增加，骨钙释放入血，使血钙升高，以维持正常的生理功能。血钙过高时，降钙素（CT）分泌增加，抑制肾小管的羟化过程，使 $1,25\text{-}(OH)_2\text{-}D_3$ 生成减少。血磷降低可直接促进 $1,25\text{-}(OH)_2\text{-}D_3$ 的合成，高血磷则抑制其合成。

知识点 5：维生素 D 缺乏性佝偻病的概述　　　　　　副高：掌握　正高：熟练掌握

维生素 D 缺乏性佝偻病是儿童体内维生素 D 缺乏导致钙、磷代谢紊乱而引起的一种以骨骼病变为特征的全身慢性营养性疾病，典型的表现是生长中的长骨干骺端和骨组织矿化不全。主要见于 2 岁以下婴幼儿，是婴幼儿常见的慢性营养缺乏症，是我国儿童保健重点防治的"四病"之一。随着社会经济文化水平的提高，我国维生素 D 缺乏性佝偻病发病率逐年降低，病情也趋向轻度。

知识点 6：维生素 D 缺乏性佝偻病的病因　　　　　　副高：掌握　正高：熟练掌握

（1）围生期维生素 D 不足：母亲妊娠期，特别是妊娠后期维生素 D 营养不足，母亲严重营养不良、肝肾疾病、慢性腹泻，以及早产、双胎等均可使婴儿体内维生素 D 储存不足。

（2）日光照射不足：皮肤产生维生素 D_3 的量与日照时间和皮肤的照射面积有关。紫外线不能通过玻璃窗，婴幼儿缺乏户外活动，或者居住在高层建筑群、多烟雾尘埃，缺乏紫外线照射，或者居住在北方，因寒冷季节长、日照时间短，紫外线照射量明显不足，均可使内源性维生素 D 生成不足。

（3）维生素 D 摄入不足：天然食物包括母乳中含维生素 D 少，不能满足婴幼儿需要，或未及时添加鱼肝油，易患佝偻病。虽然牛乳中钙、磷含量较母乳高，但钙、磷比例不当，不利于钙、磷吸收，故牛乳喂养儿较母乳喂养儿更易患佝偻病。

（4）生长速度快、需要量增加：骨骼生长速度与维生素 D 和钙的需要量成正比。早产或双胎婴儿出生后生长发育快，且体内储存的维生素 D 不足，易发生本病。婴儿早期处于生长发育高峰期，骨骼生长速度快，需要维生素 D 多，如未及时补充，也易发生佝偻病。

（5）疾病及药物影响：胃肠道或肝胆疾病影响维生素 D 吸收；肝、肾严重损害可致维生素 D 羟化障碍，导致 $1,25\text{-}(OH)_2\text{-}D_3$ 生成不足而引起佝偻病。长期服用苯妥英钠、苯巴比妥等抗惊厥药，使维生素 D 分解加速；糖皮质激素可阻滞维生素 D 对钙的转运作用，导致血钙下降。

知识点 7：维生素 D 缺乏性佝偻病的发病机制	副高：掌握　正高：熟练掌握

维生素 D 缺乏性佝偻病可以看成是机体为维持血钙水平而对骨骼造成的损害。维生素 D 缺乏时，肠道吸收钙、磷减少，血钙降低。血钙降低刺激甲状旁腺激素（PTH）分泌增加，加速骨钙释出，使血钙维持正常或接近正常。同时，因甲状旁腺激素抑制肾小管重吸收磷，亦使尿排磷增加，导致血磷下降、钙磷乘积降低，最终骨骼组织钙化障碍，成骨细胞代偿增生，骨样组织堆积，碱性磷酸酶分泌增多，骨骺端临时钙化带被新形成、未钙化的骨样组织沉积，失去正常的形态，成为参差不齐的阔带，骨骺端增厚，向两侧膨出，形成临床所见的肋骨"串珠"和"手、足镯"等体征，出现骨的生长停滞。扁骨和长骨骨膜下的骨质矿化不全，骨皮质逐渐被不坚硬的骨样组织代替，骨膜增厚，骨质疏松，容易受肌肉牵拉和重力影响而弯曲变形，甚至发生病理性骨折；颅骨骨化障碍表现为颅骨变薄和软化，颅骨骨样组织堆积出现"方颅"。

知识点 8：维生素 D 缺乏性佝偻病的临床表现	副高：掌握　正高：熟练掌握

多见于 3 个月至 2 岁的婴幼儿，主要表现为发育最快部位的骨骼改变，亦可影响肌肉发育和神经兴奋性改变。年龄不同，临床表现也不同，佝偻病的骨骼改变常在维生素 D 缺乏数月后出现，围生期维生素 D 缺乏的婴儿佝偻病出现较早。重症佝偻病患儿还可有消化和心肺功能障碍，可影响其免疫功能。临床上将其病程分为四期，即初期、活动期、恢复期、后遗症期。

（1）初期（早期）：多见于 6 个月以内，尤其 3 个月左右婴儿，主要为神经兴奋性增高的表现，如易激惹、烦躁、睡眠不安、夜惊。常伴多汗，与室温、季节无关，汗多刺激头皮导致婴儿常摇头擦枕，出现枕秃。此期常无骨骼改变，无佝偻病的特异性症状，仅作为临床早期诊断的参考依据。

（2）活动期（激期）：早期维生素 D 缺乏的婴儿未经治疗，病情继续加重。出现典型骨骼改变，以及运动功能及精神发育迟缓。

1）骨骼改变：具体如下。①头部：3~6 个月患儿可有颅骨软化，重者出现压乒乓球样感觉，即用手固定婴儿头部，指尖略用力压顶骨后部或枕骨中央部，可有压乒乓球的感觉，故称"乒乓头"。7~8个月患儿有方颅或鞍形颅；前囟增宽及闭合延迟，出牙延迟、牙釉质缺乏易患龋齿。②胸部：胸廓畸形多见于1岁左右小儿，表现为肋骨与肋软骨交界处因骨样组织堆积而膨大呈钝圆形隆起，上下排列如串珠状，又称佝偻病串珠。肋膈沟、膈肌附着处的肋骨受膈肌牵拉而内陷形成一条沿肋骨走向的横沟，还可因胸骨和邻近软骨向前突起形成"鸡胸"，或者因胸骨剑突部凹陷形成"漏斗胸"。胸部畸形可影响呼吸功能，并发呼吸道感染，甚至发生肺不张。③四肢：多见于6个月以上小儿，腕、踝部形成钝圆形环状隆起表现为"手镯"或"脚镯"；1岁左右患儿可见"O"形腿或"X"形腿。④脊柱：患儿会坐或站立后，因韧带松弛可致脊柱后凸或侧弯。⑤骨盆：严重者可致骨盆畸形，形成扁平骨盆，成年后女性可致难产。

2）运动功能发育迟缓：低血磷使患儿韧带松弛，肌张力低下，表现为头颈软弱无力，坐、立、行等运动功能发育迟缓，腹肌张力低致腹部膨隆，形如蛙腹。

3）神经系统：发育迟缓、条件反射形成缓慢、表情淡漠、语言发育落后。

4）免疫系统：免疫力低下，患儿易感染。尤其以反复呼吸道感染最常见。

（3）恢复期：经治疗和日照后，患儿症状和体征减轻或消失，精神活泼，肌张力恢复。

（4）后遗症期：多见于2岁以上的小儿，临床症状消失，仅遗留不同程度的骨骼畸形。

知识点9：维生素D缺乏性佝偻病的辅助检查　　　　副高：掌握　正高：熟练掌握

（1）实验室检查：具体如下。①血生化检查：测定血钙、磷、碱性磷酸酶，血清25-$(OH)_2D_3$（正常10~80g/L）和1,25-$(OH)_2D_3$（正常0.03~0.06g/L）在佝偻病活动早期就明显降低，为可靠的早期诊断指标，血浆中碱性磷酸酶升高。②尿钙测定：尿钙测定也有助于佝偻病的诊断，患病时尿中碱性磷酸酶的排泄量增高。

（2）其他辅助检查：具体如下。①长骨骨骺端X线检查：发现长骨骨骺端佝偻病的特异X线表现，早期X线长骨骺部钙化预备线模糊；极期钙化预备线消失、骨骺端增宽、骺端呈杯状或毛刷状改变，骨质稀疏、骨干弯曲变形或骨折。②骨龄检查：X线检查可发现骨龄落后。

知识点10：维生素D缺乏性佝偻病的治疗要点　　　　副高：掌握　正高：熟练掌握

（1）治疗目的：控制活动期，防止骨骼畸形。

（2）治疗原则：口服维生素D为主，增加日照，补充富含维生素D和钙的食物。

（3）活动期治疗：具体如下。①口服维生素D制剂：一般剂量为每天2000~4000U/d或1,25-$(OH)_2$-D_3 0.5~2.0μg，持续4~6周，根据临床和X线检查骨骼情况，之后改为预防量400U/d，大于1岁婴儿预防量600U/d，恢复期服用预防量。②补充钙剂：主张从膳食的牛奶、配方奶和豆制品中获取。只要有足够的牛奶（每天500ml），不需要补充钙剂，仅在有低血钙表现、严重佝偻病和营养不足时需要补充钙剂。

（4）适于重症佝偻病有并发症或无法口服者，可采用大剂量突击疗法，一次肌内注射维生素 D 15 万~30 万 U，1 个月后再以维生素 D 400~800U/d 剂量维持。治疗 1 个月后应复查，若临床表现、血生化指标及骨骼 X 线检查异常改变无恢复征象，应与抗维生素 D 佝偻病鉴别。

（5）后遗症期的治疗：严重的骨骼畸形 4 岁以后可给予外科手术矫正。

（6）其他：应注意加强营养，保证每天摄入足够奶量，及时引入换乳期食物，坚持每天户外活动。维生素 D 缺乏性佝偻病多伴有锌、铁等微量元素的降低，及时适量地补充微量元素，有利于儿童骨骼健康成长，也是防治维生素 D 缺乏性佝偻病的重要措施之一。

知识点 11：维生素 D 缺乏性佝偻病的护理评估　　　　副高：掌握　正高：熟练掌握

（1）健康史：了解母亲妊娠史，妊娠后期有无营养不良、肝肾疾病、慢性腹泻，以及是否有双胎、早产等情况；了解患儿出生季节、生活居住地区有无日光照射不足；了解患儿喂养史，如母乳喂养或其他乳品喂养；户外活动情况；了解患病史，如有无佝偻病的早期非特异性的神经精神改变及生长发育情况。

（2）身体状况：了解儿童是否有易激惹、烦躁、枕秃等症状；检查患儿有无骨骼改变、运动功能发育迟缓等情况；了解血生化及骨骼 X 线检查情况。

（3）心理-社会状况：患儿可有烦躁、睡眠不安等心理变化，激期出现感知觉发育滞后。有骨骼畸形的重症患儿，随着年龄增长，可因对自我形象的感知及运动能力与他人的差异，而产生自卑心理，影响心理健康和社会交往。了解患儿家长对喂养、户外活动的认识程度，对病情进展的焦虑心情。评估患儿家长的育儿知识水平以及对疾病的认知程度。

知识点 12：维生素 D 缺乏性佝偻病的护理诊断　　　　副高：掌握　正高：熟练掌握

（1）营养失调（低于机体需要量）：与日光照射不足和维生素 D 摄入不足有关。

（2）有感染的危险：与免疫功能低下有关。

（3）生长发育迟缓：与钙、磷代谢异常致骨骼、神经发育迟缓有关。

（4）潜在并发症：骨骼畸形、维生素 D 中毒。

（5）知识缺乏：患儿家长缺乏佝偻病的预防及护理知识。

知识点 13：维生素 D 缺乏性佝偻病的护理措施　　　　副高：掌握　正高：熟练掌握

（1）调整饮食：提倡母乳喂养，按时添加辅食，给予富含维生素 D、钙、磷和蛋白质的食物，如肝、蛋、植物油、酵母、蘑菇类及维生素 D 强化奶等。

（2）加强日常护理：①护理操作时要轻柔，如约束患儿不能用力过大、翻身或换尿布时抬腿不要过猛等，避免骨折。衣着柔软、宽松，床铺平展松软。②加强体格锻炼：可采取主动和被动运动。指导家长每天带患儿进行一定的户外活动，出生后 2~3 周即可带婴儿户外活动，冬季应在背风处，在不影响保暖的情况下尽量多暴露皮肤。每天接受光照由 10 分钟开始逐渐延长到 1~2 小时。保证每天 1~2 小时户外活动时间。夏季可在阴凉处活动，尽量暴露皮肤。冬季室内活动要开窗，让紫外线进入房间。

（3）预防感染：保持室内空气清新，温、湿度适宜，阳光充足，避免交叉感染。患儿出汗多，要保持皮肤清洁，应勤换内衣、被褥、枕套，减少汗液刺激引起的不适。少带患儿到公共场所，减少呼吸道感染机会。

（4）按医嘱补充维生素 D 制剂：根据医嘱口服维生素 D，重症者一次性大剂量注射维生素 D，注射针尖要粗、部位要深，每次注射应更换注射部位，以利于吸收，注射前 2~3 天先服用钙剂，以防发生低钙血症。

（5）观察维生素 D 中毒表现：短期内给予大剂量维生素 D（数月内反复肌内注射或大剂量口服）或长期预防使用量过大，会导致维生素 D 中毒。早期患儿可出现厌食、恶心、呕吐、烦躁、倦怠、便秘等，体重不增或下降；严重者惊厥、尿频、夜尿多、烦渴、脱水、酸中毒等。护理人员应观察用药后反应，一旦出现维生素 D 过量表现，立即报告医生。

（6）预防骨骼畸形：患病期间可定时户外活动，但不能坐、站、走时间过长，以免发生骨骼变形。若已有畸形，可根据畸形不同选择不同的运动或按摩方式治疗。如鸡胸可取俯卧位，做抬头挺胸运动；"O" 形腿按摩腿外侧肌群；"X" 形腿按摩腿内侧肌群。增强肌张力，促使畸形矫正。衣着应柔软、宽松，床铺要松软，以免影响骨骼发育。对于行外科手术矫治者，应指导家长正确使用矫形器具。

（7）心理护理：护理人员要有爱心、有耐心，态度和蔼，对入睡困难、哭闹的儿童要耐心护理，必要时给予爱抚、搂抱，使患儿平静入睡。

知识点 14：维生素 D 缺乏性佝偻病的健康指导　　　　副高：掌握　正高：熟练掌握

（1）向患儿家长讲述护理患儿的注意事项。如避免过早、过久地坐、站、走；勤换内衣，勤擦汗；避免重压和强力牵拉患儿。

（2）介绍佝偻病的预防及护理知识：给患儿父母讲述佝偻病的病因、预防及护理方法，示教日光浴、喂服维生素 D 及按摩肌肉纠正畸形的方法。

（3）孕妇及哺乳母亲应接受日光照射，每天应在 1 小时以上。孕妇饮食中应含有丰富的维生素 D、钙、磷。

（4）儿童要多晒太阳，提倡母乳喂养，及时添加富含维生素 D 和钙的辅食；婴儿出生后 2 周起，给预防量的维生素 D 制剂 400~800U/d；早产儿、低体重儿、双胎儿生后即应每天补充维生素 D 800~1000U，连用 3 个月后改为每天 400~800U。夏天接受日照多，可间断补充。以上预防措施应持续至 2 岁。早产、多胎及北方冬季日照短者可适当增加预防量。

（5）指导维生素 D 的服用方法，告知如何观察过量表现。

第四节　维生素 D 缺乏性手足搐搦症

知识点 1：维生素 D 缺乏性手足搐搦症的概述　　　副高：掌握　正高：熟练掌握

维生素 D 缺乏性手足搐搦症又称佝偻病性手足搐搦症，是维生素 D 缺乏引起血钙含量降低，导致神经肌肉兴奋性增高而产生惊厥、喉痉挛或手足搐搦为主要表现的病症。多见 6 个月以内的小婴儿。目前由于维生素 D 缺乏预防工作的普及，该病发病率已逐年降低。

知识点 2：维生素 D 缺乏性手足搐搦症的病因及发病机制
　　　　　　　　　　　　　　　　　　　　　　副高：掌握　正高：熟练掌握

维生素 D 缺乏时，血钙含量下降，而甲状旁腺反应迟钝，不能代偿性分泌增加，则低血钙不能恢复，一般血清总钙量<1.88mmol/L 或钙离子<1.0mmol/L 即可导致神经-肌肉兴奋性增高，出现手足搐搦、喉痉挛，甚至全身性惊厥的症状。

诱发血钙降低的主要原因：①维生素 D 缺乏时，血钙含量降低而甲状旁腺分泌不足或反应迟钝，骨钙不能及时游离入血，也不能增加尿磷排泄，致血钙进一步下降。②春季接触日光突然增多，或开始用大量维生素 D 治疗时骨骼加速钙化，大量钙沉积于骨，致血钙降低。③发热、感染、饥饿时，组织细胞分解释放磷，使血磷增加，血钙下降。

知识点 3：维生素 D 缺乏性手足搐搦症的临床表现　副高：掌握　正高：熟练掌握

临床上分为典型发作和隐匿型。

（1）典型发作：可表现为手足搐搦、喉痉挛和惊厥。以惊厥最常见，以手足搐搦最具特征，单独以喉痉挛出现的最少，但最具危险性。部分患儿有程度不等的佝偻病活动期的表现。①惊厥：多见于婴儿期，突然发生四肢抽动，眼球上翻、面肌痉挛、神志不清，伴口周发绀。惊厥持续可短至数秒，或长达数分钟甚至更长；发作可一天数次甚至数十次，也可能数天发作 1 次；发作停止后，意识恢复，精神萎靡而入睡，醒后活泼如常。轻者仅表现为短暂的眼球上翻、面肌抽动或惊跳，而神志清醒，一般不发热。②手足搐搦：多见于较大婴儿、幼儿。表现为突发手足痉挛呈弓状，双手腕部屈曲，手指伸直，拇指贴近掌心呈"助产士手"；足部踝关节伸直、足趾向下弯曲，似"芭蕾舞足"，发作停止后活动自如。③喉痉挛：婴儿多见。主要表现为喉部肌肉及声门突发痉挛，呼吸困难，可突然发生窒息，严重缺氧可致死。

（2）隐匿型：无典型发作症状，可通过刺激神经-肌肉而引出以下体征。①面神经征：以指尖或叩诊锤叩击耳前面神经穿出处（位于颧弓与口角间的面颊部）可引起眼睑和口角抽动，为面神经征阳性，新生儿期可有假阳性。②腓反射：叩击膝下外侧腓骨小头上方的腓神经处，可见足向外侧收缩。③低钙束臂征（Trousseau sign）：用血压计袖带包裹上臂，使血压维持在收缩压与舒张压之间，5分钟内可见该手出现痉挛症状，属阳性体征。

知识点4：维生素D缺乏性手足搐搦症的辅助检查　　副高：掌握　正高：熟练掌握

血钙测定：正常血钙浓度为 2.25～2.27mmol/L，患儿血钙<1.88mmol/L 或钙离子<1.0mmol/L。

知识点5：维生素D缺乏性手足搐搦症的治疗要点

（1）保证呼吸道通畅：惊厥发作时应立即吸氧，发生喉痉挛时应立即将舌头拉出口外，可进行人工呼吸或加压给氧；必要时气管插管。

（2）控制惊厥或喉痉挛：10%水合氯醛，每次 40～50mg/kg，保留灌肠；或地西泮，每次 0.1～0.3mg/kg，肌内或静脉注射。也可用或苯巴比妥，每次 5～7mg/kg，肌内注射。

（3）钙剂治疗：第一天用 10%葡萄糖酸钙注射液（5～10ml）+10%葡萄糖注射液（5～20ml），缓慢静脉注射或滴注，必要时每天可重复 2～3 次。第二天改为 10%氯化钙口服，每次 5～10ml，1 天 3 次。惊厥停止后口服钙剂。

（4）维生素D治疗：症状控制后 3～5 天，按维生素D缺乏性佝偻病补充维生素D，使钙、磷代谢恢复正常。

知识点6：维生素D缺乏性手足搐搦症的护理评估　　副高：掌握　正高：熟练掌握

（1）健康史：了解患儿出生史，是否为早产儿、多胞胎儿，孕母可有维生素D缺乏史；了解喂养史，是否为人工喂养；有无接受日光照射、补充维生素D；询问近期有无发热、感染、腹泻或摄入大剂量维生素D等。

（2）身体状况：询问儿童是否有惊厥、呼吸困难等症状。了解血钙浓度。

（3）心理-社会状况：惊厥发作影响患儿自身形象，常严重挫伤年长患儿的自尊心。此外，惊厥反复发作可使患儿紧张、害怕、焦虑，对生活缺乏自信。

知识点7：维生素D缺乏性手足搐搦症的护理诊断　　副高：掌握　正高：熟练掌握

（1）有窒息的危险：与惊厥发作及喉痉挛有关。

（2）有受伤的危险：与惊厥发作及手足搐搦有关。

（3）营养失调（低于机体需要量）：与维生素D缺乏有关。

（4）知识缺乏：家长缺乏惊厥和喉痉挛的护理知识。

知识点8：维生素D缺乏性手足搐搦症的护理措施　　　　副高：掌握　正高：熟练掌握

（1）一般护理：①保持病室环境安静，避免噪声诱发抽搐。将患儿的头放低，偏向一侧，使唾液和呼吸道分泌物由口角流出，并及时吸除。不可强行喂食、喂水，以防窒息。病房应备有氧气和吸痰器等抢救器材。②调整饮食，提倡母乳喂养，按时添加辅食，给予富含维生素D、钙、磷和蛋白质的食物，如肝、蛋、植物油、酵母、蘑菇类及维生素D强化奶等。③住院期间观察病情变化，如每天抽搐次数、持续时间及特点，加强日常护理。④定时户外活动，多晒太阳；补充维生素D。

（2）控制惊厥、喉痉挛：遵医嘱立即使用镇静药，首选地西泮。但要注意静脉注射时速度不宜过快，以每分钟1mg为宜，过快将引起呼吸抑制。亦可用10%水合氯醛。

（3）防止窒息：应迅速将患儿就地平放，松开衣领，颈部伸直，头向后仰。移去患儿身边的危险物品，以免受伤。喉痉挛者立即将舌头拉出口外，同时将患儿头偏向一侧，清除口、鼻分泌物，保持呼吸道通畅；按医嘱吸氧，备好气管插管用具，必要时协助医生插管。

（4）防止受伤：惊厥正在发作时应就地抢救。保持安静，避免家长大声呼叫、摇晃或抱起急跑就医，以免因抽搐时间过长造成机体缺氧引起脑损伤。已出牙的患儿，应在上、下切牙间放置牙垫，避免舌咬伤。在手心放置纱布卷，防止指甲抓伤。应有专人看护，防止坠床。惊厥发作时，切忌用力按压肢体，以免造成骨折、肌肉撕裂及关节脱位。

（5）病情观察：密切关注惊厥发作的表现，注意保持呼吸道通畅，观察有无缺氧症状。按医嘱用药过程中应加强巡视，密切观察患儿呼吸、脉搏、血压、神志的变化，在医生暂未赶到抢救现场或缺乏医疗条件下，可先按压合谷、十宣等穴位止惊。

（6）用药护理：具体如下。①抗惊厥药：惊厥使机体耗氧增加，喉痉挛可引起窒息，二者均需立即处理。可用地西泮肌内注射或静脉注射，静脉注射速度应缓慢。②按医嘱补充钙剂：惊厥控制后，可将10%葡萄糖酸钙5~10ml加入10%葡萄糖5~20ml中，缓慢静脉注射或滴注。静脉注射钙剂时速度要慢，注射时间要求在10分钟左右，以免因血钙骤升发生心搏骤停。钙剂不能肌内或皮下注射，静脉注射时应选择较大血管，避免使用头皮静脉，以防药液外渗造成局部坏死。一旦渗出，可用0.25%普鲁卡因局部封闭，20%硫酸镁湿敷。还可选择口服10%氯化钙，为避免影响钙剂吸收，勿与乳类同服。③补充维生素D：症状控制后按医嘱补充维生素D，注意预防维生素D中毒。

（7）心理护理：消除患儿紧张、焦虑和害怕的心理，给予同情和理解。解除患儿家属恐惧、不安的心理负担，配合医护人员进行抢救。

知识点9：维生素D缺乏性手足搐搦症的健康指导　　　　副高：掌握　正高：熟练掌握

（1）指导家长合理喂养，合理安排儿童日常生活，坚持每天户外活动。

（2）向患儿家长介绍本病的病因和预后，以减轻家长心理压力。

（3）指导家长在患儿惊厥、喉痉挛发作时的处理方法。

（4）指导家长出院后遵医嘱补充维生素 D 和钙剂，以预防复发。并强调口服钙剂时的注意事项。

（5）新生儿出生后两周应每天给予生理量维生素 D 400~800U，处于生长发育高峰的婴幼儿更应采取综合性预防措施，即保证一定时间的户外活动，给予预防量的维生素 D 和钙剂并及时添加辅食。

第五节　维生素 A 缺乏症

知识点 1：维生素 A 的来源	副高：掌握　正高：熟练掌握

维生素 A 的又称视黄醇，主要有两大来源。一类是动物性食物，在乳类、蛋类和动物内脏中含量丰富；另一类是植物类食物，如能转化为维生素 A 的类胡萝卜素，其中 β-胡萝卜素具有的维生素 A 活性最高，在深色蔬菜和水果中含量丰富。

知识点 2：维生素 A 的生理功能	副高：掌握　正高：熟练掌握

（1）维持上皮细胞（如皮肤、黏膜）的完整性。
（2）构成视觉细胞内的感光物质（如视紫红质），维持暗光下视觉功能。
（3）促进生长发育和维护生殖功能。
（4）维持和促进免疫功能。
（5）参与铁代谢，影响造血功能。

知识点 3：维生素 A 的代谢	副高：掌握　正高：熟练掌握

维生素 A 或胡萝卜素在小肠细胞中转化成维生素 A 棕榈酸酯后与乳糜微粒结合，通过淋巴系统入血后转运到肝，再酯化储存。当周围靶组织需要维生素 A 时，肝中的维生素 A 棕榈酸酯经酯酶水解为维生素 A，与肝合成的视黄醇结合蛋白结合，再与前清蛋白结合，形成复合体后释放入血，再经血行转运至靶组织。维生素 A 在体内氧化后转变成视黄酸，视黄酸是维生素 A 在体内发生多种生物作用的重要活性形式。

知识点 4：维生素 A 缺乏症的概述	副高：掌握　正高：熟练掌握

维生素 A 缺乏症是体内缺乏维生素 A 引起的以眼和皮肤病变为主的全身性营养缺乏性疾病。维生素 A 缺乏症是全球范围内最普遍存在的公共卫生营养问题。我国儿童此病的发生率已明显下降，此病以 6 岁以下儿童多见，1~4 岁为发病高峰，常伴有蛋白质-能量营养不良。其主要临床表现是全身上皮组织角化变性而造成皮肤黏膜损伤，眼结膜、角膜损伤引起的视觉功能障碍，以及生长发育障碍。轻度维生素 A 缺乏时，仅表现为免疫功能下降而

无典型的临床表现，又称"亚临床状态维生素 A 缺乏症"。

知识点 5：维生素 A 缺乏症的病因　　　　　副高：掌握　正高：熟练掌握

（1）摄入不足：长期进食谷类（如米糕、面糊等）及糖类食物，而未及时添加肝、蛋黄、鱼肝油，以及含胡萝卜素的蔬菜。

（2）先天储备不足：维生素 A 缺乏在 5 岁以下儿童中的发生率远高于成人。其主要原因是维生素 A 和胡萝卜素很难通过胎盘进入胎儿体内，致使新生儿血清和肝中的维生素 A 水平明显低于母体，如果在出生后不能得到充足的维生素 A 补充则极易出现维生素 A 缺乏症。

（3）消化吸收障碍：维生素 A 为脂溶性维生素，它和胡萝卜素在小肠的消化吸收都需要胆盐的参与，膳食中脂肪含量与它们的吸收有密切的联系。膳食中脂肪含量过低，胰腺炎或胆石症引起胆汁和胰腺对酶的分泌减少，急性肠炎等造成胃肠功能紊乱均可影响维生素 A 的消化和吸收。

（4）储存障碍或消耗增加：早产儿维生素 A 储备不足、生长发育迅速、对脂肪食物耐受差，导致维生素 A 缺乏。任何影响肝功能的疾病都会影响维生素 A 在体内的储存量，造成维生素 A 缺乏。儿童患消耗性疾病，尤其是麻疹、猩红热、肺炎、结核病及肿瘤等都会使体内的维生素 A 消耗增加，摄入量则往往因食欲缺乏或消化功能紊乱而明显减少，两者的综合结果势必导致维生素 A 缺乏症的发生。

知识点 6：维生素 A 缺乏症的病理变化　　　　副高：掌握　正高：熟练掌握

（1）感光物质合成减少：暗光或弱光下视物模糊、夜盲症。

（2）破坏上皮细胞完整性：上皮细胞、结膜或角膜干燥，角膜软化甚至穿孔；上皮细胞增生表层角化脱屑，皮脂腺及汗腺萎缩，呼吸道、消化道、泌尿道防御能力下降；发枯，指甲变脆。

（3）影响骨组织发育，导致男性精子数量减少，活力下降。

（4）细胞免疫、体液免疫功能下降导致呼吸道、消化道感染。

知识点 7：维生素 A 缺乏症的临床表现　　　　副高：掌握　正高：熟练掌握

（1）临床型维生素 A 缺乏症：多见于婴幼儿，常与营养不良及其他维生素缺乏同时发生。①眼部表现：暗光下视物模糊，继之发展为夜盲症是此病最早表现。患病数周后出现干眼症表现，经常眨眼，继而眼结膜、角膜干燥，失去光泽和弹性，自觉痒感，泪液减少，眼球向两侧转动时可见球结膜皱褶，形成与角膜同心的皱褶，近角膜旁有泡沫状白斑，称比托斑。继而角膜干燥、混浊、软化、畏光和眼痛，形成溃疡、坏死，常用手揉搓眼部可导致感染。严重者角膜穿孔，虹膜脱出，最终失明。②皮肤表现：多见于年长儿，病初皮肤干燥、脱屑、有痒感，以后毛囊角化，触摸皮肤时有粗砂样感觉，似"鸡皮疙瘩"。以四肢伸侧、肩部为多，后累及其他部位，重者发展到颈背部甚至面部。毛发干枯，易脱落。指（趾）甲多纹，无光泽，脆薄易折断。③生长发育迟缓：维生素A缺乏对骨骼特别是长骨的生长有明显影响。严重、长期的维生素A缺乏可致患儿骨骼系统生长发育落后，智力发育也受影响。常伴营养不良、贫血及其他维生素缺乏症。因免疫功能低下，患儿易反复发生呼吸道、泌尿道感染。

（2）亚临床型维生素A缺乏症：指无维生素A缺乏症的典型临床表现，仅表现为免疫功能下降导致的各种感染。主要表现为反复呼吸道感染和腹泻，缺铁性贫血也较常见。

知识点8：维生素A缺乏症的辅助检查　　　　　　副高：掌握　正高：熟练掌握

早期症状不明显，其诊断主要依靠实验室检查。

（1）血浆维生素A测定：婴幼儿正常水平300~500μg/L，年长儿和成人为300~800μg/L。低于200μg/L可诊断，200~300μg/L为亚临床状态可疑缺乏，可做相对剂量反应（RDR）试验，≥20%为阳性，表示存在亚临床状态维生素A缺乏症。

（2）血浆视黄醇结合蛋白测定：低于正常值可能存在维生素A缺乏症。

（3）尿液脱落细胞检查：找到角化上皮细胞具有诊断意义。

知识点9：维生素A缺乏症的治疗要点　　　　　　副高：掌握　正高：熟练掌握

（1）去除病因，积极治疗原发病：调整饮食、去除病因、治疗伴发的营养缺乏症，给予富含维生素A和胡萝卜素的深色蔬菜，也可食用维生素A强化食品。重视原发病的治疗。

（2）维生素A治疗：具体如下。①轻症：口服维生素A，每天7500~15 000μg/kg，分2~3次口服，2天后减至每天1500μg。②重症或消化吸收障碍者：维生素AD注射液（每支含维生素A 7500μg和维生素D 62.5μg）0.5~1.0ml，每天1次，深部肌内注射，3~5天改为口服。

（3）治疗眼部病变：为预防结膜和角膜继发感染，可用抗生素眼药水（0.25%氯霉素）或眼膏（0.2%红霉素）治疗。

知识点10：维生素A缺乏症的护理诊断　　　　　　副高：掌握　正高：熟练掌握

（1）营养失调（低于机体需要量）：与维生素A摄入不足和/或吸收利用障碍有关。

（2）有感染的危险：与维生素A缺乏症所致的免疫功能降低、皮肤黏膜完整性受损及角膜溃疡有关。

知识点11：维生素A缺乏症的护理措施　　　　　　副高：掌握　正高：熟练掌握

（1）一般护理：①保持室内清洁、安静、舒适、空气新鲜，注意皮肤护理。②调整饮食，鼓励母乳喂养，无母乳者选用维生素 A 强化食品，如婴儿配方奶粉，还应按时添加富含维生素 A 的动物性食物（蛋类、肝、鱼肝油）或含胡萝卜素较多的深色蔬菜、水果。③加强眼部护理：用消毒鱼肝油滴双眼，以促进上皮细胞修复；有角膜软化、溃疡者用 0.25% 氯霉素滴眼液、0.5% 红霉素或金霉素眼膏，防止继发感染；用 1% 阿托品散大瞳孔，防止虹膜粘连。加强眼部清洁，每次滴眼时动作应轻柔，切勿压迫眼球以免角膜穿孔，或虹膜、晶状体脱出。夜盲症患儿夜间应减少出行，如出行应有家长的监护。④注意保护性隔离，预防呼吸道、消化道及其他感染。

（2）补充维生素 A：按医嘱口服或肌内注射维生素 A，如采用注射法，应做深部肌内注射。

（3）观察药物疗效：维生素 A 治疗后，患儿临床症状可迅速好转，夜盲可在 2~3 天明显改善，干眼症状 3~5 天消失，结膜干燥、比托斑 1~2 周消失，皮肤过度角化需 1~2 个月痊愈。维生素 A 过量可致中毒，应避免长期大剂量服用。

知识点 12：维生素 A 缺乏症的健康指导	副高：掌握　正高：熟练掌握

（1）母亲妊娠及哺乳期应多食富含维生素 A 及胡萝卜素的食物，以免影响胎儿对维生素 A 的储存；预防早产。

（2）指导家长合理喂养，注意补充维生素 A，可食用富含维生素 A 的动物性食物和富含胡萝卜素的深色蔬菜和水果。

（3）及时治疗感染性疾病、慢性腹泻和其他消耗性疾病，注意补充维生素 A 制剂。

（4）预防维生素 A 缺乏症的同时应防止长期、大量补充维生素 A 所致的维生素 A 过量中毒。

第六节　锌缺乏症

知识点 1：锌缺乏症的概述	副高：掌握　正高：熟练掌握

锌为人体重要的必需微量元素之一，锌在体内的含量仅次于铁。锌有促进胎儿发育、儿童智力发育，以及调节新陈代谢和促进组织修复等功效。锌缺乏症是人体长期缺乏锌引起的营养缺乏病，表现为味觉迟钝、食欲缺乏、异食癖、生长发育迟缓、免疫功能低下、皮炎或伤口不易愈合，青春期缺锌可致性成熟障碍。

知识点 2：锌缺乏症的病因	副高：掌握　正高：熟练掌握

（1）摄入不足：食物中含锌不足是锌缺乏症的最主要原因之一。缺乏含锌丰富的动物性食物的摄入，以及核桃、板栗、花生等坚果类的摄入易导致缺锌。全胃肠外营养未添加锌也可致锌缺乏。

（2）吸收障碍：各种原因所致的腹泻影响锌的吸收。谷类食物中含植酸盐和粗纤维过多可造成锌吸收不良。牛乳含锌量与母乳相似，但患儿对牛乳锌的吸收率远低于母乳锌，故长期纯牛乳喂养也可致缺锌。肠病性肢端皮炎是一种常染色体隐性遗传疾病，因小肠缺乏吸收锌的载体，可表现为严重缺锌。

（3）需要量增加：因婴儿期生长发育迅速，故婴儿多见；在营养不良、外科手术或创伤后恢复期，机体对锌的需要量增多，如未及时补充，可发生锌缺乏。

（4）丢失过多：如反复出血、溶血、大面积烧伤、慢性肾脏病、长期透析、蛋白尿等均可因锌丢失过多而导致锌缺乏。

知识点3：锌缺乏症的临床表现	副高：掌握　正高：熟练掌握

（1）消化功能减退：人味觉细胞中，每分子味觉素含2个锌离子，缺锌影响味蕾细胞更新和唾液磷酸酶的活性，使舌黏膜增生、角化不全，可使味觉敏感度下降，出现食欲缺乏、厌食和异物癖等表现。

（2）生长发育落后：缺锌可妨碍生长激素轴功能以及下丘脑-腺垂体-性腺轴的成熟，表现为生长发育过慢、体格矮小、性发育延迟和性腺功能减退。

（3）免疫功能降低：缺锌会严重损害T淋巴细胞免疫功能而引发各种感染。

（4）精神发育迟缓：缺锌可使DNA和蛋白质合成障碍，脑谷氨酸浓度降低，从而引起精神发育迟缓。

（5）其他：如反复口腔溃疡、脱发、地图舌、皮肤粗糙、伤口不易愈合、视黄醇结合蛋白减少，小儿出现夜盲症、贫血等。

知识点4：锌缺乏症的辅助检查	副高：掌握　正高：熟练掌握

（1）血清锌浓度：正常值<11.47μmol/L。
（2）餐后血清锌浓度反应试验：超过15%提示缺锌。
（3）毛发锌：一般不作为诊断缺锌的可靠指标，仅作为判断慢性缺锌的参考。

知识点5：锌缺乏症的治疗要点	副高：掌握　正高：熟练掌握

（1）找出病因：治疗原发病。
（2）饮食治疗：供给含锌丰富的食物。
（3）补充锌制剂：药物治疗首选口服葡萄糖酸锌，每天需补充的剂量为元素锌0.5~1.0mg/kg（相当于葡萄糖酸锌3.5~7.0mg/kg），疗程一般为2~3个月。其他谷氨酸锌、甘草锌和硫酸锌等较少使用。长期静脉输入高能量者，应根据不同年龄补锌：早产儿0.3mg/kg，足月儿至5岁0.1mg/kg，>5岁2.5~4.0mg/d。对可能发生缺锌的患儿，如早产儿、人工喂养儿、营养不良儿、长期腹泻者、大面积烧伤者等，均应适当补锌。

知识点 6：锌缺乏症的护理诊断　　　　　　　副高：掌握　正高：熟练掌握

（1）营养失调（低于机体需要量）：与锌摄入不足、丢失过多及需要量增加有关。

（2）有感染的危险：与锌缺乏导致的免疫功能降低有关。

（3）生长发育迟缓：与锌缺乏影响核酸及蛋白质合成、生长激素分泌减少有关。

（4）知识缺乏：患儿家长缺乏营养知识及儿童喂养知识。

知识点 7：锌缺乏症的护理措施　　　　　　　副高：掌握　正高：熟练掌握

（1）一般护理：①饮食治疗。母乳含锌丰富，故提倡母乳喂养。换乳期按时添加含锌丰富的辅食，鼓励患儿多食富含锌的动物性食物如肝、鱼、瘦肉、禽蛋等。纠正不良的饮食习惯，不偏食、不挑食。②避免感染。保持室内空气清新，注意日常护理，防止交叉感染。

（2）按医嘱补充锌制剂，观察药物疗效：主要注意对食欲、口腔溃疡、生长发育的改善情况，还要观察有无锌剂中毒。锌剂的毒性较小，但剂量过大可出现恶心、呕吐、腹泻等消化道刺激症状，甚至发生脱水和电解质紊乱。

知识点 8：锌缺乏症的健康指导　　　　　　　副高：掌握　正高：熟练掌握

（1）让家长了解导致患儿缺锌的原因，学会搭配合理膳食及正确的服锌方法，以配合治疗和护理。

（2）平衡膳食是预防锌缺乏的主要措施。家长应适时添加含锌丰富的食品，从小培养良好的饮食习惯，不偏食、不挑食。

（3）中国营养学会建议我国儿童每天对元素锌的推荐摄入量为 6 个月以下 1.5mg，6 个月至 1 岁 8mg，1~4 岁 12mg，4~7 岁 13.5mg。

第七节　碘缺乏症（正高）

知识点 1：碘缺乏症的概述　　　　　　　　　　　　　正高：熟练掌握

碘缺乏症（IDD）是自然环境中碘缺乏造成机体碘营养不良所表现的一组疾病的总称，包括地方性甲状腺肿、甲状腺功能减退症（简称甲减）、亚临床甲状腺功能减退症、单纯性聋哑，以及胎儿流产、早产、死产和先天畸形等。缺碘对快速生长发育的时期影响最大，主要影响大脑发育，因此，胎儿、新生儿和婴幼儿受缺碘的影响最大。

知识点 2：碘缺乏症的病因及发病机制　　　　　　　　正高：熟练掌握

食物和饮水中缺碘是儿童碘缺乏的根本原因。缺碘使甲状腺激素合成障碍，影响体格生长和脑发育。

知识点3：碘缺乏症的临床表现 　　　　　　　　　　　正高：熟练掌握

缺碘的主要危害是影响脑发育，主要以儿童智力损害和体格发育障碍为主要症状，其严重程度取决于碘缺乏的程度、持续的时间和碘缺乏时机体所处的发育阶段。胎儿期缺碘可致死胎、早产及先天畸形；新生儿期缺碘则表现为甲状腺功能减退症；胎儿期和婴儿期严重缺碘可造成克汀病；儿童期和青春期缺碘则引起地方性甲状腺肿、甲状腺功能减退症和智力低下。儿童期长期轻度缺碘可出现亚临床型甲状腺功能减退症（亚临床克汀病），常伴有体格发育落后。

知识点4：碘缺乏症的辅助检查 　　　　　　　　　　　正高：熟练掌握

血清总三碘甲状腺原氨酸（T_3）、甲状腺素（T_4）或游离 T_3、T_4 降低，而促甲状腺激素（TSH）增高；尿碘降低。

知识点5：碘缺乏症的治疗要点 　　　　　　　　　　　正高：熟练掌握

给予富含碘的食物；给予碘剂及甲状腺激素类药物治疗。

知识点6：碘缺乏症的护理诊断 　　　　　　　　　　　正高：熟练掌握

（1）营养失调（低于机体需要量）：与碘摄入不足有关。

（2）生长发育迟缓：与碘缺乏影响甲状腺素合成有关。

（3）知识缺乏：家长缺乏营养知识及科学的儿童喂养知识。

知识点7：碘缺乏症的护理措施 　　　　　　　　　　　正高：熟练掌握

（1）调整饮食，改善营养：食用海带、紫菜等海产品以补充碘。食盐加碘、饮用水加碘是全世界防治碘缺乏的简单易行、行之有效的措施，目前我国已经全面推行食盐加碘。

（2）药物治疗：遵医嘱给予复方碘溶液、碘化钾及甲状腺激素类药物。

知识点8：碘缺乏症的健康指导 　　　　　　　　　　　正高：熟练掌握

让家长了解导致患儿缺碘的原因，正确选择含碘丰富的食物；指导家长正确应用碘制剂，防止甲状腺功能亢进症的发生。

第八章 消化系统疾病患儿的护理

第一节 小儿消化系统解剖生理特点

知识点 1：口腔	副高：掌握　正高：熟练掌握

口腔是消化道的起始端，具有吸吮、吞咽、咀嚼、消化等功能。正常足月新生儿出生时具有较好的吸吮、吞咽功能，两颊脂肪垫发育良好，有助于吸吮动作，而早产儿则相对较差。婴幼儿口腔黏膜薄嫩，血管丰富，易受损伤和感染。新生儿时期唾液腺（涎腺）发育不成熟，唾液分泌量少，故口腔黏膜较干燥；3 个月以下婴儿因唾液中淀粉酶含量低，故不宜喂淀粉类食物；3~4 个月时唾液分泌开始增多；5~6 个月后唾液腺发育完善。唾液量明显增加。但由于婴儿口腔容量小，且不会及时吞咽唾液，常发生生理性流涎。

知识点 2：食管	副高：掌握　正高：熟练掌握

新生儿食管长 8~10cm，1 岁时长约 12cm，5 岁时长约 16cm，学龄儿童长 20~25cm，成人长 25~30cm。婴幼儿的食管呈漏斗状，腺体缺乏，黏膜薄嫩，肌肉组织和弹力组织发育尚不完善，食管下括约肌发育不成熟，食管下端压力低，控制能力差，故常发生胃食管反流，多在 8~10 个月时症状消失。婴儿吸奶时常吞咽过多空气，易发生溢乳。

知识点 3：胃	副高：掌握　正高：熟练掌握

胃容量随着年龄增长而逐渐增大，新生儿胃容量为 30~60ml，1~3 个月时为 90~150ml，1 岁时为 250~300ml，5 岁为 700~850ml，成人约为 2000ml。婴儿胃呈水平位，开始站立行走后，逐渐变为垂直位，贲门括约肌发育较差而幽门括约肌发育较好，自主神经调节差，易引起幽门痉挛，且婴儿吸吮时常吞咽过多空气，因此易发生溢奶和呕吐。胃黏膜虽然血管丰富，但是腺体、杯状细胞数量少，盐酸和各种消化酶分泌少，且酶活性低，消化功能差。儿童胃排空时间与食物种类有关：水的排空时间为 1.5~2.0 小时，母乳为 2~3 小时，牛乳为 3~4 小时。早产儿胃排空时间更长，易发生胃潴留。

知识点4：肠　　　　　　　　　　　　　　　　　副高：掌握　正高：熟练掌握

儿童肠管相对比成人长，一般为身长的5~7倍（成人为4倍），有利于消化吸收。小肠的主要功能有消化、吸收和免疫。大肠的主要功能是储存食物的残渣、进一步吸收水，以及形成粪便。婴幼儿肠黏膜肌层发育差，肠壁薄，黏膜含有丰富的血管，通透性高，屏障功能差，有利于营养物质的吸收，但当消化道感染时，肠道内细菌、病毒，或肠内毒素、变应原及消化不完全产物也容易吸收入血，引起全身感染和变态反应性疾病。儿童肠系膜长而柔软，活动度大，升结肠与后壁固定差，易患肠套叠和肠扭转。儿童直肠相对较长，黏膜和黏膜下层固定差，肌层发育不完善，易发生脱肛。

早产儿肠蠕动协调能力差，易发生粪便滞留、胎粪排出延迟，甚至功能性肠梗阻。早产儿肠内乳糖酶活性低，易发生乳糖吸收不良而导致腹泻。

知识点5：肝　　　　　　　　　　　　　　　　　副高：掌握　正高：熟练掌握

儿童年龄越小肝相对越大，新生儿的肝约为体重的4%，成人则约为体重的2%。肝的上、下界随年龄而异，正常肝上界在右锁骨中线第5肋间（婴儿在第4肋间），腋中线第7肋间，背后第9肋间。婴幼儿时期肝下缘在右锁骨中线肋缘下1~2cm，质地柔软、无压痛，6~7岁后则不能触及。儿童肝血管丰富，肝细胞和肝小叶发育不完善，解毒功能差，对外来毒素反应较强，在缺氧、感染、中毒等因素影响下易发生肝充血肿大和变性坏死。感染、药物、缺氧等因素均可致肝大。婴儿肝结缔组织发育较差，肝细胞再生能力强，故儿童不易发生肝硬化。婴儿期胆汁分泌较少，故对脂肪的消化吸收差。儿童期肝糖原贮存相对较少，易因饥饿而发生低血糖。

知识点6：胰腺　　　　　　　　　　　　　　　　副高：掌握　正高：熟练掌握

新生儿出生时胰液分泌量少，出生后3~4个月时胰腺发育较快，胰液分泌量也随之增多。6个月以内婴儿胰淀粉酶活性较低，1岁后才接近成人，因此不宜过早喂淀粉类食物。出生后1年，胰腺外分泌部生长迅速，为出生时的3倍。胰液的分泌量随年龄增长而增加，成人每天可分泌1~2L。酶类出现的顺序为胰蛋白酶最先，而后是糜蛋白酶、羧基肽酶、脂肪酶，最后是淀粉酶。新生儿胰液所含脂肪酶活性不高，直到2~3岁时才接近成人水平。婴幼儿时期胰液及其消化酶的分泌易受炎热天气和各种疾病的影响而被抑制，容易发生消化不良。婴幼儿胰脂肪酶和胰蛋白酶的活性均较低，对脂肪和蛋白质的消化和吸收能力较差。

知识点7：肠道细菌　　　　　　　　　　　　　　副高：掌握　正高：熟练掌握

在母体内，胎儿肠道是无菌的，出生后数小时细菌即从外界经口、鼻、肛门侵入肠道。细菌主要分布在结肠和直肠。肠道菌群受食物成分影响，单纯母乳喂养儿以双歧杆菌占绝对优势，人工喂养儿和混合喂养儿肠内的大肠埃希菌、嗜酸杆菌、双歧杆菌及肠球菌所占比例几乎相等。正常肠道菌群对侵入肠道的致病菌有一定的拮抗作用，而婴幼儿肠道正常菌群脆弱，易受机体内外因素的影响而出现菌群失调，引起消化功能紊乱。

| 知识点8：健康儿童粪便特点 | 副高：掌握　正高：熟练掌握 |

婴儿大脑皮质功能发育不完善，进食时常引起胃-结肠反射而产生便意，排便次数多于成人，粪便颜色和密度也存在个体差异。添加换乳期食物后粪便性状逐渐接近成人。

（1）胎便：新生儿在生后12小时内排出的粪便称为胎便。胎便黏稠，呈深绿色或黑绿色糊状，无臭味，由肠道分泌物、胆汁及吞咽的羊水组成。若24小时内仍无排出，应考虑是否有消化道畸形。若喂乳充分，2~3天后逐渐变成黄色便。

（2）母乳喂养儿粪便：母乳喂养儿粪便呈黄色或金黄色，多为均匀膏状或带少许黄色粪便颗粒，有时微带绿色，呈酸性反应，无臭味。每天排便2~4次。

（3）人工喂养儿粪便：牛乳、羊乳喂养的婴儿，粪便呈淡黄色或灰黄色，较干稠，量多，多成形，呈中性反应或碱性反应（pH 6~8）。因牛乳含蛋白质较多，粪便有明显的蛋白质分解产物的臭味，常带奶瓣。每天排便1~2次，易发生便秘。

（4）混合喂养儿粪便：混合喂养儿粪便介于两者间，如以牛乳为主，母乳较少，则粪便同人工喂养儿粪便，但较软、黄。添加各种辅食后，粪便形状接近成人，每天排便1次。

第二节　口　炎

口炎是指口腔黏膜由各种感染引起的炎症，若病变局限于舌、牙龈、口角亦称为舌炎、齿龈炎或口角炎。本病多见于婴幼儿，可单独发病，也可继发于全身疾病如急性感染、腹泻、营养不良、久病体弱，以及B族维生素、维生素C缺乏等。食具消毒不严、口腔卫生不良或各种疾病导致机体抵抗力下降均使口炎易于发生。目前细菌感染性口炎相对少见，但病毒及真菌感染导致的口炎仍较多见。

一、鹅口疮

| 知识点1：鹅口疮的概述 | 副高：掌握　正高：熟练掌握 |

鹅口疮又称雪口病，为白念珠菌感染所致，多见新生儿，主要因使用不洁奶具或出生时经产道感染。营养不良、腹泻、长期应用广谱抗生素或激素的患儿易患鹅口疮。

| 知识点2：鹅口疮的临床表现 | 副高：掌握　正高：熟练掌握 |

（1）局部表现：口腔黏膜表面出现白色或灰白色乳凝块样物是本病特征。病变略高于黏膜表面，粗糙无光泽，初呈点状或小片状，逐渐融合成大片，不易擦去，强行擦拭剥离

后，局部黏膜潮红、粗糙，可有溢血。

（2）全身表现：轻症无全身症状，患处不痛，不流涎，不影响吃奶。重症整个口腔均被白色斑膜覆盖，甚至可蔓延至咽、喉、食管、气管、肺等处，累及消化道或呼吸道后，引起真菌性肠炎或真菌性肺炎，表现为低热、拒食、吞咽困难、呕吐、声嘶或呼吸困难等。

知识点3：鹅口疮的辅助检查	副高：掌握　正高：熟练掌握

取少许白膜放载玻片上加10%氢氧化钠溶液1滴，镜下观察可见真菌菌丝和孢子。

知识点4：鹅口疮的治疗要点	副高：掌握　正高：熟练掌握

（1）保持口腔清洁：进食前后用2%的碳酸氢钠溶液清洗口腔，每天2~4次。
（2）局部用药：局部涂抹每毫升10万~20万单位制霉菌素鱼肝油混悬溶液，每天2~3次。

二、单纯疱疹性口炎

知识点5：单纯疱疹性口炎的概述	副高：掌握　正高：熟练掌握

单纯疱疹性口炎由单纯疱疹病毒Ⅰ型感染所致，全年可发病，无季节性，1~3岁小儿多见，传染性强，可在集体托幼机构引起小流行。

知识点6：单纯疱疹性口炎的临床表现	副高：掌握　正高：熟练掌握

（1）局部表现：常见于牙龈、舌、口唇、颊黏膜等，也可累及软腭、舌和咽部。初起牙龈红肿，触之易出血，继而在口腔黏膜上出现散在或成簇的小疱疹，直径约2mm，周围有红晕，疱疹迅速破溃形成浅表溃疡，溃疡面覆盖黄白色纤维素样分泌物，多个小溃疡可融合为较大的溃疡，周围黏膜充血。
（2）全身表现：由于疼痛明显，患儿可有拒食、流涎、哭闹、烦躁、发热（体温38~40℃）等表现，颌下淋巴结常肿大。病程长，发热可持续3~5天，溃疡10~14天愈合，淋巴结肿大可持续2~3周。

单纯疱疹性口炎须与疱疹性咽峡炎相鉴别。疱疹性咽峡炎由柯萨奇病毒引起，多发生于夏秋季，疱疹好发在咽部和软腭，有时可见于舌，但不累及牙龈和颊黏膜，颌下淋巴结常无肿大。

知识点7：单纯疱疹性口炎的治疗要点	副高：掌握　正高：熟练掌握

（1）保持口腔清洁：多饮水，用3%过氧化氢溶液清洗溃疡面，避免进食刺激性食物。
（2）局部用药：患处可涂碘苷（疱疹净）抑制病毒，亦可用西瓜霜、锡类散等。为预

防继发感染可涂 2.5%～5.0%金霉素鱼肝油。

（3）对症处理：发热者给予物理降温或药物降温，补充足够的营养和水分。疼痛严重而影响进食者，可按医嘱在进食前涂2%利多卡因于局部。有继发感染时按医嘱使用抗生素治疗。

三、溃疡性口炎

知识点8：溃疡性口炎的概述	副高：掌握　正高：熟练掌握

溃疡性口炎主要由链球菌（如肺炎链球菌）、金黄色葡萄球菌、铜绿假单胞菌或大肠埃希菌等引起，多见于婴幼儿，常在急性感染、长期腹泻等机体抵抗力下降时发生，口腔不洁有助于局部细菌繁殖而致病。

知识点9：溃疡性口炎的临床表现	副高：掌握　正高：熟练掌握

（1）局部表现：口腔各部位均可发生，常见于舌、唇内及颊黏膜处，可蔓延到唇及咽喉部。病初口腔黏膜充血、水肿，继而形成大小不等的糜烂面或溃疡，病变散在或融合成片，表面有纤维素性炎性渗出物形成假膜，呈灰白色或黄色，边界清楚，易拭去，露出溢血的创面，不久又被假膜覆盖。

（2）全身表现：患儿因疼痛出现哭闹、烦躁、拒食、流涎。常有发热，体温39～40℃，颌下淋巴结肿大。全身症状轻者1周左右体温恢复正常，溃疡逐渐愈合；严重者可出现脱水和酸中毒。

知识点10：溃疡性口炎的辅助检查	副高：掌握　正高：熟练掌握

白细胞和中性粒细胞计数增多，涂片可见大量细菌。

知识点11：溃疡性口炎的治疗要点	副高：掌握　正高：熟练掌握

（1）保持口腔清洁：用3%过氧化氢溶液或0.1%依沙吖啶溶液清洗口腔。

（2）局部用药：溃疡面涂5%金霉素鱼肝油、锡类散等；疼痛严重者餐前局部涂2%利多卡因。

（3）控制感染：选用有效抗生素。

（4）对症处理：注意补充足够的营养和水分，发热者给予降温措施。

四、口炎护理

知识点12：口炎的护理诊断	副高：掌握　正高：熟练掌握

（1）口腔黏膜受损：与护理不当、理化因素刺激、口腔不洁、抵抗力低下、感染等因

素有关。

（2）体温过高：与口腔炎症有关。

（3）疼痛：与口腔黏膜糜烂、溃疡有关。

（4）营养失调（低于机体需要量）：与口腔局部疼痛影响进食有关。

（5）知识缺乏：与家长缺乏口炎预防及护理知识有关。

知识点 13：口炎的护理评估　　　　　　　　副高：掌握　正高：熟练掌握

（1）健康史：询问患儿健康状况及用药史。尤其是有无长期应用广谱抗生素或糖皮质激素的病史，有无食具消毒不严、口腔不卫生的情况，有无急性感染、腹泻、营养不良、久病体弱或 B 族维生素、维生素 C 缺乏等导致机体抵抗力下降的病史。

（2）身体状况：评估患儿口腔黏膜局部表现，如口腔黏膜有无溃疡、溃疡的部位、溃疡表面的假膜是否容易擦去。了解有无疼痛、烦躁、拒食及颌下淋巴结肿大，有无发热等全身症状的表现。

（3）心理-社会状况：评估患儿疼痛、烦躁、哭闹，以及家长的焦虑程度。

知识点 14：口炎的护理措施　　　　　　　　副高：掌握　正高：熟练掌握

（1）口腔护理：鼓励患儿多饮水，进食后漱口，以保持口腔黏膜湿润、清洁。根据病因选择不同的溶液清洗口腔，较大儿童可用含漱剂。对流涎者，应及时清除流出物，保持皮肤干燥、清洁，避免引起皮肤湿疹及糜烂。

（2）遵医嘱正确涂药：为了确保局部用药效果，涂药前应先清洁口腔。为确保达到用药目的，涂药前应先将纱布或干棉球放在颊黏膜腮腺管口处或舌系带两侧，以隔断唾液，用干棉球将病变处黏膜表面吸干净后再涂药，涂药后嘱患儿闭口 10 分钟，之后取出纱布或棉球，并嘱患儿不可立即漱口、饮水或进食。

（3）发热护理：监测体温变化，体温超过 38.5℃时，可采取松解衣物，头部置冷毛巾、冰袋等物理方法降温，必要时给予药物降温，同时做好皮肤护理。

（4）饮食护理：以高热量、高蛋白、含丰富维生素的温凉流质或半流质食物为宜，避免摄入刺激性食物。对因口腔黏膜糜烂、溃疡引起疼痛而影响进食者，在进食前用 2% 利多卡因涂局部。对不能进食者，可给予肠道营养，以确保能量与液体的供给。

（5）防止继发感染及交叉感染：护理患儿前后要洗手。鹅口疮患儿用过的食具、玩具、毛巾等要及时消毒，如使用过的奶瓶、奶嘴等食具应放于 5% 碳酸氢钠溶液中浸泡 30 分钟后洗净再煮沸消毒。单纯疱疹性口炎具有较强的传染性，应注意与健康儿隔离，以防传染，并监测体温。

知识点15：口炎的健康指导　　　　　　　　　　　副高：掌握　正高：熟练掌握

（1）向患儿家属介绍口炎发生的原因、护理及预防要点。

（2）指导清洁口腔的方法及要点，避免擦拭口腔。

（3）培养进食后漱口的习惯，向患儿及家长宣传饮食均衡对提高机体抵抗力的重要性，纠正偏食和挑食等不良习惯。

（4）指导家长准备专用食具，使用过的食具应煮沸或高压消毒。

（5）患儿玩具也应常清洁消毒。

（6）嘱哺乳期母亲勤换内衣，哺乳前清洁乳头。

（7）纠正患儿吮指、不刷牙等不良习惯。

 小儿
腹泻1

第三节　小儿腹泻

 小儿
腹泻2

知识点1：小儿腹泻的概述　　　　　　　　　　　副高：掌握　正高：熟练掌握

小儿腹泻是一组由多病原、多因素引起的，以排便次数增多和粪便性状改变为特征的消化道综合征，重者可出现水、电解质和酸碱平衡紊乱，是儿科常见病之一。多见于6个月至2岁的婴幼儿，是导致儿童营养不良、生长发育障碍的主要原因之一。一年四季均可发病，但夏秋季发病率高。

知识点2：小儿腹泻的易感因素　　　　　　　　　副高：掌握　正高：熟练掌握

（1）**消化道特点**：婴幼儿消化系统发育不够成熟，胃酸、消化酶分泌量少，酶活性低。婴儿对饮食质和量较快变化的耐受力差，容易引起消化道功能紊乱。

（2）**胃肠道防御能力较差**：①婴儿胃酸偏低，对进入胃内的细菌杀灭能力较弱。②婴儿血清免疫球蛋白（Ig），尤其 IgM、IgA，以及胃肠道分泌型免疫球蛋白 A（SIgA）的含量均较低。

（3）**小儿生长发育快**：婴幼儿生长发育快，对营养物质的需求相对多，且婴儿食物以液体为主，水的入量大，在受到不良因素影响时，消化道负担重，易引起消化道功能紊乱。

（4）**肠道正常菌群失调**：新生儿出生后尚未建立正常肠道菌群，改变饮食将使肠道内环境改变，长期使用广谱抗生素致肠道正常菌群失调，可导致正常菌群对入侵致病菌的拮抗作用减弱或消失，引起肠道感染。

（5）**人工喂养**：因为婴幼儿不能从母乳中获得 SIgA 及乳铁蛋白、巨噬细胞、粒细胞、溶菌酶等具有抗感染作用的成分，牛乳加热过程中使某些抗感染成分被破坏，人工喂养的食物和食具极易被污染，故人工喂养儿肠道感染率明显高于母乳喂养儿。

知识点3：小儿腹泻的感染因素　　　　　　　　副高：掌握　正高：熟练掌握

（1）肠道内感染：可由以下五种病原体引起。①病毒感染：秋冬季节的婴幼儿腹泻80%由病毒感染引起，其中以轮状病毒感染最为常见，其次是星状病毒、杯状病毒和肠道病毒（包括柯萨奇病毒、埃可病毒、肠道腺病毒等）。②细菌感染：以致腹泻大肠埃希菌为主，可分为五种，包括肠致病性、肠产毒性、肠侵袭性、肠出血性和肠集聚性大肠埃希菌，其次是空肠弯曲菌、耶尔森菌（不包括法定传染病）和其他（沙门菌、金黄色葡萄球菌、难辨梭状芽孢杆菌、铜绿假单胞菌、变形杆菌等）。③真菌：如念珠菌、曲菌、毛霉菌等，婴儿以白念珠菌为主。④寄生虫：以蓝氏贾第鞭毛虫、阿米巴和隐孢子虫等常见。

（2）肠道外感染：患中耳炎、肺炎，以及上呼吸道、泌尿系、皮肤感染，或者患急性传染病时也可引起腹泻，其原因是发热，以及病原体毒素、抗生素应用、肠道激惹等作用导致的消化功能紊乱。

知识点4：小儿腹泻的非感染因素　　　　　　　　副高：掌握　正高：熟练掌握

（1）饮食因素：具体如下。①喂养不当：喂养不定时、食量过多或过少可引起腹泻；过早添加辅食，如大量淀粉、脂肪类食物，果汁等也可引起腹泻；给予肠道刺激物如调料或富含纤维素的食物等也可引起腹泻。②过敏：对牛奶、豆浆或某些食物成分过敏或不耐受等情况的患儿在食用这些食物后均可出现腹泻。③其他：如原发性或继发性双糖酶缺乏，乳糖酶的活性降低，肠道对糖的消化吸收不良而引起腹泻。

（2）气候因素：天气突然变冷，腹部受凉使肠蠕动亢进可引起腹泻。天气过热使消化液分泌减少，如果又因为口渴而吃奶过多，可能诱发消化功能紊乱而引起腹泻。

知识点5：使用抗生素引起的腹泻　　　　　　　　副高：掌握　正高：熟练掌握

长期使用广谱抗生素可以使耐药金黄色葡萄球菌、难辨梭状芽孢杆菌、铜绿假单胞菌等细菌大量繁殖，而双歧杆菌等有益菌减少，微生态失衡而出现腹泻（又称抗生素相关性肠炎）。粪便的性状与细菌侵袭的部位有关，病情可轻可重。常表现为慢性、迁延性腹泻。

知识点6：小儿腹泻的发病机制　　　　　　　　　副高：掌握　正高：熟练掌握

导致腹泻的机制主要包括肠腔内存在大量不能吸收的具有渗透活性的物质（渗透性腹泻），肠腔内电解质分泌过多（分泌性腹泻），炎症致液体大量渗出（渗出性腹泻）和肠道功能异常（肠道功能异常性腹泻）。临床上不少腹泻并非由某种单一机制引起，而是多种机制共同作用的结果。

（1）感染性腹泻：大多数病原体通过污染的水、食物进入消化道，或者通过污染的手、玩具、日用品，以及带菌者传播进入消化道。病原体能否引起肠道感染，取决于宿主防御能力的强弱、感染病原体的数量及其毒力的大小。

1）病毒性肠炎：病毒可引起渗透性腹泻。病毒侵入肠道后，在小肠绒毛顶端的柱状上皮细胞内复制，使小肠绒毛细胞受损，受累的肠黏膜上皮细胞脱落而遗留不规则的裸露病变，吸收面积减少，导致小肠黏膜回收水、电解质减少，肠液大量积聚而引发腹泻；肠黏膜细胞分泌的双糖酶不足或活性下降，导致糖类积聚在肠腔内，这些糖类被细菌分解后可引起肠液渗透压升高；微绒毛破坏亦造成载体减少，上皮细胞转运钠功能障碍，大量水和电解质丧失，腹泻进一步加重。

2）细菌性肠炎：根据病原体及其发病机制的不同可分为肠毒素性肠炎和侵袭性肠炎。①肠毒素性肠炎：产肠毒素型大肠埃希菌、霍乱弧菌等产生肠毒素的细菌可引起分泌性腹泻。细菌侵入肠道后，不直接侵入肠黏膜，而是黏附于表面，主要通过分泌的肠毒素（包括不耐热肠毒素和耐热肠毒素）抑制小肠绒毛上皮细胞吸收 Na^+、Cl^- 和水，促进肠腺分泌 Cl^-，使小肠液分泌增多，超过结肠吸收能力而导致腹泻。②侵袭性肠炎：肠侵袭性大肠埃希菌、空肠弯曲菌、耶尔森菌、沙门菌、金黄色葡萄球菌等侵袭性细菌可引起渗出性腹泻。细菌直接侵袭肠壁，主要引起肠黏膜充血、水肿、炎症细胞浸润、溃疡和渗出等，从而排出含有白细胞和红细胞的痢疾样粪便。因结肠炎症使来自小肠的液体不能充分吸收，且某些致病菌还会产生肠毒素，故易发生水泻。

（2）非感染性腹泻：非感染性腹泻主要由饮食不当引起。儿童消化系统对食物的耐受性较差，当摄入食物的量过多或食物的质改变时，食物不能被充分消化吸收而堆积于小肠上部，使局部酸度减低，肠道下部细菌上移和繁殖，使食物腐败和发酵，造成肠腔内渗透压增高、肠蠕动亢进，引起腹泻、脱水、电解质紊乱。

| 知识点 7：小儿腹泻的分类 | 副高：掌握　正高：熟练掌握 |

根据病程分类：病程在 2 周以内的小儿腹泻称急性腹泻，2 周至 2 个月称迁延性腹泻，2 个月以上称慢性腹泻。根据病情分类：小儿腹泻分为轻型（无脱水及中毒症状）、中型（轻、中度脱水或有轻度中毒症状）及重型（重度脱水或有明显中毒症状）腹泻。

| 知识点 8：腹泻共同的临床表现 | 副高：掌握　正高：熟练掌握 |

（1）胃肠道症状：病情严重程度不同，症状也不尽相同。①轻型腹泻：多由肠道外感染、饮食、气候因素引起，以胃肠道症状为主。患儿食欲缺乏，偶有呕吐，排便次数增多及性状改变，每天排便数次或十余次，每次量不多，呈黄色或黄绿色，稀薄或带水样液体，有酸味，可有白色或黄白色奶瓣，亦可见少量黏液和泡沫。无脱水及全身中毒症状，多在数天内痊愈。②中、重型腹泻：多由肠道内感染引起。患儿食欲缺乏，常有呕吐，严重者进水即吐，呕吐物为咖啡渣样液体；腹泻频繁，每天排便十余次至数十次，每次量较多，呈蛋花汤或黄色水样，可有少量黏液。侵袭性肠炎引起者大便呈脓血样。

（2）全身中毒症状：轻型腹泻患儿偶有低热；中、重型腹泻患儿表现为发热、精神萎靡或烦躁不安、意识蒙眬，严重时甚至可出现昏迷、休克等症状。

（3）水、电解质及酸、碱平衡紊乱：具体如下。①脱水：主要表现为眼窝及前囟凹陷、黏膜及皮肤干燥、皮肤弹性差、泪液及尿液量减少、口渴严重者可出现烦躁、嗜睡，甚至昏迷、休克等症状。临床上将脱水分为轻、中、重三度。根据腹泻患儿丢失的水和电解质比例不同，可分为等渗性、低渗性、高渗性脱水。等渗性脱水最常见，为一般脱水表现；低渗性脱水以周围循环衰竭为突出表现，如眼窝、前囟凹陷、皮肤黏膜干燥、皮肤弹性差、尿少，严重时甚至可出现血压下降、嗜睡、昏迷等，但口渴不明显、尿比重低；高渗性脱水较少见，以口渴、高热、烦躁、惊厥、肌张力增高为突出表现。②代谢性酸中毒：常见原因如下。腹泻丢失大量碱性物质；进食少和肠吸收不良，摄入热量不足导致脂肪分解增加，酮体生成增多；血容量减少，血液浓缩，循环缓慢，组织缺氧，乳酸堆积；肾血流不足，尿量减少，酸性代谢产物在体内堆积。故中、重度脱水都有不同程度的代谢性酸中毒，表现为口唇樱桃红色或发绀、呼吸深大、呼出气体有烂苹果味等，还可出现精神萎靡或烦躁不安、嗜睡甚至昏迷。③低钾血症：常见原因为呕吐、腹泻时大量丢失钾，以及进食少导致钾摄入不足。肾的保钾功能比保钠差，故腹泻病时多有不同程度的低钾，尤其多见于腹泻时间长和营养不良的患儿。但在脱水未纠正前，由于血液浓缩，酸中毒时钾由细胞内向细胞外转移，以及尿少排钾也减少等原因，体内钾总量虽少，但血钾可维持正常。随着脱水的纠正，血钾被稀释，酸中毒被纠正和输入的葡萄糖合成糖原等，钾由细胞外向细胞内转移，引起血钾降低，此外，利尿后钾排出增加，排便继续失钾等因素，均可使血钾下降，引起缺钾症状出现。低钾血症的主要表现有神经、肌肉兴奋性降低，精神萎靡，腱反射减弱或消失，腹胀，肠鸣音减弱甚至肠麻痹，心音低钝，心律失常等。心电图示 T 波改变、ST 段下降，T 波低平，出现 U 波。④低钙和低镁血症：由腹泻患儿进食少，吸收不良，排便丢失钙、镁等所致。在腹泻较久、活动性佝偻病和营养不良的患儿中更常见。在脱水和酸中毒时，血液浓缩和离子钙增加，可不出现低钙血症的表现，待脱水和酸中毒纠正后，离子钙减少，可出现手足搐搦和惊厥等低钙血症表现。极少数患儿经补钙后症状仍不好转，应考虑为低镁血症，表现为手足震颤、抽搐。

知识点 9：几种常见类型肠炎的临床特点　　　副高：掌握　　正高：熟练掌握

（1）轮状病毒肠炎：是秋、冬季婴幼儿腹泻最常见的病原体，好发于 6~24 个月的婴幼儿。经粪-口传播，潜伏期 1~3 天，起病急，常伴发热、上呼吸道感染症状，无明显中毒症状。病初呕吐，随后腹泻，排便次数多、量多，水分多，呈黄色水样或蛋花汤样，无腥臭味。常伴脱水、酸中毒及电解质紊乱。近年报道，轮状病毒可侵犯多个脏器，如心肌、神经系统。本病有自限性，病程 3~8 天。大便镜检偶见少量白细胞，血清抗体多在感染后 3 周内上升。

（2）产毒性细菌引起的肠炎：多发生于夏季，以 5~8 月份为多。潜伏期 1~2 天，起病急。重症腹泻频繁,量多,呈蛋花汤样或水样,混有黏液,伴呕吐,大便镜检无白细胞。常合并水、电解质紊乱,酸中毒。属自限性疾病。

(3)侵袭性细菌(如肠侵袭性大肠埃希菌、空肠弯曲菌、耶尔森菌、鼠伤寒沙门菌等)引起的肠炎:全年均可发病,潜伏期长短不等。常引起细菌性痢疾样病变,症状与细菌性痢疾相似。发病急,表现为高热、惊厥、呕吐、腹痛、里急后重,患者频繁腹泻,大便呈黏液样或为脓血便,有腥臭。全身中毒症状重,甚至感染性休克。大便镜检可见大量白细胞和数量不等的红细胞。大便细菌培养可找到相应病原菌。其中空肠弯曲菌引起的肠炎多发生在夏季,常侵犯空肠和回肠,腹痛剧烈,有脓血便;耶尔森菌引起的小肠结肠炎多发生在冬春季节,可引起淋巴结肿大,亦可发生肠系膜淋巴结炎,严重病例可发生肠穿孔和腹膜炎。以上两者均需与阑尾炎鉴别。鼠伤寒沙门菌引起的小肠结肠炎有胃肠炎型和败血症型,夏季发病率高,新生儿和1岁以内的婴儿尤易感染,新生儿多为败血症型,常引起暴发流行,可排深绿色黏液脓血便或白色胶冻样便,有特殊臭味。

(4)出血性大肠埃希菌肠炎:多发生在夏季,排便次数增多,初为黄色水样便,后转为血水便,有特殊臭味,伴腹痛,体温多正常。大便镜检可见大量红细胞,常无白细胞。

(5)抗生素诱发的肠炎:多继发于使用大量抗生素后,免疫功能低下、长期用糖皮质激素及营养不良者更易发病。病程和症状与耐药菌株的种类及菌群失调的程度有关。婴幼儿病情较重。①金黄色葡萄球菌肠炎:多继发于使用大量抗生素或激素后,与菌群失调有关。表现为发热、呕吐、腹泻,典型大便呈暗绿色似海水样,量多,混有黏液,少数为血便,伴中毒症状、脱水和电解质紊乱,甚至休克。大便镜检可见大量脓细胞和革兰阴性球菌,大便细菌培养可找到金黄色葡萄球菌,凝固酶试验阳性。停用抗生素后自然缓解。②假膜性结肠炎:由难辨梭状芽孢杆菌引起,表现为腹泻,大便呈黄绿色水样,有假膜排出,少数带血,患者易出现脱水、电解质紊乱和酸中毒,伴发热、腹胀和全身中毒症状。炎症标志物升高,大便厌氧菌培养可阳性。③真菌性肠炎:多为白念珠菌感染所致,2岁以下婴儿多见,常继发于其他感染或菌群失调,病程迁延,常伴鹅口疮,排便次数增多,黄色稀便,泡沫多,带黏液,有时见豆腐渣样(菌落)细块。大便镜检有真菌孢子体和菌丝。

知识点10:迁延性和慢性腹泻 副高:掌握 正高:熟练掌握

迁延性和慢性腹泻多由急性腹泻治疗不彻底或治疗不当引起。临床表现为腹泻迁延不愈,病情反复,排便次数和性状极不稳定,严重时可引起水、电解质和酸碱平衡紊乱。营养不良患儿因其胃肠道黏膜功能减弱,长期滥用抗生素,免疫功能缺陷等原因,腹泻易迁延不愈,而持续腹泻又进一步加重了营养不良,两者互为因果,形成恶性循环,最终引起免疫功能低下,继发感染,可导致多脏器功能异常。

知识点 11：生理性腹泻　　　　　　　　　　　　副高：掌握　正高：熟练掌握

多见于 6 个月以内的婴儿，体型虚胖，常见湿疹。生后不久即腹泻，除排便次数增多外，无其他症状，小儿精神、食欲好，体重增长正常，不影响生长发育，不需要特殊治疗。添加辅食后，大便逐渐转为正常。大便检查无异常。

知识点 12：小儿腹泻的辅助检查　　　　　　　　副高：掌握　正高：熟练掌握

（1）血常规：白细胞及中性粒细胞计数增多提示细菌感染，降低提示病毒感染，嗜酸性粒细胞计数增多则多见于寄生虫感染或过敏性病变。

（2）大便检查：大便镜检有大量脂肪球，无或偶见白细胞常提示腹泻为侵袭性细菌感染以外的病因引起，如病毒、非侵袭性细菌、寄生虫等病原体引起的肠道内外感染，或者喂养不当。大便常规中有较多的白细胞常提示腹泻由各种侵袭性细菌感染引起，可行大便培养检出致病菌。大便涂片见真菌孢子和菌丝有助于诊断真菌性肠炎。病毒性肠炎可行病毒分离检查。

（3）血液生化检查：血钠浓度可反映有无脱水及脱水性质，血钾、血钙浓度可反映有无低钾血症、低钙血症。二氧化碳结合力降低，血气分析及碳酸氢盐测定可有助于了解酸碱失衡的性质和程度。

知识点 13：小儿腹泻的治疗要点　　　　　　　　副高：掌握　正高：熟练掌握

腹泻的治疗原则是调整饮食，纠正水、电解质紊乱及酸碱平衡失调，合理用药，控制感染，防治并发症。

（1）调整饮食：强调继续饮食，满足生理需要，补充疾病消耗，缩短康复时间。

（2）纠正水、电解质紊乱及酸碱平衡失调：根据病情选择合适的补液方法。①口服补液适用于轻、中度脱水患儿。②静脉补液适用于中、重度脱水伴循环衰竭，或呕吐频繁、腹胀的患儿。③重度酸中毒或经补液后仍有酸中毒症状者，应补充 5%碳酸氢钠等碱性溶液。④根据"见尿补钾"原则补充钾盐，纠正低钾血症，应用葡萄糖酸钙和硫酸镁纠正低钙血症和低镁血症。

（3）药物治疗：具体如下。①控制感染：病毒性肠炎以饮食疗法和支持疗法为主，不需应用抗生素。细菌性肠炎应根据大便细菌培养和药敏试验结果选用合适的抗生素，如大肠埃希菌、空肠弯曲菌感染可选用庆大霉素、阿米卡星（丁胺卡那霉素）、氨苄西林、红霉素等。抗生素相关性肠炎应停用原来的抗生素，可选用万古霉素等；寄生虫性肠炎可选用甲硝唑、二烯丙基硫化物（大蒜素）等。②肠道微生态疗法：有助于恢复肠道正常菌群的生态平衡，抑制病原体的侵袭，可用双歧杆菌嗜酸乳杆菌肠球菌三联活菌（培菲康）、乳酸杆菌、蜡样芽孢杆菌等调节肠道微生态环境的活菌制剂。③应用肠道黏膜保护剂：促进损伤的肠黏膜上皮细胞再生、修复，提高肠黏膜屏障的防御功能，常用双八面体蒙脱石（思密达）。④补锌：世界卫生组织（WHO）建议腹泻患儿应补锌，有利于减轻病情、缩短病程、防止复发、改善食欲、促进生长。具体方法：年龄小于 6 个月者每天口服葡萄糖酸锌 10mg，年龄大于 6 个月者每天口服葡萄糖酸锌 20mg，疗程 10~14 天。⑤对症治疗：腹泻一般不宜用止泻剂，因止泻会增加毒素的吸收。腹胀明显者可肌内注射新斯的明或用肛管排气法减轻腹胀；呕吐严重者可肌内注射氯丙嗪或针刺足三里等。

（4）防治并发症：迁延性、慢性腹泻伴营养不良或其他并发症时，病情较为复杂，必须针对不同的病因采用中西医综合治疗措施；也可选用微生态疗法和肠黏膜保护药，以帮助肠道正常菌群的恢复，增强肠道屏障功能，抑制病原菌繁殖、侵袭。

知识点 14：小儿腹泻的护理评估　　　　　副高：掌握　正高：熟练掌握

（1）健康史：评估患儿喂养史，包括喂养方式，人工喂养儿的乳品种类、冲调浓度，每天喂哺次数及量，添加辅食时间、断乳时间。了解有无不洁饮食史，是否长期应用抗生素，是否有药物或牛奶的过敏史。评估患儿腹泻开始时间，排便的次数、量、颜色、性状、气味，有无发热、呕吐、腹痛、腹胀、里急后重等。

（2）身体状况：了解患儿腹泻的次数、性质和量；评估患儿的神志情况，监测体温、呼吸、心率、血压等生命体征；观察皮肤、黏膜、眼窝、前囟、体重、泪液及尿液量等变化，记录 24 小时出入量；了解有无水、电解质紊乱和酸碱平衡失调等情况；检查肛周皮肤有无发红、糜烂和破损。

（3）心理-社会状况：评估家长对疾病的心理反应及认识程度、文化程度、喂养及护理知识等；评估患儿家庭的居住环境、经济状况、卫生习惯等。了解患儿是否因疾病引起的身体不适或对陌生的医院环境、侵入性治疗等产生焦虑和恐惧。

知识点 15：小儿腹泻的护理诊断　　　　　　副高：掌握　正高：熟练掌握

（1）腹泻：与感染、喂养不当所致的消化道功能紊乱有关。
（2）体液不足：与呕吐、腹泻所致的体液丢失及摄入不足有关。
（3）体温过高：与肠道感染有关。
（4）有皮肤完整性受损的危险：与腹泻次数增多，大便频繁刺激臀部皮肤有关。
（5）营养失调（低于机体需要量）：与腹泻、呕吐丢失过多和摄入不足有关。
（6）知识缺乏：与家长缺乏营养和腹泻相关的护理知识有关。
（7）潜在并发症：代谢性酸中毒、低钾血症、低钙血症和低镁血症。

知识点 16：小儿腹泻的一般护理措施　　　　　副高：掌握　正高：熟练掌握

（1）调整饮食：强调继续饮食，以满足生理需要，补充疾病消耗，以缩短康复时间，但严重呕吐者可暂禁食 4~6 小时（不禁水），待好转后继续喂食，由少到多、由稀到稠。母乳喂养的婴儿继续哺乳，缩短每次哺乳时间，暂停辅食；人工喂养者可喂与配方奶等量米汤、酸奶、脱脂奶或其他代乳品，由少到多，由稀到稠。病毒性肠炎者多有双糖酶（主要是乳糖酶）缺乏，不宜用蔗糖，可暂停乳类喂养，改为豆类、淀粉制成的代乳品或发酵奶，或去乳糖配方奶粉以减轻腹泻。腹泻停止后继续给予富含热量和营养价值高的饮食，并每天加餐1次，共2周。对少数严重病例口服营养物质不能耐受者，应加强支持疗法，必要时全肠外营养。

（2）加强日常护理：具体如下。①保持室内清洁、舒适、通风、温湿度适宜。②对感染性腹泻患儿的居住环境应做好消毒隔离，与其他小儿分室收治；食具、衣物、尿布应专用；医护人员及母亲喂奶前及换尿布后要洗手，并做好床边隔离；对大便和被污染的衣、被进行消毒处理，防止交叉感染。③准确记录24小时液体出入量。④重症患儿应卧床休息。

知识点17：小儿腹泻纠正水、电解质紊乱及酸碱失衡的护理措施

副高：掌握　正高：熟练掌握

脱水是急性腹泻患儿死亡的主要原因，合理的液体疗法是降低病死率的关键。应根据病情选择口服补液和/或静脉补液。

（1）口服补液（ORS）：适用于轻、中度脱水而无严重呕吐者。轻度脱水50~80ml/kg，中度脱水80~100ml/kg，于8~12小时将累积损失量补足。脱水纠正后，可将ORS用等量水稀释按病情需要随时口服。服用ORS液时应注意：口服传统ORS液时让患儿照常饮水，防止高钠血症的发生；如患儿眼睑出现水肿，应停止服用ORS液，改用白开水；新生儿，心、肾功能不全，休克，以及明显呕吐、腹胀者不宜应用ORS液。

（2）静脉补液：适用于中度以上脱水、呕吐及腹泻严重或腹胀的患儿。根据不同的脱水程度和性质，结合患儿年龄、营养状况、自身调节功能，决定补给溶液的总量、种类和补液速度。补液治疗可分为第一天补液和第二天及以后补液两个阶段。

第一天补液：具体如下。①补液总量：根据脱水程度而定，包括累积损失量、继续损失量和生理需要量。一般轻度脱水为90~120ml/kg，中度脱水为120~150ml/kg，重度脱水为150~180ml/kg。对于营养不良、肺炎，心、肾功能不全的患儿应根据具体病情分别进行精确的计算。②溶液种类：根据脱水性质选择不同张力的混合液，一般等渗性脱水用1/2张含钠液，低渗性脱水用2/3张含钠液，高渗性脱水用1/3、1/5张含钠液。若判断脱水性质有困难，先按等渗性脱水处理。③补液速度：主要取决于脱水程度和继续损失的量和速度，遵循"先快后慢"的原则，对重度脱水有周围循环衰竭者，应先扩充血容量，给予2∶1等张含钠液20ml/kg，于30~60分钟输入。累积损失量（扣除扩容液量）在8~12小时补完，滴速每小时8~10ml/kg；继续丢失和生理需要量在12~16小时补完，约每小时5ml/kg。④纠正酸中毒：因输入溶液中含有一部分碱性液体，补液后循环和肾功能有所改善，轻度酸中毒即可纠正。中度及重度酸中毒则需根据临床表现结合血气分析结果酌情补充碱性溶液。重度酸中毒者可用1.4%碳酸氢钠溶液，兼有扩充血容量和纠正酸中毒的作用。⑤低钾血症、低钙血症、低镁血症：低钾血症者遵循"见尿补钾"的原则缓慢静脉滴注，浓度不应超过 0.3%，切忌静脉推注。低钙血症用 10% 葡萄糖酸钙加入 5%~10% 葡萄糖溶液中缓慢静脉推注，低镁血症用 25% 硫酸镁溶液深部肌内注射。

第二天及以后补液：经第一天补液后，脱水和电解质紊乱已经基本纠正，主要补充继续丢失量和生理需要量，于 12~24 小时内均匀输入。补液量根据吐泻和进食情况估算，可改为口服补液，若腹泻较频繁、口服量不足或口服困难者仍需静脉补液。继续补钾，供给能量。

知识点 18：小儿腹泻静脉补液注意事项　　　　副高：掌握　正高：熟练掌握

静脉补液速度过快易发生心力衰竭及肺水肿，速度过慢则脱水不能及时纠正。补液中应观察患儿前囟、皮肤弹性、眼窝凹陷情况及尿量变化，若补液合理，3~4 小时应排尿，表明血容量恢复。若 24 小时患儿皮肤弹性及眼窝凹陷恢复，说明脱水已纠正。若尿量多而脱水未纠正，表明液体中葡萄糖液比例过高；若补液后出现眼睑水肿，说明电解质溶液比例过高。补液期间应及时观察静脉补液路径是否通畅，局部有无渗液、红肿。还应准确记录第 1 次排尿时间、24 小时出入量，并根据患儿基本情况调整液体入量及速度。

知识点 19：小儿腹泻的对症护理措施　　　　副高：掌握　正高：熟练掌握

（1）臀部护理：患儿腹泻频繁，大便反复刺激肛周及臀部皮肤，容易引起皮肤破损，因此应做好臀部护理。选用吸水性强的清洁、柔软的布类或纸质尿布，注意及时更换，避免使用塑料布或橡皮布包裹；每次便后用温水清洗臀部并擦干，以保持皮肤清洁、干燥；局部皮肤发红处涂 5% 鞣酸软膏或 40% 氧化锌油并按摩片刻，促进局部血液循环；局部皮肤糜烂或溃疡者，可采用暴露法，臀下仅垫尿布，不加包扎，使臀部皮肤暴露于空气中。女婴尿道口接近肛门，应注意会阴部的清洁，预防上行性尿路感染。

（2）眼部护理：重度脱水患儿泪液减少，结膜、角膜干燥，且眼睑不能闭合，角膜暴露容易受伤甚至引起感染。可用生理盐水浸润角膜，涂眼药膏，或用眼罩覆盖等方式保护眼部。

（3）发热的护理：监测体温变化，高热者应多饮水，给予物理或药物降温，并及时擦干汗液和更衣，做好口腔及皮肤护理。

（4）腹痛的护理：腹痛时可按摩患儿腹部并做好腹部保暖，严重者可遵医嘱应用解痉药。

（5）腹泻的护理：避免使用止泻药，因其具有抑制胃肠动力的作用，导致细菌繁殖聚集和毒素吸收增多。

知识点 20：小儿腹泻的心理护理措施　　　　副高：掌握　正高：熟练掌握

向患儿及家长解释病房环境并介绍医务工作人员，减少陌生感；为患儿创造安静、舒适的休息环境；用患儿能理解的语言向其解释治疗目的，鼓励患儿配合；多与家长交谈，增强治疗信心，克服焦虑、紧张心理。

知识点21：小儿腹泻的观察措施　　　　　副高：掌握　正高：熟练掌握

（1）监测生命体征及神志变化，如体温、脉搏、呼吸、血压、末梢循环、尿量等，并监测体重。

（2）观察记录排便次数、量、颜色、性状、气味，有无黏液，做好动态比较，为治疗提供可靠依据。按医嘱及时送检大便标本。

（3）观察脱水情况，注意有无低钾血症、低钙血症、代谢性酸中毒的表现，遵医嘱及时采血以检查电解质和血气分析。

（4）详细记录24小时出入量。

知识点22：小儿腹泻的健康指导　　　　　副高：掌握　正高：熟练掌握

（1）向家长介绍腹泻的病因、潜在并发症、转归和相关治疗措施；宣教饮食、用药和输液中的护理要点，如微生态制剂应用冷开水送服，不要与抗生素同服，应间隔2小时以上。

（2）指导家长对不住院患儿的家庭护理，介绍预防脱水的方法，指导口服补液盐的配制、喂养方法和注意事项。

（3）指导家长合理喂养，宣传母乳喂养的优点，避免在夏季断奶。按时逐步添加换乳期食物，防止过食、偏食及饮食结构突然变动。注意饮食卫生，食物新鲜，食具定时消毒。

（4）加强体格锻炼，适当户外活动。气候变化时注意预防患儿受凉或过热。饭前便后洗手，勤剪指甲，培养良好卫生习惯。

（5）避免长期应用抗生素，以免造成肠道菌群失调而引起肠炎迁延不愈。

（6）可根据家长的意愿选择是否接种轮状病毒疫苗。

第四节　急性坏死性肠炎

知识点1：急性坏死性肠炎的概述　　　　　副高：掌握　正高：熟练掌握

急性坏死性肠炎是一种好发于小肠的局限性急性出血坏死性炎症，是以小肠急性广泛性、出血性、坏死性炎症为特征的消化系统急症。各年龄段儿童均可发病，3~12岁儿童多见，全年均可发病，但春夏季为发病高峰。该病发病率有明显下降趋势，但新生儿坏死性小肠结肠炎发病有增加的趋势，可能与低体重儿存活率增高有关。临床特点为突发腹痛、恶心、呕吐、腹泻、便血并伴有发热等全身中毒症状。病情较轻者如能及时对症处理，7~14天逐渐痊愈，重症患儿可出现中毒性休克、肠梗阻、肠穿孔、腹膜炎等，死亡率较高，需积极手术治疗。本病痊愈后一般不转为慢性。

知识点 2：急性坏死性肠炎的病因及发病机制　　　　副高：掌握　正高：熟练掌握

病因尚不明确，可能与肠道非特异性感染及机体变态反应等有关。大便培养多数无致病菌，有时培养出产气荚膜梭菌及致病性大肠埃希菌等，产气荚膜梭菌产生的肠毒素可引起组织坏死。除肠道内的细菌作用外，发病还与肠黏膜缺血缺氧、红细胞增多症、喂养不当、感染、变态反应及肠道营养不良所致的肠黏膜损伤，以及肠道内碳水化合物等降解物的发酵作用有关。感染因素中最重要的是 C 型产气荚膜梭菌感染。

知识点 3：急性坏死性肠炎的病理　　　　副高：掌握　正高：熟练掌握

典型病理变化为坏死性炎症改变。病变可发生在各个肠段，主要位于小肠，多见于空肠下段或回肠上段，严重者可累及全部小肠，也可累及胃、十二指肠、结肠和食管。肠壁各层均可受累，早期病变主要为黏膜和黏膜下层充血、水肿、出血、坏死，肠管积气、扩张，随着病变扩大，可累及肌层及浆膜层，小肠广泛积气，肠壁充血、水肿，可见大小不等的节段性坏死灶，肠腔内充满暗红色血性液体和坏死物质，严重时可并发肠穿孔及腹膜炎。

知识点 4：急性坏死性肠炎的临床表现　　　　副高：掌握　正高：熟练掌握

（1）胃肠道症状：起病急，一般无前驱症状，表现多样，具体如下。①腹痛：常为首发症状，突然发作，多位于脐周或下腹部，为阵发性绞痛，而后逐渐转为全腹持续性钝痛伴阵发性加重。早期腹痛部位常与病变部位及范围一致，晚期出现腹肌紧张、压痛、反跳痛等腹膜炎症状。②腹泻与便血：常发生于剧烈腹痛后。开始为水样、黄色或棕色稀便，次数增多，继而出现洗肉水样血水便或果酱样暗红色糊便，甚至呈鲜红色血样便，可有灰白色坏死样物质，有特殊腥臭味。部分患儿无腹泻，腹痛 1～2 天后开始出现便血；部分患儿则于发病数小时后即出现便血。③不同程度腹胀：可有不同程度的腹胀，脐周可有明显压痛。病初肠鸣音亢进，以后逐渐减弱至消失。当肠管穿孔或坏死时，出现腹肌紧张、广泛压痛、反跳痛，提示并发腹膜炎。④呕吐：常与腹泻同时发生，一般不严重，每天 1～3 次，重者可达十余次。轻重不一，多为胃内容物，可含胆汁、咖啡渣样物，甚至可出现呕血。

（2）全身中毒症状：一般伴有发热，体温在 38℃左右，少数可达 39～40℃。患儿在便血前即可出现精神萎靡、烦躁、嗜睡、面色苍白、乏力，严重时可发生感染性休克，有明显脱水、电解质紊乱的表现。

知识点 5：急性坏死性肠炎的辅助检查　　　　副高：掌握　正高：熟练掌握

（1）实验室检查：血常规可见白细胞及中性粒细胞计数增多，红细胞计数及血红蛋白浓度常减少。大便检查镜下见大量红细胞，偶见脱落的肠系膜，可有少量或中等量脓细胞。

（2）大便潜血试验：呈强阳性。

（3）腹部 X 线检查：有助于诊断。特征性改变为早期可见小肠充气，肠壁积气，肠管扩张；其后肠管僵直，肠壁增厚，肠间隙增宽，肠腔内多个液平面。

| 知识点 6：急性坏死性肠炎的治疗要点 | 副高：掌握　正高：熟练掌握 |

主要采取非手术治疗及对症处理。

（1）一般治疗：禁食、胃肠减压，给予静脉营养。

（2）抗休克：发生休克者应及时抢救，开放静脉通道，迅速补充有效循环血量，酌情使用血管活性药。

（3）纠正脱水、电解质平衡紊乱：重症患儿出现脱水、低钠及低钾血症较多见。可根据病情和患儿年龄确定输液总量和成分。

（4）应用抗生素：选用适当抗生素预防和控制继发感染，如选择氨基糖苷类和头孢菌素类合用。

（5）应用肾上腺皮质激素：可减轻全身中毒症状，抑制变态反应，对纠正休克也有一定作用，但有加重肠出血和引发肠穿孔的危险。

（6）对症处理：严重腹痛者可遵医嘱给予解痉药及镇痛药；高热者可物理降温或药物降温；烦躁者可给予吸氧、镇静剂等。

（7）手术治疗：疑为肠坏死或穿孔的腹膜炎患儿，以及肠梗阻症状明显者，应立即手术治疗。

| 知识点 7：急性坏死性肠炎的护理诊断 | 副高：掌握　正高：熟练掌握 |

（1）体温过高：与肠毒素吸收有关。

（2）疼痛：与肠坏死、出血有关。

（3）腹泻：与肠道炎症有关。

（4）体液不足：与腹泻、呕吐、禁食等有关。

（5）潜在并发症：中毒性休克。

| 知识点 8：急性坏死性肠炎的护理措施 | 副高：掌握　正高：熟练掌握 |

（1）饮食管理：便血与腹胀期间应禁食，一般 5~7 天，重症可延至 14 天。恢复饮食指征为腹胀消失、大便潜血转阴，患儿有觅食表现。恢复饮食的原则是从少量逐渐增加，从流质、半流质过渡到少渣食物，直至恢复到高热量、高蛋白、低脂肪的正常饮食。在恢复饮食过程中再度出现腹胀和呕吐，应重新禁食。对明确手术的患儿，必须问清最后一次进食时间，以确保手术前禁食 4~6 小时。

（2）加强日常护理：①保持室内清洁、舒适、温湿度适宜。②做好口腔护理。③对患儿提供抚慰等支持性护理活动。④取侧卧位或半卧位，以减轻腹部张力，缓解疼痛。

（3）补充液体、维持营养：禁食期间应静脉补液，以保证体液和营养的供给，维持水、电解质和酸碱平衡。准确记录24小时出入量。

（4）对症护理：包括如下几点。①腹泻的护理：观察并记录排便的次数、量、颜色、性状和气味，正确采集大便标本并及时送检。便后用温水清洗臀部并涂鞣酸软膏等，以减少大便对臀部皮肤的刺激，保持肛周皮肤完整。②呕吐的护理：患儿呕吐时头应偏向一侧，及时清除呕吐物，以免呕吐物引起窒息，及时更换污染衣物及床褥，保持皮肤及床单位清洁。记录呕吐物的量、颜色和性状。③减轻腹痛、腹胀：腹胀明显者立即胃肠减压并做好胃肠减压的护理。观察腹胀改善情况及引流液颜色、质和量。一般不宜使用镇痛药。观察腹痛、腹胀情况及引流物的量、颜色和性状。

（5）控制感染：遵医嘱给予抗生素控制感染。

（6）密切观察病情：如有异常应及时通知医生处置。①观察并记录大便情况（量、次数、颜色及性质），及时送检大便标本。每次便后用温水清洗臀部，并涂鞣酸软膏，防止臀红。②密切注意肠鸣音变化，有无腹痛、腹胀，注意腹部体征，若患儿出现肠穿孔、腹膜炎等，立即通知医生。③记录生命体征及神志、尿量变化。患儿一旦出现面色发灰、精神萎靡、四肢发凉、脉搏细弱，提示中毒性休克，应迅速建立静脉通道，并按医嘱补充有效循环血量，改善微循环，纠正脱水、电解质紊乱及酸中毒，补充热量及营养。

（7）维持正常体温：监测体温变化，遵医嘱给予物理或药物降温，做好口腔和皮肤护理。

知识点9：急性坏死性肠炎的健康指导 　　　　副高：掌握　正高：熟练掌握

（1）帮助家长掌握有关饮食控制、臀部及口腔卫生的护理知识。

（2）指导家长观察病情并了解病情转归，以便在需要手术治疗的情况下能取得家长的理解和配合。

第五节　肠　套　叠

知识点1：肠套叠的概述 　　　　　　　　　副高：掌握　正高：熟练掌握

肠套叠是指某段肠管及其相应的肠系膜套入邻近肠腔内引起的一种绞窄性肠梗阻，为婴幼儿最常见的急腹症之一，也是3个月至6岁期间引起肠梗阻的最常见原因。典型表现为腹痛、便血和腹部肿块。1岁以内多见，4~10个月婴儿多发，男女之比为4∶1，健康肥胖儿多见。发病季节与胃肠道病毒感染流行相一致，以春秋季节多见，常伴发胃肠炎或上呼吸道感染等。

| 知识点2：肠套叠的病因及发病机制 | 副高：掌握　正高：熟练掌握 |

肠套叠分为原发性和继发性两种。95%的病例为婴幼儿，发病原因尚未完全明确，有人认为与婴儿回盲部系膜固定未完善、活动度大有关，称原发性肠套叠；其余5%的病例存在明显的器质性原因，如梅克尔憩室翻入回肠腔内成为肠套叠的起点，或者由肠息肉、肠肿瘤、肠壁血肿等牵拉肠壁等引起，多为年长儿，称继发性肠套叠。

（1）饮食改变：当发生饮食习惯改变、食物转换或食物过敏，如4~10个月添加辅食时，儿童肠道不能快速适应所改变食物的刺激，引起肠蠕动不协调等消化功能紊乱，导致肠套叠。

（2）回盲部解剖因素：婴儿期回盲部系膜尚未固定完善，易发生肠套叠。

（3）病毒感染：儿童肠套叠的发生与腺病毒、轮状病毒感染有关。腺病毒感染时，回盲部肠壁淋巴组织炎性增殖，邻近肠系膜淋巴结肿大，压迫肠管，且腺病毒感染常导致肠道蠕动功能紊乱，儿童容易发生肠套叠。

（4）肠痉挛及自主神经失调：食物、炎症、腹泻、细菌或寄生虫毒素等刺激促发肠道蠕动紊乱或逆蠕动而引起肠套叠。

（5）遗传因素：有家族病史。

| 知识点3：肠套叠的病理生理 | 副高：掌握　正高：熟练掌握 |

肠套叠多为近端肠管套入远端肠腔内，依据其套入部位的不同可分为回盲型、回结型、回回结型、小肠型、结肠型和多发型。其中回盲型最常见，占总数的50%~60%，发生套叠时回盲瓣是肠套叠头部，带领回肠末端进入升结肠，盲肠、阑尾也随之翻入结肠内；其次为回结型，约占30%；回回结型约占10%；多发型为回结肠套叠和小肠套叠合并存在。

肠套叠多为顺行性套叠，与肠蠕动方向一致，套入部随着肠蠕动逐渐向远端推进，肠管及肠系膜一并套入，套入肠管不断增长，颈部束紧不能自动退出。外层肠管的持续痉挛收缩，挤压套入肠管，并牵拉和压迫肠系膜，使套入肠管发生循环障碍，静脉和淋巴回流受阻，套入部肠管充血、水肿，肠壁增厚，颜色变紫，并有大量黏液分泌入肠腔，与血性渗液和粪质混合，产生典型的果酱样黏液血便。随着肠壁水肿、静脉回流障碍加重，累及动脉时，肠壁因供血不足而发生肠壁缺血性坏死并出现全身中毒症状，严重者可并发肠穿孔和腹膜炎。

| 知识点4：肠套叠的临床表现 | 副高：掌握　正高：熟练掌握 |

多为既往健康的儿童突然发病，分为急性肠套叠和慢性肠套叠。

（1）急性肠套叠：多见于2岁以内婴幼儿，典型表现为腹痛、呕吐、便血和腹部包块。①腹痛：为最早出现的症状，常见既往健康肥胖的婴儿，典型表现是患儿突然出现剧烈的腹部阵发性绞痛，哭闹不安，持续10~20分钟后腹痛缓解，患儿安静或入睡，间歇10~20分钟又反复发作。阵发性腹痛与肠系膜被牵拉和肠套叠鞘部强烈收缩有关。②呕吐：腹痛发作数小时后可出现呕吐，早期因肠系膜受牵拉引起反射性呕吐，呕吐物为胃内容物，初为乳汁、乳块或食物残渣，后转为胆汁，晚期如发生肠梗阻，呕吐物可为大便样液体，并伴有腥臭味。③果酱样黏液血便：为婴儿肠套叠的重要特征。多在发病后 6~12 小时排果酱样黏液血便，数小时后可重复排出，或在直肠指检时发现血便。④腹部肿块：触诊应在 2 次哭闹间歇期进行，在右上腹肝下触及伴局部压痛的腹部肿块，为腊肠样、有弹性、表面光滑、稍活动或有压痛的由肠套叠形成的包块，右下腹触诊有空虚感。腹痛发作时，肿块明显，肠鸣音亢进。晚期发生肠坏死或腹膜炎时，因出现明显腹胀、腹水、压痛和腹肌紧张，不易触及肿块，有时腹部触诊和直肠指检双合诊可触及肿块。⑤全身情况：依就诊早晚而异，早期患儿除面色苍白、烦躁不安外，一般状况尚好，体温正常，有食欲减退或拒乳，而无全身中毒的表现。晚期精神萎靡或嗜睡，有脱水和电解质紊乱、高热、反应迟钝等表现。发生肠坏死或腹膜炎时，全身情况恶化，出现中毒性休克等表现。

（2）慢性肠套叠：多见于年长儿，与婴儿肠套叠相比，起病缓慢，临床表现常不典型。也有阵发性腹痛，但间歇期长，呕吐较少见，便血出现晚或仅有直肠指检时指套上有血迹，很少有严重脱水及休克表现。腹痛时腹部或脐周多能触及腊肠样包块，腹痛缓解时腹部平软无包块，病程可长达十余天。由于年长儿肠腔较宽阔，可无肠梗阻发生，肠管也不易出现坏死。

| 知识点 5：肠套叠的辅助检查 | 副高：掌握　正高：熟练掌握 |

（1）腹部 B 超：为首选检查方法，在肠套叠水平面上显示为"同心圆"或"靶环"征，在冠状面上呈"套筒"征。

（2）空气灌肠：从肛门注入气体，腹部 X 线检查可见杯口阴影，能清楚看见套叠头的块影。可在诊断的同时进行灌肠复位。

（3）钡剂造影：由于钡剂在套叠部位受阻，可见套叠部分充盈缺损和钡剂前端的杯口影，以及钡剂进入鞘部与套入部之间呈现的线条状或弹簧状阴影。只用于慢性肠套叠的疑难病例。

（4）B 超监视下水压灌肠：经肛门插入 Foley 管并将气囊充气 20~40ml。将"T"形管一端接 Foley 管，侧管接血压计监测注水压力，另一端为注水口，将 37~40℃等张盐水匀速注入肠内，可见"靶环状"块影退至回盲部，"半岛征"由大到小，最后消失。诊断、治疗可同时完成。

| 知识点 6：肠套叠的非手术疗法 | 副高：掌握　正高：熟练掌握 |

急性肠套叠是一种危及生命的急症，一旦确诊需立即进行处理，复位是紧急有效的治疗措施。

（1）适应证：肠套叠病程在48小时之内，全身情况良好，无明显脱水及电解质紊乱、腹胀、腹膜炎表现。

（2）禁忌证：病程超过48小时，全身情况差。如严重脱水及电解质紊乱、高热或休克者；高度腹胀，和有腹部压痛、反跳痛、肌紧张者；反复套叠，怀疑或确诊为继发性肠套叠者；小肠型肠套叠者；<3个月的肠套叠婴儿。

（3）治疗方法：①应首选空气灌肠，即通过肛门注入空气，以空气压力将肠管复位，复位率可达95%以上。②B超监视下水压灌肠。③钡剂灌肠复位：是最早复位肠套叠的灌肠疗法，目前较少应用。

知识点7：肠套叠的手术疗法　　　　　　　　副高：掌握　　正高：熟练掌握

用于灌肠复位失败的病例，肠套叠超过48~72小时，以及可疑肠坏死、穿孔或有腹膜炎的晚期病例。手术方法包括肠套叠复位术、肠切除吻合、肠造口等，应根据患儿全身情况及套叠肠管的病理变化选择治疗方案。5%~8%患儿可有肠套叠复发，灌肠复位比手术复位的复发率高。

知识点8：肠套叠的护理诊断　　　　　　　　副高：掌握　　正高：熟练掌握

（1）疼痛：与肠系膜受牵拉和套叠肠管强烈收缩有关。
（2）焦虑家长：与担心患儿病情有关。
（3）知识缺乏（家长）：缺乏疾病相关治疗及护理知识。
（4）潜在并发症：肠穿孔、腹膜炎、败血症、水和电解质紊乱。

知识点9：肠套叠的术前护理措施　　　　　　副高：掌握　　正高：熟练掌握

（1）减轻疼痛：疼痛发作时应绝对卧床休息，取弯腰、屈膝侧卧位，以缓解疼痛。指导家长探视患儿，家长抱起婴幼儿可以减轻其疼痛和恐惧，也可给予安抚奶嘴吸吮。减轻疼痛有助于防止患儿因剧痛在床上辗转不安而坠床。

（2）密切观察病情：①根据患儿入院后病情轻重，立即选择进行常规或急救护理。②密切观察腹痛范围、性质、持续时间、有无伴随症状和是否可在腹部扪及腊肠样包块，有无继续呕吐，以及粪便的量、颜色和性状有无变化。③观察非手术治疗效果。配合医生进行空气灌肠复位并注意观察复位效果，密切观察患儿腹痛、呕吐、腹部包块情况。若患儿经空气灌肠复位治疗后症状缓解，常表现为拔出灌肠管后排出有大量臭味的黏液血便和黄色粪水；患儿安静入睡，无阵发性哭闹及呕吐；腹部平软，肿块消失；复位后给予口服活性炭0.5~1.0g，6~8小时由肛门排出混有黑色炭末的大便。如患儿仍然烦躁不安、阵发性哭闹，腹部包块仍然存在，应怀疑肠套叠仍未复位或重新发生肠套叠，应立即通知医生做进一步处理。④观察生命体征、意识状态、严格记录24小时液体出入量，注意有无水、电解质紊乱情况以及有无出现并发症。对于出现水及电解质紊乱、出血和腹膜炎的患儿，应注意做好补液、输血、胃肠减压等术前准备。

（3）饮食管理：患儿入院后应禁食，对需要手术治疗的患儿，要问清最后一次进食时间，以确保手术前禁食 4~6 小时。

（4）迅速建立静脉通道，按医嘱输液、输血，使用止血药、抗生素，并纠正电解质紊乱。

（5）向家长介绍各种治疗方法的目的，解除家长心理负担，争取家长对治疗和护理的配合，同时加强患儿心理护理，做必要的安慰，帮助解决疑虑。

（6）做好手术前准备：如怀疑肠套叠还未复位或又发生新的套叠，应立即通知医生并做好术前准备，包括备皮、按医嘱做青霉素皮试、插胃管并妥善固定、测体温、按时注射术前针等。

| 知识点 10：肠套叠的术后护理措施 | 副高：掌握　正高：熟练掌握 |

（1）做好常规护理及观察：①术后给予卧床、吸氧、监测心电图。②观察切口敷料有无潮湿或渗血，防止吻合口瘘和预防感染。③注意维持胃肠减压功能，保持胃肠道通畅，记录减压液的量和性质。术后排气、排便后可拔除胃肠引流管，逐渐恢复经口进食。④根据病情给予适当的卧位（如抬高床头），预防腹胀及肠粘连。⑤注意膀胱充盈情况。

（2）观察体温：患儿术后 3 天内发热，但体温在 38.5℃ 以下，考虑为手术热，不用药物降温；如果术后 4~5 天体温转为高热，提示有感染的可能，应报告医生。

（3）饮食管理：根据病情禁食 1~2 天，禁食期间每天口腔护理两次。胃肠功能恢复正常后开始经口进食，一般为流食，以后按医嘱安排饮食。若术后 4 天病情仍不允许进食，可从胃管给予少量肠内营养。

| 知识点 11：肠套叠的健康指导 | 副高：掌握　正高：熟练掌握 |

（1）指导家长探视患儿，在疼痛时、复位后或手术后抱起患儿，缓解其焦虑。

（2）因起病、诊断及治疗比较突然，应向家长详细解释各项操作的目的及方法，并指导家长参与护理。

（3）如需手术，应在术前向家长解释选择不同治疗方法的原因，消除其不安心理，取得其对治疗和护理的支持与配合。

第六节　先天性巨结肠

| 知识点 1：先天性巨结肠的概述 | 副高：掌握　正高：熟练掌握 |

先天性巨结肠患者直肠或结肠远端的肠管持续痉挛，大便积滞在近端结肠，致使该肠管

肥厚，扩张。本病是婴儿常见的先天性肠道发育畸形，发病率为 1/2000~1/5000，男：女之比为（3~4）：1，有家族发病倾向。

| 知识点2：先天性巨结肠的病因及发病机制 | 副高：掌握　正高：熟练掌握 |

本病与早期胚胎阶段微环境改变及易患基因有关是一种遗传性疾病，其表达形式是常染色体显性、常染色体隐性和多基因形式。有时可与其他先天畸形并存，尤其是唐氏综合征和其他泌尿道畸形。

| 知识点3：先天性巨结肠的病理生理 | 副高：掌握　正高：熟练掌握 |

基本病理变化是先天性肌间神经节的缺如使病变肠段失去正常的间歇性收缩和松弛的推进式蠕动，而发生一个总的收缩，导致肠段处于持续痉挛状态，大便阻塞于痉挛处，痉挛肠管的近端因肠内容物堆积而扩张，在形态学上可分为痉挛段、移行段和扩张段三部分。病变肠管常有自主神经系统分布紊乱、神经递质含量异常等。根据病变肠管痉挛段的长度，本病可分为常见型（病变自肛门向上达乙状结肠远端，约占85%）、短段型（病变局限于直肠下端，约占10%）、长段型（病变延伸至降结肠以上，约占4%）、全结肠型（约占1%）。

| 知识点4：先天性巨结肠的临床表现 | 副高：掌握　正高：熟练掌握 |

（1）胎便排出延迟、顽固性便秘：多数患儿出生后2天内无胎便或仅有少量胎便排出，出生后2~3天出现腹胀、拒食、呕吐等低位性肠梗阻症状。一般经扩肛、使用开塞露或灌肠排出奇臭大便和气体后好转，但不能排尽肠内积便，逐渐引起顽固性便秘，患儿3~7天甚至1~2周排便1次，严重者发展成不灌肠不排便。痉挛段越长，出现便秘时间越早、越严重。腹胀逐渐加重，腹壁紧张、发亮，可见静脉曲张、肠型及蠕动波，腹部听诊闻及肠鸣音增强，患儿可因膈肌上升而出现呼吸困难。

（2）腹胀、呕吐、营养不良、发育迟缓：功能性肠梗阻可引发呕吐，量不多，呕吐物含少量胆汁，严重者可呕吐粪样液。长期腹胀、便秘、呕吐等使患儿食欲缺乏，影响营养物质的摄入和吸收，导致消瘦、贫血、低蛋白血症伴水肿，还会影响患儿生长发育以致发育迟缓。

（3）体格检查：最突出的体征为腹胀，可见肠型和蠕动波，左下腹触及粪石块物，肠鸣音亢进。

（4）直肠指检：直肠壶腹部空虚，拔指后由于近端肠管内积存大量大便，可排出恶臭气体及大便。

| 知识点5：先天性巨结肠的并发症 | 副高：掌握　正高：熟练掌握 |

（1）小肠结肠炎：为本病常见的并发症，可见于任何年龄段，新生儿期更易发生。远

端肠梗阻使结肠高度扩张，肠腔内压增高导致肠黏膜缺血，降低了黏膜的屏障作用，大便的代谢产物、细菌、毒素等得以进入血液循环，引起高热、严重腹胀、呕吐、排出恶臭并带血稀便。肠黏膜缺血处可形成水肿、溃疡，引起血便及肠穿孔。病情严重者炎症侵犯肌层，引起浆膜充血、水肿、增厚，导致渗出性腹膜炎。由于吐泻及扩张肠管内大量肠液的积存，患儿可迅速出现脱水和酸中毒，死亡率极高，常死于腹膜炎、肠穿孔等。

（2）肠穿孔：常见穿孔部位为乙状结肠和盲肠，新生儿多见。

（3）继发感染：如败血症、肺炎等。

知识点 6：先天性巨结肠的辅助检查　　　　副高：掌握　正高：熟练掌握

（1）放射学检查：诊断率在 80%。①腹部立位 X 线检查：显示低位结肠梗阻，近端肠管扩张，有"气液平面"，而病变肠段不含气体，盆腔亦无气体。②结肠钡灌肠检查：诊断率在 90% 左右，可显示痉挛段及其上方的肠管扩张，钡剂潴留，超过 24~48 小时未排出。若黏膜皱襞变粗（锯齿状变化），提示并发小肠结肠炎。

（2）直肠、肛管测压：方法、安全、简便，主要测定直肠、肛门括约肌的反射性压力变化，先天性巨结肠患儿表现为肛管压力不变或升高。当直肠受膨胀刺激时，正常人肛门外括约肌收缩，肛门压力升高，内括约肌迟缓，肛管压力下降，称直肠肛管反射。患儿肛门外括约肌收缩，肛门内括约肌无变化或有明显收缩，肛管压力不变或升高，直肠肛管反射呈阴性。2 周内新生儿可出现假阴性，故不适用。

（3）活组织检查：可对直肠黏膜和直肠肌层进行活组织检查，用于判断病变肠段神经节细胞的有无，无髓鞘的神经纤维增多是组织病理学诊断的主要标准。

（4）肌电图检查：患儿直肠和乙状结肠远端的肌电图波形低矮，频率低，不规则，波峰消失。

知识点 7：先天性巨结肠的治疗要点　　　　副高：掌握　正高：熟练掌握

（1）保守治疗：适用于少部分慢性及轻症患儿，包括口服缓泻药、润滑药，使用开塞露、扩肛等刺激括约肌，或用生理盐水灌肠并按摩腹部。

（2）结肠造口术：对于新生儿，年龄稍大但合并有营养不良、高热、贫血、腹胀等全身情况较差，不能耐受根治手术者，合并小肠结肠炎不能控制者，或保守治疗无效、腹胀明显影响呼吸者，均应先行结肠造口术。待全身情况、肠梗阻及小肠结肠炎症状缓解后再行根治手术。

（3）根治手术：现多主张早期进行根治手术，体重在 3kg 以上、一般情况良好者可手术切除无神经节细胞肠段和部分扩张结肠，根治先天性巨结肠。近年根治术的年龄趋向在新生儿期完成。施行根治手术前应清洁灌肠，扩肛，纠正水、电解质及酸碱平衡紊乱，加强支持疗法，改善全身状况。

知识点8：先天性巨结肠的护理诊断 　　　　　　副高：掌握　正高：熟练掌握

（1）便秘：与远端肠段痉挛，低位性肠梗阻有关。

（2）营养失调（低于机体需要量）：与便秘、腹胀引起食欲缺乏有关。

（3）生长发育迟缓：与腹胀、便秘、呕吐使患儿食欲缺乏，影响营养物质的摄入与吸收有关。

（4）体液不足：与腹部手术中体液丢失有关。

（5）知识缺乏（家长）：缺乏疾病相关治疗及护理知识。

（6）潜在并发症：小肠结肠炎、肠穿孔、感染。

知识点9：先天性巨结肠的术前护理措施 　　　　　　副高：掌握　正高：熟练掌握

（1）饮食护理：对于营养不良、低蛋白血症者应加强支持治疗。根据不同年龄阶段提供适当饮食，原则上给予高热量、高维生素、高蛋白、易消化吸收的无渣饮食，禁食水果，以更好地配合清洁肠道。此外，术前1天需禁食，可饮水。

（2）治疗并发症：如肺炎、小肠结肠炎，注意预防感冒，以免延误手术。

（3）心理护理：对患儿态度要和蔼、耐心，消除其紧张情绪，对较大患儿应做必要解释工作，如术前清洁肠道的目的及重要性，以取得配合。

（4）清洁肠道，解除便秘：①口服缓泻药、润滑药，帮助排便。②使用开塞露、扩肛等刺激括约肌，诱发排便。③清洁灌肠是一项既简便又经济的有效措施。每天用38~40℃生理盐水，每天1~2次，每次50~100ml，反复数次，直到积便排尽为止，疗程通常为10~14天。为确保灌肠效果，减少不良反应，应遵循如下要求。灌肠前先做结肠钡灌肠以了解病变范围，肠道弯曲方向，有助于确定灌肠管插入方向、深度；选择软硬粗细适宜的灌肠管，插管时应以轻柔手法按肠道弯曲方向缓慢推进，遇阻力时应退回或改变方向、体位后再前进。防止操作粗暴引起结肠穿孔；灌肠管插入深度要超过狭窄段肠管；忌用清水等低张溶液灌肠，以免发生水中毒。应用等张盐水反复冲洗，灌洗过程中注意患儿的反应、洗出液的颜色，每次洗出液体量与注入液体量相等或稍多，同时揉腹以促进灌肠液及大便排出；如流出液不畅，应考虑存在灌肠管口被大便阻塞、灌肠管扭转或插入深度不够等情况，可做相应处理；如灌洗仍困难，大便硬而成团或呈大块状时，可灌入50%硫酸镁溶液20~30ml，以刺激排便。

（5）密切观察病情：尤其注意有无小肠结肠炎的征象，如高热、腹泻、排出奇臭粪液、伴腹胀、脱水、电解质紊乱等。注意有无肠穿孔的表现，如腹痛、腹胀加剧，呕吐、烦躁不安等。监测生命体征、水和电解质情况，观察有无感染及休克征象。

（6）做好术前准备：新生儿因其肠道无菌，不需要做肠道准备。较大患儿则需生理盐水灌肠，必要时用抗生素进行结肠灌洗。插胃管以防止腹胀，详细记录出入量，同时插灌肠管帮助排气和引流。术前2天口服抗生素；检查脏器功能，如有问题做相应处理。向家长解释手术的目的和方法，帮助其做好心理准备。手术前一晚和手术当日早晨应彻底清洁肠道。

知识点 10：先天性巨结肠的术后护理措施　　　　副高：掌握　正高：熟练掌握

（1）常规护理：肠蠕动未恢复前应禁食，行胃肠减压以防止腹胀。监测生命体征，留置导尿管，并记录 24 小时输液量、尿量。每 2 小时冲胃管 1 次，并记录胃液量、颜色及性质。每天口腔护理 2 次，3 天后进流食。

（2）体位：保护患儿四肢，采取仰卧蛙式位，便于清洁肛周。帮助患儿每 2 小时翻身一次，防止肺不张和肺炎。

（3）观察病情：术后严密监测生命体征，听诊肠鸣音以监测腹胀情况。①观察体温、腹胀及大便情况和观察引流液。如体温升高、排便次数增多，肛门处有脓液流出，直肠指检触及吻合口裂隙，表示盆腔感染，可按医嘱用抗生素。术后无排气、排便，腹胀明显与病变肠段切除不彻底或吻合口狭窄有关，均应立即通知医生进行处理。②观察切口敷料有无渗出，肛周有无渗血、渗液。及时更换敷料，预防切口感染。

（4）遵医嘱应用抗生素。

（5）维持体液平衡：遵医嘱正确补液，并密切观察输液反应及效果。监测并记录出入量，包括胃管引流量、结肠造口引流量、尿管引流量、静脉输液量，观察有无脱水及低钾、低钠血症的表现。

知识点 11：先天性巨结肠的术前健康指导　　　　副高：掌握　正高：熟练掌握

（1）向家长解释所选治疗方法的治疗目的，争取其对治疗和护理的配合。

（2）结肠造口术会给患儿的身体形象和功能造成较大的改变，应向家长解释结肠造口只是暂时性的，以减轻其心理负担。

知识点 12：先天性巨结肠的术后健康指导　　　　副高：掌握　正高：熟练掌握

（1）向家长介绍结肠造口术的术后护理知识，如肠蠕动未恢复之前应禁食，做好造口周围皮肤护理，观察造口处是否有出血、不排便、脱垂、排带状便等情况，还应正确使用、护理和清洁结肠造口装置。

（2）指导家长对患儿进行日常护理，如提供产气少、易消化的少渣饮食，少量多餐，避免食用产气食物及生冷、辛辣等刺激消化道的食物。

（3）指导家长加强患儿排便训练，以改善排便功能。

（4）术后 2 周左右每天扩肛 1 次，坚持 3~6 个月。

（5）定期随访，确定有无吻合口狭窄。

第九章　呼吸系统疾病患儿的护理

第一节　小儿呼吸系统解剖生理特点

一、解剖特点

呼吸系统以环状软骨为界划分为上、下呼吸道。上呼吸道包括鼻、鼻窦、咽、咽鼓管、会厌、喉；下呼吸道包括气管、支气管、毛细支气管、呼吸性细支气管、肺泡管及肺泡。

知识点1：上呼吸道	副高：掌握　正高：熟练掌握

（1）鼻：婴幼儿鼻腔相对短小，无鼻毛，后鼻道狭窄，黏膜柔嫩，血管丰富，易受感染，感染或发生炎症时易充血肿胀，引起鼻塞，导致呼吸困难，需要张口呼吸，进而影响吮吸。

（2）鼻窦：新生儿鼻窦不发达，上颌窦和筛窦2岁以后迅速增大，至12岁才充分发育。额窦2~3岁开始出现，12~13岁时才发育。蝶窦3岁时才与鼻腔相通，6岁时快速增大。鼻腔黏膜与鼻窦黏膜相连续，且鼻窦口相对较大，故急性鼻炎时易导致鼻窦炎，婴儿出生后6个月就有患鼻窦炎的可能，以上颌窦及筛窦最易感染。

（3）鼻泪管：婴幼儿鼻泪管较短，开口接近于内眦部，由于瓣膜发育不全，上呼吸道感染时易引起结膜炎。

（4）咽鼓管：婴幼儿咽鼓管较宽、短、直，呈水平位，故鼻咽炎易致中耳炎。

（5）咽部：咽部狭窄且垂直，扁桃体包括咽及腭扁桃体。咽扁桃体又称腺样体，出生后6个月已发育。若腺样体肥大可阻塞呼吸道，导致张口呼吸甚至呼吸暂停。腭扁桃体俗称扁桃体，在1岁末逐渐增大，至4~10岁时达高峰，14~15岁时逐渐退化，故腭扁桃体炎多见于年长儿，1岁以内少见。婴儿咽部富有淋巴组织，咽后壁间隙淋巴组织结构疏松，感染时可发生咽后壁脓肿。

（6）喉部：儿童喉部呈漏斗形，相对较窄，此处软骨柔软、黏膜柔嫩，富有血管及淋巴组织，发生炎症时易局部充血、水肿，可引起喉头狭窄而致呼吸困难和声音嘶哑。

知识点2：下呼吸道	副高：掌握　正高：熟练掌握

（1）气管及支气管：婴幼儿气管及支气管相对狭窄、黏膜血管丰富，由于软骨柔软，

缺乏弹力组织，对气管与支气管壁的支撑作用小。黏膜血管丰富，黏液腺分泌不足，气道较干燥，纤毛运动能力差，对异物的清除能力弱，易发生感染而充血、水肿，分泌物增加，导致呼吸道阻塞。由于左侧支气管细长，由气管的侧方发出，走向倾斜，而右侧支气管粗短，为气管直接延伸，因此，异物易进入右侧支气管，引起肺不张或肺气肿。

（2）肺：小儿肺的结构特点是弹力纤维发育差，血管丰富，毛细血管和淋巴组织间隙较成人宽，间质发育旺盛，肺泡小且数量少，使肺的含血量相对多而含气量相对少，易发生肺部感染，还易引起间质性肺炎、肺不张及肺气肿等。肺门处有大量淋巴结与肺各部分相联系，肺部炎症可导致肺部淋巴结受累及。

知识点 3：胸廓和纵隔	副高：掌握　正高：熟练掌握

婴幼儿胸廓上下径较短，前后径相对较长，呈桶状，肋骨呈水平位，膈肌位置较高，使心脏呈横位，且胸腔较小而肺相对较大。婴儿胸壁柔软，很难抵抗胸腔内负压增加造成的胸廓塌陷，因而肺的扩张受限，且呼吸肌发育差，呼吸时胸廓运动不充分，肺的扩张受到限制，不能充分通气和换气，易因缺氧和二氧化碳潴留而出现发绀。婴儿膈肌和肋间肌中耐疲劳的肌纤维数量少，新生儿仅有 25%，3 个月时亦只有 40%，1 岁时达成人水平即 50% ~ 60%，故易引起呼吸衰竭。小儿纵隔相对较大，纵隔周围组织松软、富于弹性，胸腔积液或积气时易致纵隔移位。

二、生理特点

知识点 4：呼吸频率和节律	副高：掌握　正高：熟练掌握

儿童生长发育快，代谢旺盛，需氧量高，但因潮气量小，所以只能增加呼吸频率来满足机体代谢需要。小儿年龄越小，呼吸频率越快，各年龄儿童的呼吸频率，见表 9-1；婴幼儿由于呼吸系统发育不成熟，呼吸调节功能不完善，易出现呼吸节律不齐，尤以早产儿、新生儿明显。

儿童呼吸频率受诸多因素影响，如激动、哭闹、活动、发热、贫血，以及患呼吸系统和循环系统的疾病等，均可使呼吸增快。因此，测量呼吸次数必须在儿童安静或睡眠时测量。

表 9-1　不同年龄儿童呼吸频率（次/分）

年　龄	新生儿	1 个月~1 岁	1~3 岁	4~7 岁	8~14 岁
呼吸频率	40~44	30	24	22	20

知识点 5：呼吸型态	副高：掌握　正高：熟练掌握

婴幼儿呼吸肌发育差，呼吸时胸廓的活动范围小而横膈活动明显，呈腹式呼吸；随着年

龄的增长，呼吸肌逐渐发育，开始行走后，膈肌下降，肋骨由水平位逐渐倾斜，胸廓前后径和横径增大，出现胸式呼吸。7 岁以后以混合式呼吸为主。

知识点 6：呼吸功能　　　　　　　　　　　　　　　　副高：掌握　正高：熟练掌握

小儿肺活量、潮气量、气体弥散量均较成人小，而气道阻力较成人大，故各项呼吸功能的储备能力均较低，当患呼吸道疾病时，易发生呼吸功能不全。

（1）肺活量：指一次深吸气后的最大呼气量，儿童为 50~70ml/kg。在安静情况下，年长儿仅用肺活量的 12.5% 进行呼吸，而婴幼儿则需用 30% 左右，说明婴幼儿的呼吸储备量较小。当发生呼吸功能障碍时，其代偿呼吸量最大不超过正常的 2.5 倍。

（2）潮气量：指平静呼吸时每次吸入或呼出的气体量。儿童的年龄越小，肺容量越小，潮气量也越小。儿童的潮气量为 6~10ml/kg，1 岁以内儿童潮气量平均 42ml，约为成人 1/12，按体表面积计算仅为 40% 左右。

（3）每分通气量：指潮气量与每分钟呼吸频率的乘积。正常婴幼儿呼吸频率较快，若按体表面积计算，其每分通气量与成人相近。

（4）气体弥散量：二氧化碳的排出主要靠弥散作用。二氧化碳的弥散速率比氧大，因此二氧化碳的弥散障碍较少发生。儿童肺小，肺泡毛细血管总面积和总容量均较成人小，故气体总弥散量也小，但若以单位肺容量计算则与成人相似。

（5）气道阻力：气道阻力的大小受管腔大小和气体流速等因素的影响。儿童气道管腔小，阻力大于成人，但可随气道管腔发育，气道阻力逐渐减低。

知识点 7：血气分析　　　　　　　　　　　　　　　　副高：掌握　正高：熟练掌握

新生儿和婴幼儿的肺功能不易检查，但可通过血气分析了解血氧饱和度水平及血液酸碱平衡状态，为诊断和治疗提供依据。儿童动脉血气分析正常值，见表 9-2。

表 9-2　儿童动脉血气分析正常值

项　目	新生儿	2 岁以内	2 岁以后
氢离子浓度	35~50mmol/L	35~50mmol/L	35~50mmol/L
PaO_2	60~90mmHg	80~100mmHg	80~100mmHg
$PaCO_2$	30~35mmHg	30~35mmHg	35~45mmHg
HCO_3^-	20~22mmol/L	20~22mmol/L	22~24mmol/L
BE	−6~+2mmol/L	−6~+2mmol/L	−4~+2mmol/L
SaO_2	0.90~0.97	0.95~0.97	0.96~0.98

三、免疫特点

| 知识点 8：免疫特点 | 副高：掌握　正高：熟练掌握 |

小儿呼吸道的非特异性及特异性免疫功能均较差。新生儿和婴幼儿的纤毛运动差，咳嗽反射和气道平滑肌收缩功能亦差，难以有效地清除吸入的尘埃及异物颗粒。婴幼儿体内的免疫球蛋白含量低，尤其是分泌型 IgA（SIgA），且肺泡巨噬细胞功能不全，乳铁蛋白、溶菌酶、干扰素、补体等数量和活性不足，故易患呼吸道感染。

四、呼吸系统检查时的重要体征

| 知识点 9：呼吸系统检查时的重要体征 | 副高：掌握　正高：熟练掌握 |

（1）呼吸频率：呼吸频率加快是婴儿呼吸困难的第一征象，年龄越小越明显。WHO 儿童急性呼吸道感染防治规划强调呼吸增快是肺炎的主要表现。儿童呼吸急促标准，见表 9-3。在呼吸系统疾病过程中，出现慢或不规则呼吸是危险的表现，需特别注意。

表 9-3　儿童呼吸急促标准

项　　目	<2 个月	2~12 个月	1~5 岁
呼吸频率	≥60 次/分	≥50 次/分	≥40 次/分

（2）呼吸音：儿童特别是婴儿的胸壁薄，容易听到呼吸音。严重气道梗阻时，几乎听不到呼吸音，称闭锁肺，是病情危重的表现。

（3）发绀：为血氧不足的重要表现，是去氧血红蛋白增加所致。发绀可分为周围性发绀和中心性发绀，周围性发绀指血流较慢，动、静脉氧差较大部位（如肢端）的发绀；中心性发绀常发生在舌、黏膜等血流较快的部位，其发生较周围性发绀晚，但临床更有意义。

（4）吸气时胸廓凹陷：婴幼儿上呼吸道梗阻或肺实变时，由于胸廓软弱，用力吸气时胸腔内负压增加，可引起胸骨上、下及肋间凹陷，即"三凹征"，其结果是吸气时胸廓不但不能扩张反而下陷，形成矛盾呼吸，虽然增加了呼吸肌能量的消耗，但未能增加通气量。

（5）吸气喘鸣：常伴吸气延长，是上呼吸道梗阻的表现。

（6）呼气呻吟：是婴儿呼吸道梗阻和肺扩张不良的表现，常见于新生儿肺透明膜病。

第二节　急性上呼吸道感染

| 知识点 1：急性上呼吸道感染的概述 | 副高：掌握　正高：熟练掌握 |

急性上呼吸道感染（AURI）是小儿最常见的疾病，主要指鼻、鼻咽和咽部的急性感染，

是病原体侵犯上呼吸道后引起的急性炎症的统称。急性上呼吸道感染按呼吸道炎症最为突出的部位命名，如"普通感冒（急性鼻咽炎）""急性咽炎""急性扁桃体炎"等。该病全年均可发生，以冬春季多见，可散发流行。病原体一般通过飞沫或直接接触传播，患儿可反复患病。

| 知识点2：急性上呼吸道感染的病因 | 副高：掌握　正高：熟练掌握 |

（1）病原体：以病毒多见，占90%以上，细菌和支原体较少见。①病毒：呼吸道合胞病毒、流行性感冒病毒、副流感病毒、鼻病毒、冠状病毒、柯萨奇病毒、腺病毒、单纯疱疹病毒、EB病毒等。②细菌：上呼吸道感染可原发或继发于细菌感染，溶血性链球菌、肺炎链球菌、流感嗜血杆菌、葡萄球菌等细菌感染较常见。③肺炎支原体：可引起肺炎，也可引起上呼吸道感染。

（2）诱发因素：小儿上呼吸道解剖、生理特点及免疫特点使小儿易患本病。若患有营养障碍性、免疫缺陷性等疾病，或存在护理不当、气候改变、空气污染等不良环境因素，则易使上呼吸道感染反复发生或病程迁延。

| 知识点3：急性上呼吸道感染的发病机制 | 副高：掌握　正高：熟练掌握 |

儿童由于防御功能不完善，易患呼吸道感染。呼吸道黏液分泌不足，纤毛运动差，因而物理性的非免疫防御功能较成人差，还存在分泌型IgA生成不足，使气道易受微生物侵袭。本病通过含有病毒的飞沫、雾滴，或经污染的用具进行传播。机体抵抗力降低，如受寒、劳累、淋雨时，原已存在或由外界侵入的病毒和/或细菌迅速生长繁殖，导致感染。此外，由于支气管高反应性的存在，致使部分婴幼儿因呼吸道感染等因素而诱发呼吸道变态反应性疾病。

| 知识点4：一般类型急性上呼吸道感染的临床表现 | 副高：掌握　正高：熟练掌握 |

症状轻重不一，与年龄、病原体和机体抵抗力的不同有关。年长儿症状较轻，以局部症状为主，无全身症状或全身症状较轻；婴儿病情大多较重，常有明显的全身症状。

（1）症状：婴幼儿局部症状不明显而全身症状重；年长儿全身症状轻，以局部症状为主。①局部症状：主要是鼻咽部症状，如流涕、鼻塞、喷嚏、咳嗽、咽部不适和咽痛等。新生儿和婴儿可因鼻塞而出现张口呼吸或拒乳。多于3~4天内自然痊愈。②全身症状：常突然起病，大多数患儿有发热，体温可高可低，持续1~2天或十余天。重症患儿可出现畏寒、头痛、咳嗽、拒奶、乏力等，婴幼儿多有高热，体温可达39~40℃或更高，可伴有呕吐、腹泻、腹痛，烦躁，甚至热性惊厥。部分患儿发病早期由于发热引起肠痉挛、反射性肠蠕动增强、蛔虫骚动或肠系膜淋巴结炎症，可有脐周阵发性腹痛，无压痛，与发热所致肠痉挛或肠系膜淋巴结炎有关。

（2）体征：可见咽部充血、红肿，水肿及咽部淋巴滤泡肿大，腭扁桃体充血，颌下淋巴结肿大、触痛。肠道病毒感染者可出现不同形态皮疹。肺部听诊一般正常。

知识点5：两种特殊类型急性上呼吸道感染的临床表现

副高：掌握　正高：熟练掌握

（1）疱疹性咽峡炎：病原体为柯萨奇 A 组病毒，好发于夏秋季。主要表现为起病急，高热、咽痛、流涎、拒食、呕吐等。体检可见咽充血，腭咽弓、腭垂、软腭等处黏膜上有直径 2~4mm 灰白色的疱疹，周围有红晕，疱疹破溃后形成小溃疡。病程 1 周左右。

（2）咽眼结合膜热：可在集体小儿机构中流行，病原体为腺病毒（3 型、7 型），好发于春夏季，是一种以发热、咽炎、结膜炎为特征的急性传染病，主要表现有高热、咽痛、眼部刺痛、畏光、流泪等。体检可见咽充血，一侧或双侧滤泡性结膜炎，结膜充血明显，颈部及耳后淋巴结肿大，有的伴胃肠道症状。病程1~2周。

知识点6：急性上呼吸道感染的并发症　　　　副高：掌握　正高：熟练掌握

婴幼儿急性上呼吸道感染可并发中耳炎、鼻窦炎、咽后壁脓肿、腭扁桃体周围脓肿、颈淋巴结炎、喉炎、支气管炎及肺炎等。其中肺炎是婴幼儿时期最严重的并发症，年长儿可因链球菌感染而并发急性肾炎及风湿热。病毒引起的急性上呼吸道感染还可引起心肌炎、脑炎等。

知识点7：急性上呼吸道感染的辅助检查　　　　副高：掌握　正高：熟练掌握

（1）血常规检查：病毒感染者白细胞计数正常或减少，中性粒细胞计数减少，淋巴细胞计数相对增多；细菌感染者白细胞计数增多，中性粒细胞占比升高。

（2）病原学检查：病毒分离和血清学检查可明确病原菌。咽拭子培养可发现特异性病毒抗原。

（3）抗链球菌溶血素 O（ASO）：链球菌感染引起者血中 ASO 效价增高。

知识点8：急性上呼吸道感染的治疗要点　　　　副高：掌握　正高：熟练掌握

（1）病因治疗：对病毒感染者主张早期应用抗病毒药物，若为流行性感冒病毒感染，可在病初应用奥司他韦口服，对甲、乙型流行性感冒病毒均有效。病情严重，继发细菌感染或发生并发症者可选用抗菌药物，常用青霉素类、头孢菌素类及大环内酯类，疗程3~5天。确为链球菌感染或既往有肾炎或风湿热病史者，应用青霉素10~14天。病毒性结膜炎可用0.1%阿昔洛韦滴眼。

（2）对症治疗：高热者给予物理降温或药物降温；热性惊厥者给予镇静、止惊厥处理；

咽痛者含服咽喉片。

（3）一般治疗：病毒性急性上呼吸道感染为自限性疾病，无须特殊治疗。强调多休息、多饮水，补充大量维生素 C。保持居室通风，保持呼吸道通畅，做好呼吸道隔离，预防交叉感染及并发症。

知识点 9：急性上呼吸道感染的护理评估　　　　副高：掌握　正高：熟练掌握

（1）健康史：询问患儿有无因护理不当而受凉的病史；有无居室拥挤、通风不良、空气污浊的情况；是否患过营养缺乏性疾病、先天性心脏病、贫血等；有无发热、喷嚏、流涕、咽痛、咳嗽等。

（2）身体状况：评估患儿是否有鼻塞、流涕、打喷嚏、流泪、咽部不适、咽部发痒、咽痛、轻咳、声嘶等；婴幼儿有无高热、低热或消化道症状；是否伴有中耳炎、喉炎、支气管炎、肺炎等并发症。

（3）心理-社会状况：家长在患儿起病初多不重视，当患儿出现高热等严重表现后，会因担心病情恶化而产生焦虑、自责等情绪。另外，有些急性上呼吸道感染与当地空气污染及被动吸烟有关，还应做好社区卫生状况的评估。

知识点 10：急性上呼吸道感染的护理诊断　　　　副高：掌握　正高：熟练掌握

（1）体温过高：与急性上呼吸道感染有关。
（2）舒适的改变：与鼻塞、咽痛、发热等有关。
（3）潜在并发症：热性惊厥、中耳炎、肺炎等。

知识点 11：急性上呼吸道感染的一般护理措施　　　　副高：掌握　正高：熟练掌握

（1）环境舒适：注意环境温度，保持室内温度 18~22℃，相对湿度 50%~60%，减少空气对呼吸道黏膜的刺激。保持室内空气清新，但应避免对流风，每天通风 2 次以上。避免过干、过热，减少细菌感染。避免受凉使症状加重或反复。患儿应减少活动，注意休息，各种治疗、护理操作尽量集中完成，以保证患儿的休息。如有发热者应卧床，并经常更换体位，以防止肺炎的发生。患儿应与其他患儿或正常儿分室居住，防止发生交叉感染，接触患儿者应戴口罩。

（2）饮食护理：保证营养和水分的摄入，鼓励患儿多饮水，给予易消化、营养丰富、富含维生素的清淡流质或半流质饮食，少食多餐。因发热、呼吸增快增加水分消耗，要注意常喂水，入量不足者进行静脉补液。婴幼儿哺乳时采用头高位或抱起喂食，呛咳重者用滴管或小勺慢慢喂，以免进食时发生呛咳加重病情。

知识点 12：急性上呼吸道感染的对症护理措施　　副高：掌握　正高：熟练掌握

（1）鼻部护理：及时清除鼻咽部分泌物和干痂，保证呼吸道通畅。保持鼻孔周围清洁，并用凡士林、液状石蜡等涂抹，以减轻分泌物对皮肤的刺激。嘱患儿不要用力擤鼻，以免炎症经咽鼓管向中耳发展引起中耳炎。鼻塞严重的患儿，可先清除鼻腔分泌物，再用 0.5% 麻黄碱液滴鼻（或用羟甲唑啉滴鼻液），每天 2~3 次，每次 1~2 滴。因鼻塞而妨碍吸吮的婴儿，可在哺乳前 15 分钟滴鼻，使鼻腔通畅，保证吸吮顺利，但不要频繁用药，以免产生依赖或出现不良反应。

（2）咽部口腔护理：加强口腔护理，保证口腔清洁。婴幼儿饭后喂少量的温开水以清洗口腔，年长儿饭后漱口，以防止口炎的发生，同时注意避免用口呼吸引起的口腔黏膜干燥。咽部不适或咽痛时可用温盐水或复方硼酸液漱口、含服润喉片或应用咽喉喷雾剂等。

知识点 13：急性上呼吸道感染发热的护理措施　　副高：掌握　正高：熟练掌握

（1）密切观察体温变化：低热患儿注意休息，多饮水。当体温超过 38.5℃ 时给予物理降温或药物降温，退热处理 1 小时后复测体温，并随时注意有无新的症状或体征出现，以防发生惊厥或体温骤降。高热患儿应卧床休息，密切观察患儿体温、心率、呼吸的变化。每 4 小时测量体温一次，超高热者或有热性惊厥史者应 1~2 小时测量一次，并准确记录。降温过程中若出现体温骤降、大汗淋漓、面色苍白、四肢厥冷等虚脱表现，应给予保暖、饮热水或静脉补液。患儿衣被不宜过厚，以利于散热。为保持皮肤清洁，可用温热水擦浴，并及时更换汗液浸湿的衣被。若婴幼儿虽有发热甚至高热，但精神较好，玩耍如常，在严密观察下可暂不处理。

（2）预防热性惊厥：既往有热性惊厥史的患儿，要注意及时降温，必要时可遵医嘱用镇静药。当高热患儿出现惊厥先兆时，立即通知医生，就地抢救，保持安静，按小儿惊厥处理。

知识点 14：急性上呼吸道感染的病情观察措施　　副高：掌握　正高：熟练掌握

（1）密切观察体温变化，警惕热性惊厥的发生。

（2）经常观察口腔黏膜及皮肤有无皮疹，注意咳嗽的性质及有无神经系统症状等，以便早期发现麻疹、猩红热、百日咳及流行性脑脊髓膜炎等急性传染病并及时控制热性惊厥。

（3）注意观察咽部充血、水肿、化脓情况，如有咽后壁脓肿应及时报告医生，同时要注意防止脓肿破溃后脓液流入气道引起窒息。

（4）对有可能发生热性惊厥的患儿，要加强巡视，床边设置床栏，备好急救物品和药品，以便及时处理。

（5）注意有无外耳道流脓、头痛、鼻窦压痛等症状，以便及时发现中耳炎及鼻窦炎。

知识点 15：急性上呼吸道感染的用药护理和心理护理措施

副高：掌握 正高：熟练掌握

（1）用药护理：遵医嘱用药，用解热药后应注意多饮水，以免虚脱；使用青霉素等抗生素前必须做皮肤过敏试验，使用过程中还应注意观察有无发生变态反应；使用镇静药时观察止惊厥效果和有无发生药物不良反应。

（2）心理护理：向家长介绍疾病相关知识，结合儿童免疫力低等特点，解释反复发热的原因，告诉家长和患儿配合治疗的重要性。

知识点 16：急性上呼吸道感染的健康指导 副高：掌握 正高：熟练掌握

（1）指导家长掌握急性上呼吸道感染的预防知识和护理要点。让家长了解增加抵抗力是预防急性上呼吸道感染的关键。

（2）合理饮食起居，保证充足的营养和睡眠，鼓励母乳喂养，及时添加辅食。

（3）积极防治各种慢性病，如佝偻病、营养不良及贫血等，按时预防接种。

（4）在集体小儿机构中，如有急性上呼吸道感染流行趋势，应早期隔离患儿，必要时进行空气消毒。

（5）指导预防并发症的方法，如不可捏住患儿双侧鼻孔用力擤鼻涕，避免引起中耳炎或鼻窦炎，并介绍如何观察并发症的早期表现。如发现异常，及时通知医护人员。

第三节　急性感染性喉炎

知识点 1：急性感染性喉炎的概述 副高：掌握 正高：熟练掌握

急性感染性喉炎为发生在喉部黏膜的急性弥漫性炎症，好发于声门下部。以犬吠样咳嗽、声音嘶哑、喉鸣、吸气性呼吸困难为特征，多发生在冬春季节，婴幼儿多见。

知识点 2：急性感染性喉炎的病因 副高：掌握 正高：熟练掌握

病毒或细菌感染引起，常为急性上呼吸道感染的一部分。有时可在麻疹、百日咳和流行性感冒等急性传染病的病程中并发。常见的病毒为副流感病毒、流行性感冒病毒和腺病毒，常见的细菌为金黄色葡萄球菌、链球菌和肺炎链球菌。由于儿童喉部解剖特点，炎症时易充血、水肿而引起喉梗阻，如处理不当可导致死亡。

知识点 3：急性感染性喉炎的发病机制 副高：掌握 正高：熟练掌握

婴儿喉在颈部位置相对较高，且舌的基底部距喉很近。儿童喉腔狭窄，如新生儿气道最狭窄部位的直径仅为 5~6mm；软骨柔软，对气道的支撑能力差，容易使气道在吸气时塌陷。吸气时，气流进入是由低于胸外大气压的胸腔及气道内压所驱动。此压力与气道直径的 4 或 5 次方成反比。直径减少 50%，压力增加 32 倍。因此，上气道梗阻患儿可产生很大的胸膜腔内负压。为克服这种负压，辅助呼吸肌均参与运动。强大的胸腔负压可致胸壁凹陷。腹腔与胸腔间的主动脉压力差增加可致奇脉。强大的胸膜腔负压也使梗阻以下气管内负压增大，明显低于大气压，从而使梗阻下段的胸腔外气道动力性塌陷，进一步加重气道梗阻造成恶性循环。通过上气道的气流呈涡流状，可在通过声带结构时引起声带颤动而发生喉鸣。起初喉鸣为低调、粗糙、吸气性，随梗阻加重变为柔和、高调并扩展至呼气相。严重梗阻时可闻呼气喘鸣，最终可发生气流突然终止。

知识点 4：急性感染性喉炎的临床表现　　副高：掌握　正高：熟练掌握

（1）症状：起病急，症状重，可有不同程度的发热、声音嘶哑、犬吠样咳嗽，吸气性喉鸣和三凹征。一般白天症状轻，夜间入睡后喉部肌肉松弛，分泌物阻塞导致症状加重，严重者迅速出现烦躁不安、吸气性呼吸困难、发绀、心率增快等缺氧症状。

（2）体征：间接喉镜检查可见黏膜弥漫性充血，尤其是声带充血，声带由白色变为粉红色或红色。有时可见声带黏膜下充血，声带因肿胀而变厚，但两侧声带运动正常。

（3）喉梗阻分度：临床上按吸气性呼吸困难的轻重，将喉梗阻分为 4 度。①Ⅰ度：安静时无症状，活动后出现吸气性喉鸣和呼吸困难，肺部听诊呼吸音清晰，心率无改变。②Ⅱ度：安静时有喉鸣和吸气性呼吸困难，肺部听诊可闻及喉传导音或管状呼吸音，心率增快（120~140 次/分）。③Ⅲ度：吸气性喉鸣和呼吸困难，患儿因缺氧而出现烦躁不安、口唇及指（趾）发绀、双眼圆睁、面容惊恐、头面出汗，以及肺部听诊呼吸音明显减弱、心音低钝、心率快（140~160 次/分）。④Ⅳ度：患儿呈衰竭状态，昏睡或昏迷、抽搐，面色苍白或发灰，由于呼吸无力，三凹征可不明显，肺部呼吸音几乎消失，仅有气管传导音，心音低钝，心律失常。

知识点 5：急性感染性喉炎的辅助检查　　副高：掌握　正高：熟练掌握

（1）血常规检查：病毒感染者白细胞计数正常或偏低，淋巴细胞计数相对增高。细菌感染者白细胞计数增高，中性粒细胞占比增高。

（2）血氧饱和度测定：可明确是否缺氧。

（3）颈部 X 线检查：颈部后前位及侧位 X 线检查有助于排除会厌炎及气管异物。

知识点 6：急性感染性喉炎的治疗要点　　副高：掌握　正高：熟练掌握

（1）保持呼吸道通畅：吸氧、雾化吸入，消除黏膜水肿。

（2）控制感染：细菌感染者及时静脉输入敏感抗生素，常用青霉素类、氨基糖苷类、大环内酯类或头孢菌素类等，有气促、呼吸困难时，及时静脉输入足量广谱抗生素。可根据药敏试验或咽拭子培养结果，选用对致病菌敏感的抗生素。病毒感染者可选用利巴韦林、阿昔洛韦等。

（3）应用糖皮质激素：糖皮质激素有抗炎和抑制变态反应的作用，应用抗生素同时给予糖皮质激素，有助于减轻喉头水肿，缓解症状。病情轻者口服泼尼松，$1\sim2mg/(kg\cdot d)$，分次口服；对于Ⅱ度以上喉梗阻患儿可给予地塞米松、氢化可的松或甲泼尼龙静脉滴注，地塞米松静脉推注，每次$2\sim5mg$；继之$1mg/(kg\cdot d)$静脉滴注，用$2\sim3$天，至症状缓解。

（4）对症治疗：缺氧者给予吸氧；烦躁不安者给予异丙嗪，除镇静外还有减轻喉头水肿的作用；痰多者应以祛痰药；不宜用氯丙嗪和吗啡。

（5）气管切开：有严重缺氧征象或有Ⅲ度喉梗阻者，应及时切开气管。

知识点7：急性感染性喉炎的护理评估   副高：掌握   正高：熟练掌握

（1）健康史：询问患儿有无因护理不当而受凉的病史；有无居室拥挤、通风不良、空气污浊的情况；是否患过营养缺乏性疾病、先天性心脏病、贫血等；是否患过麻疹、百日咳等传染病；有无发热、打喷嚏、声嘶、犬吠样咳嗽等。

（2）身体评估：了解患儿症状出现和加重的时间；评估患儿精神、神志、体温、呼吸、心率、血压等生命体征，了解有无窒息等危险情况。

（3）心理-社会状况：评估家长有无心理压力，是否具备护理患儿的知识。

知识点8：急性感染性喉炎的护理诊断   副高：掌握   正高：熟练掌握

（1）有窒息的危险：与急性喉炎所致的喉梗阻有关。
（2）低效性呼吸型态：与喉头水肿、分泌物增多有关。
（3）舒适度减弱：与咳嗽、呼吸困难有关。
（4）体温过高：与喉部感染有关。
（5）恐惧：与呼吸困难有关。
（6）潜在并发症：热性惊厥。
（7）知识缺乏：患儿及家长缺乏有关急性感染性喉炎的护理和预防知识。

知识点9：急性感染性喉炎的护理措施   副高：掌握   正高：熟练掌握

（1）一般护理：①保持室内空气清新，温、湿度适宜，减少对喉部的刺激，减轻呼吸困难。②提高舒适度，置患儿舒适体位，及时吸氧，保持患儿安静，尽可能将所需要的检查及治疗集中进行，以保证患儿的休息。③补充足量的水分和营养，进食、喝水时避免患儿发生呛咳，必要时静脉补液。

（2）改善呼吸功能，保持呼吸道通畅：①依据缺氧程度及时吸氧，血氧饱和度<92%时

遵医嘱及时给予吸入湿化的氧气；超声雾化吸入 1%~3%的麻黄碱和糖皮质激素，可消除喉头水肿，恢复气道通畅。②按医嘱给予抗生素、激素治疗，以控制感染，减轻喉头水肿，缓解症状。

（3）维持正常体温，观察体温变化：体温超过 38.5℃时给予物理降温或药物降温。

（4）用药护理：慎用镇静药，若患儿过于烦躁不安，遵医嘱给予异丙嗪或水合氯醛，以达到镇静和减轻喉头水肿的作用。避免使用氯丙嗪，以免喉头肌松弛，加重呼吸困难。禁止使用有抑制呼吸作用的阿片类药物如地西泮（安定）、吗啡等。

（5）密切观察：注意病情变化，监测生命体征、血气分析变化，根据患儿三凹征、喉鸣、发绀及烦躁等表现正确判断缺氧的程度，发生窒息后及时抢救，随时做好气管切开的准备，以免因吸气性呼吸困难而窒息致死。

（6）心理护理：多巡视，缓解患儿及家长的紧张情绪。

知识点 10：急性感染性喉炎的健康指导　　　　副高：掌握　　正高：熟练掌握

（1）向家长解答患儿病情，讲解该病的一般医学知识，减轻其紧张和恐惧心理。

（2）指导家长正确护理患儿，如加强体格锻炼，适当进行户外活动，增强体质，提高抗病能力。

（3）保持口腔清洁，养成晨起、饭后和睡前刷牙漱口的习惯。

（4）注意气候变化，及时增减衣服，避免受凉。在上呼吸道感染流行期间，尽量减少外出，以防感染。

（5）积极预防上呼吸道感染和各种传染病，定期预防接种。

第四节　肺　炎

知识点 1：肺炎的概述　　　　副高：掌握　　正高：熟练掌握

肺炎是指不同病原体或其他因素所致的肺部炎症。肺炎的病因不同，其病变部位、病理特点及临床表现亦各有差异。以发热、咳嗽、气促、呼吸困难和肺部固定湿啰音为共同的临床特点。肺炎可累及循环、消化及神经系统而引起相应的临床症状。肺炎是婴幼儿时期的常见病，是住院患儿死亡的首要原因，是我国儿童保健重点防治的"四病"之一。肺炎一年四季均可发病，以冬春季节多见，多由急性上呼吸道感染或支气管炎向下蔓延所致。

知识点 2：肺炎的分类　　　　副高：掌握　　正高：熟练掌握

（1）按病理分类：可分为大叶性肺炎、支气管肺炎、间质性肺炎等。儿童以支气管肺炎最常见。

（2）按病因分类：可分为如下两类。①感染性肺炎：如病毒性肺炎、细菌性肺炎、真菌性肺炎、支原体肺炎、衣原体肺炎、原虫性肺炎。②非感染性肺炎：吸入性肺炎、坠积性肺炎、过敏性肺炎、嗜酸性粒细胞性肺炎等。

（3）按病程分类：可分为如下三类。①急性肺炎：病程<1个月。②迁延性肺炎：病程1~3个月。③慢性肺炎：病程>3个月。

（4）按病情分类：可分为如下两类。①轻症肺炎：主要是呼吸系统受累，除呼吸系统外，其他系统仅有轻微受累，全身症状轻。②重症肺炎：病情重，除呼吸系统受累外，其他系统也受累，且全身中毒症状明显，可出现心力衰竭、呼吸衰竭、中毒性脑病、中毒性肠麻痹等。

（5）按临床表现典型与否分类：可分为如下两类。①典型肺炎：肺炎链球菌、金黄色葡萄球菌、肺炎克雷伯菌、流感嗜血杆菌、大肠埃希菌等引起的肺炎。②非典型肺炎：肺炎支原体、衣原体、军团菌、病毒等引起的肺炎。严重急性呼吸综合征（简称SARS）由新型冠状病毒引起。近年也有禽流感病毒所致的肺炎。

（6）按肺炎发生的地区分类：可分为如下两类。①社区获得性肺炎：指无明显免疫抑制的患儿在院外或住院48小时内发生的肺炎。②院内获得性肺炎：指住院48小时后发生的肺炎。

一、支气管肺炎

知识点3：支气管肺炎的病因	副高：掌握　正高：熟练掌握

支气管肺炎为儿童时期最常见的肺炎。以2岁以下儿童最多见。起病急，四季均可发病，以冬、春寒冷季节及气候骤变时多见。

（1）内在因素：婴幼儿机体的免疫功能不健全，加上呼吸系统解剖生理特点，故婴幼儿易患肺炎。低体重儿，以及营养不良、维生素D缺乏性佝偻病、先天性心脏病患儿更易患肺炎且病情严重，易迁延不愈。

（2）环境因素：如居室拥挤、通风不良、空气污浊、阳光不足、冷暖失宜等均可使小儿的抵抗力降低，对病原体的易感性增加，为支气管肺炎的发生创造有利的条件。

（3）病原体：常见的病原体为病毒和细菌。病毒中最常见的为呼吸道合胞病毒，其次为腺病毒、流行性感冒病毒等；细菌中以肺炎链球菌多见，其他有葡萄球菌、链球菌、革兰阴性杆菌等。发达国家主要是病毒性肺炎，发展中国家以细菌性肺炎常见，如肺炎链球菌肺炎。也可在病毒感染的基础上并发细菌感染，形成混合感染。

由于抗生素的广泛应用，耐药菌株如铜绿假单胞菌、金黄色葡萄球菌、真菌所致的肺炎增多。由于实验室诊断水平的提高，确诊为肺炎支原体肺炎的患儿也日见增多。

知识点4：支气管肺炎的病理生理	副高：掌握　正高：熟练掌握

病原体多由呼吸道入侵，也可经血行入肺。病原体入侵支气管、肺、肺间质，引起支气

管黏膜水肿，管腔狭窄，肺泡壁充血水肿而增厚，肺泡腔内充满炎性渗出物，从而影响通气与换气功能，导致低氧血症及二氧化碳潴留。为增加通气及呼吸深度，出现代偿性的呼吸与心率增快、鼻翼煽动和三凹征。重症可产生呼吸衰竭。由于病原体毒素作用，重症常伴有毒血症，引起不同程度的感染中毒症状。缺氧、二氧化碳潴留及毒血症共同作用可累及重要脏器，引起循环系统、消化系统、神经系统受累的一系列症状，以及代谢性酸中毒、呼吸性酸中毒、电解质紊乱，严重时可发生呼吸衰竭。

（1）循环系统：常见心肌炎、心力衰竭及微循环障碍。缺氧使肺小动脉反射性收缩，肺循环压力增高形成肺动脉高压，导致右心负担加重。病原体和毒素作用于心肌，引起心肌炎。肺动脉高压和中毒性心肌炎是诱发心力衰竭的重要原因。重症患儿可出现微循环障碍、休克及弥散性血管内凝血。

（2）中枢神经系统：缺氧和二氧化碳潴留不仅影响脑细胞的能量代谢，使 ATP 生成减少，乳酸堆积，Na^+-K^+离子泵转运功能障碍，引起脑细胞内水钠潴留，还可导致脑血管扩张，血流减慢、血管通透性增加。病原体毒素作用亦可致中毒性脑病。

（3）消化系统：缺氧和病原体毒素作用可使胃肠黏膜受损，可发生黏膜糜烂、出血、上皮细胞坏死、脱落等应激反应，导致黏膜屏障功能破坏，发生胃肠功能紊乱，出现呕吐、腹泻等症状，严重者发生中毒性肠麻痹。毛细血管通透性增高可致消化道出血。

（4）水、电解质紊乱和酸碱平衡失调：重症肺炎患儿常出现混合性酸中毒。这是由于缺氧使体内有氧氧化发生障碍，无氧氧化增加，加之高热、进食少、脂肪分解等因素，使酸性代谢产物增加而发生代谢性酸中毒；二氧化碳潴留，使血中碳酸增加导致呼吸性酸中毒。故重症肺炎患儿可出现不同程度的混合性酸中毒。缺氧和二氧化碳潴留致肾小动脉痉挛而引起水钠潴留；血管升压素分泌增加，使水钠重吸收增加，可造成高容量性低钠血症。

知识点 5：支气管肺炎的临床表现　　　　　　　　副高：掌握　正高：熟练掌握

由于病原体及机体的反应性不同，临床表现可轻可重。多见于 2 岁以下婴幼儿。

（1）轻型支气管肺炎：仅表现为呼吸系统症状和相应的肺部体征。新生儿或小婴儿症状体征可不明显。①症状：大多起病急，发病前几天多有上呼吸道感染。主要表现为发热、咳嗽、气促和全身症状。发热程度不一，热型不定，多为不规则热，亦可为弛张热或稽留热。新生儿和重度营养不良儿可不发热，甚至体温不升；咳嗽较频繁，初为刺激性干咳，以后有痰，剧烈咳嗽时常伴有呕吐。新生儿则表现为口吐白沫；气促多发生在发热、咳嗽之后；全身症状有精神不振、食欲缺乏、烦躁不安、轻度腹泻或呕吐。②体征：呼吸加快，40~80 次/分，可有鼻翼煽动，重者呈点头呼吸、三凹征、唇周发绀。肺部可听到较固定的中、细湿啰音，以背部两肺底和脊柱两旁较多见，于深吸气末更为明显。病灶较大者可出现肺实变体征。

（2）重症支气管肺炎：除呼吸系统症状和全身中毒症状外，常有循环、神经和消化系统受累的表现。①循环系统：常见心肌炎、心力衰竭及微循环障碍。心肌炎表现为面色苍白、心动过速、心音低钝、奔马律，心电图显示 ST 段下移、T 波低平或倒置。心力衰竭表现为呼吸突然加快，>60 次/分，极度烦躁不安，明显发绀、面色苍白发灰。还可出现心率增快，婴儿>180 次/分，幼儿>160 次/分，表现为心音低钝、有奔马律，颈静脉怒张，肝迅速增大，尿少或无尿，颜面或下肢水肿等。②神经系统：发生中毒性脑病时表现为烦躁或嗜睡、惊厥、球结膜水肿、瞳孔对光反射迟钝或消失、呼吸节律不齐甚至呼吸停止。脑水肿时出现意识障碍、反复惊厥、前囟隆起、脑膜刺激征等。③消化系统：常有食欲缺乏、腹胀、呕吐、腹泻等；重症可出现中毒性肠麻痹，表现为严重腹胀、肠鸣音消失、膈肌抬高、呼吸困难加重。消化道出血时，吐咖啡色渣样物，大便潜血试验阳性或出现柏油样便等。

（3）并发症：支气管肺炎如早期合理治疗，并发症少见。若延误诊断或病原体致病力强，可引起脓胸、脓气胸、肺大疱，还可发生肺脓肿、化脓性心包炎等并发症而出现相应的症状。

知识点 6：支气管肺炎的辅助检查　　　　　　　副高：掌握　正高：熟练掌握

（1）外周血检查：具体如下。①血细胞检查：病毒性肺炎白细胞计数大多正常或降低，有时淋巴细胞计数增高或出现变异淋巴细胞；细菌性肺炎白细胞计数及中性粒细胞增高，并有核左移，细胞质中可见中毒颗粒。②硝基四唑氮蓝试验（NBT）：细菌感染时 NBT 阳性细胞计数增高，正常为10%以下，若超过10%提示细菌感染，病毒感染时则不增加。③C 反应蛋白（CPR）：细菌感染时，血清 CPR 浓度增高，而非细菌感染时则升高不明显。

（2）病原学检查：采集痰液、血液、气管分泌物、胸腔穿刺液、肺穿刺液等作细菌培养和鉴定；取鼻咽拭子或气管分泌物做病毒分离鉴定；用免疫学方法进行特异性抗原检测；以冷凝集试验、病原特异性抗体测定、聚合酶链反应或特异性的基因探针检测病原体的 DNA。

（3）胸部 X 线检查：支气管肺炎早期肺纹理增粗，以后出现大小不等的斑片状阴影，可融合成片，以双肺下野、中内带多见，可伴有肺不张或肺气肿。

知识点 7：支气管肺炎的治疗要点　　　　　　　副高：掌握　正高：熟练掌握

主要为控制感染，改善肺通气功能，对症治疗，防治并发症。

（1）控制感染：细菌感染或病毒感染继发细菌感染者，根据不同病原体选用敏感抗生素控制感染；使用原则为早期、联合、足量、足疗程，重症患儿宜静脉给药；用药时间持续至体温正常后5~7 天，临床症状消失后3 天。肺炎链球菌肺炎首选青霉素或阿莫西林（羟氨苄青霉素），青霉素过敏者选用大环内酯类抗生素；金黄色葡萄球菌肺炎首选苯唑西林钠（苯唑青霉素钠）或氯唑西林钠（邻氯青霉素钠），备选第一代、第二代头孢菌素。耐药者选用万古霉素、头孢曲松或头孢噻肟或联用利福平，体温正常后2~3 周可停药，总疗程≥6周；肺炎支原体肺炎首选大环内酯类抗生素（罗红霉素、阿奇霉素、克拉霉素），疗程至少

2周。流感嗜血杆菌肺炎首选阿莫西林加克拉维酸，或氨苄西林（氨苄青霉素）加舒巴坦。大肠埃希菌肺炎和肺炎克雷伯菌肺炎不产超广谱 β-内酰胺酶（ESBL$_s$），首选头孢他啶、头孢哌酮；产 ESBL$_s$ 菌首选亚胺培南、美罗培南。抗病毒可选用利巴韦林、干扰素 α、聚肌苷酸-聚胞苷酸等。

（2）对症治疗：镇咳、平喘、降温等。保持呼吸道通畅，必要时可给予吸氧。喘憋严重者可用支气管解痉药；烦躁不安的患儿可使用镇静药。及时纠正水、电解质与酸碱平衡紊乱、改善低氧血症。腹胀伴低血钾者及时补钾，出现中毒性肠麻痹时应禁食、胃肠减压并皮下注射新斯的明等。

（3）糖皮质激素的应用：应用激素可以减少炎症渗出，解除支气管痉挛，改善血管通透性和微循环，降低颅内压。中毒症状明显或严重喘憋、脑水肿、感染性休克、呼吸衰竭者，可应用糖皮质激素，常用地塞米松，0.1~0.3mg/（kg·d），或琥珀酸氢化可的松 5~10mg/（kg·d），静脉滴注，疗程 3~5 天。

（4）防治并发症：若出现心力衰竭，应保持安静，给予吸氧、强心药、利尿药、血管活性药等。脓胸和脓气胸者及时进行穿刺引流，若脓液黏稠、经反复穿刺引流不畅或发生张力性气胸，行胸腔闭式引流。若出现呼吸衰竭，应用人工呼吸器。发生感染性休克、脑水肿等，应及时处理。

（5）病程长，肺内湿啰音恢复慢者，可用红外线照射、超短波治疗等促进肺部炎症吸收。

知识点 8：支气管肺炎的护理评估　　　　　　　　副高：掌握　　正高：熟练掌握

（1）健康史：应详细询问生长发育史，健康史及既往是否有反复呼吸道感染，家族中是否有哮喘病史。有无发热、咳嗽、气促。应注意评估病因及病前有无与呼吸道传染病患者接触史。发病后的用药情况及效果等用药史。是否有营养不良、佝偻病、先天性心脏病、免疫功能低下等疾病。是否按时预防接种等。

（2）身体评估：评估患儿有无发热、咳嗽、咳痰、气促、端坐呼吸、鼻翼煽动、三凹征、唇周发绀、呼吸增快、心率增快及肺部啰音等症状和体征；体温增高的程度、热型；有无循环、神经、消化系统受累的临床表现。观察痰液的颜色、性状、量及气味。评估外周血、胸部 X 线、病原学等检查结果。

（3）心理-社会状况：了解患儿是否有住院的经历，家庭经济情况如何，评估患儿是否有因发热、缺氧等不适及环境陌生、与父母分离而产生焦虑和恐惧，是否有哭闹、易激惹。患儿家长是否有因患儿住院时间长、知识缺乏等产生的焦虑不安、自责的情绪。

知识点 9：支气管肺炎的护理诊断　　　　　　　　副高：掌握　　正高：熟练掌握

（1）清理呼吸道无效：与呼吸道分泌物过多、痰液黏稠、患儿无力排痰有关。

（2）气体交换受损：与肺部炎症造成通气和换气功能障碍有关。

（3）体温过高：与肺部感染有关。

（4）营养失调（低于机体需要量）：与发热、消化道功能紊乱、摄入不足、消耗增加有关。

（5）知识缺乏：与患儿家长缺乏有关儿童肺炎的基本知识有关。

（6）潜在并发症：心力衰竭、中毒性脑病、中毒性肠麻痹、脓胸、脓气胸、肺大疱。

知识点 10：支气管肺炎的一般护理措施　　　　副高：掌握　正高：熟练掌握

（1）保持病室环境舒适，空气流通，温湿度适宜，室温维持在 18～22℃，相对湿度以60%为宜。定时开窗通风，避免直吹或对流风。尽量使患儿安静，避免哭闹，以减少氧消耗。不同病原体肺炎患儿应分室居住，以防交叉感染。病室每天紫外线消毒一次。

（2）饮食护理应注意宜给予易消化、营养丰富的高蛋白质、高维生素流质、半流质饮食，以提高机体抵抗力。鼓励患儿多饮水，少量多餐，避免过饱影响呼吸。喂哺时应耐心，哺母乳者应抱起喂，防止呛咳。重症不能进食时，给予肠外营养。保证液体的摄入量，以湿润呼吸道黏膜，防止分泌物干结，利于痰液排出，同时防止发热导致的脱水。对重症患儿应准确记录 24 小时出入量；严格控制静脉滴注速度，最好使用输液泵，保持液体均匀输入，以免发生心力衰竭。

（3）置患儿于有利于肺扩张的体位，患儿头抬高 30°～60°，并经常更换，定时翻身拍背，或抱起患儿，以减少肺部淤血和防止肺不张，利于呼吸道分泌物排出。

（4）正确留取标本，以指导临床用药。

知识点 11：支气管肺炎保持呼吸道通畅和改善呼吸功能的护理措施
　　　　　　　　　　　　　　　　　　　副高：掌握　正高：熟练掌握

（1）保持呼吸道通畅：①及时清除口鼻分泌物，分泌物黏稠者应用超声雾化或蒸汽吸入，一般每天 2～4 次，每次 20 分钟，雾化吸入有助于解除支气管痉挛、水肿，使痰液稀释以利于咳出；分泌物过多影响呼吸时应吸痰，注意吸痰不可过于频繁，动作要轻快，吸痰后宜立即给氧。②帮助患儿转换体位，翻身拍背，其方法是五指并拢，稍向内合掌，由下向上、由外向内地轻拍背部，以帮助痰液排出，防止坠积性肺炎。根据病情或病变部位进行体位引流。③按医嘱给予祛痰药，指导和鼓励患儿进行有效的咳痰。

（2）改善呼吸功能：①凡有缺氧症状，如呼吸困难、口唇发绀、喘憋、烦躁、面色灰白等情况时应立即给氧。一般采用鼻导管给氧。氧流量为 0.5～1.0L/min（即滤过瓶中每分钟出现 100～200 个气泡），氧浓度不超过 40%，氧气应湿化，以免损伤呼吸道黏膜。新生儿或婴幼儿缺氧明显者可用鼻塞、面罩、头罩或氧帐给氧，面罩给氧时，氧流量 2～4L/min，氧浓度 50%～60%。若出现呼吸衰竭，则使用机械通气正压给氧。②按医嘱使用抗生素治疗肺部炎症、改善通气，并注意观察药物的疗效及不良反应。③吸氧过程中应经常检查导管是否通畅，患儿缺氧症状是否改善，发现异常及时处理。

知识点 12：支气管肺炎的对症护理措施　　　　　　副高：掌握　正高：熟练掌握

（1）密切观察有无心力衰竭的表现。若患儿出现烦躁不安、面色苍白、呼吸加快（>60次/分），心率增快（>160~180次/分），出现心音低钝或奔马律，肝短期内迅速增大等心力衰竭的表现，应及时报告医生，立即给予吸氧、减慢输液速度，控制在每小时5ml/kg，做好抢救的准备。

（2）若患儿出现呼吸困难、咳嗽加重、突然咳粉红色泡沫痰，应考虑肺水肿。立即嘱患儿取坐位，双腿下垂，可给患儿吸入经20%~30%乙醇湿化的氧气，每次吸入时间不宜超过20分钟。

（3）密切观察意识、瞳孔等变化。若患儿出现烦躁、嗜睡、惊厥、昏迷、呼吸不规则等，提示颅内压升高，有发生脑水肿、中毒性脑病的可能，应立即报告医生并配合抢救。

（4）若患儿病情突然加重，烦躁不安，体温持续不降或退而复升，咳嗽和呼吸困难加重，中毒症状加重，咳出大量脓性痰提示并发肺脓肿。患儿突然出现剧烈咳嗽、呼吸困难、胸痛、发绀、烦躁不安、脉率加快、发绀，患侧呼吸运动受限等，提示并发脓胸或脓气胸，应及时配合医生进行胸腔穿刺或胸腔闭式引流。

（5）密切观察有无腹胀、肠鸣音减弱或消失、呕吐、便血等。若腹胀明显伴低钾血症者，按医嘱补钾。有中毒性肠麻痹时可通过腹部热敷、禁食、胃肠减压，或者用肛管排气法等促进肠蠕动，消除腹胀，缓解呼吸困难。也可皮下或足三里穴注射新斯的明，或用酚妥拉明静脉滴注。

知识点 13：支气管肺炎的心理护理措施　　　　　　副高：掌握　正高：熟练掌握

护理人员应主动关心患儿，做到态度亲切、和蔼、耐心，以减少分离性焦虑；对年长儿可用通俗的语言说明住院和静脉注射对疾病治疗的重要性；应经常抱婴幼儿，使其得到充分的关爱和心理满足；要主动与家长沟通，及时向家长介绍患儿病情，耐心解答问题，给予家长心理支持。

知识点 14：支气管肺炎的健康指导　　　　　　　　副高：掌握　正高：熟练掌握

（1）向家长介绍患儿病情，讲解疾病的有关知识和护理要点。解释所用药物的作用和疗程，指导家长协助观察病情，以便更好地与医护人员配合。对年长儿解释本病治疗的重要性。鼓励患儿与医护人员合作。

（2）宣传肺炎预防的相关知识，尽量避免到人多的公共场所，防止上呼吸道感染进而预防肺炎，养成不随地吐痰、咳嗽时用手帕或纸巾捂嘴等良好个人卫生习惯，防止疾病传播。冬春季节注意室内通风，尽量避免带小儿到公共场所。

（3）指导家长给患儿合理营养，提倡母乳喂养；加强体质锻炼，多进行户外活动；注意气候变化，及时增减衣服，避免着凉；按时预防接种和健康检查，积极防治原发病。

（4）指导家长帮助患儿有效咳嗽、拍背帮助排痰的方法。

（5）指导家长积极治疗引起肺炎的原发病，如佝偻病、先天性心脏病等，以减少肺炎的发生。

二、几种不同病原体所致肺炎的特点

知识点 15：呼吸道合胞病毒肺炎的特点　　　　副高：掌握　正高：熟练掌握

由呼吸道合胞病毒（RSV）感染所致，是最常见的病毒性肺炎，多见于 3 岁以内，尤以 1 岁以内婴儿多见。其发病机制是 RSV 对肺的直接侵害引起间质性肺炎。发病呈流行性，起病急骤，临床上除发热、咳嗽和呼吸困难外，喘憋为突出表现，2~3 天病情加重，出现吸气性呼吸困难、喘憋、口唇发绀、鼻翼煽动、三凹征和缺氧症。肺部听诊可闻及哮鸣音、呼气性喘鸣，肺基底部可听到细小或粗、中湿啰音。根据临床表现的不同可分为两种类型。①毛细支气管炎：有喘憋表现，但中毒症状不严重。肺部 X 线常显示肺气肿和支气管周围炎，有时可见小点片状阴影或肺不张。②间质性肺炎（喘憋性肺炎）：病情严重，全身中毒症状较重，呼吸困难明显，肺部体征出现较早，满肺喘鸣音，肺底部有细湿啰音。胸部 X 线片可见线状或条状阴影加深，或互相交叉成网状阴影，多伴有小点状致密阴影。

知识点 16：腺病毒肺炎的特点　　　　副高：掌握　正高：熟练掌握

腺病毒肺炎以腺病毒 3 型、7 型为主要病原体。①本病多见 6 个月至 2 岁婴幼儿，常呈流行性，病死率较高。②起病急骤、全身中毒症状明显，呈稽留热，体温在 1~2 天之内即可达到 39℃ 以上，热程长，轻者持续 7~10 天开始退热，重者持续 2~3 周。咳嗽较剧，频咳或阵咳，可出现阵发性喘憋、呼吸困难、发绀等。早期出现精神萎靡、嗜睡、烦躁、面色苍白等全身中毒症状。③肺部体征出现较晚，肺部常在发热 3~4 天后开始出现湿啰音，以后因病变融合而出现肺实变体征。④胸部 X 线改变的出现较肺部体征为早，可见大小不等的片状阴影或融合成大病灶，肺气肿多见，病灶吸收需数周至数月。腺病毒肺炎病情严重，病程迁延，往往留有严重的肺功能损害。

知识点 17：金黄色葡萄球菌肺炎的特点　　　　副高：掌握　正高：熟练掌握

金黄色葡萄球菌肺炎多见于新生儿及婴幼儿，冬、春季多发，病原体可由呼吸道侵入或经血行播散入肺，本病大多并发于葡萄球菌败血症。新生儿免疫功能不全是金黄色葡萄球菌感染的重要易感因素。金黄色葡萄球菌能产生多种毒素与酶，使肺部发生广泛性出血、坏死和多发性小脓肿，并可引起迁徙化脓性病变。本病起病急，进展快，病情重，中毒症状明显，多有弛张热，患儿可出现烦躁不安、呻吟、咳嗽、呼吸困难、面色苍白、时有呕吐、腹胀，皮肤可见猩红热样皮疹或荨麻疹样皮疹，严重者出现惊厥甚至休克。肺部体征出现较早，早期呼吸音减低，双肺可闻及散在中、细湿啰音，在发展过程中迅速出现肺脓肿，脓胸和脓气胸是本病的特点。外周血白细胞计数明显增高，一般超过（15~30）×10^9/L，中性粒细胞计数增高，有核左移并有中毒颗粒。小婴儿及体弱儿白细胞计数可正常或偏低，但中性粒细胞占比仍高。胸部 X 线表现依病变不同，可出现小片浸润影、小脓肿、肺大疱或胸腔积液等。

知识点18：肺炎支原体肺炎的特点　　副高：掌握　正高：熟练掌握

肺炎支原体肺炎又称原发性非典型肺炎，由肺炎支原体引起，多见于年长儿，婴幼儿发病率也较高。起病缓慢，潜伏期2~3周，初为乏力、头痛等症状，2~3天后出现发热，体温可达39℃，热程1~3周，常伴有咽痛和肌肉酸痛等。以刺激性咳嗽为突出的表现，有的酷似百日咳样咳嗽，咳黏痰，甚至带血丝，可持续1~4周。有些患儿有胸痛、食欲缺乏、恶心、呕吐、腹泻等症状，而肺部体征常不明显，仅有呼吸音粗糙，少数闻及干、湿啰音。婴幼儿起病急，呼吸困难、喘憋和双肺哮鸣音较突出。部分患儿出现全身多系统的临床表现，如心肌炎、心包炎、溶血性贫血、脑膜炎等。肺部 X 线片可见 4 种改变：①肺门阴影增粗。②支气管肺炎改变。③间质性肺炎改变。④均一的实变影。

知识点19：流感嗜血杆菌肺炎的特点　　副高：掌握　正高：熟练掌握

流感嗜血杆菌肺炎由流感嗜血杆菌引起。因大量使用广谱抗生素、免疫抑制剂及院内感染等原因，发病率有上升趋势。多见于 4 岁以下的小儿，常并发于流行性感冒病毒或葡萄球菌感染者。起病较缓，病情较重，全身中毒症状明显，有发热、精神萎靡、面色苍白、痉挛性咳嗽、呼吸困难、鼻翼煽动、三凹征、发绀等，体检肺有湿啰音或肺实变体征。易并发脓胸、脑脊髓膜炎、败血症、心包炎、中耳炎等。外周血白细胞计数明显增高。胸部 X 线表现多种多样，可为支气管肺炎征象或大叶性肺炎阴影，常伴胸腔积液。

知识点20：肺炎衣原体肺炎的特点　　副高：掌握　正高：熟练掌握

肺炎衣原体肺炎由肺炎衣原体引起。①沙眼衣原体肺炎多见于 6 个月以下的婴儿，可于产时或产后感染，起病缓，先有鼻塞、流涕，后出现气促、频繁咳嗽，有的酷似百日咳样阵咳，但无回声，偶有呼吸暂停或呼气喘鸣，一般不发热。肺部偶闻及干、湿啰音。胸部 X 线片可见弥漫性间质性改变和过度充气。②肺炎衣原体肺炎多见于 5 岁以上小儿，多为轻症，发病隐匿，体温不高，无特异性临床表现。早期为上呼吸道感染症状，1~2 周后上呼吸道感染症状逐渐消退而咳嗽逐渐加重，咳嗽可持续1~2 个月，并出现下呼吸道感染征象。两肺可闻及干、湿啰音。X 线片显示单侧肺下叶浸润，少数呈广泛单侧或双侧浸润。

第五节　支气管哮喘

知识点1：支气管哮喘的概述　　　　　副高：掌握　正高：熟练掌握

支气管哮喘简称哮喘，是由嗜酸性粒细胞、肥大细胞和T淋巴细胞等多种炎症细胞参与的气道慢性炎症性疾病。表现为反复发作的喘息、呼吸困难、胸闷或咳嗽等症状，并伴有气道高反应性的可逆性、梗阻性呼吸道疾病。常在夜间和/或清晨发作或加剧，可自行缓解或经治疗后缓解。《2014全球哮喘防治倡议》（GINA）对哮喘的定义进行了重要更新，将哮喘定义为一种以慢性气道炎症为特征的异质性疾病，具有喘息、气促、胸闷和咳嗽的呼吸道症状病史，伴有可变的呼气气流受限，呼吸道症状和强度可随时间而变化。其发病率近年呈上升趋势，哮喘可在任何年龄发病，以1~6岁患病较多，大多在3岁以内起病。积极防治儿童支气管哮喘对防治成人支气管哮喘意义重大。

知识点2：支气管哮喘的病因　　　　　副高：掌握　正高：熟练掌握

哮喘的病因较为复杂，与遗传和环境因素有关。哮喘是一种多基因遗传病，患儿多具有过敏体质（特异性反应性体质），多数患儿既往有婴儿湿疹、变应性鼻炎、药物或食物过敏史，部分患儿伴有轻度免疫缺陷。本病为多基因遗传病，80%~90%患儿发病于5岁以前，25%~50%患儿有家族史，哮喘的形成和反复发作还受环境因素的综合作用。诱发因素包括以下几种。

（1）外在变应原：如接触或吸入螨虫、花粉、真菌、动物毛屑等。

（2）感染：上呼吸道细菌或病毒感染，哮喘儿童体内可存有细菌、病毒等的特异性IgE，如吸入相应的抗原则可引起哮喘。

（3）空气中的刺激物：如烟、汽油、味道强烈的化学制剂、油漆等。

（4）气候变化：如寒冷刺激、空气干燥、大风等。

（5）药物：如阿司匹林、β受体阻断药等。

（6）食物：如牛奶、鸡蛋、鱼虾、食品添加剂等。

（7）其他：如过度兴奋、大哭、大笑、剧烈运动等。

知识点3：支气管哮喘的发病机制　　　　　副高：掌握　正高：熟练掌握

哮喘发病机制极为复杂，主要为慢性气道炎症、气流受限及气道高反应性。这些细胞释放炎症介质，激活气道靶细胞，引起支气管痉挛、微血管渗漏、黏液分泌亢进、黏膜水肿和神经反射兴奋。气道高反应性是哮喘的基本特征，气道慢性炎症是哮喘的基础病变。机体在发病因子的作用，以及免疫、神经、精神、内分泌因素的参与下导致了气道高反应性和哮喘发作。

知识点4：支气管哮喘的临床分期　　　　　　　副高：掌握　正高：熟练掌握

儿童支气管哮喘分为急性发作期、慢性持续期和临床缓解期。

（1）急性发作期：哮喘患儿在急性发作前通常会有先兆症状，表现为胸闷、咳嗽，其次为鼻塞、流涕、打喷嚏、鼻痒、咽痒、眼痒和流泪等。其中鼻塞、流涕、打喷嚏、咳嗽等表现常被家长误以为是普通感冒而耽误了对哮喘的及时诊治。在某些情况下，如患儿白天过于顽皮、气温变化较大、气候阴湿等，应特别注意先兆期的表现，若能在先兆期及时防治则有利于控制哮喘的发作。但一部分患儿的哮喘急性发作不一定有先兆期，而表现为哮喘的突然发作，往往与受凉、剧烈运动或吸入某种刺激性气体或变应原有关。

（2）慢性持续期：哮喘本身就是一种慢性疾病。慢性持续指近3个月内，患儿仍有不同程度的喘息、咳嗽、气促、胸闷等症状。虽然应用平喘药能够暂时加以控制，但缓解期比较短。特别是一些患儿家长平时不重视预防，用药不当，反复呼吸道感染治疗不理想等，导致气道慢性炎症和气道高反应性持续存在，哮喘表现为慢性持续状态。

（3）临床缓解期：临床缓解期是指哮喘患儿经过治疗或未经治疗后症状和体征消失，第一秒用力呼气容积或者呼气流量峰值≥80%预计值，并维持3个月以上。

知识点5：支气管哮喘的临床分类特点　　　　　副高：掌握　正高：熟练掌握

（1）婴幼儿哮喘：指年龄<3岁支气管哮喘患儿。特点：①喘息发作≥3次。②肺部闻及呼气相哮鸣音。③具有特异性体质，如变应性湿疹、变应性鼻炎等。④父母有哮喘病史。⑤除外其他引起喘息的疾病。凡具有①②和⑤者为婴幼儿哮喘；如喘息发作≤2次，并具有②和⑤者为可疑哮喘或哮喘性支气管炎。

（2）儿童哮喘：指年龄>3岁支气管哮喘患儿。特点：①喘息反复发作。②发作时双肺闻及哮鸣音。③支气管扩张药有明显疗效。④除外其他引起喘息、胸闷和咳嗽的疾病。

（3）咳嗽变异性哮喘：特点如下。①咳嗽持续或反复发作>4周，常在夜间和/或清晨发生，痰少，运动后加重。②临床无感染征象，或长期抗生素治疗无效。③平喘药（支气管扩张药）可缓解咳嗽发作。④有过敏史或过敏家族史，或气道呈高反应性，支气管激发试验阳性，或变应原皮试阳性。⑤除外其他引起慢性咳嗽的疾病。

知识点6：支气管哮喘的辅助检查　　　　　　　副高：掌握　正高：熟练掌握

（1）嗜酸性粒细胞计数：大多数变应性鼻炎（过敏性鼻炎）及哮喘患儿血中嗜酸性粒细胞计数增多（>$300×10^6$/L），痰液中也可发现有嗜酸性粒细胞计数增多。

（2）X线检查：无合并症的患儿X线大多无特殊表现。重症哮喘或婴幼儿哮喘急性发作时，肺透亮度增加，呈过度充气状，肺纹理增多，并可见肺气肿或肺不张。

（3）肺功能检查：主要用于5岁以上的患儿。第一秒用力呼气容积与用力肺活量（FEV_1/FVC）的比值及呼气流量峰值（PEF）值均降低。FEV_1/FVC正常值：成人>75%，儿童>85%。$FEV_1/FVC<70\%\sim75\%$ 提示气流受限，比值越低受限程度越重。若 FEV_1/FVC 测定有气流受限，吸入支气管扩张药 15~20 分钟后 FEV_1/FVC 增加 12% 或更多，表明可逆性气流受限，是诊断支气管哮喘的有利依据。

（4）血气分析：血气分析是测量哮喘病情的重要实验室检查，特别是可用于指导合并低氧血症和高碳酸血症的严重病例的治疗。PaO_2 降低，起病初期 $PaCO_2$ 可降低，病情严重时 $PaCO_2$ 增高，pH 下降。

（5）变应原检测：变应原皮试、特异性 IgE 测定等有助于明确变应原。目的是了解哮喘患儿发病的原因和选择特异性脱敏疗法。

知识点 7：支气管哮喘的治疗原则　　　　　　　　　副高：掌握　正高：熟练掌握

哮喘控制治疗越早越好，治疗注重药物治疗和非药物治疗相结合。避免接触变应原，去除各种诱发因素，积极治疗和清除感染病灶是最有效的治疗和预防支气管哮喘发作的方法。哮喘治疗原则是坚持长期、持续、规范、个体化的治疗原则。急性发作期治疗的重点是抗炎、平喘，以便快速缓解症状；慢性持续期和临床缓解期应注意防止症状加重和预防复发，如避免触发因素、抗炎、降低气道高反应性、防止气道重塑，并做好自我管理。

知识点 8：支气管哮喘急性发作期的治疗要点　　　　副高：掌握　正高：熟练掌握

主要是解痉和抗炎治疗。用药物缓解支气管痉挛，减轻气道黏膜水肿和炎症，减少黏痰分泌。

（1）β_2 受体激动药：是目前临床应用最广的支气管扩张药，可舒张气道平滑肌，增加黏液纤毛清除功能和稳定肥大细胞膜。根据维持时间的长短分为短效和长效两大类。吸入型短效 β_2 受体激动药疗效可维持 4~6 小时，是缓解哮喘急性症状的首选药物，具有用量少、起效快、不良反应少等优点。病情较轻时选择短期口服短效 β_2 受体激动药（如沙丁胺醇片和特布他林）。严重哮喘发作时第 1 小时可每 20 分钟吸入 1 次，以后每 2~4 小时可重复吸入。药物剂量：每次用沙丁胺醇 2.5~5.0mg 或特布他林 2.5~5.0mg。

（2）糖皮质激素：可对抗炎症反应和降低气道高反应性。可采取吸入、口服、静脉等方法给药。吸入型糖皮质激素是目前控制哮喘的最有效的首选药物，具有局部抗炎作用强、全身不良反应小的优点。常用药物有倍氯米松、布地奈德和氟替卡松等。病情较重者应给予口服泼尼松短程治疗 1~7 天，每天 1~2mg/kg，分 2~3 次。一般不主张长期口服糖皮质激素治疗儿童哮喘。严重哮喘发作时应静脉给予甲泼尼龙，每天 2~6mg/kg，分 2~3 次输注，或氢化可的松每次 5~10mg/kg。必要时可加大剂量。一般静脉应用糖皮质激素的时间为 1~7 天，症状缓解后即停止静脉用药。一般不主张长期口服糖皮质激素治疗儿童哮喘。

（3）抗胆碱能药物：抑制迷走神经释放乙酰胆碱，使呼吸道平滑肌松弛。吸入型抗胆碱能药如异丙托溴铵舒张支气管的作用比 β_2 受体激动药弱，起效也较慢，但长期使用不易产生耐药，不良反应少。

（4）短效茶碱：可作为缓解药物用于哮喘急性发作的治疗，主张将其作为哮喘综合治疗方案中的一部分，而不单独应用于治疗哮喘。需注意其不良反应，长时间使用者，最好监测血药浓度。

（5）硫酸镁：对于2岁及以上儿童哮喘急性发作，尤其是症状持续<6小时者，硫酸镁吸入治疗可以作为常规吸入短效 β_2 受体激动药（SABA）和异丙托溴铵之外的一种备选方案；静脉应用硫酸镁也可尝试使用。

知识点9：支气管哮喘慢性持续期的治疗要点　　　　副高：掌握　　正高：熟练掌握

（1）吸入型糖皮质激素（ICS）：ICS是哮喘长期控制的首选药物，也是目前最有效的抗炎药物，优点是通过吸入的方式使药物直接作用于气道黏膜，局部抗炎作用强，全身不良反应少。通常需要长期、规范吸入1~3年才能起预防作用。目前临床上常用的ICS有布地奈德、氟替卡松和倍氯米松。用药后每3个月应评估病情，以决定升级治疗、维持目前治疗或降级治疗。

（2）抗白三烯类药物：具有舒张支气管平滑肌，预防和减轻黏膜炎症细胞浸润等作用。分为白三烯合成酶抑制剂和白三烯受体阻断药。该药耐受性好，不良反应少，服用方便。白三烯受体阻断药包括孟鲁司特和扎鲁司特。

（3）缓释茶碱：缓释茶碱用于长期控制时，主要作用是协助ICS抗炎，每天分1~2次服用，以稳定维持昼夜血药浓度。由于茶碱毒性较强，故不推荐其用于儿童哮喘的控制治疗，除非不能使用ICS者。

（4）长效 β_2 受体激动药：药物包括福莫特罗、沙美特罗、班布特罗及丙卡特罗等。

（5）炎症细胞膜稳定药：如色甘酸钠，常用于预防运动及其他刺激诱发的哮喘，治疗儿童哮喘效果较好，不良反应小，在美国等国家应用较多。

（6）全身性糖皮质激素：患儿哮喘重度发作过程中，在使用高剂量ICS加吸入型长效 β_2 受体激动药及其他控制药物疗效欠佳的情况下，可短期使用全身性糖皮质激素。

（7）联合治疗：对病情严重度分级为重度持续和单用ICS病情控制不佳的中度持续哮喘提倡长期联合治疗，如ICS联合吸入型长效 β_2 受体激动药、ICS联合抗白三烯调节类药物和ICS联合缓释茶碱。

知识点10：支气管哮喘持续状态的治疗　　　　副高：掌握　　正高：熟练掌握

（1）给氧、补液、纠正酸中毒。

（2）早期、较大剂量全身应用糖皮质激素可在2~3天内控制气道炎症。亦可静脉滴注氨茶碱、吸入 β_2 受体激动药、肾上腺素皮下注射，以缓解支气管痉挛。

（3）严重的持续性呼吸困难者可给予机械通气辅助呼吸。

知识点11：支气管哮喘的预防复发治疗要点　　　副高：掌握　正高：熟练掌握

（1）免疫治疗，如脱敏疗法。

（2）应用色甘酸钠、酮替酚等药物，降低气道高反应性。

（3）吸入维持量糖皮质激素，控制气道反应性炎症。

（4）加强体格锻炼，增强体质。

知识点12：支气管哮喘的护理评估　　　副高：掌握　正高：熟练掌握

（1）健康史：详细询问患儿起病前情况，如起病缓急，近期有无上呼吸道感染，有无接触致敏物质的病史，发病后是否及时治疗，用药后哮喘症状是否能有效控制；既往有无类似发作史，有无湿疹，变应性鼻炎、食物及药物过敏史；家族成员中有无患类似疾病者等。

（2）身体状况：以咳嗽、胸闷、喘息和呼吸困难为典型症状，常反复出现，尤以夜间和清晨为甚。发作前有刺激性干咳、流涕、打喷嚏，发作时表现为呼气性呼吸困难和喘息；重症患儿呈端坐呼吸，烦躁不安，大汗淋漓、面色青灰。体检可见胸廓饱满和三凹征，听诊可见哮鸣音，重症患儿哮鸣音可消失。哮喘急剧严重发作，经合理应用拟交感神经药仍然不能在24小时内缓解称为哮喘持续状态。儿童慢性或反复咳嗽有时可能是支气管哮喘的唯一症状，即咳嗽变异性哮喘。

（3）心理-社会状况：注意观察患儿和父母有无出现恐惧和焦虑的症状，陌生的医院环境和大量的医疗处置都可能增加他们的压力；应评估患儿和家庭对哮喘控制和护理质量的满意度，评估他们对疾病严重程度的认识。

知识点13：支气管哮喘的护理诊断　　　副高：掌握　正高：熟练掌握

（1）低效性呼吸型态：与支气管痉挛所致通气、换气功能障碍有关。

（2）清理呼吸道无效：与呼吸道分泌物过多、黏稠，咳嗽无力有关。

（3）气体交换受损：与肺部炎症有关。

（4）营养失调（低于机体需要量）：与摄入不足、消耗增加有关。

（5）体温过高：与感染有关。

（6）潜在并发症：呼吸衰竭、心力衰竭、自发性气胸、中毒性肠麻痹、中毒性脑病等。

知识点14：支气管哮喘的一般护理措施　　　副高：掌握　正高：熟练掌握

（1）保持室内空气清新，温湿度适宜。明确变应原者，尽快脱离变应原环境。避免强光及有害气体刺激。

（2）活动与休息：提供安静、舒适的环境，以利于患儿休息。护理操作应尽量集中完成。协助患儿日常生活，指导合理活动，依病情恢复逐渐增加活动量，尽量避免引起情绪激动及紧张的活动。患儿活动前后，监测其呼吸和心率情况，活动时如有气促、心率加快可休息，必要时吸氧。

（3）心理护理：了解患儿及家长的情感需求，给予关心照顾，允许患儿表达情绪。哮喘发作时看护并安抚患儿，缓解恐惧心理，满足其合理要求，促使患儿放松。向患儿或家长讲述哮喘的诱因，治疗过程及预后，指导家长以正确的态度对待患儿，充分发挥患儿主观能动性，使其学会自我护理、预防复发，鼓励其战胜疾病。

知识点 15：支气管哮喘的对症护理措施　　　　　　　　副高：掌握　正高：熟练掌握

（1）缓解呼吸困难：①取舒适坐位或半坐位，以利患儿呼吸，采用体位引流以协助患儿排痰。②给予氧气吸入，浓度以 40% 为宜，根据情况选择鼻导管或面罩吸氧。定时进行血气分析，及时调整氧流量，使 PaO_2 保持在 70~90mmHg。③指导和鼓励患儿做深而慢的呼吸运动。④监测生命体征，注意有无呼吸困难及呼吸衰竭的表现，必要时立即给予机械通气，并做好气管插管的准备。⑤按医嘱给予支气管扩张药和糖皮质激素雾化吸入，必要时静脉给药，并注意观察疗效和不良反应。

（2）维持气道通畅：①给予雾化吸入，胸部叩击，以促进分泌物的排出，病情许可时可采取体位引流；对痰多无力咳出者及时吸痰。②保证患儿摄入足够的水分，以降低分泌物的黏稠度。③若有感染，遵医嘱给予抗生素。

（3）密切观察病情：监测生命体征、意识状况。①当患儿出现烦躁不安、发绀、大汗淋漓、气喘加剧、心率加快、血压下降、呼吸音减弱、肝在短时间内急剧增大等情况，立即报告医生并积极配合抢救。②警惕发生哮喘持续状态，一旦出现应立即吸氧并给予半坐卧位，协助医生共同处理。

知识点 16：支气管哮喘的用药护理措施　　　　　　　　副高：掌握　正高：熟练掌握

（1）讲解气雾剂的使用方法，应嘱患儿在吸入治疗时按压喷药同时深吸气，然后闭口屏气 10 秒，可获较好的效果。吸药后清水漱口可减轻局部不良反应。

（2）氨茶碱的有效浓度与中毒浓度很接近，长期用药，需做血药浓度监测，其有效浓度以 10~20μg/ml 为宜。注意观察有无胃部不适、恶心、呕吐、头晕、头痛、心悸及心律失常等氨茶碱的不良反应。

（3）拟肾上腺素类药物的不良反应主要是心动过速、血压升高、虚弱、恶心、变态反应等，应注意观察。

（4）糖皮质激素是目前治疗哮喘最有效的药物，长期使用可产生二重感染、肥胖等不良反应。当患儿出现体型改变时要做好心理护理。

知识点 17：支气管哮喘的健康指导　　　　　　　　副高：掌握　正高：熟练掌握

（1）指导呼吸运动：呼吸运动可以强化横膈呼吸肌，在执行呼吸运动前，应先清除患儿呼吸道的分泌物。呼吸运动包括腹部呼吸运动、向前弯曲运动、胸部扩张运动。①腹部呼吸运动：平躺，双手平放在身体两侧，双膝弯曲，脚平放；用鼻连续吸气并放松上腹部，但胸部不扩张；缩紧双唇，慢慢吐气直至吐完；重复以上动作 10 次。②向前弯曲运动：坐在椅上，背伸直，头向前下低至膝部，使腹肌收缩；慢慢上升躯干并经鼻吸气，扩张上腹部；胸部保持直立不动，将气由口慢慢吹出。③胸部扩张运动：坐在椅上，将手掌放在左右两侧的最下肋骨上；吸气，扩张下肋骨，然后由口吐气，收缩上胸部和下胸部；用手掌下压肋骨，将肺底部的空气排出；重复以上动作 10 次。

（2）介绍有关防护知识：①加强营养，进行体育锻炼，增强体质，提高机体免疫力，预防呼吸道感染。②协助患儿及家长确认哮喘发作的原因，避免接触变应原，去除各种诱发因素。③指导患儿及家长学会辨认哮喘发作的早期征象、症状及适当的处理方法。④提供出院后使用的药物资料（如药名、剂量、用法、疗效及不良反应等）。⑤指导患儿和家长选用长期预防及快速缓解的药物的方法，并做到正确安全用药。⑥在适当时候及时就医，以控制哮喘严重发作。

第十章　循环系统疾病患儿的护理

第一节　小儿循环系统解剖生理特点

一、心脏的胚胎发育

知识点 1：心管的形成	副高：掌握　正高：熟练掌握

　　胚胎第 12~14 天，由中胚叶形成一个纵直管道（即原始心管），在遗传基因的作用下，心管逐渐扭曲生长，从下到上构成静脉窦（以后发育成上、下腔静脉及冠状窦）、共同心房、共同心室、心球（以后形成心室的流出道）和动脉总干（以后分隔为主动脉和肺动脉），但此时心脏仍为单一的管道，由静脉窦流入的血液从动脉干流出。接着房室间隔形成，将房室分隔开。至胚胎第 3 周，由于心管和心包膜发育不平衡，心管扭曲成"S"形并形成收缩环，心房转至心室的后上方，心室向前向左旋转。

知识点 2：心腔的形成	副高：掌握　正高：熟练掌握

　　心脏在胚胎第 4 周开始有循环作用。心房和心室是共腔的，房和室的划分最早是在房室交界处的背、腹面各长出一心内膜垫，最后两垫相接将心脏分为心房和心室。心房隔形成于胚胎第 3 周末，先是在心房腔的前背部向心内膜垫长出一镰状（半月形）组织，称为第一房间隔，在与心内膜垫会合之前形成暂时的孔道，称为第一房间孔（原发孔）。第一房间孔闭合前，第一房间隔上部发生筛孔状吸收，筛孔逐渐融合形成第二房间孔（继发孔），这样左右心房仍保持相通。至胚胎第 5、6 周，第一房间隔右上方又长出一镰状组织，称为第二房间隔。此隔向心内膜垫延伸过程中，其游离缘留下的一个孔道为卵圆孔。随着生长，两个房间隔逐渐接近黏合，第二房间孔被第二房间隔掩盖闭合，而第一房间隔成为卵圆孔的帘膜，阻止血液从左心房流入右心房，血流可由右侧推开帘膜流向左侧。胚胎发育过程中，若心内膜垫未能与第一房间隔完全接合，第一房间孔未闭，就会形成原发孔型房间隔缺损；若第一房间隔上部吸收过多，或第二房间隔发育不良，就会形成继发孔型房间隔缺损，临床上后者常见。在房间隔形成的同时，原始心室底壁向上生长的肌隔，部分地将原始心室分为左右两部分，所留未分隔部为室间孔。心内膜垫接合后向下生长与肌隔会合，将室间孔关闭，构成室间隔。室间隔与动脉总干及心球分化成主动脉与肺动脉时的中隔向下延伸，部分形成室间隔的膜部。胚胎发育过程中，若肌部发育不良，可形成室间隔低位缺损；若膜部未长

成，可形成室间隔的高位缺损。第5周心房间隔形成，至第8周室间隔发育完成，形成四腔心。房室间隔形成过程中，二尖瓣及三尖瓣也在此时形成。

知识点3：腔静脉的形成和大血管的分隔　　　　副高：掌握　正高：熟练掌握

动脉总干以后被纵隔分开，形成主动脉和肺动脉，主动脉向左向后旋转并与左心室相连，肺动脉向右向前旋转并与右心室相连。胚胎发育过程中，若该纵隔发育障碍、分隔不均或扭转不全，可造成主动脉骑跨、肺动脉狭窄或大血管错位等畸形。

胎儿的原始心脏约于胚胎第2周形成，大约在第4周开始心脏有循环作用，至第8周即发育形成四腔心。因此心脏胚胎发育的关键时期是妊娠第2~8周，在此期间如受到某些物理、化学和生物因素的影响，则易引起心血管发育畸形，造成先天性心脏病。

二、胎儿血液循环特点及出生后血液循环的改变

知识点4：正常胎儿血液循环　　　　　　　　副高：掌握　正高：熟练掌握

由于气体交换部位的不同，胎儿循环与成人循环在许多方面都不同。由于胎儿不存在有效的呼吸运动，故肺的循环血量很少，且卵圆孔和动脉导管开放，几乎左、右心的血液都经主动脉向全身输送。胎儿通过脐血管和胎盘与母体之间以弥散方式进行气体交换和营养代谢，含氧量较高的动脉血经脐静脉进入胎儿体内，在肝下缘分流为两支：一支入肝与门静脉汇合后经肝静脉进入下腔静脉；另一支经静脉导管直接进入下腔静脉，与来自下半身的静脉血混合，流入右心房。来自下腔静脉的血液（以动脉血为主）进入右心房后，约1/3血量经卵圆孔流入左心房，再经左心室流入升主动脉，主要供应心脏、脑和上肢，剩余血液流入右心室；从上腔静脉回流的来自上半身的静脉血，进入右心房后，绝大部分流入右心室，再转入肺动脉。由于胎儿肺无呼吸功能，肺血管阻力高，故肺动脉的血只有少量流入肺，大部分的血液经动脉导管流入降主动脉，与来自升主动脉的血汇合，供应腹腔器官和下肢，最后血液经脐动脉回到胎盘，再次进行气体和营养交换。

正常胎儿血液循环具有以下特点：①胎儿通过脐血管和胎盘与母体之间通过弥散方式进行营养、代谢产物和气体的交换。②左、右心室都向全身供血，由于肺无呼吸功能，处于压缩状态，故只有体循环而无有效的肺循环。③静脉导管、卵圆孔、动脉导管是胎儿血液循环的特殊通道，都正常地开放。④除脐静脉是动脉血外，胎儿血液循环中其他血都是混合血，其中肝血含氧最丰富，心、脑和上肢次之，腹腔器官和下肢最低。

知识点5：出生后血液循环的改变　　　　　　　副高：掌握　正高：熟练掌握

出生后血液循环的主要改变是胎盘血液循环停止而肺循环建立，血液的气体交换功能由胎盘转移至肺。

（1）肺循环阻力下降：出生后脐血管剪断结扎，胎盘血液循环停止。呼吸建立，肺泡

扩张，肺循环压力下降，开始在肺部进行气体交换。由于肺泡扩张和氧分压增加，肺小动脉管壁肌层逐渐退化、管壁变薄、扩张，肺循环压力降低，故肺血流量明显增多。脐血管在血流停止后 6~8 周完全闭锁，形成韧带，脐动脉变成膀胱韧带，脐静脉变成肝圆韧带。

（2）卵圆孔关闭：肺膨胀后肺血流量明显增多，由肺静脉回流到左心房的血液增多，使左心房压力增高。当左心房压力超过右心房时，卵圆孔则发生功能上的关闭。出生后 5~7 个月时，卵圆孔在解剖上大多闭合，15%~20% 的人可保留卵圆孔，但无左向右分流。

（3）动脉导管关闭：自主呼吸使体循环血氧饱和度增高，直接促使动脉导管壁平滑肌收缩，前列腺素 E 浓度（维持胎儿动脉导管开放的重要因素）下降，流经导管的血流量减少直至最终停止，形成功能性关闭。80% 的婴儿于出生后 3~4 个月，95% 的婴儿于 1 岁内形成解剖上的闭合，动脉导管形成动脉韧带。如果动脉导管持续未闭则考虑有畸形存在。

三、正常各年龄儿童心脏、心率、血压的特点

知识点 6：心脏特点　　　　　　　　　　　　　　　副高：掌握　　正高：熟练掌握

（1）心脏重量：新生儿心脏重 20~25g，占体重的 0.8%；1~2 岁达 60g，占体重的 0.5%，心脏重量与体重的比值随年龄的增长而下降。胎儿期右心室负荷较左心室大，出生时两侧心室壁厚度为 1:1，为 4~5mm。随着儿童的生长发育，体循环量日趋增加，左心室负荷明显加重，而肺循环阻力在出生后明显下降。左、右心室的增长不平衡，以左心室壁增厚速度较快。

（2）心脏容积：儿童心脏容积相比成人大，粗略估计心脏大小最常用的方法是计算胸部 X 线片的心胸比（心脏最大横径与横膈右侧最高点水平胸廓内径之比），一般年长儿应小于 50%，婴幼儿小于 55%。儿童心脏容积出生时为 20~22ml，1 岁时达 2 倍，2 岁半时增至 3 倍，7 岁时增至 5 倍，为 100~120ml；其后增长缓慢，18~20 岁达 240~250ml。

（3）心脏位置：儿童心脏在胸腔中的位置随年龄而改变。新生儿和小于 2 岁婴幼儿的心脏多呈横位，心尖搏动位于左侧第 4 肋间、锁骨中线外侧 1.0~2.0cm 处，心尖部主要为右心室；随着儿童的站立行走、肺及胸部的发育和横膈的下降等，以后心脏逐渐转为斜位，3~7 岁时心尖搏动位于左侧第 5 肋间、锁骨中线处，7 岁以后心尖位置逐渐移到锁骨中线以内 0.5~1.0cm，心尖部主要为左心室。正常心尖搏动范围不超过 2~3cm，若心尖搏动强烈、范围扩大，提示心室肥大；心尖搏动减弱则见于心包积液、心肌收缩力减弱等。

儿童心脏在婴幼儿期为球形、圆锥形或椭圆形，6 岁以后的心脏形状接近于成人，长椭圆形较为常见。

知识点 7：血管特点　　　　　　　　　　　　　　　副高：掌握　　正高：熟练掌握

儿童的动脉相对比成人粗。新生儿动脉与静脉内径之比为 1:1，而成人则为 1:2。随着年龄增长，动脉内径相对变窄。另外，婴儿期肺、肾、肠道及皮肤的微血管内径较成人粗

大，血液供给比成人好，有助于这些器官的新陈代谢和发育。

知识点8：心率特点　　　　　　　　　　　　　　　副高：掌握　正高：熟练掌握

儿童新陈代谢旺盛，交感神经兴奋性较高，身体组织需要更多的血液供给，但心脏每次搏出量有限，只有通过增加搏动次数来满足需要，所以儿童年龄越小，心率较快。随年龄增长心率逐渐减慢，新生儿一般120~140次/分，1岁以内110~130次/分，2~3岁100~120次/分，4~7岁80~100次/分，8~14岁70~90次/分。进食、活动、哭闹和发热等因素可影响儿童心率，故应在儿童安静或睡眠时测量心率和脉搏，每次测量时间至少1分钟。一般体温每升高1℃，心率增加10~15次/分。入睡时脉搏每分钟减少10~12次。凡心率或脉搏显著增快，且排除影响因素后仍不减慢者，应怀疑有器质性心脏病。

知识点9：血压特点　　　　　　　　　　　　　　　副高：掌握　正高：熟练掌握

动脉血压的高低主要取决于心排血量和外周血管阻力。因儿童心排血量较少，动脉管壁的弹性较好，血管内径相对较粗，故血压偏低，但可随年龄增长而逐渐升高。新生儿收缩压平均60~70mmHg，1岁时70~80mmHg，2岁后可按如下公式估计：

$$收缩压(mmHg) = 年龄 \times 2 + 80$$

舒张压为收缩压的2/3。收缩压高于或低于此标准20mmHg为高血压或低血压。正常情况下，下肢的血压比上肢约高20mmHg。为儿童测量血压时应选择袖带宽度为上臂长度的1/2~2/3的血压计，以免影响测量结果的准确性。

第二节　先天性心脏病

一、概述

知识点1：先天性心脏病的概述　　　　　　　　　副高：掌握　正高：熟练掌握

先天性心脏病（CHD）简称先心病，患儿在胎儿时期心脏或大血管发育异常发生心脏血管畸形。是小儿最常见的心脏病。发病率为活产婴儿的7‰~8‰，年龄越小，发病率越高。心脏在胚胎发育阶段，受到某些因素影响，导致心脏某个部位的发育停顿或异常，均可造成先天性心脏血管畸形。各类先天性心脏病中以室间隔缺损发病率最高，其次为房间隔缺损、动脉导管未闭和肺动脉狭窄，存活的青紫型先天性心脏病中以法洛四联症最常见。随着心血管医学的迅速发展，许多常见的先天性心脏病得到了准确的诊断和合理的治疗及护理，病死率已显著下降。

知识点 2：先天性心脏病的病因　　　　　　　　副高：掌握　正高：熟练掌握

先心病的病因尚未完全明确，目前认为主要为遗传和环境因素及其相互作用所致。

（1）遗传因素：主要包括染色体易位与畸变、单基因突变、多基因突变和先天性代谢紊乱。①单基因突变：在先天性心脏血管畸形中，占 1%~2%，可伴有心脏外畸形。临床可见马方综合征和努南综合征。②染色体畸变：占 4%~5%，多伴有心脏外其他畸形。临床可见唐氏综合征、13-三体综合征。③多基因突变：多数为心血管畸形，不伴有其他畸形。④先天性代谢紊乱：体内某种酶的缺乏，如糖原贮积病等。

（2）环境因素：宫内感染，母亲妊娠最初 2 个月内病毒感染（风疹、流行性感冒、流行性腮腺炎和柯萨奇病毒感染等）、孕母缺乏叶酸、接触大剂量放射线、药物影响（抗癫痫药、抗肿瘤药等），以及患有代谢性疾病（糖尿病、苯丙酮尿症）或能造成宫内缺氧的慢性疾病。

知识点 3：先天性心脏病的分类　　　　　　　　副高：掌握　正高：熟练掌握

根据左右心腔或大血管间有无分流和临床有无发绀，可分为 3 类。

（1）左向右分流型（潜伏发绀型）：在左、右心之间或与肺动脉之间有异常通路。正常情况下，体循环的压力高于肺循环的压力，左心压力高于右心压力，血液从左向右侧分流，故平时不出现发绀。当剧烈哭闹或任何原因使肺动脉或右心室压力增高并超过左心室时，血液自右向左分流，可出现暂时性发绀。此类型临床最为常见，如房、室间隔缺损或动脉导管未闭。

（2）右向左分流型（发绀型）：多见复杂性先天性心脏病，因右心系统发育异常，静脉血流入右心后不能全部流入肺循环发生氧合，有一部分或大部分自右心或肺动脉流入左心或主动脉，直接进入体循环。出现持续性发绀。根据肺血流量的多少，将右向左分流分为肺缺血性（法洛四联症、三尖瓣闭锁）和肺充血性（完全型大动脉转位、总动脉干等）。此型临床病情重、病死率高。

（3）无分流型（无发绀型）：心脏左、右两侧或动、静脉之间无异常通路或分流。通常无发绀，只有在心力衰竭时才发生。可有以下三种情况。①梗阻型常见疾病如肺动脉口狭窄和主动脉缩窄等。②反流型二尖瓣关闭不全、肺动脉瓣关闭不全等。③其他类型的心脏病少见，如主动脉弓畸形、右位心等。

二、临床常见的先天性心脏病

（一）室间隔缺损

知识点 4：室间隔缺损的概述　　　　　　　　　副高：掌握　正高：熟练掌握

室间隔缺损（VSD）患儿在胚胎期因室间隔发育不全而形成左右心室间的异常通道。室间隔缺损是最常见的先天性心脏病，可单独存在，也可与其他心脏畸形同时存在。按缺损的部位、缺损边缘组织性质，可分为膜部缺损、漏斗部缺损、肌部缺损。①膜部缺损：最多见，位于主动脉下，由膜部与之接触的3个区域（流入道、流出道或小梁肌部）延伸而成。分为单纯膜部缺损、嵴下型缺损和隔瓣后型缺损。②漏斗部缺损：又分为干下型缺损和嵴内型缺损。③肌部缺损：较少见。缺损可以只有一个，也可同时存在几个缺损。根据缺损的大小可分为小型缺损（缺损直径<0.5cm）、中型缺损（缺损直径为0.5~1.0cm）、大型缺损（缺损直径>1.0cm）。

| 知识点5：室间隔缺损的病理生理 | 副高：掌握　正高：熟练掌握 |

室间隔缺损者由于正常左心室、右心室之间存在着压力差，左心室的压力高于右心室，因此出现血液自左向右分流，患儿一般无发绀。左向右分流的血液致肺循环血量增加，经肺静脉回至左心房的血量亦增加，引起左心房及左心室负荷加重，导致左心室肥厚甚至扩张，左心房压力的升高，导致肺间质充血，故患儿易患肺部或上呼吸道感染。大量的左向右分流，肺循环血量明显增加，当超过肺血管床的容量限度时，可出现容量性肺动脉高压；随着肺动脉压力升高导致的肺小动脉痉挛加重，肺小动脉中层和内膜层逐渐增厚、管腔变小，最终发展为不可逆的阻力性肺动脉高压。肺血管阻力及肺动脉压逐渐升高，右心室压力亦随之增高，当左心室与右心室的压力趋于接近时，左向右分流逐渐变为左向右及右向左的双向分流。当右心室收缩压超过左心室时，可出现以左向右分流为主逆转为以右向左分流为主，临床上出现持久性发绀，称为艾森门格综合征。

| 知识点6：室间隔缺损的临床表现 | 副高：掌握　正高：熟练掌握 |

临床表现取决于室间隔缺损的大小、肺动脉血流量及左右心室间的压力差。

（1）症状：小型缺损分流量较小，患儿可无明显症状，仅活动后稍感疲乏，生长发育一般不受影响。缺损较大时左向右分流多，体循环血量相应减少，多数患儿有喂养困难，体重不增、消瘦，活动后出现乏力、气促、多汗，生长发育缓慢。分流引起肺循环充血导致患儿容易出现反复呼吸道感染、充血性心力衰竭等。有时扩张的肺动脉压迫喉返神经可引起声嘶。当肺动脉压显著升高而出现持续的右向左分流时，患儿可出现发绀，即艾森门格综合征。患儿活动增加、肺部感染时发绀加重。晚期可发生右心衰竭，可见口唇、指（趾）端发绀，严重时出现肝大、下肢水肿等表现。

（2）体征：可见心前区隆起，心前区搏动增强，可触及收缩期震颤，叩诊时心浊音界扩大。胸骨左缘第3~4肋间可闻Ⅲ~Ⅳ级全收缩期吹风样杂音，肺动脉高压者肺动脉瓣听诊区第二心音（P_2）亢进。

（3）并发症：室间隔缺损易并发支气管炎、支气管肺炎、充血性心力衰竭、肺水肿和感染性心内膜炎等。

知识点 7：室间隔缺损的辅助检查　　　　　副高：掌握　正高：熟练掌握

（1）X 线检查：小到中型缺损者心影大致正常或轻度左心房、左心室增大。大型缺损者，肺纹理明显增粗增多，左心室、右心室均增大。重度肺动脉高压时以右心室增大为主，肺动脉段明显凸出，肺门血管呈"残根状"。X 线检查可见肺门搏动，称"肺门舞蹈"征。

（2）心电图：小型室间隔缺损心电图正常。分流量大者左心房增大、左心室肥厚或双心室肥厚，重度肺动脉高压时以右心室肥厚为主。流入部隔瓣下缺损者心电图改变常类似心内膜垫缺损，电轴左偏，aVF 导联主波向下及 I 度房室传导阻滞。

（3）超声心动图：二维超声心动图及彩色多普勒血流成像示室间隔连续性中断可判定室间隔缺损的部位和缺损的直径大小；心室水平有左向右分流束（晚期肺动脉高压可出现右向左分流）；可探测跨隔压力差并计算出分流量和肺动脉压力。

（4）心导管检查：右心室血氧含量高于右心房，右心室和肺动脉压增高。心导管检查用于判断肺动脉高压的程度。对于小型室间隔缺损，心电图检查、X 线检查基本正常亦无手术指征者，都不必进行创伤性心导管检查和心血管造影。

知识点 8：室间隔缺损的治疗要点　　　　　副高：掌握　正高：熟练掌握

（1）内科治疗：强心、利尿、抗感染、扩张血管及对症治疗，并预防并发症。用抗生素控制感染，强心苷、利尿药改善心脏功能。对合并肺动脉高压者应用血管扩张药，合理应用抗生素控制肺部感染，争取手术时机。

（2）导管介入封堵术：采用扣式双盘堵塞装置（蚌状伞或蘑菇伞）。①适应证：膜部缺损：年龄≥3 岁，室间隔缺损距主动脉瓣≥3mm；肌部室间隔缺损≥5mm 或术后残余分流。②禁忌证：活动性感染性心内膜炎；心内有赘生物、血栓；重度肺动脉高压伴双向分流者。

（3）外科治疗：①膜部小型室间隔缺损。左向右分流量小，可以随访观察，一般不主张过早手术；但是有发生细菌性心内膜炎的潜在危险。在随访过程中如果不能自然闭合，可在学龄前期手术。②婴儿大型间隔缺损。大量左向右分流伴心脏明显增大，反复肺炎、心力衰竭，内科治疗无效者，宜及时行室间隔缺损修补术，可防止心肌损害和不可逆性的肺血管病变发生。③婴幼儿大型室间隔缺损伴有动脉导管未闭或主动脉缩窄。持续性充血性心力衰竭、反复呼吸道感染、肺动脉高压及生长发育不良者应尽早手术。④肺动脉瓣下型室间隔缺损。自愈倾向低，且易发生主动脉瓣右窦脱垂形成主动脉瓣关闭不全者应及时手术。

（二）房间隔缺损

知识点 9：房间隔缺损的概述　　　　　副高：掌握　正高：熟练掌握

房间隔缺损（ASD）是儿童时期常见的先天性心脏病，房间隔在心脏胚胎发育过程中发育不良、吸收过度或心内膜垫发育障碍，导致两心房之间存在通路。男女比例为（1∶2）~

（1∶3）。根据解剖病变的不同可分为原发孔型房间隔缺损、继发孔型房间隔缺损和静脉窦型房间隔缺损（较少见）。

知识点10：房间隔缺损的病理生理	副高：掌握　正高：熟练掌握

房间隔缺损者出生后由于左心房压高于右心房，左心房的血流经缺损部位分流至右心房，体循环血量减少，可引起患儿发育迟缓，体力活动受到一定限制。部分患儿亦可无明显症状。左向右分流使右心血流量增加，舒张期负荷加重，故右心房、右心室增大，严重者发生心力衰竭。分流导致肺循环血量增加，肺循环充血而易反复呼吸道感染，肺循环压力增高，晚期可导致肺小动脉肌层及内膜增厚，管腔狭窄，引起肺动脉高压，左向右分流减少，甚至出现右向左分流，即艾森门格综合征，患儿表现为持续性发绀。

知识点11：房间隔缺损的临床表现	副高：掌握　正高：熟练掌握

房间隔缺损的临床表现取决于分流量的多少，分流量与缺损大小、左右心房压力阶差及心室的顺应性有关。

（1）症状：分流量少者无症状，仅在体检时发现心脏杂音。缺损较大的患儿因分流量大而致体循环血量不足，影响生长发育，表现为体形瘦小、面色苍白、活动后气促、易疲乏及多汗等。分流导致肺循环血量增多而易出现反复呼吸道感染，严重者发生心力衰竭。当患儿剧烈哭闹、屏气或合并肺炎或心力衰竭时，右心房压力可超过左心房，出现右向左分流而呈现暂时性发绀。

（2）体征：体检可见生长发育落后，消瘦，心前区隆起，心尖搏动弥散，心浊音界扩大，一般无震颤。心脏听诊可在胸骨左缘第2~3肋间闻及Ⅱ~Ⅲ级收缩期喷射性杂音，肺动脉瓣区听诊区第二心音（P_2）增强或亢进，并呈固定分裂。分流量大时，可在胸骨左缘下方闻及舒张期隆隆样杂音（三尖瓣相对狭窄）。

（3）并发症：房间隔缺损常见的并发症为反复呼吸道感染、充血性心力衰竭等。

知识点12：房间隔缺损的辅助检查	副高：掌握　正高：熟练掌握

（1）X线检查：心脏外形呈现轻至中度扩大，以右心房、右心室增大为主，肺动脉段突出，肺门血管影增粗，可见"肺门舞蹈"征，肺野充血，主动脉心影缩小。

（2）心电图：电轴右偏+90°~+180°。不完全性右束支传导阻滞，部分患儿尚有右心房和右心室肥大。原发孔型房间隔缺损伴二尖瓣关闭不全者，左心室亦增大。

（3）超声心动图：M型超声心电图可显示右心房和右心室内径增大和室间隔矛盾运动。二维超声心动图可见房间隔回声中断，并可显示缺损的位置和大小。彩色多普勒血流成像可观察到分流的位置、方向且能估测分流的大小。

（4）心导管检查：疑有肺动脉高压存在，可做心导管检查。右心导管检查可发现右心房血氧含量高于上、下腔静脉平均血氧含量。心导管可由右心房通过缺损进入左心房。

（5）心血管造影：临床表现与无创性检查能确诊者，心导管检查可省略。心血管造影显示造影剂注入右上肺静脉，可见其通过房间隔缺损迅速由左心房进入右心房。

知识点 13：房间隔缺损的治疗要点　　　　副高：掌握　正高：熟练掌握

（1）内科治疗：强心、利尿、抗感染、扩张血管及对症治疗。

（2）导管介入封堵术：采用扣式双盘堵塞装置（蚌状伞或蘑菇伞）。①适应证：年龄≥3岁，直径≥4mm，不合并必须外科手术的其他心脏畸形。②禁忌证：静脉窦型房间隔缺损，活动性感染性心内膜炎；出血性疾病；重度肺动脉高压导致右向左分流，左心房发育差等。

（3）外科治疗：原发孔型及静脉窦型房间隔缺损者一般采用外科手术治疗。患儿反复呼吸道感染、发生心力衰竭或合并肺动脉高压者应当尽早手术治疗。

（三）动脉导管未闭

知识点 14：动脉导管未闭的概述　　　　　副高：掌握　正高：熟练掌握

动脉导管未闭（PDA）是儿童先天性心脏病常见的类型之一，女童较多见。动脉导管是胎儿时期肺动脉与主动脉之间的重要生理性血流通道，适用于胎儿时期无肺呼吸情况下的特殊循环状态。出生后随着肺血管阻力下降，动脉导管内的血流逐渐减少而很快发生功能性关闭，大多数婴儿于出生后3个月左右动脉导管完全关闭，退化成动脉韧带。若出生后各种原因造成婴儿动脉导管持续开放，未能闭锁，血流从主动脉经导管分流至肺动脉，进入左心，并产生病理生理改变，称动脉导管未闭。根据未闭的动脉导管大小、长短和形态分为管型、漏斗型和窗型。

知识点 15：动脉导管未闭的病理生理　　　　副高：掌握　正高：熟练掌握

主动脉压明显高于肺动脉压，因此主动脉内血流通过未闭合的动脉导管向肺动脉分流（即左向右分流），引起周围动脉舒张压下降而致脉压增大。血液自主动脉向肺动脉分流使肺循环血量增加，引起左心舒张期容量负荷增加，左心房、左心室扩大。长期大量分流，肺血管长期发生保护性痉挛致内膜增厚，甚至末梢肺小动脉闭锁，导致肺动脉压力升高，右心负荷加重，可到右心肥大和右心衰竭。当肺动脉压力超过主动脉压力时，即产生右向左分流，肺动脉内未氧合血通过动脉导管逆向流入主动脉内可引起发绀。动脉导管逆向分流的血液流向降主动脉，表现为左上肢及下肢发绀，又称差异性发绀。

知识点 16：动脉导管未闭的临床表现　　　　副高：掌握　正高：熟练掌握

临床表现取决于分流量的大小与未闭动脉导管的粗细，主动脉、肺动脉间的压力差。

（1）症状：分流量小者临床可无症状，仅在体检时偶然发现心脏杂音。动脉导管粗大，分流量大者可出现心悸、气促、咳嗽、乏力、多汗、喂养困难及生长发育迟缓等。当肺动脉压力超过主动脉压力引起右向左分流时，患儿呈现差异性发绀，表现为下肢发绀，左上肢有轻度发绀，右上肢正常。

（2）体征：体检患儿多消瘦，听诊于胸骨左缘第2~3肋间可闻及粗糙、响亮、连续性机器样杂音，占整个收缩期和舒张期，收缩期末最响，杂音最响处可触及震颤。杂音向左锁骨下、颈部和背部传导。肺动脉瓣听诊区第二心音（P_2）增强。动脉舒张压降低，脉压增大，可出现周围血管体征，如毛细血管搏动、水冲脉及枪击声等。伴有显著肺动脉高压者可出现差异性发绀，多限于左上肢及下肢发绀。

（3）并发症：如支气管肺炎、充血性心力衰竭、感染性心内膜炎、肺血管病变等。婴儿期易患的肺部感染及心力衰竭是本病常见的死亡原因。

知识点17：动脉导管未闭的辅助检查　　　　副高：掌握　正高：熟练掌握

（1）X线检查：分流量小者可正常；分流量大者左心房、左心室增大，肺动脉段突出，肺门血管影增粗，肺野充血。肺动脉高压时，右心室也明显增大，主动脉弓往往有所增大。

（2）心电图：导管细、分流量小者，心电图无改变，导管粗和分流量大者可有左心房、左心室增大，合并肺动脉高压者，以右心室肥厚为主。

（3）超声心动图：对诊断极有帮助，二维超声心动图可以直接检查出未闭合的动脉导管，常选用胸骨旁肺动脉长轴观或胸骨上主动脉长轴观。脉冲多普勒在动脉导管开口处可探测到典型的收缩期与舒张期连续性湍流。彩色多普勒血流成像可直接显示分流的方向和大小。

（4）心导管检查：右心导管检查可见肺动脉血氧含量明显高于右心室，并可直接测得肺动脉压力。有时心导管可自肺动脉经动脉导管至降主动脉。心导管检查适用于肺动脉高压或疑有其他畸形者。多数患儿不需心导管检查，早产儿禁忌。

知识点18：动脉导管未闭的治疗要点　　　　副高：掌握　正高：熟练掌握

（1）药物治疗：早产儿动脉导管未闭可用吲哚美辛或阿司匹林口服，以抑制前列腺素合成，促使动脉导管平滑肌收缩而关闭动脉导管。但对足月儿无效，不应使用。

（2）导管介入封堵术：是动脉导管未闭的首选治疗方法，可采用微型弹簧圈、蘑菇伞等堵塞动脉导管。①适应证：不合并必须外科手术的其他心脏畸形。年龄通常≥6个月，体重≥4kg，动脉导管最窄直径≥2.5mm。可根据大小及形状选用不同的封堵器。②禁忌证：依赖PDA生存的心脏畸形；严重肺动脉高压导致右向左分流；重症感染性疾病等。

（3）外科手术结扎：适宜任何年龄，<1岁婴儿反复发生呼吸道感染、心力衰竭等，以及合并其他心脏畸形者应手术治疗。且早治愈可防止心力衰竭及感染性心内膜炎的发生。

（四）法洛四联症

知识点 19：法洛四联症的概述	副高：掌握 正高：熟练掌握

法洛四联症是一种存活婴幼儿中最常见的青紫型先天性心脏病，男女发病比例接近。本病 4 种病理改变为：①肺动脉狭窄，以漏斗部狭窄较多见。②室间隔缺损。③主动脉骑跨，主动脉根部骑跨在室间隔缺损上。④右心室肥厚。以肺动脉狭窄为主要畸形表现，对患儿的病理生理和临床表现有重要影响。

知识点 20：法洛四联症的病理生理	副高：掌握 正高：熟练掌握

肺动脉狭窄可引起右心室流出道梗阻，右心室排血受阻，肺循环血量减少，同时右心室压力增高，右心室可出现代偿性肥厚。肺动脉狭窄严重，当右心室压力超过左心室压力时，大量右心室的血液可经室间隔缺损排入左心室再进入主动脉，右心室直接将血液注入骑跨于两心室之上的主动脉内。室间隔缺损和主动脉骑跨，右向左分流的血液导致主动脉血氧饱和度下降，临床上出现发绀。另外，由于肺动脉狭窄，肺循环血量减少，肺循环中能进行气体交换的血流减少，进一步加重了发绀的程度。患儿体循环动脉血氧饱和度下降，为了代偿缺氧，机体继发红细胞计数增多及血红蛋白升高。

知识点 21：法洛四联症的临床表现	副高：掌握 正高：熟练掌握

（1）症状：①发绀。发绀为主要表现，其程度和出现的早晚与肺动脉狭窄程度有关。多于出生后 3~6 个月逐渐出现发绀，并随年龄的增加而加重。肺动脉狭窄严重或闭锁的患儿，在出生后不久即有发绀。发绀多见于毛细血管丰富的部位，如口唇、指（趾）端、球结膜等。因血氧含量下降，活动耐力差，当啼哭、情绪激动、活动量增加及寒冷时，可出现气促及发绀加重。②蹲踞。蹲踞症状多见，患儿行走、游戏时常主动取蹲踞体位片刻。蹲踞时，下肢屈曲使静脉回心血量减少，减轻心脏负荷，同时下肢受压，体循环阻力增加，使右向左分流减少，缺氧症状得以暂时缓解。③脑缺氧发作。阵发性脑缺氧发作常见于婴儿，患儿在哭闹、排便、睡眠苏醒后，以及感染、贫血等情况下均可诱发脑缺氧发作，其发生的原因为狭窄的肺动脉漏斗部肌肉突然发生痉挛，引起暂时性肺动脉梗阻，使脑缺氧加重。表现为阵发性呼吸困难，患儿呼吸急促、烦躁不安、发绀加重，严重者可引起突然晕厥、抽搐、意识丧失，甚至死亡。发作可持续数分钟或数小时，常能自行缓解。年长儿常表现为头痛、头晕，与脑缺氧有关。

（2）体征：患儿生长发育落后，重者智力发育落后。发绀明显，舌色发暗。心前区可稍隆起，胸骨左缘第 2~4 肋间常可闻及 Ⅱ~Ⅲ 级收缩期喷射性杂音，多以第 3 肋间最响，杂音响度取决于肺动脉狭窄程度。肺动脉狭窄程度严重者，流经肺动脉的血量少，杂音则短而轻，漏斗部痉挛时杂音消失。肺动脉瓣听诊区第二心音（P_2）减弱或消失。由于长期缺氧，导致指（趾）端毛细血管扩张、增生，局部软组织和骨组织也增生肥大，表现为指（趾）端膨大如鼓槌状，称杵状指（趾）。

（3）并发症：常见并发症为脑血栓、脑脓肿、感染性心内膜炎、红细胞增多症等。

知识点22：法洛四联症的辅助检查　　　　　　　　副高：掌握　正高：熟练掌握

（1）外周血象：血红蛋白、红细胞计数、血细胞比容均升高。

（2）动脉血氧分压：降低，动脉血氧饱和度低于正常。

（3）X线检查：右心室增大，心尖上翘，肺动脉段凹陷，心影呈"靴形心"；肺门血管影缩小、两侧肺纹理减少、透亮度增加。轻症患儿X线检查结果可正常。

（4）心电图：典型法洛四联症电轴右偏，右心室肥厚，右心房肥大。

（5）超声心动图：二维超声心动图显示，左心室长轴切面可见主动脉内径增宽，骑跨在室间隔上，室间隔中断，可判断主动脉骑跨程度；大动脉短轴切面可见右心室流出道及肺动脉狭窄。右心室、右心房内径增大，左心室内径缩小。彩色多普勒检查见收缩期以蓝色为主的血流束从右心室通过室间隔部位进入左心室及主动脉内。

（6）心导管检查：右心导管检查可见右心室压力升高，肺动脉到右心室有压力差及移行区。根据压力曲线可以判断肺动脉狭窄的类型。有时导管可通过缺损处进入左心室或升主动脉。股动脉血氧饱和度降低，证明有右向左的分流存在。

（7）心血管造影：右心室造影可显示肺动脉狭窄的程度及部位、室间隔缺损的大小及主动脉骑跨程度。

知识点23：法洛四联症的治疗要点　　　　　　　　副高：掌握　正高：熟练掌握

（1）缺氧发作的治疗：①立即予以膝胸体位，轻者即可缓解。②吸氧、镇静。③吗啡0.1~0.2mg/kg，皮下或肌内注射。④β受体阻断药普萘洛尔每次0.05~0.10mg/kg加入10%葡萄糖注射液稀释后缓慢静脉注射，必要时15分钟后再重复1次，口服普萘洛尔可预防再次缺氧发作。⑤纠正代谢性酸中毒，给予碳酸氢钠1mmol/kg，缓慢静脉注射，10~15分钟可重复应用。⑥严重意识丧失、血压不稳定的患儿，尽早行气管插管，人工呼吸。

（2）每天摄入足够水分：出现腹泻、发热时，及时补充液体。对缺氧发作频繁者，应长期口服普萘洛尔预防发作，剂量为2~6mg/（kg·d），分3~4次口服。

（3）手术治疗：绝大多数患儿可施行根治术。轻症患儿，手术年龄以4~6岁为宜。临床症状明显者，应在6个月到1岁时施行根治术。根治有困难可做姑息手术，即体-肺动脉分流术。待年长后一般情况改善时再做根治术。

三、先天性心脏病患儿的护理

| 知识点 24：先天性心脏病的护理评估 | 副高：掌握　正高：熟练掌握 |

（1）健康史：了解母亲妊娠史，尤其在妊娠最初 2~3 个月内有无感染史、接触放射线及用药史、饮酒史及吸烟史、吸毒史，以及母亲是否患有代谢性疾病，家族中有无先天性心脏病患者。了解发现患儿心脏病的时间，询问有无发绀、出现发绀的时间，是否喜欢蹲踞；有无出现过阵发性呼吸困难或突然晕厥发作；有无反复的呼吸道感染病史。了解既往儿童生长发育的情况、喂养及体重增加的情况。

（2）身体状况：观察患儿精神状态、生长发育的情况。皮肤黏膜有无发绀及发绀程度，有无杵状指（趾）、胸廓畸形。心脏杂音的位置、性质和强度，是否有心音分裂、亢进，特别是肺动脉瓣听诊区第二心音有无异常。有无呼吸急促、鼻翼煽动，有无肺部啰音、肝大、颈静脉怒张等心力衰竭的表现。

（3）心理-社会状况：了解家长对疾病及其治疗、防护知识的了解程度，家庭经济状况，并评估家长和患儿目前的心理状况。

| 知识点 25：先天性心脏病的护理诊断 | 副高：掌握　正高：熟练掌握 |

（1）活动无耐力：与先天性心脏病体循环血量减少或血氧饱和度下降有关。
（2）有感染的危险：与肺循环血量增多、患儿抵抗力低等有关。
（3）营养失调（低于机体需要量）：与喂养困难、组织缺氧、食欲缺乏有关。
（4）生长发育迟缓：与体循环血量减少或血氧饱和度下降影响生长发育有关。
（5）焦虑（家长）：与疾病对身体健康的威胁和对手术担忧有关。
（6）潜在并发症：感染性心内膜炎、心力衰竭、脑血栓等。

| 知识点 26：先天性心脏病的一般护理措施 | 副高：掌握　正高：熟练掌握 |

（1）休息：是恢复心脏功能的重要条件。因休息可使组织耗氧量减少，心率减慢，心脏负荷变小，心收缩力增强，射血增多，临床表现有所缓解。①学龄前期患儿：在治疗和护理中依从性较差，易出现烦躁，剧烈哭闹，导致病情加重。可遵医嘱给镇静药，避免哭闹、减轻心脏负荷，避免病情恶化。②学龄期儿童：能部分服从治疗和护理计划，自我控制能力差，活动量相对较大，不理解休息有利于疾病恢复，护理人员须对患儿耐心讲解疾病知识，使其认识到休息的重要性，自觉地遵守作息时间。③青少年患儿：对疾病有部分了解，思想负担重，护理人员须做认真细致的思想工作，使患儿树立战胜疾病的信心，积极配合医疗、护理。④对心功能不全的重症患儿，如出现呼吸困难、心率加快、烦躁不安、肝大、水肿等症状，须立即报告医生，遵医嘱给镇静药，须绝对卧床休息、密切观察尿量、严格记录出入量。

（2）环境与活动：①室内温度适宜，20~22℃，相对湿度55%~60%，空气新鲜，环境安静。②根据患儿病情程度，安排病室。重症需要卧床休息，抬高床头，限制活动。避免哭闹和烦躁。护理及诊疗操作应集中进行。根据病情安排适当活动，法洛四联症患儿在游戏或行走时，常突然出现蹲踞体位，不可强行拉起，应让患儿自行蹲踞或起立，劝其休息，并帮助患儿取胸膝卧位。室内备有抢救设备，如急救车、吸痰器、吸氧设备、心电监护仪等。

（3）体位：①无心力衰竭时，可采用任何舒适的体位，使身心处于放松环境中，利于疾病恢复。②发生心力衰竭时，可采用半坐位或坐位，使回心血量减少，减轻心脏负荷，减少心肌耗氧量，防止心力衰竭加重。

知识点27：先天性心脏病的饮食护理措施	副高：掌握　正高：熟练掌握

心功能不全的患儿需准确记录出入量，应摄入高蛋白、高维生素、清淡易消化的食物。注意补充营养，改善患儿营养状况。对喂养困难的小儿要耐心喂养，以少量多餐为宜，避免呛咳和呼吸困难。由于心排血量减少，胃肠道黏膜淤血、组织缺氧，致使消化功能降低，食欲缺乏。应调整食谱，注意营养搭配，注意食物的色、香、味，鼓励患儿进食，保证营养需要。婴儿喂乳前最好先吸氧，斜抱位间歇喂乳，适当延长每次喂乳时间。心功能不全的患儿需准确记录出入量，心力衰竭时应根据病情，采用无盐或低盐饮食。注意控制水及钠盐摄入，学龄期儿童入量按60~70ml/（kg·d），婴幼儿按70~80ml/（kg·d），钠盐量0.5~1.0g/d。每天保证热量摄入。

知识点28：先天性心脏病的对症护理措施	副高：掌握　正高：熟练掌握

（1）呼吸困难的护理：呼吸频率增快，发绀明显或出现三凹征时，让患儿卧床休息，抬高床头，呈半坐位或坐位，低流量氧气吸入，烦躁者遵医嘱给镇静药。

（2）水肿的护理：①给无盐或少盐易消化饮食。②尿少者，遵医嘱给利尿药。③每周测量体重2次，严重水肿者，每天测体重1次。④定时翻身，预防压疮的发生；如皮肤有破损应及时处理。

（3）咳嗽的护理：抬高床头，备好吸痰器、痰瓶，必要时协助患儿排痰；详细记录痰量、性质，并送痰培养检查；咳嗽剧烈者，应遵医嘱给镇咳药；严重肺水肿，痰稠不易咳出，可用雾化治疗稀释痰液，协助痰液排出，保持呼吸道通畅；病情发生变化，立即配合医生抢救。

（4）注意大便通畅，防止便秘：多食含纤维素丰富的食物。患儿3天无排便，应立即报告医生处理，遵医嘱给缓泻药，防止发生意外。

知识点29：先天性心脏病的用药护理措施	副高：掌握　正高：熟练掌握

（1）服用洋地黄类药物前数脉搏1分钟，儿童<70次/分，婴儿<90次/分应停药，并通

知医生。

（2）口服洋地黄药物时，剂量一定要准确。如地高辛口服溶液可用1ml针管抽取后直接口服。应避免与其他药物同时服用，如服用维生素C时，应间隔30分钟以上，以免影响洋地黄类药物的疗效。

（3）应用利尿药时，应熟悉利尿药的药理作用，注意水、电解质的平衡，防止低钾引起药物的毒性作用。

（4）用药后，应观察药物的作用，如心音有力，脉搏减慢，脉搏搏动有力，呼吸平稳，口唇、指甲发绀好转等。

（5）观察中毒反应，应注意观察以下几项指标的变化：①胃肠道反应。食欲缺乏、恶心、呕吐、腹泻。②神经反应。头晕、嗜睡、黄视、复视。③心血管反应。房室传导阻滞、房性及室性期前收缩、室性心动过速、心室颤动等、心律失常。

知识点 30：先天性心脏病预防并发症及预防感染的护理措施

副高：掌握　正高：熟练掌握

（1）注意观察、防止法洛四联症患儿因活动、哭闹、便秘引起缺氧发作。一旦发生应将小儿置于膝胸卧位，给予吸氧，并与医生配合给予吗啡及普萘洛尔抢救治疗。

（2）法洛四联症患儿血液黏稠度高，发热、出汗、呕吐、腹泻时，体液量减少，血液浓缩加重易导致血栓形成，因此要注意供给充足液体，必要时可静脉输液。

（3）观察有无心率增快、呼吸困难、端坐呼吸、咳泡沫样痰、水肿、肝大等心力衰竭的表现，如出现上述表现，立即置患儿于半卧位，给予吸氧，及时与医生取得联系并按心力衰竭护理。

（4）注意天气变化，及时加减衣服，避免受凉引起呼吸系统感染。

知识点 31：先天性心脏病的心理护理措施　　副高：掌握　正高：熟练掌握

由于先天性心脏病患儿及家长对疾病缺乏认识，正常活动受到限制，生长发育落后于同龄儿童，如果又面临手术，容易产生焦虑、自卑、恐惧心理。因此，应给予患儿良好的休息环境，医护人员态度要和蔼，对患儿关心爱护，建立良好的护患关系，使患儿感觉舒适，以减轻精神负担。向家长及患儿进行有针对性的疾病知识、护理注意点的宣教，解释病情、检查、治疗情况，取得他们的理解和配合。及时介绍心脏外科手术的水平及同类疾病治愈的病例，增强治愈信心。

知识点 32：先天性心脏病的健康指导　　副高：掌握　正高：熟练掌握

（1）向患儿及家长介绍先天性心脏病的病因、主要临床表现、护理要点及手术适宜年龄，宣传心脏外科手术的水平和医疗技术的提高，增强患儿及家长治愈疾病的信心，积极配合检查、治疗、护理。

（2）指导家长合理安排患儿饮食，耐心喂养。可给予含蛋白、维生素及能量较高的食物，以满足儿童生长发育的需要，同时要多食含膳食纤维高的蔬菜和水果，以保持排便通畅。

（3）指导家长掌握先天性心脏病患儿的日常护理，建立合理的作息时间安排，使患儿劳逸结合。教会家长评估患儿活动耐量的方法和限制活动的指征，学会观察心力衰竭和脑缺氧的表现，以便及时就诊。

（4）强调预防感染、加强护理的重要性，按时预防接种并遵医嘱用药。

（5）要求家长定期带患儿到医院复查，做好生长发育监测。调整心功能到最佳状态，使患儿能安全成长到手术适宜年龄。

（6）加强孕妇的保健，特别是在妊娠早期适量补充叶酸，积极预防风疹、流行性感冒等病毒性疾病，以及避免与发病有关的高危因素接触，保持健康的生活方式等，对预防先天性心脏病具有积极意义。在妊娠早、中期通过胎儿超声心动图检查、染色体及基因诊断等方法，对先天性心脏病进行早期诊断和早期干预。

病毒性
心肌炎

第三节　病毒性心肌炎

知识点1：病毒性心肌炎的概述	副高：掌握　正高：熟练掌握

病毒性心肌炎患者体内病毒侵犯心肌，引起心肌细胞变性、坏死和间质炎症，部分病例可伴有心包炎和心内膜炎。本病临床表现轻重不一，轻者预后大多良好，重者可发生心力衰竭、心源性休克，甚至猝死。病毒性心肌炎患儿如能及时确诊、正确治疗和精心护理，1周后症状基本消失。

知识点2：病毒性心肌炎的病因及发病机制	副高：掌握　正高：熟练掌握

引起心肌炎的病毒主要有柯萨奇病毒（B组和A组）、埃可病毒、脊髓灰质炎病毒、腺病毒、传染性肝炎病毒、流行性感冒病毒、副流感病毒、麻疹病毒、单纯疱疹病毒以及流行性腮腺炎病毒等。轮状病毒是导致婴幼儿秋季腹泻的病原体，也可引起心肌损害。

本病的发病机制尚不完全清楚。随着分子病毒学、分子免疫学的发展，提示病毒性心肌炎的发病机制涉及病毒直接损害感染的心肌细胞和病毒触发人体自身免疫反应而引起心肌损害。

知识点3：病毒性心肌炎的病理生理	副高：掌握　正高：熟练掌握

病变分布可为局灶性、散在性或弥漫性，多以心肌间质组织及其附近血管周围的单核细胞、淋巴细胞和中性粒细胞浸润为主，少数为心肌变性，包括肿胀、断裂、溶解和坏死等变

化。慢性病例多有心脏扩大、心肌间质炎症浸润和心肌纤维化形成的瘢痕组织。侵犯心包可有浆液渗出，个别发生粘连，侵犯心内膜可引起瓣膜狭窄和关闭不全。病变还可波及传导系统，甚至导致终身心律失常。

| 知识点 4：病毒性心肌炎的临床表现 | 副高：掌握　正高：熟练掌握 |

（1）症状：具体如下。①前驱症状：在起病前数天或 1~3 周患儿多有上呼吸道或肠道等病毒感染史，常伴有发热、全身不适、咽痛、肌肉痛、腹痛、腹泻和皮疹等症状。②心肌炎表现：轻症患儿可无自觉症状，仅体检时发现心动过速、期前收缩等心电图的异常。一般病例患儿表现为精神萎靡、疲乏无力、多汗、食欲缺乏、恶心、呕吐、腹痛、气促、心悸和心前区不适或胸痛。重症患儿可出现水肿、活动受限、气促等心功能不全的症状。危重病例可发生心源性休克、急性心力衰竭、严重心律失常，甚至猝死。

（2）体征：心脏大小正常或扩大，第一心音低钝，出现奔马律，安静时心动过速，伴心包炎者可闻及心包摩擦音。严重时发展为充血性心力衰竭，心脏明显扩大，肺部听诊可闻及湿啰音，肝、脾大，出现呼吸衰竭或发绀；或突然发生心源性休克，脉搏细速，血压下降。

| 知识点 5：病毒性心肌炎的临床分期 | 副高：掌握　正高：熟练掌握 |

根据病程长短，临床可分三期。

（1）急性期：新发病，临床症状明显而多变，一般病程在半年以内。

（2）迁延期：临床症状反复出现，客观检查结果提示有病情活动，病程多在半年至1年。

（3）慢性期：进行性心脏增大，反复心力衰竭或心律失常，病情时轻时重，病程在1年以上。

| 知识点 6：病毒性心肌炎的辅助检查 | 副高：掌握　正高：熟练掌握 |

（1）实验室检查：①血常规及红细胞沉降率。急性期白细胞计数轻度增高，以中性粒细胞为主；部分病例红细胞沉降率轻度或中度增快。②血清心肌酶谱测定。病程早期血清肌酸激酶（CK）及其同工酶（CK-MB）、乳酸脱氢酶（LDH）及其同工酶（LDH_1）、谷草转氨酶（AST）均增高。心肌肌钙蛋白 T（cTnT）升高，具有高度的特异性。恢复期检测血清中相应抗体，多有抗心肌抗体增高。③病毒分离。疾病早期可从咽拭子、大便、血液、心包液或心肌中分离出病毒，但阳性率低。④聚合酶链反应（PCR）。在疾病早期可通过 PCR 技术检测出病毒核酸。

（2）X 线检查：透视下心脏搏动减弱，胸部 X 线片示心影正常或增大，合并大量心包积液时心影显著增大呈烧瓶状；心功能不全时双肺呈淤血表现。

（3）心电图检查：持续性心动过速，多导联 ST 段偏移和 T 波低平、双向或倒置，QT 间期延长，QRS 波低电压。心律失常以期前收缩多见，尚可有部分性或完全性窦房、房室或室内传导阻滞。

知识点 7：病毒性心肌炎的治疗要点　　　　副高：掌握　正高：熟练掌握

病毒性心肌炎为自限性疾病，目前尚无特效治疗，主要以减轻心脏负荷，改善心肌代谢及心功能，促进心肌修复为原则。

（1）休息：一般应休息至症状消除后 3~4 周，心脏扩大者，休息应不少于 6 个月。在恢复期应限制活动至少 3 个月。

（2）保护心肌药物：①大量维生素 C 和能量合剂治疗。维生素 C 是一种较强的抗氧化剂，有清除自由基的作用，有助于保护心肌，改善心肌功能，对心肌炎有一定疗效。开始时需大剂量应用维生素 C，加入葡萄糖溶液中静脉滴注，1 次/天，疗程为 3~4 周。能量合剂有加强心肌营养、改善心肌功能的作用。②果糖-1,6-二磷酸。可改善心肌细胞代谢，增加心肌能量，并可抑制中性粒细胞自由基生成，疗程 1~3 周。③泛癸利酮（辅酶 Q_{10}）。对受病毒感染的心肌有保护作用，持续应用 3 个月以上。④芪冬颐心口服液。主要成分有黄芪、麦冬、金银花、龟甲等。它对柯萨奇病毒有明显的抑制作用，能增强心肌收缩力和改善心肌供血。

（3）肾上腺皮质激素：有改善心肌功能、减轻心肌炎症反应和抗休克的作用。一般病程早期和轻症者不用，多用于急重病例，常用泼尼松口服，共 2~3 周，症状缓解后逐渐减量至停药。对于急症抢救病例可采用地塞米松或氢化可的松静脉滴注。

（4）人免疫球蛋白：可调节免疫功能，减轻心肌细胞损害，用于重症病例。

（5）控制心力衰竭的药物：应用有效剂量 2/3 的强心药（因心肌炎时对洋地黄类药物较敏感而易中毒，故剂量应偏小），如地高辛或毛花苷 C（西地兰），血管活性药物如多巴胺、异丙肾上腺素和间羟胺（阿拉明）等加强心肌收缩、维持血压和改善微循环，以控制心力衰竭或救治心源性休克。重症患儿加用利尿药时，应注意电解质平衡，以免引起心律失常。

知识点 8：病毒性心肌炎的护理诊断　　　　副高：掌握　正高：熟练掌握

（1）活动无耐力：与心肌收缩力下降，组织供氧不足有关。

（2）潜在并发症：心律失常、心力衰竭、心源性休克。

知识点 9：病毒性心肌炎的护理措施　　　　副高：掌握　正高：熟练掌握

（1）休息，减轻心脏负担：急性期卧床休息，至体温稳定后 3~4 周，心脏大小基本恢复正常时逐渐增加活动量。恢复期继续限制活动量，一般总休息时间不少于 6 个月。重症患儿心脏扩大者及有心力衰竭者，应延长卧床时间，待心力衰竭控制及心脏情况好转后再逐渐开始活动。

（2）饮食护理：给予高热量、高蛋白、高维生素、清淡易消化、营养丰富的饮食，多食新鲜蔬菜及水果（含维生素C），少量多餐，不要暴饮暴食，以免胃肠道负担过重，机体抵抗力下降，易外感风寒，引发疾病。

（3）用药护理：遵医嘱给予营养心肌药物，向患儿及家长讲明药物治疗的重要性，嘱患儿按时服药，坚持服药，不能因自觉症状好转，认为疾病痊愈而放松治疗，导致疾病复发。

（4）保持大小便通畅，防止便秘发生。

（5）保持情绪稳定，避免情绪紧张及激动，调动机体的免疫系统，发挥自身免疫力，使疾病得以恢复。

（6）保护性隔离，应积极预防各种感染，避免去人多的公共场所，防止各种感染的发生。

（7）密切观察和记录患儿精神状态、面色、心率、心律、呼吸、体温和血压变化等。有明显心律失常者应进行连续心电监护，发现多源性期前收缩、频发室性期前收缩、高度或完全性房室传导阻滞、心动过速、心动过缓时应立即报告医生，采取紧急处理措施。

（8）呼吸困难、气促、心悸时应休息，必要时给予吸氧；烦躁不安者可遵医嘱给予镇静药。有心力衰竭时置患儿于半卧位，尽量保持其安静，静脉给药时滴注速度不宜过快，以免加重心脏负担。使用洋地黄类药物时剂量宜偏小，注意观察有无心率过慢，有无出现新的心律失常，以及恶心、呕吐等消化系统症状，如有上述症状应暂停用药并及时报告医生进行处理，避免洋地黄中毒。

（9）心源性休克使用血管活性药和血管扩张药时，应准确控制静脉滴注速度，最好能使用输液泵，以免血压波动过大。

知识点10：病毒性心肌炎的健康指导　　　　　　　　副高：掌握　正高：熟练掌握

（1）嘱咐患儿出院后1个月、3个月、6个月、1年到医院检查。

（2）对患儿及家长介绍本病的治疗过程和预后，减少患儿和家长的焦虑和恐惧心理。

（3）强调休息对心肌炎恢复的重要性，使其能自觉配合治疗。

（4）告知家属预防呼吸道感染和消化道感染的常识，疾病流行期间尽量避免去公共场所。

（5）带抗心律失常药出院的患儿，应让患儿和家长了解药物的名称、剂量、用药方法及其不良反应。

第十一章　泌尿系统疾病患儿的护理

第一节　小儿泌尿系统解剖生理特点

一、解剖特点

| 知识点 1：肾 | 副高：掌握　正高：熟练掌握 |

肾位于腹膜后脊柱两侧，左右各一，形似蚕豆。上极约平第 12 胸椎，下极约平第 3 腰椎，右肾略低。小儿年龄越小，肾相对越重、越大。足月儿出生时肾长约 6.0cm，重量约 24g，约占体重的 1/125，而成人两肾重量约为体重的 1/220。婴儿期肾位置较低，下极可低至髂嵴以下第 4 腰椎水平，因右肾上方有肝，右肾位置稍低于左肾，2 岁以后才达到髂嵴以上。肾表面有 3 层被膜，肾筋膜、肾脂肪囊、肾纤维膜。肾单位是肾的基本结构和功能单位，由肾小体和肾小管组成。其中肾小体似球形，包括肾小球和肾小囊。而肾小管分为近端肾小管、细段、远端肾小管。由于婴儿肾相对较大，位置又低，腹壁肌肉薄而松弛，故 2 岁以内健康儿童腹部深触诊时，可触及肾。此外，胚胎发育残留痕迹，婴儿肾表面呈分叶状，至 2~4 岁时，分叶完全消失。如果此后继续存在，则视为分叶畸形。

| 知识点 2：输尿管 | 副高：掌握　正高：熟练掌握 |

婴幼儿输尿管长而弯曲，管壁肌肉及弹力纤维发育不全，容易扩张受压及扭曲而导致梗阻，造成尿潴留而诱发泌尿系感染。

| 知识点 3：膀胱 | 副高：掌握　正高：熟练掌握 |

婴儿膀胱位置比年长儿和成人高，尿液充盈时，其顶部常在耻骨联合以上，腹部触诊易触及膀胱；随着年龄的增长，逐渐降入骨盆内，膀胱的容量（ml）约为 [年龄（岁）+2]×30。

| 知识点 4：尿道 | 副高：掌握　正高：熟练掌握 |

女婴尿道较短，新生儿尿道长度仅为 1cm，尿道外口暴露，且接近肛门，易受细菌污染而导致逆行感染，女婴逆行感染较男婴多。男婴尿道口较长（5~6cm），但常因包皮过长或

包茎，污垢易积聚而易引起逆行细菌感染。此外，男婴反复发生泌尿系统感染，要考虑泌尿系统畸形的可能。

二、生理特点

新生儿出生时肾单位数量已达到成人水平，由于肾尚未发育成熟，其生理功能尚不完善，储备能力差，调节机制不成熟，易发生水、电解质紊乱及酸碱平衡失调。儿童肾功能一般到1.0~1.5岁时才接近成人水平，到3岁能控制排尿。

知识点5：肾功能　　　　　　　　　　　　　　**副高：掌握　正高：熟练掌握**

（1）胎儿肾功能：胚胎12周时，肾开始形成尿液，并成为羊水的主要成分。但胎儿期主要通过胎盘来完成机体的排泄和对内环境稳定的调节，故无肾的胎儿仍可存活和发育。胎龄36周时肾单位数量已达成人水平（每肾85~100 U），出生后肾功能已基本具备，但储备能力差，调节能力较弱。

（2）肾小球滤过率：指每分钟两侧肾生成的超滤液量（原尿量），是评价肾小球滤过功能的主要指标。新生儿出生时肾小球滤过率（GFR）每分钟仅有20ml/1.73m^2，出生后1周约为成人的1/4，早产儿更低。出生后3~6个月为成人的1/2，出生后6~12个月为成人的3/4，2岁时达到成人水平。故不能有效地排出过多的水分和溶质。

（3）肾排泄功能：新生儿葡萄糖、氨基酸和磷的肾阈值较成人低，易出现糖尿和氨基酸尿；排钠能力也较差，如过多摄入钠，容易发生钠潴留。低体重儿排钠较多，可出现钠负平衡而导致低钠血症。出生10天内的新生儿，排钾能力较差，故血钾偏高。新生儿及婴幼儿碳酸氢钠的肾阈值低，泌氢产氨能力差，易发生酸中毒。

（4）尿的浓缩功能和稀释功能：儿童肾小管的浓缩功能较差，新生儿尿渗透压为240mmol/L，婴儿尿渗透压为500~600mmol/L，儿童尿渗透压为500~800mmol/L。儿童排出溶质所需液量较多，婴儿尿中每排出1mmol溶质需水分1.4~2.4ml。故入量不足时易发生脱水甚至诱发急性肾功能不全。新生儿及婴幼儿尿稀释功能接近成人，但肾小球滤过率较低，大量饮水或输液过快时易出现水肿。

（5）酸碱平衡：新生儿及婴幼儿因碳酸氢盐肾阈值低至19~21mmol/L，泌氢产氨能力低，排内源性固定酸量少，血浆中碳酸氢钠水平低，容易发生酸中毒。

（6）肾的内分泌功能：新生儿的肾已具有内分泌功能，其血浆肾素、血管紧张素和醛固酮浓度均等于或高于成人，出生后数周内逐渐降低。新生儿肾血流量低，因此前列腺素合成速率较低。由于胎儿血氧分压较低，故胎儿肾合成的促红细胞生成素较多，出生后随着血氧分压的增高，促红细胞生成素合成减少。

三、儿童排尿及尿液特点

| 知识点6：排尿次数及尿量 | 副高：掌握　正高：熟练掌握 |

（1）排尿次数：93%的正常足月新生儿在出生后24小时内排尿，99%于出生后48小时内开始排尿。新生儿出生的最初几天内，因液体摄入量少，每天排尿4~5次；1周后，因新陈代谢旺盛，膀胱容量小，而进水量增多，排尿次数每天增加至20~25次；1岁时每天排尿15~16次；幼儿每天排尿10次；学龄前期和学龄期每天排尿6~7次。

（2）排尿控制：在婴儿期，正常排尿机制由脊髓反射完成，以后由脑干-大脑皮质控制。1.5~3.0岁，小儿主要通过尿道外括约肌和会阴肌控制排尿，多数小儿至3岁已能控制排尿。若3岁后不能控制膀胱逼尿肌收缩，则表现为白天尿频、尿急，偶尔尿失禁和夜间遗尿，称为不稳定膀胱。

（3）每天尿量：儿童每天排尿量与食物种类、液体的入量、活动量、气温及精神等因素相关，并且个体差异也很大。新生儿出生后2天内，每天尿量为$1~3ml/(kg \cdot h)$；尿量每小时$<1.0ml/kg$为少尿；每小时$<0.5ml/kg$为无尿，见表11-1。

表 11-1　不同年龄小儿每天尿量

年　龄	正常尿量（ml/d）	少尿（ml/d）	无尿（ml/d）
婴儿期	400~500	<200	<50
幼儿期	500~600	<200	<50
学龄前期	600~800	<300	<50
学龄期	800~1400	<400	<50

| 知识点7：尿液特点 | 副高：掌握　正高：熟练掌握 |

（1）尿色和酸碱度：正常儿童尿液淡黄透明，但个体差异较大。新生儿出生后2~3天，尿颜色深，稍混浊，呈酸性，放置后有红褐色沉淀，为尿酸盐结晶。出生数天后尿色变淡。正常婴幼儿尿液淡黄、透明，但在寒冷季节，尿液放置后，可变为乳白色混浊液，是由盐类结晶析出所致。尿酸盐结晶加热或加酸后，尿液中结晶可溶解，尿液变清，可用于与脓尿和乳糜尿鉴别。新生儿出生后前几天尿内含有尿酸盐多而呈强酸性，以后接近中性或弱酸性，pH为5~7。

（2）尿渗透压和尿比重：新生儿尿渗透压平均为240mmol/L，新生儿尿比重较低，为1.006~1.008，以后随年龄增长逐渐增高；婴儿尿渗透压为50~600mmol/L，1岁后接近成人；儿童尿渗透压通常为500~800mmol/L，尿比重范围为通常为1.011~1.025。

（3）尿蛋白：正常儿童尿中仅含微量蛋白，尿蛋白定性为阴性，尿蛋白定量通常为每

天尿蛋白不超过 $100mg/m^2$，随意尿蛋白/尿肌酐≤0.2。如果尿蛋白>150~200mg/d，定性检查为阳性。尿蛋白主要来源于血浆蛋白，以清蛋白为主，其余为尿调节素（Tamm-Horsfall蛋白）和球蛋白等。

（4）尿细胞和管型：正常新鲜尿液离心后沉渣镜下检查：红细胞<3 个/高倍视野，白细胞<5 个/高倍视野，偶见透明管型。正常 12 小时尿液中：红细胞计数<50 万，白细胞计数<100 万，管型<5000 个。

第二节 急性肾小球肾炎

急性肾小球肾炎

知识点 1：急性肾小球肾炎的概述　　　　副高：掌握　正高：熟练掌握

急性肾小球肾炎（AGN）是一组不同病因所致的感染后免疫反应引起的急性弥漫性肾小球炎性病变。临床常为急性起病，多存在前驱感染，以血尿为主，伴不同程度蛋白尿，可有少尿、水肿、高血压。急性肾小球肾炎常为自限性，预后较好，较少转为慢性肾炎和慢性肾衰竭，极少数病例在急性期可发生急性肾衰竭。急性肾炎可分为急性链球菌感染后肾小球肾炎（APSGN）和非链球菌感染后肾小球肾炎（NPSGN）。本病多见于 5~14 岁儿童，尤其是 6~7 岁儿童，男女比例为 2∶1。每年冬、秋季为急性肾小球肾炎发病高峰期，可呈局部流行。

知识点 2：急性肾小球肾炎的病因　　　　副高：掌握　正高：熟练掌握

急性肾小球肾炎以 A 组乙型溶血性链球菌感染后引起多见，以继发于上呼吸道感染最常见，皮肤感染次之，少数于急性咽炎、猩红热后发生。

除 A 组乙型溶血性链球菌之外，其他细菌如铜绿假单胞菌、肺炎链球菌、金黄色葡萄球菌、伤寒杆菌、流感嗜血杆菌等，病毒如柯萨奇病毒、埃可病毒、乙型肝炎病毒、麻疹病毒、流行性腮腺炎病毒、巨细胞病毒、流行性感冒病毒等，还有疟原虫、肺炎支原体、白念珠菌、钩虫、血吸虫、弓形虫、梅毒螺旋体、钩端螺旋体等也可导致急性肾炎。

知识点 3：急性肾小球肾炎的发病机制　　　　副高：掌握　正高：熟练掌握

目前认为急性肾小球肾炎主要与 A 组乙型溶血性链球菌中的致肾炎菌株感染有关，主要发病机制为抗原抗体免疫复合物引起肾小球毛细血管炎性病变，机体对链球菌的某些抗原成分（如菌壁上的 M 蛋白内链球菌素、肾炎菌株协同蛋白等）产生抗体，形成循环免疫复合物，并随血液循环到达肾，沉积于肾小球基膜，激活补体系统，造成肾小球局部免疫反应和炎症反应，使基膜损伤，血液成分漏出毛细血管，尿液中出现蛋白质、红细胞、白细胞和管型。肾小球炎性病变使内皮细胞肿胀，系膜细胞增生，严重时可有新月体形成，肾小球滤过率降低，出现少尿、无尿，严重者发生急性肾衰竭。因肾小球滤过率降低，水、钠潴留，血容量增加，出现不同程度水肿、循环充血和高血压，严重者出现高血压脑病。

知识点4：急性肾小球肾炎的前驱感染表现　　　　副高：掌握　正高：熟练掌握

急性肾小球肾炎临床表现轻重不一，轻者仅见镜下血尿，无临床症状，重者可呈急进性过程，短期内出现肾功能不全。

90%患儿发病前有链球菌感染病史，以呼吸道感染及皮肤感染多见。在前驱感染后1~3周急性起病。前驱期患儿可有低热、乏力、头痛、呕吐及食欲缺乏等表现。

知识点5：急性肾小球肾炎的典型临床表现　　　　副高：掌握　正高：熟练掌握

起病时可有低热、疲倦、乏力、头晕、食欲缺乏、腰部钝痛等非特异表现。主要症状如下。

（1）水肿、少尿：水肿为最常见和最早出现的症状，多数为轻、中度水肿。初期在晨起时发现患儿双睑及颜面部水肿，逐渐波及躯干和四肢，重者遍及全身，为非凹陷性水肿。同时出现尿量减少，严重者可出现无尿。一般在1~2周内随着尿量增多，水肿逐渐消退。

（2）血尿：起病时几乎均有血尿，轻者仅有镜下血尿，50%~70%患儿出现肉眼血尿。肉眼血尿的尿色随尿液酸碱度不同而异，中性或偏碱性尿呈淡红色为洗肉水样，酸性尿呈棕黄色（浓茶水样）或灰褐色（烟灰水样），出血量多者呈鲜血样。肉眼血尿多在1~2周内随尿量增多而逐渐消失，少数持续3~4周后转为镜下血尿。镜下血尿会持续1~3个月或更长时间，若并发感染或在运动后，血尿可暂时加剧。

（3）蛋白尿：患儿出现不同程度的蛋白尿。

（4）高血压：30%~80%患儿可有血压增高的表现，学龄前期儿童>120/80mmHg，学龄期儿童>130/90mmHg，多于发病后1周左右出现，为轻度或中度增高。一般在1~2周内随尿量增多，血压逐渐恢复至正常。

知识点6：急性肾小球肾炎的严重表现　　　　副高：掌握　正高：熟练掌握

少数患儿在起病2周内，出现下列严重症状，如不及时治疗，病情急剧恶化，可危及生命。

（1）严重循环充血：当患儿出现气促和肺部湿啰音时，应警惕循环充血的可能性。由于水、钠潴留，血浆容量增加而出现循环充血，临床表现类似于心力衰竭。轻者仅有呼吸增快、肺部湿啰音；严重者可出现明显气促、呼吸困难、端坐呼吸、咳嗽、咳粉红色泡沫痰，心脏增大、心率增快，甚至出现奔马律、颈静脉怒张、两肺满布湿啰音，肝淤血、增大，水肿加剧，出现胸腔积液、腹水等表现。少数患儿可突然发生病情急剧恶化，在数小时内因急性肺水肿而死亡。

（2）高血压脑病：患儿血压急剧增高，血压常在（150~160）/（100~110）mmHg以上，使脑组织血液灌注急剧增多而发生脑水肿。患儿表现为剧烈头痛、烦躁不安、恶心、呕吐、复视、一过性失明，严重者可出现惊厥、昏迷等。

（3）急性肾衰竭：疾病初期有尿量减少的患儿，常出现暂时性氮质血症，严重尿少或尿闭的患儿，出现电解质紊乱（主要是高钾血症）和代谢性酸中毒或氮质血症症状。一般持续3~5天，在尿量逐渐增多后，病情好转，肾功能也逐渐恢复。若持续数周仍不恢复，则预后不佳。

| 知识点7：急性肾小球肾炎的非典型表现 | 副高：掌握 正高：熟练掌握 |

（1）无症状性急性肾炎：患儿有前驱感染史，仅有镜下血尿，血清链球菌抗体可增高，血清补体降低，无其他临床表现。

（2）肾外症状性急性肾炎：部分患儿有水肿、高血压等肾外症状，甚至有严重循环充血或高血压脑病，而尿改变轻微或尿常规检查正常，但有链球菌感染病史和血清补体水平明显降低。

（3）以肾病综合征表现为主的急性肾炎：少数患儿以急性肾炎起病，以水肿和蛋白尿为突出表现，伴轻度高胆固醇血症和低蛋白血症，临床表现似肾病综合征，预后差。

| 知识点8：急性肾小球肾炎的辅助检查 | 副高：掌握 正高：熟练掌握 |

（1）尿常规：患儿几乎均出现血尿，见肉眼血尿或镜下血尿。尿蛋白阳性，多在+~+++，为非选择性蛋白尿。镜下可见大量红细胞，可见透明、颗粒、红细胞管型。尿常规一般在6~8周后转为正常。

（2）血液检查：可见轻、中度贫血，红细胞沉降率轻度增快，多在2~3个月恢复正常。血清总补体 C_2 及 C_3 均降低，多在4~8周恢复正常。其下降程度与病情的严重程度及预后无关。

（3）抗链球菌溶血素"O"大多数增高：通常于感染后10~14天出现，3~5周效价达高峰，3~6个月后恢复。抗脱氧核糖核酸酶B效价均可增高。

（4）肾功能及血生化检查：一过性氮质血症，尿素氮及血肌酐可轻度增高。低钠、高钾血症，高氯性代谢性酸中毒。

（5）B超检查：可见双肾正常或弥漫性增大、皮质回声增强。

（6）X线检查：可见心影轻度增大。

（7）心电图检查：可表现为低电压、T波低平等改变。

| 知识点9：急性肾小球肾炎的治疗要点 | 副高：掌握 正高：熟练掌握 |

本病属于自限性疾病，治疗以卧床休息、彻底清除感染灶、对症治疗为主，同时防治并发症，保护肾功能。

（1）清除感染病灶、彻底消灭抗原：根据咽拭子培养+药物敏感试验结果选择有效的抗生素。一般应用青霉素，疗程10~14天。青霉素过敏者改用红霉素，避免使用肾毒性药物。

（2）休息：起病2周内卧床休息，待病情好转后逐渐增加活动量。

（3）饮食：给予低盐饮食，严重水肿或高血压者需无盐饮食。有氮质血症者应限制蛋白质摄入，有严重循环充血时限制水的摄入。

（4）对症治疗：①利尿。有明显水肿、少尿、高血压及循环充血者，常用噻嗪类、袢利尿药物，如氢氯噻嗪1~2mg/（kg·d），分2~3次口服。无效时可用呋塞米每次2~5mg/kg，每天3~4次口服，或静脉注射剂量每次1~2mg/kg，每天1~2次，静脉注射剂量过大时可有一过性耳聋。②降血压。凡经休息、限盐、利尿而舒张压仍高于90mmHg时，可用钙通道阻滞药或血管紧张素转换酶抑制药，常用硝苯地平0.25~0.50mg/（kg·d），最大剂量不超过1mg/（kg·d），口服或舌下含服，每天3~4次，或给予卡托普利，初始剂量为0.3~0.5mg/（kg·d），最大剂量为5~6mg/（kg·d），分3次口服，与硝苯地平交替使用降血压效果更佳。③严重循环充血。首先选用呋塞米，症状不缓解加用硝普钠静脉治疗，减轻心脏的前后负荷，也可通过血液净化治疗，达到迅速脱水的目的。也可适当使用毛花苷C。④高血压脑病。首选硝普钠，以5~20mg加入5%葡萄糖液100ml中，以每分钟1μg/kg速度静脉滴注，每分钟不宜超过8μg/kg，用药时严密监测血压，随时调整滴速，防止发生低血压。注意对症处理，对持续惊厥者可选用地西泮，对脑水肿者宜采用速效利尿药。⑤急性肾衰竭。及时处理水、电解质紊乱及酸碱平衡失调，必要时采用透析治疗。

知识点10：急性肾小球肾炎的护理评估 　　　　副高：掌握　正高：熟练掌握

（1）健康史：评估患儿发病1~3周前有无链球菌感染病史，特别是咽炎、扁桃体炎等上呼吸道感染症状或皮肤感染病史。水肿出现的时间、发展顺序、起始部位、持续时间和程度。了解患儿24小时内排尿次数、尿量、尿的颜色，有无头痛、头晕等症状。询问用药治疗情况，用药种类、剂量、次数及不良反应。了解患儿既往身体状况及疾病史。

（2）身体状况：测量患儿体重、体温、血压、呼吸、脉搏，听诊心率、肺部有无啰音，观察有无血尿、水肿，检查水肿部位和程度，压之是否凹陷。

（3）心理-社会状况：评估患儿及家长对疾病的认识程度，有无心理压力。了解家庭和社区对小儿急性肾小球肾炎的认识程度和防治态度。了解患儿的家庭经济状况，有无焦虑等情况。

知识点11：急性肾小球肾炎的护理诊断 　　　　副高：掌握　正高：熟练掌握

（1）体液过多：与肾小球滤过率下降，水、钠潴留有关。

（2）活动无耐力：与水肿、血压高有关。

（3）营养失调（低于机体需要量）：与蛋白质丢失、水肿，导致的消化功能下降，以及限盐饮食有关。

（4）潜在并发症：严重循环充血、高血压脑病、急性肾衰竭。

（5）知识缺乏：患儿家长缺乏本病护理知识。

知识点 12：急性肾小球肾炎的一般护理措施　　副高：掌握　正高：熟练掌握

（1）休息：起病 2 周内卧床休息，增加肾血流量，原尿滤出增多，同时，减轻心肌耗氧量，减轻心脏负荷；防止严重并发症发生。出现高血压和心力衰竭者，则要绝对卧床休息，护理人员应协助一切生活护理。水肿消退、血压正常、肉眼血尿消失后，可在室内轻度活动；病后 2~3 个月尿液检查高倍视野红细胞 10 个以下，红细胞沉降率（血沉）正常后可以上学，但要免体育活动；Addis 计数正常后，可恢复正常活动。

（2）饮食护理：给予高糖、高维生素、适量蛋白质和脂肪的低盐饮食。高糖饮食可防止体内蛋白质分解而加重氮质血症。急性期 1~2 周应控制食物中的氯化钠摄入量，1~2g/d，水肿消退后 3~5g/d。水肿严重、尿少、氮质血症者，应限制水及蛋白质的摄入，蛋白质每天 0.5g/kg。用简单易懂的语言向患儿及家长讲解饮食治疗的重要性，避免食用含钠食品。水肿消退、血压恢复正常后，逐渐由低盐饮食过渡到普通饮食。因小儿生长发育快，对盐及蛋白质的需要较高，不宜过久的限制。

知识点 13：急性肾小球肾炎的对症护理措施　　副高：掌握　正高：熟练掌握

（1）水肿：严格限制钠的摄入量。采取腰部保暖措施，以促进血液循环，解除肾血管痉挛，增加肾血流量，有助于增加排尿量，减轻水肿。一般每天 1 次，每次 15~20 分钟。

（2）循环充血：记录液体摄入量，严格限制水、钠摄入是预防严重循环充血和心力衰竭的关键。限制活动，卧床休息。一旦出现严重循环充血，立即让患儿取半卧位或坐位，给予氧气吸入并减慢输液速度，随后报告医生，遵医嘱应用利尿药或血管扩张药。

（3）高血压脑病：严密观察血压的变化，每天测血压 1~2 次，或进行血压监测，必要时按医嘱应用降压药。如出现剧烈头痛、呕吐、视物模糊等，应及时告知医生，并立即让患儿卧床，头部稍抬高，测生命体征，遵医嘱应用降压药。

（4）肾衰竭：病程 1~2 周内绝对卧床休息，以减轻肾和心脏负担；严格限制水、钠的入量，必要时应限制蛋白质及含钾食物的摄入。如患儿有高钾血症、氮质血症和酸中毒的表现，按急性肾功能衰竭护理，配合医生处理，并做好透析治疗前的心理护理。

知识点 14：急性肾小球肾炎的用药护理措施　　副高：掌握　正高：熟练掌握

（1）降压药：定时测量血压，观察降压效果。患儿应避免突然起立，以防直立性低血压的发生。应用硝普钠静脉滴注时不可与其他药物配伍，现用现配，整个输液系统要注意避光，溶液变色应立即停用。用药期间须严密监测血压、心率。少数患儿可能会出现头痛、恶心、呕吐和腹部痉挛性疼痛。

（2）利尿药：静脉注射呋塞米后注意有无脱水及电解质紊乱，观察有无乏力、腹胀、肠鸣音减弱等低钾血症表现。同时多补充含钾丰富的食物（如香蕉、柑橘等），必要时遵医嘱补充钾盐。

知识点 15：急性肾小球肾炎的心理护理和观察措施　　副高：掌握　正高：熟练掌握

（1）经常巡视病房，发现问题及时沟通。为患儿提供适当的娱乐用品，以缓解因活动受限及疾病带来的焦虑。

（2）观察尿量、尿色，记录 24 小时液体出入量，定时测体重，一般每周 2 次，用利尿药时每天 1 次。每周留尿标本，送尿常规检查 2 次。如尿量持续减少，并出现头痛、恶心、呕吐等表现，应警惕急性肾功能衰竭的发生。注意观察有无乏力、心率减慢、心律失常等情况出现，上述情况提示患儿存在高钾血症；如出现恶心、呕吐、疲乏、意识障碍等，考虑有氮质血症的发生。

（3）观察血压变化，如果出现血压突然升高，剧烈头痛、呕吐、视物模糊等，则提示高血压脑病，应配合医生积极抢救，遵医嘱给予镇静药、脱水药等药物治疗。

（4）密切观察呼吸、脉搏、心率，患儿一旦出现烦躁不安，呼吸增快，胸闷、呼吸困难，不能平卧、咳喘、咳粉红色泡沫痰，以及肝大、颈静脉怒张等表现，应考虑严重循环充血的发生。遵医嘱积极配合治疗。

（5）密切观察患儿生命体征的变化，水肿严重者如出现烦躁不安、呼吸困难、心率增快，不能平卧，肺底可闻及湿啰音，肝大等，立即报告医生，并让患儿半卧位，给予吸氧、遵医嘱给予利尿药，还可静脉滴注硝普钠或酚妥拉明，降低循环血量，减轻心脏负荷，必要时给予洋地黄类药物，剂量宜偏小，症状好转后停药。

知识点 16：急性肾小球肾炎的健康指导　　　　副高：掌握　正高：熟练掌握

（1）向患儿和家长宣传本病是一种自限性疾病，预后良好，较少发展成慢性肾炎，使患儿及家长增强信心。

（2）告知家长按疾病的病程发展进行饮食调整的重要性和必要性，并介绍合适的食谱。强调限制水、钠及蛋白质摄入的重要性。

（3）强调限制活动是控制病情进展的重要措施。指导患儿控制活动量，讲解休息对患儿的重要意义，阐明整个病程中应始终对活动进行适当限制，直到尿液检查完全正常。

（4）强调遵医嘱用药的重要性，让患儿及家长了解所用药物的不良反应，解除患儿及家长的疑虑。

（5）做好出院指导和预防宣教工作，强调增强体质，避免或减少上呼吸道感染是预防本病的根本方法。一旦发生了上呼吸道感染或皮肤感染，应及早治疗。

（6）强调出院后定期门诊复查的重要性，A组乙型溶血性链球菌感染后1~3周内定期检查尿常规，及时发现和治疗本病。

第三节 肾病综合征

| 知识点1：肾病综合征的概述 | 副高：掌握　正高：熟练掌握 |

肾病综合征（NS）是多种原因导致肾小球基膜通透性增高，大量蛋白质从尿中丢失而引起的一系列临床综合征。在儿童肾疾病中发病率仅次于急性肾小球肾炎（ANG），居第二位。临床表现有四大特点：①大量蛋白尿，尿蛋白检查≥（+++），儿童定量为每天>50mg/kg。②低蛋白血症，血浆清蛋白<30g/L。③高脂血症，儿童胆固醇>5.7mmol/L。④水肿。前两项是诊断肾病综合征的必备条件。

| 知识点2：肾病综合征的分类 | 副高：掌握　正高：熟练掌握 |

（1）按病因：肾病综合征按病因可分为原发性、继发性和先天性三种类型。儿童时期的肾病约90%为原发性肾病综合征。继发型病毒性是指在诊断明确的原发病基础上出现肾病综合征的表现，多见于过敏性紫癜、系统性红斑狼疮、乙型病毒性肝炎、糖尿病等。先天性肾病综合征与遗传有关，多于出生后6个月内起病，我国较少见。

（2）按临床表现：分为单纯型肾病综合征和肾炎型肾病综合征。

（3）按糖皮质激素反应：①激素敏感型肾病综合征。以泼尼松足量2mg/（kg·d）或60mg/（m²·d）治疗不超过8周尿蛋白转阴。②激素耐药型肾病综合征。以泼尼松足量治疗超过8周尿蛋白仍呈阳性。③激素依赖型肾病综合征。对激素敏感，但连续2次减量或停药2周内复发。④肾病综合征复发与频复发。复发是指连续3天，尿蛋白由（-）转为（+++）或（++++），或24小时尿蛋白定量≥50mg/kg或尿蛋白/尿肌酐（mg/mg）≥2.0；频复发是指肾病综合征病程中半年内复发≥2次，或1年内复发≥3次。

| 知识点3：肾病综合征的病因及发病机制 | 副高：掌握　正高：熟练掌握 |

原发性肾病综合征的病因及发病机制目前尚不明确。

（1）肾小球毛细血管壁结构或电化学改变可导致蛋白尿。动物实验模型及人类肾病综合征的研究显示微小病变时肾小球滤过膜多为阴离子丢失，致静电屏障破坏，使大量带阴电荷的中分子量血浆清蛋白滤出，形成高选择性蛋白尿。因分子滤过屏障损伤，尿中丢失大、中分子量的多种蛋白，形成低选择性蛋白尿。

（2）非微小病变型常见免疫球蛋白和/或补体成分在肾内沉积，局部免疫病理过程可损伤滤过膜正常屏障作用而发生蛋白尿。微小病变型肾小球未见以上沉积，其滤过膜静电屏障损伤，原因可能与细胞免疫失调有关。

（3）患儿外周血 T 淋巴细胞培养后的上清液，经尾静脉注射可致小鼠发生大量蛋白尿和肾病综合征的病理改变，表明 T 淋巴细胞异常参与本病的发病。

知识点 4：肾病综合征的病理生理　　　　　副高：掌握　正高：熟练掌握

原发的肾损害使肾小球通透性增加导致蛋白尿，而低蛋白血症、高脂血症和水肿是蛋白尿继发的病理生理改变。

（1）蛋白尿：蛋白尿是肾病综合征最根本和最重要的病理生理改变。由于免疫损伤导致肾小球滤过屏障受损，造成肾小球基膜通透性增高，使血浆中分子量较大的蛋白质大量漏出，出现蛋白尿。长时间持续大量蛋白尿，能促进肾小球系膜硬化和间质病变，导致肾功能不全。

（2）低蛋白血症：因血浆蛋白从尿中丢失及肾小球滤出的蛋白质流经肾小管时，被重吸收的清蛋白分解，造成低蛋白血症。肝合成蛋白的速度和蛋白分解代谢率的改变也使血浆蛋白减少。血浆清蛋白水平下降，将影响机体内环境的稳定，并影响药代动力学。

（3）高脂血症：低蛋白血症促使肝合成脂蛋白增加，大分子的脂蛋白难以从肾排出，导致血脂增高。表现为血清总胆固醇、低密度脂蛋白（LDL）、极低密度脂蛋白（VLDL）浓度增高。持续高脂血症可以促进动脉粥样硬化、肾小球硬化及间质纤维化。

（4）水肿：水肿的机制可能与下列因素有关：①血浆蛋白减少使血浆胶体渗透压降低，当血浆清蛋白含量低于 25g/L 时，液体将在间质区潴留；低于 15g/L 则可有腹水或胸腔积液形成。②血浆胶体渗透压降低使血容量减少，通过压力和容量感受器使血管升压素和肾素-血管紧张素-醛固酮系统分泌，使远端肾小管对水、钠吸收增加，导致水、钠潴留。③低血容量使交感神经兴奋性增高，近端肾小管对 Na^+ 吸收增加，加重水钠潴留。

知识点 5：单纯型肾病综合征的临床表现　　　　副高：掌握　正高：熟练掌握

单纯型肾病综合征是小儿肾病综合征最常见的类型。发病年龄 2～7 岁，男女性别比（2～4）∶1。起病隐匿，常无明显诱因。初起时一般情况尚好，以后面色苍白、精神萎靡、食欲缺乏。具有肾病综合征的四大特征：①大量蛋白尿。②低蛋白血症。③高脂血症。④明显水肿。

（1）明显水肿：高度水肿为最突出、最常见的症状，也是就诊的主要原因。开始患儿仅晨起时眼睑及面部水肿，两眼难以睁开，水肿逐渐波及全身，水肿呈凹陷性。水肿最明显部位为颜面、下肢及阴囊，有时伴有胸腔积液、腹水，胸腔积液、腹水较多时可致呼吸困难，阴囊水肿行走不便，阴囊皮紧张、变薄、透亮，甚至渗液，水肿严重时尿量减少。水肿可反复出现，迁延很久。

（2）大量蛋白尿：尿中有大量蛋白质，以中分子量清蛋白为主，每天丢失蛋白>2g，尿蛋白量常与水肿程度呈平行关系。

（3）低蛋白血症：血浆蛋白显著降低，以清蛋白降低为主，造成清蛋白与球蛋白比例倒置。

（4）高胆固醇血症：血胆固醇明显增加，甘油三酯和低密度脂蛋白亦增高。

知识点 6：肾炎型肾病的临床表现　　　　副高：掌握　正高：熟练掌握

患儿年龄常在 7 岁以上，无性别差异，水肿一般显著，但也可极轻，不易察觉，常伴有明显的持续性或发作性高血压、血尿、氮质血症及补体水平低下。除有单纯型肾病综合征的四大症状外，还具有以下四项之一或多项者属于肾炎型肾病综合征：①2 周内分别 3 次以上离心尿检查红细胞≥10 个/高倍视野，并证实为肾小球源性血尿者。②反复或持续高血压，学龄期儿童≥130/90mmHg，学龄前期儿童≥120/80mmHg，并排除由应用糖皮质激素等原因所致。③肾功能不全，并排除由于血容量不足等所致。④持续低补体血症。

知识点 7：肾病综合征的并发症　　　　副高：掌握　正高：熟练掌握

（1）感染：是最常见的并发症，也是病情反复和/或加重的诱因。肾病综合征抗感染能力的下降的原因是免疫球蛋白（IgG）自尿中丢失、血中有免疫抑制因子、巨噬细胞功能障碍。此外，也与长期服用激素等药物使免疫功能下降有关。常见的感染有呼吸道、皮肤、尿路及腹腔感染。上呼吸道感染占 50% 以上，且以病毒感染最为常见。

（2）电解质紊乱：由于长期忌盐或应用利尿药过多，以及感染、呕吐、腹泻等因素，可引起低钠血症，还可发生低钾血症，尤其易发生在应用肾上腺皮质激素的利尿期不及时补充钾盐的情况下。蛋白尿常伴有与蛋白质结合的钙的排出，使用肾上腺皮质激素治疗时，肠道钙吸收不良，可发生低钙惊厥或引起骨质疏松。

（3）高凝状态及血栓形成：低蛋白血症时，肝合成的凝血物质也增加（尿中丢失抗凝血酶Ⅲ，高脂血症使血小板聚集力增强）。血容量减少，血流缓慢，易促使血栓形成，以肾静脉血栓形成多见，表现为患儿突发腰痛、血尿、少尿甚至肾衰竭。

（4）低血容量甚至休克：多见于起病或复发的患儿，或有呕吐、腹泻的患儿，由于利尿药的使用，加重了组织脱水的发生，表现为血压偏低、直立性低血压、皮肤发花等，重者可出现休克。

（5）急性肾衰竭：由血容量不足，导致肾前性肾衰竭，也可因肾小球滤过滤下降、伴发间质性肾炎、间质性水肿等原因，引起肾小管阻塞，使近端肾小管和肾小囊内静水压增高，导致肾小球有效滤过率下降。

（6）生长延迟：主要见于频繁复发和长期接受大剂量糖皮质激素治疗的患儿。

（7）肾上腺危象：见于肾上腺皮质激素突然撤退，或感染应激时内源性肾上腺皮质激素水平不足，临床表现为表情淡漠、呕吐、血压过低等。

知识点8：肾病综合征的辅助检查 副高：掌握 正高：熟练掌握

（1）尿液检查：尿蛋白定性多在（+++）~（++++），大多可见透明管型、颗粒管型和卵圆脂肪小体。尿蛋白定量：24小时尿蛋白定量≥50mg/（kg·d），随机或晨尿尿蛋白/尿肌酐（mg/mg）≥2.0。肾炎型肾病综合征患儿尿内红细胞计数增多。

（2）血液检查：血浆总蛋白及清蛋白低于正常，清蛋白降低更为明显，常<25g/L。清蛋白与球蛋白比例（A/G）倒置。胆固醇明显增高、甘油三酯升高，LDL和VLDL增高，高密度脂蛋白（HDL）多正常。红细胞沉降率明显加快。

（3）肾功能检查：血尿素、肌酐水平可正常或升高，肾炎型肾病综合征时升高。晚期患儿可有肾小管功能损害。

（4）血清免疫学检查：IgG常降低，IgM、IgE可增加。肾炎型肾病综合征血清补体可降低。

（5）肾活检病理学检查：多数儿童肾病不需要进行诊断性肾活检。肾活检病理学检查可以确定病理类型。儿童肾病综合征肾活检指征：①对糖皮质激素治疗耐受或频繁复发者。②临床或实验室证据支持肾炎学肾病综合征或慢性肾小球肾炎者。

（6）血栓形成的检查：对疑有血栓形成者可行彩色多普勒B超检查，有条件者可行数字减影血管造影（DSA）。

知识点9：肾病综合征的一般治疗要点 副高：掌握 正高：熟练掌握

（1）休息：原则上不需要严格限制活动，有严重水肿、高血压、体腔积液时可卧床休息，勤翻身以减少压疮的发生，病情缓解后逐渐增加活动量。

（2）饮食：有明显水肿时应给予低盐饮食，有严重水肿、高血压时则给予无盐饮食，病情缓解后一般不需继续限盐；蛋白质摄入量1.5~2.0g/（kg·d）。注意补充维生素及矿物质。大剂量应用激素时应补充维生素D 400U/d和钙剂。

（3）防治感染：保持室内卫生和空气新鲜，保持一定的温度和相对湿度。避免接触麻疹、水痘等患儿，避免到公共场所。注意皮肤清洁，一旦发生感染，应积极治疗。预防接种需在病情完全缓解且停用糖皮质激素6个月后进行。

知识点10：肾病综合征的激素治疗要点 副高：掌握 正高：熟练掌握

糖皮质激素是治疗肾病综合征的首选药物，采取口服治疗，初治病例诊断确定后应尽早选用泼尼松治疗。应用原则：始量要足，减量要慢，维持要长。

（1）短程疗法：用于初治的单纯型肾病综合征，确诊后就应开始应用泼尼松2mg/（kg·d），按身高标准体重，最大量60mg/d，分3~4次口服。用药4周后减量，改为泼尼松1.5mg/（kg·d）隔天早餐后顿服，持续4周。全疗程共8周。短程疗法易于复发。

（2）中、长程疗法：可用于各种类型的肾病综合征。疗程达6个月为中程疗法，长程疗法疗程为 9~12 个月。中程疗法先以泼尼松 2mg/（kg·d），最大量 60mg/d，分 3~4 次服用。若 4 周内尿蛋白转阴，则自转阴后至少巩固治疗 2 周再开始减量，以后改为泼尼松 2mg/kg，隔天早餐后顿服，继续用 4 周，以后每 2~4 周从总量中减 2.5~5.0mg，直至停药，总疗程 6 个月。长程疗法为开始治疗后 4 周尿蛋白未转阴者可继续服用至尿蛋白转阴后 2 周，一般不超过 8 周。以后再改为泼尼松 2mg/kg，隔天早餐后顿服，继续用 4 周，以后每 2~4 周减量一次，直至停药，总疗程 9 个月。

知识点 11：肾病综合征激素治疗的疗效判断　　　　副高：掌握　正高：熟练掌握

以泼尼松 1.5~2.0mg/（kg·d）治疗 8 周后进行疗效判断。

（1）激素敏感型（完全效应）：泼尼松足量治疗 8 周内，尿蛋白转阴，水肿消退。

（2）激素部分敏感型（部分效应）：激素治疗 8 周内，水肿消退，尿蛋白仍然（+）~
（++）。

（3）激素耐药型（无效应）：激素足量治疗满 8 周，蛋白尿仍为阳性，（++）以上。

（4）激素依赖型：对激素敏感，治疗后尿蛋白转阴，但减量或停药 2 周内又出现蛋白尿，恢复用量或再次用药后尿蛋白又转阴，并且重复 2 次以上者。

（5）复发/反复：尿蛋白已转阴，停用激素 4 周以上，晨尿蛋白由（−）转为 ≥（++）为复发；如在激素用药过程中出现上述变化为反复。

（6）频复发：病程中半年内复发 ≥2 次，或 1 年内复发 ≥3 次。

以上变化指分布在 7~10 天内 3 次尿常规检查结果。

知识点 12：肾病综合征激素治疗的不良反应　　　　副高：掌握　正高：熟练掌握

长期使用糖皮质激素可见以下不良反应。

（1）代谢紊乱，如明显库欣面容、蛋白质营养不良、肌肉萎缩无力、伤口愈合不良、高血糖、尿糖、高血压、尿中失钾，水、钠潴留，以及高尿钙和骨质疏松。

（2）消化性溃疡，精神欣快感、兴奋、失眠，甚至呈精神病、癫痫发作等；还可发生无菌性股骨头坏死、白内障、生长停滞等。

（3）易发生感染或诱发结核灶的活动。

（4）突然停用糖皮质激素可发生急性肾上腺皮质功能不全，引起戒断综合征。

知识点 13：肾病综合征的其他治疗要点　　　　副高：掌握　正高：熟练掌握

（1）免疫抑制药：难治性肾病或糖皮质激素治疗不良反应严重者，可加用或换用免疫抑制药。①环磷酰胺（CTX）：一般剂量 2.0~2.5mg/（kg·d），分 3 次口服，疗程 8~12 周。或用冲击治疗，剂量 10~12mg/（kg·d），加入 5% 葡萄糖盐水 100~200ml 内静脉滴注 1~2 小时，连续 2 天为 1 个疗程，每 2 周重复 1 个疗程，总剂量小于 200mg/kg。不良反应有胃肠道反应、白细胞计数减少、脱发、肝功能损害、骨髓抑制、出血性膀胱炎及性腺损害等，避免青春期前和青春期用药。②其他免疫抑制药：可选用雷公藤多苷、苯丁酸氮芥、环孢素、吗替麦考酚酯等，可减少复发，延长缓解期。

（2）利尿消肿：对糖皮质激素敏感者，用药1~2周后排尿增多，无须应用利尿药。严重水肿时，因感染等暂不能应用糖皮质激素治疗者，以及对激素耐药者，可选用利尿药，如氢氯噻嗪、螺内酯；严重低蛋白血症者，可静脉给予清蛋白提高胶体渗透压，再给予呋塞米，利尿效果更好。但需密切观察出入水量、血容量、高凝状态、体重变化及电解质紊乱。

（3）减少尿蛋白：伴有高血压者，可选用血管紧张素转换酶抑制药（ACEI），如卡托普利、依那普利、福辛普利等，以降低肾小球内高压，减少尿蛋白，延缓肾功能损害。

（4）抗凝治疗：为防治血栓，可应用肝素钠、尿激酶、双嘧达莫等。

（5）中药治疗：在激素治疗的基础上，可配合中医辨证论治，选择合理的中药。

| 知识点14：肾病综合征的护理评估 | 副高：掌握　正高：熟练掌握 |

（1）健康史：了解患儿发病前有无感染、劳累、预防接种、用药等诱因。询问发病情况，病程长短及起病过程，是首次发病还是复发，有无感染或其他诱因。既往检查情况，用药的种类、剂量、疗效等。了解患儿有无诊断明确的原发病。询问既往身体情况、营养状况、疾病史、预防接种史和有无过敏史。

（2）身体状况：询问患儿水肿开始的时间，水肿的程度，出现的部位等。了解患儿排尿次数、尿量及尿液性状，有无少尿、血尿、高血压等。评估患儿目前体征，神志、呼吸、脉搏、血压、体重等，检查水肿部位。

（3）心理-社会状况：了解患儿和家长对本病的认识程度。评估患儿和家长的心理状态，了解患儿家庭经济状况及社会保障情况，指导进一步治疗。

| 知识点15：肾病综合征的护理诊断 | 副高：掌握　正高：熟练掌握 |

（1）体液过多：与低蛋白血症导致的水、钠潴留有关。

（2）营养失调（低于机体需要量）：与大量蛋白质丢失、食欲缺乏有关。

（3）有皮肤完整性受损的危险：与高度水肿及免疫力低下有关。

（4）活动无耐力：与低蛋白血症有关。

（5）有感染的危险：与激素的应用、免疫力下降有关。

（6）焦虑：与病程长、病情反复，药物不良反应等有关。

（7）潜在并发症：感染、电解质紊乱、血栓形成、急性肾衰竭等。

| 知识点16：肾病综合征的一般护理措施 | 副高：掌握　正高：熟练掌握 |

轻者不需要严格限制活动，可根据病情适当安排活动。为患儿提供适宜的休息环境，必

要时对患儿进行保护性隔离。严重水肿和高血压患儿需卧床，严重胸腔积液、腹水致呼吸困难时，应采取半卧位。卧床患儿每 2 小时翻身 1 次，骨隆突处可用温水或 30%红花乙醇溶液擦浴，防止压疮发生。一般患儿可定时下床轻微活动，防止血栓形成，但不可过于劳累。生活不能自理的患儿，应协助其进食、洗漱及大小便等。

知识点 17：肾病综合征的饮食护理措施　　　　　副高：掌握　正高：熟练掌握

本病病程较长，为满足患儿生长发育的需要，应与患儿家长共同安排合理的食谱，保证营养的摄入。

（1）蛋白质：大量蛋白尿期间，控制蛋白质摄入量，以每天 1.5~2.0g/kg 为宜，应选择优质蛋白。三餐中蛋白质的分配宜重点放在晚餐。尿蛋白消失后，长期用糖皮质激素时，糖皮质激素可使蛋白质分解代谢增强，容易出现负氮平衡，应多补充蛋白质。

（2）脂肪：为减轻高脂血症，宜减少脂肪的摄入，一般为每天 2~4g/kg，饱和脂肪酸与不饱和脂肪酸的比例为 1:1，以植物性脂肪或鱼油为宜。

（3）碳水化合物：患儿一般不需特别限制碳水化合物的摄入。

（4）维生素：增加 B 族维生素、维生素 C、维生素 D 及叶酸的摄入，选择富含可溶性纤维的食物及果胶含量高的水果等。

（5）矿物质：患儿长期应用糖皮质激素易引起骨质疏松，故应注意补充富含钙和维生素 D 的食物。

（6）盐：一般患儿钠盐控制在 3g/d 以内，必要时按血清钠水平进行调节。水肿时应限制钠的摄入，一般为 1~2g/d；严重水肿、高血压时，可采取无盐饮食。水肿消退、尿量正常后，不再限制钠盐摄入。

（7）水：水一般不限制，高度水肿而尿量少的患儿，应严格控制液体入量，并准确记录。

知识点 18：肾病综合征的对症护理措施　　　　　副高：掌握　正高：熟练掌握

（1）预防感染：感染是导致本病患儿死亡的主要原因。肾病综合征患儿与感染性疾病患儿应分病室居住，病房定时通风，每次 20~30 分钟，每天 2 次。严格遵循无菌操作原则。病房每天进行紫外线消毒，使用糖皮质激素期间限制探视；保持口腔清洁，做好口腔护理。保持皮肤及会阴部清洁，每天用 3%硼酸坐浴 1~2 次，以预防尿路感染。发现感染灶，遵医嘱及时给予抗生素治疗。患儿预防接种要避免使用活疫苗，大量使用糖皮质激素和免疫抑制药时，可延迟接种时间，一般在临床表现缓解后半年进行。

（2）皮肤护理：重度水肿患儿皮肤张力增加，弹性降低，如果局部皮肤受压，加之营养失调和长期使用糖皮质激素等，皮肤容易破溃并继发感染。患儿应保持皮肤清洁、干燥，衣服应宽松，被物要柔软。经常协助患儿翻身，局部按摩等，预防压疮及皮肤感染的发生，帮助患儿翻身或改变体位时，要避免拖、拉等动作导致皮肤损伤。阴囊水肿患儿，应注意保持阴囊周围皮肤的清洁、干燥，必要时可使用阴囊托。臀部和四肢水肿严重时，可垫橡皮气垫或棉圈，骨隆突部位用棉垫。水肿患儿肌内注射药物时进针部位宜深，拔针后必须用干棉签局部压迫数分钟，防止药物外渗。严重水肿患儿尽量避免肌内注射药物。

（3）预防并发症：应多食含纤维素的食物，根据电解质检查结果及时调整饮食，预防低钠血症、低钾血症。适当活动预防血管栓塞，密切观察患儿有无血管栓塞的临床表现，定期检查凝血功能，必要时按医嘱使用抗凝药。

知识点19：肾病综合征的用药护理措施　　　　　副高：掌握　正高：熟练掌握

（1）利尿药：应观察用药前后水肿及尿量的变化，有无电解质紊乱、低血容量性休克，注意利尿药用药时间。

（2）糖皮质激素：长期使用可引起代谢紊乱，出现皮质醇增多征、伤口愈合不良、肌肉萎缩、骨质疏松、高血糖、高血压等，还可引起消化道出血、感染、精神兴奋、生长停滞或诱发结核灶的活动。应用糖皮质激素时的注意事项：①严格按医嘱发药，保证服药，减量时要缓慢，忌突然停药。②观察糖皮质激素的不良反应，每天测血压1~2次，重者进行血压监护；监测血清电解质，防止发生低钾血症和低钠血症；保护胃黏膜，避免空腹吃药，必要时按医嘱加用抗酸药等，以防消化道出血；及时补充钙剂，预防骨质疏松或手足搐搦；观察体温、定期监测血常规，发现潜在感染灶等。③要注意观察停药后的反应。

（3）免疫抑制药：环磷酰胺不良反应为骨髓抑制、出血性膀胱炎、脱发及远期性腺损害等。治疗期间监测血压和白细胞计数变化，鼓励患儿多饮水，同时注意碱化尿液，预防出血性膀胱炎。宜饭后服用，以减少胃肠道反应。

知识点20：肾病综合征的病情观察措施　　　　　副高：掌握　正高：熟练掌握

（1）观察尿量、尿色变化等。严格记录24小时水出入量。有腹水的患儿，每天测腹围、体重一次并记录。尿常规送检每周2~3次。

（2）观察患儿症状、体征，患儿精神萎靡、食欲缺乏，水肿加重，出现全身肌肉无力、腹胀等症状时，及时告知医生，监测血清钾、钠的变化。

（3）测量体温、血压、呼吸、脉搏，观察有无呼吸道感染、泌尿系感染、皮肤感染的症状与体征。患儿突发腰痛或腹痛、肉眼血尿，应考虑肾静脉血栓，要立即配合医生处理。

知识点21：肾病综合征的健康指导　　　　　　　副高：掌握　正高：熟练掌握

（1）建议家长鼓励患儿同伴、同学来院探望，给予患儿心理支持，使其保持良好的心理状态。

（2）耐心讲解此病的表现，用药的基本常识，坚持治疗的重要性等。

（3）对担心自身形象改变而引起焦虑的患儿，尽可能用安慰性的语言给予解释，以消除心理负担。

（4）治疗前应让患儿及家属了解长期大剂量应用糖皮质激素可能引起的外貌变化和药物不良反应。

（5）向患儿及家长讲解激素治疗的重要性，在使用激素时避免骤然停药或自行改变用药方式，坚持完成治疗计划。讲解免疫抑制药的主要作用和不良反应。

（6）嘱患儿定期复查尿常规与肾功能，在医生指导下减药或停药；使用利尿药后应观察用药效果。

（7）指导家长做好出院后的家庭护理。

（8）应向患儿及家长讲解疾病知识，以增强信心，积极配合治疗争取早日康复。

第四节　泌尿系感染

知识点 1：泌尿系感染的概述　　　　副高：掌握　正高：熟练掌握

泌尿道感染（UTI），也称尿路感染，指病原体直接侵入泌尿系统，在尿液中生长繁殖，并侵犯尿路黏膜或组织而引起的损伤。泌尿道感染是儿童泌尿系统常见的感染性疾病，可累及尿道、膀胱、肾盂及肾实质。儿童时期感染局限在泌尿道某一部位的情况较少，临床难以准确定位，故常统称为泌尿系感染。泌尿道感染是儿童泌尿系统常见疾病之一，占儿童泌尿系疾病的 12.5%。女孩发病率普遍高于男孩，但新生儿、婴幼儿早期，男孩发病率却高于女孩。新生儿、婴幼儿泌尿道感染的局部症状往往不明显，全身症状较重。

知识点 2：泌尿系感染的分类　　　　副高：掌握　正高：熟练掌握

（1）按病原体侵袭的部位不同，分为肾盂肾炎、膀胱炎、尿道炎。肾盂肾炎又称上尿路感染，膀胱炎和尿道炎合称下尿路感染。

（2）根据病程分为急性尿路感染（病程<6 个月者）和慢性尿路感染（病程>6 个月者）两种，急性尿路感染起病急，症状较典型，易于诊断；慢性及反复感染可导致肾损害，反复感染者多伴有尿路结构异常，应认真查找原因，解除先天性尿路梗阻，防止肾损害及瘢痕形成。

知识点 3：泌尿系感染的病因及发病机制　　　　副高：掌握　正高：熟练掌握

（1）病原体：主要为细菌感染，常见的致病菌为革兰阴性菌，主要是大肠埃希菌，占首次泌尿道感染的 80%，其次为变形杆菌、克雷伯菌及副大肠埃希菌等，少数为粪链球菌和金黄色葡萄球菌，偶见病毒、支原体、真菌。

（2）感染途径：具体如下。①逆行感染：是小儿泌尿道感染的主要途径，致病菌由尿道口逆行至膀胱，经输尿管逆行至肾盂、肾实质，而发生感染。大便污染尿道口，是最常见的原因。女婴多于男婴。②血行感染：多发生于新生儿及小婴儿败血症或由体内化脓性病灶所致，感染灶的细菌侵入血液，随血液循环到达肾，引起泌尿道感染。以金黄色葡萄球菌多见。③其他：少数可由淋巴通路及邻近器官或组织直接扩散所致，尿路检查和器械操作也可引起。

（3）易感因素：小儿易患泌尿道感染的原因与其解剖生理特点有关。①由于婴幼儿肾盂和输尿管较宽，管壁肌层发育不全，弯曲度较大，容易压扁，出现扭转，引起尿潴留和逆行感染。女童尿道短，尿道口与肛门接近，易被粪便污染而逆行感染。男童包皮较长、包茎，容易积垢而致感染。②新生儿、小婴儿的免疫功能差，营养不良、分泌型 IgA 缺乏、长期应用糖皮质激素或免疫抑制药、患慢性疾病等可导致儿童机体抵抗力下降，因而易发生感染。新生儿与幼小婴儿的发病，常与抵抗力低下有关。感染多为血行播散。③小儿再发性和慢性泌尿道感染常与先天性畸形和膀胱输尿管尿液反流有关，小儿肾盂输尿管连接处狭窄，后尿道瓣膜较成人多见，易引起尿路梗阻。婴幼儿时期由于在膀胱壁内行走的输尿管短，排尿时关闭不完全而致反流，细菌随反流逆行导致感染。④其他：儿童排便后未及时清洗会阴部，不及时更换尿布，以及蛲虫病、泌尿道器械检查、留置导尿管等均是导致泌尿道感染的原因。

（4）细菌毒力：除以上个体因素所起的作用外，对没有泌尿系结构异常的儿童，入侵微生物的毒力是决定细菌能否引起逆行感染的主要因素。

知识点4：急性泌尿系感染的临床表现　　　　　副高：掌握　　正高：熟练掌握

病程在6个月内，症状随患儿年龄的不同而存在较大差异，年龄越小，全身症状越明显。

（1）新生儿期：多为血行感染所致。症状轻重不等，以全身症状为主，表现为无症状性细菌尿或呈严重的败血症。患儿表现为发热或体温不升、食欲缺乏、面色苍白、呕吐、腹泻、烦躁或嗜睡、体重不增等，部分患儿可有惊厥或黄疸，尿常规检查异常和尿细菌培养检查阳性。

（2）婴幼儿期：以全身症状为主，局部症状轻微或缺如。主要表现为发热、呕吐、轻咳、腹泻、腹痛、腹胀、生长发育迟缓、尿臭、嗜睡、惊厥等，发热为最突出的表现。部分患儿排尿时出现哭闹、排尿中断或夜间遗尿、尿布有臭味。由于尿频，尿布经常浸湿，可引发顽固性尿布皮炎。尿路刺激症状随年龄增长而逐渐明显。

（3）儿童期：临床表现与成人相似。①上尿路感染时，全身症状较为突出，表现为发热、寒战、腹痛、呕吐，全身症状明显，常伴有腰痛、肾区叩击痛及肋脊角压痛等。②下尿路感染一般无全身感染的表现，以膀胱刺激症状为主，表现为尿频、尿急、尿痛及下腹部不适等。部分有膀胱区、输尿管走行区压痛，偶见肉眼血尿，尿液混浊。

知识点 5：慢性泌尿系感染的临床表现　　　　副高：掌握　正高：熟练掌握

病程持续在 6 个月以上，病程迁延或反复发作。临床表现多不典型，大多数因急性感染治疗不彻底发展而来。轻者可无症状，也可间断性出现发热、细菌尿或脓尿。反复发作的患儿，可有乏力、贫血、腰酸、消瘦、生长迟缓等，重者出现高血压及肾功能减退等。局部尿路刺激症状可无或间歇出现；多合并尿液反流或先天性泌尿道结构异常。

知识点 6：无症状性细菌尿的临床表现　　　　副高：掌握　正高：熟练掌握

小儿泌尿道感染若无症状，仅在普查时发现，称之无症状性细菌尿。部分患儿出现无症状性细菌尿，表现为多次尿细菌培养阳性，无任何泌尿道感染症状，仅偶有轻度发热、乏力。这种现象可见于各年龄组，在儿童中以学龄期女童常见。无症状性细菌尿患儿常同时伴有泌尿道畸形和既往泌尿道感染史。病原体多数是大肠埃希菌，但若不治疗可发展为有症状的泌尿道感染。

知识点 7：泌尿系感染的辅助检查　　　　副高：掌握　正高：熟练掌握

（1）尿液检查：具体如下。①尿常规：取清晨首次中段尿离心后镜检，可见白细胞 ≥ 10 个/高倍视野。如脓细胞成堆或有白细胞管型，则诊断价值更大。②尿细菌涂片：取新鲜尿液一滴直接涂片进行革兰染色，每个油镜视野 ≥ 1 个细菌，表明尿中菌落计数 ≥ 10^5/ml，有诊断意义。③尿细菌培养：采用清洁中段尿做细菌培养，菌落计数 ≥ 10^5/ml 可确诊；菌落计数 10^4 ~ 10^5/ml，女性为可疑，男性有诊断意义；菌落计数 < 10^4/ml，则考虑污染。尿细菌培养及菌落计数是诊断泌尿道感染的主要依据。

（2）血液检查：急性肾盂肾炎常有白细胞计数和中性粒细胞占比明显增高，红细胞沉降率增快，C 反应蛋白水平升高。

（3）B 超检查和静脉肾盂造影：了解肾受损程度和有无泌尿系统畸形、梗阻等。

（4）放射性核素扫描：肾动态扫描有助于了解肾功能，判断尿路梗阻；二巯基琥珀酸扫描有助于了解肾瘢痕形成，具有诊断价值。

（5）肾实质损伤指标：血尿素氮、肌酐和内生肌酐清除率用于了解肾小球滤过功能；尿浓缩试验用于了解肾远端小管功能；肾近端小管重吸收功能则可通过尿 β_2-微球蛋白、α_1-微球蛋白来判断。

（6）肾功能检查：慢性感染者可出现持续性肾功能损害，肾浓缩功能减退，如肌酐清除率降低，血尿素氮、肌酐增高等。

（7）格里斯（Griess）试验：大肠埃希菌、副大肠埃希菌和克雷伯菌呈阳性，产气杆菌、变形杆菌、铜绿假单胞菌和葡萄球菌为弱阳性，粪链球菌、结核分枝杆菌阴性。采用晨尿可提高其阳性率。

知识点8：泌尿系感染的一般治疗和对症治疗要点　　　副高：掌握　正高：熟练掌握

治疗原则：去除诱因，控制感染，消灭致病菌，防止复发，保护肾功能。

（1）一般治疗：急性期应卧床休息，多饮水以增加尿量，注意外阴部的清洁卫生。供给含丰富蛋白质、维生素和热量的食物，以增强机体抵抗力。

（2）对症治疗：对高热、头痛、腰痛的患儿应给予解热镇痛药缓解症状。对尿路刺激症状明显者，用阿托品、山莨菪碱等抗胆碱能药治疗或口服碳酸氢钠碱化尿液，以减轻症状。

（3）尿路畸形的治疗：尿路畸形者，应积极手术根治，防止肾实质损害。

知识点9：泌尿系感染的抗感染治疗要点　　　　　　副高：掌握　正高：熟练掌握

（1）用药原则：选用杀菌能力强，抗菌谱广，在血液、肾组织及尿液中浓度高，肾毒性小的药物。根据尿细菌培养及药物敏感试验结果，并结合临床疗效选用抗菌药物。对上尿路感染的患儿常采用血药浓度高的广谱抗生素，下尿路感染选用尿浓度高的抗生素；治疗有效时，24小时细菌尿消失，2~3天症状好转。若2~3天症状无改善或细菌尿持续存在，则应调整药物，也提示患儿存在泌尿道畸形的可能，及时调整药物。

（2）用药方案：急性上尿细感染可选择一种抗生素静脉给药，或同时加用口服药物，7~14天。新生儿及有全身症状的婴幼儿均可按上尿细感染治疗。下尿细感染的患儿，可选择一种敏感药物口服给药，疗程5~7天。慢性感染或频复发者，急性症状应足量用药，疗程相对延长2~4周；尿细菌培养正常后，采用小剂量长疗程预防治疗。

（3）复发和再感染的治疗：复发是指原来感染的细菌未完全杀灭，在适宜的环境下细菌再次生长繁殖。绝大多数患儿复发多在治疗后1个月内发生。再感染是指上次感染已治愈，本次是由不同细菌或菌株再次引发泌尿系感染。再感染多见于女童，多在停药后6个月内发生。对复发和再感染治疗的关键是去除诱因，达到彻底治疗。选用两种抗菌药物，疗程为10~14天，以后用小剂量维持，以防复发。反复发作者，在急性发作控制后应积极对易感因素加以治疗，同时给小剂量抗菌药物，参照药物敏感试验结果，联合间歇交替使用，每晚睡前服一次，每疗程2~3周，后调换另一种有效药物，总疗程至少3~12个月。

（4）常用抗生素：青霉素类、头孢菌素类、磺胺类、硝基呋喃类、喹诺酮类。

知识点10：泌尿系感染的护理评估　　　　　　　　副高：掌握　正高：熟练掌握

（1）健康史：了解患儿大小便排泄的卫生习惯，有无蛲虫病等，患病前有无其他系统感染。了解患病的时间、病程长短、起病情况，诊断治疗经过，有无泌尿道感染反复发作史。

（2）身体状况：评估患儿一般情况，机体有无感染灶，有无败血症及全身中毒等表现。伴有黄疸的患儿，有无生长发育停滞、体重增长缓慢或不增的情况。

（3）心理-社会状况：评估患儿和家长有无烦躁、焦虑等心理。了解患儿和家长对本疾病的认识程度。了解患儿家庭经济状况和社会保障情况。

知识点 11：泌尿系感染的护理诊断　　副高：掌握　正高：熟练掌握

（1）体温过高：与细菌感染有关。

（2）排尿异常：与膀胱、尿道炎症刺激有关。

（3）知识缺乏：与患儿家长缺乏泌尿道感染的护理、治疗和预防等相关知识有关。

知识点 12：泌尿系感染的一般护理措施　　副高：掌握　正高：熟练掌握

（1）休息：急性期卧床休息，为患儿提供适宜的环境，保持室内空气清新，温度适宜，避免劳累、受凉。

（2）饮食护理：高热时应给予清淡易消化的半流食；无发热者给予富含营养的普通饮食，补充多种维生素。大量饮水，一般每天可在 2500ml 以上，有利于降温。必要时静脉输液以增加尿量，减少细菌在尿道的停留时间，促进细菌毒素及炎性分泌物排出。多饮水还可以降低肾髓质及乳头部组织的渗透压，有助于减少细菌生长繁殖。

（3）保持外阴清洁，勤换内裤，婴幼儿勤换尿布，3% 硼酸坐浴每天 2 次。

（4）保持皮肤清洁，避免汗腺阻塞，可用温热水擦浴，并及时更换被汗液浸湿的衣被。

（5）日常护理：幼儿不穿开裆裤，便后清洗臀部，保持清洁。女婴清洗外阴时从前向后擦，避免污染机会。

知识点 13：泌尿系感染的对症护理措施　　副高：掌握　正高：熟练掌握

（1）体温过高的护理：①每 4 小时测体温 1 次，并准确记录。②6 个月以下患儿以物理降温为主。体温>38℃时，给予物理或药物降温。降温 30~60 分钟测体温 1 次，并记录。

（2）排尿疼痛者，碱化尿液，鼓励患儿多饮水，多排尿。便后冲洗会阴，勤换尿布，保持会阴部清洁。尿布用开水烫洗，或煮沸。

（3）肾区疼痛的患儿卧床休息，采用屈曲位，尽量减少站立或坐，避免肾受到牵拉而加重疼痛。

（4）感染的护理：遵医嘱给予抗生素药物治疗。①呋喃妥因剂量为 $8~10mg/(kg \cdot d)$，分 3 次口服。可引起胃肠反应，宜在饭后服用。②磺胺药常用制剂为复方磺胺甲噁唑，其剂量为 $50mg/(kg \cdot d)$，分 2 次口服，一般疗程 1~2 周。因其可在尿中形成结晶故应多饮水，并注意有无血尿、尿闭、药疹等。还可选用氨苄西林、阿莫西林、头孢类等抗生素。

知识点14：泌尿道感染的用药护理措施　　　　　副高：掌握　正高：熟练掌握

按医嘱应用抗菌药物，观察药物不良反应。口服抗菌药物宜饭后服药，可减轻胃肠道不良反应。氨基糖苷类抗生素对肾和听神经均有毒性，使用期间注意询问患儿的听力有无变化，有无腰痛、血尿等药物不良反应。服用复方磺胺甲噁唑的患儿应多喝水，并注意有无变态反应、血尿、尿少、尿闭等。婴幼儿哭闹、尿路刺激症状明显时，可遵医嘱应用抗胆碱能药。

知识点15：泌尿道感染的病情观察和标本采集　　　副高：掌握　正高：熟练掌握

（1）病情观察：注意观察患儿症状的变化，尤其是婴幼儿，除注意体温变化外，还应注意有无消化系统、神经系统症状。患儿有无尿频、尿急、尿痛、遗尿等，有无腰痛、血尿以及全身感染的症状，有无拒食、呕吐、腹泻、腹胀、腹痛等消化系统症状，有无烦躁、嗜睡和惊厥等神经系统症状，并仔细观察患儿有无贫血、消瘦，体重增长缓慢或不增的表现。

（2）采集尿标本送检：①收集标本前常规清洁外阴，可用肥皂水清洗外阴，不宜使用消毒剂。②婴幼儿采用无菌尿袋收集尿标本，年长儿指导其留取中间一段尿置于无菌容器内，1小时内送检，以防杂菌生长。③应用抗生素药物前或停药后5天收集标本，不宜多饮水，并保证尿液在膀胱内已停留6~8小时。

知识点16：泌尿道感染的健康指导　　　　　　　　副高：掌握　正高：熟练掌握

（1）向患儿及家长讲解本病的护理要点及预防知识。

（2）教育患儿家长培养儿童良好的卫生习惯，幼儿尽早停穿开裆裤，尤其女婴。为婴儿勤换尿布，便后清洗会阴部，保持清洁。女童清洗外阴从前向后清洗，避免肠道细菌污染尿道口，防止逆行感染。

（3）及时治疗儿童急慢性感染性疾病，矫治先天性畸形等，男童包茎要及时处理。儿童局部有炎症时及时诊治，根治蛲虫病等。

（4）避免过度劳累、受凉感冒，清淡饮食，多饮水、少憋尿，保持大便通畅。

（5）指导配合治疗、护理，按时服药，完成治疗疗程。定期复查，防止复发与再感染。

（6）预防脓疱病、肺炎、败血症等疾病，以免细菌通过血液侵入泌尿道引起感染。

第十二章　血液系统疾病患儿的护理

第一节　小儿造血和血液特点

一、造血特点

知识点 1：胚胎期造血　　　　　　　　　　　　　　　副高：掌握　正高：熟练掌握

胚胎期造血分为 3 个阶段，造血首先在卵黄囊出现，然后在肝、脾、胸腺和淋巴结，最后在骨髓。

（1）中胚叶造血期：在胚胎第 3 周开始出现卵黄囊造血，之后在中胚叶组织中出现广泛的原始造血成分，其中主要是原始的有核红细胞。在胚胎第 6 周后，中胚叶造血功能开始减退。

（2）肝造血期：在胚胎第 6~8 周，肝内开始出现活动的造血组织，第 4~5 个月达高峰期，是胎儿中期主要的造血部位，主要产生有核红细胞，胎儿期 6 个月后，肝造血功能逐渐减退。肝造血先是产生有核红细胞，以后产生粒细胞和巨核细胞。约于胚胎第 8 周左右脾参与造血，主要产生红细胞、粒细胞、淋巴细胞和单核细胞，并且具有破坏红细胞的功能。至胎儿第 5 个月后，脾造红细胞和粒细胞功能减退至消失，而造淋巴细胞功能可维持终身。约自胚胎第 8 周，胸腺开始生成淋巴细胞，自胚胎的第 11 周，淋巴结开始造淋巴细胞，并成为终生造淋巴细胞和浆细胞的器官。

（3）骨髓造血期：胚胎第 6 周时骨髓腔发育已初具规模，骨髓自胚胎第 4 个月开始造血，造血功能在第 6 个月后才逐渐稳定，其中，红细胞系、粒细胞系及巨核系细胞均增生活跃，出生 2~5 周，骨髓是唯一的造血场所。

知识点 2：出生后造血　　　　　　　　　　　　　　　副高：掌握　正高：熟练掌握

出生后造血为胚胎造血的延续，主要是骨髓造血，生成各种血细胞；淋巴组织产生淋巴细胞；特殊情况下出现骨髓外造血。

（1）骨髓造血：是胚胎造血的延续。骨髓是出生后主要的造血器官。婴儿期所有骨髓均为红骨髓，全部参与造血，以满足生长发育的需要。5~7 岁长骨骨干开始出现黄骨髓，逐渐代替红骨髓。18 岁时红骨髓仅限于在脊柱、胸骨、肋骨、颅骨、锁骨、肩胛骨、骨盆及长骨近端。但黄骨髓仍有潜在的造血功能，当需要增加造血时，它可转变为红骨髓而恢复造血功能。小儿在出生后前几年因缺少黄骨髓，造血的代偿潜力低，造血需要增加时，就会出现骨髓外造血。

（2）骨髓外造血：在正常情况下，骨髓外造血极少。婴儿期发生严重感染、急性失血或溶血性贫血等，造血需要增加，较易出现骨髓外造血。肝、脾、淋巴结可适应需要恢复到胎儿时期的造血状态。表现为肝、脾和淋巴结的增大，外周血中可出现有核红细胞或幼稚中性粒细胞，称为骨髓外造血，是儿童造血器官的一种特殊反应。感染和贫血纠正后，肝、脾即恢复正常。

二、血液特点

| 知识点3：红细胞计数和血红蛋白含量 | 副高：掌握　正高：熟练掌握 |

由于胎儿时期处于相对缺氧状态，红细胞计数及血红蛋白量较高，出生时红细胞计数 $(5.0 \sim 7.0) \times 10^{12}/L$，血红蛋白含量 $150 \sim 220g/L$。出生后 $2 \sim 3$ 个月时红细胞计数降至 $3.0 \times 10^{12}/L$ 左右，血红蛋白含量降至 $100g/L$ 左右，出现轻度贫血，称为生理性贫血。其发生的因素：①出生后自主呼吸的建立，血氧含量增加，促红细胞生成素减少，骨髓造血功能暂时下降。②胎儿红细胞寿命较短，出生后破坏增多（生理性溶血）。③婴儿生长发育迅速，循环血量增加，红细胞计数和血红蛋白含量逐渐降低。至3个月后，红细胞计数和血红蛋白含量又缓慢增加，于12岁达成人水平。

| 知识点4：白细胞计数及分类 | 副高：掌握　正高：熟练掌握 |

出生时白细胞计数为 $(15 \sim 20) \times 10^9/L$，出生后 $6 \sim 12$ 小时达 $(21 \sim 28) \times 10^9/L$，然后逐渐下降，1周时平均为 $12 \times 10^9/L$；婴儿期维持在 $10 \times 10^9/L$ 左右；8岁以后接近成人水平。

白细胞分类主要是中性粒细胞与淋巴细胞占比的变化。出生时中性粒细胞占比 $0.60 \sim 0.65$，淋巴细胞占比约 0.35。随着白细胞计数的下降，中性粒细胞占比也相应下降。出生后 $4 \sim 6$ 天时两者约相等；至 $1 \sim 2$ 岁时淋巴细胞占比约 0.60，中性粒细胞占比约 0.35，至 $4 \sim 6$ 岁时两者比例又相等；此后以中性粒细胞为主，逐渐达成人水平。嗜酸性粒细胞、嗜碱性粒细胞及单核细胞各年龄期差异不大。

| 知识点5：血小板计数 | 副高：掌握　正高：熟练掌握 |

血小板计数与成人相似，为 $(150 \sim 250) \times 10^9/L$。

| 知识点6：血红蛋白种类 | 副高：掌握　正高：熟练掌握 |

出生时血红蛋白以胎儿血红蛋白（HbF）为主，平均占70%。出生后 HbF 被成人血红蛋白（HbA）替代，至4个月 HbF<20%，1岁时 HbF<5%，2岁时达到成人水平，HbF<

2%。胎儿血红蛋白含量升高，为β-珠蛋白生成障碍性贫血的特征。

知识点 7：血容量　　　　　　　　　　　　副高：掌握　正高：熟练掌握

儿童血容量与成人相比较多。新生儿血容量约占体重的 10%，平均 300ml；儿童血容量占体重的 8%~10%；成人血容量占体重的 6%~8%。

第二节　营养性缺铁性贫血

营养性缺
铁性贫血

知识点 1：营养性缺铁性贫血的概述　　　　副高：掌握　正高：熟练掌握

营养性缺铁性贫血是体内铁缺乏使血红蛋白合成减少而引起的一种小细胞低色素性贫血。临床表现以小细胞低色素性贫血、血清铁蛋白减少和铁剂治疗有效为特点。营养性缺铁性贫血在小儿贫血中最常见，尤以 6 个月至 2 岁婴幼儿发病率最高，对儿童健康危害大，是儿童保健重点防治的"四病"之一。

知识点 2：营养性缺铁性贫血的病因　　　　副高：掌握　正高：熟练掌握

（1）先天储铁不足：胎儿期从母体获得的铁以妊娠后期的 3 个月为最多，平均每天可获得 4mg 铁，故足月新生儿从母体所获得的铁量足以满足其出生后 4~5 个月的造血所需。如果存在早产、双胎、多胎、分娩中胎盘血管破裂，以及孕母患严重缺铁性贫血、胎儿失血（胎儿-胎儿输血或胎儿-母体输血）等情况，胎儿储铁减少。

（2）铁摄入不足：食物铁供应不足为营养性缺铁性贫血的主要原因。单纯母乳、牛奶及谷物等食物含铁量均低。喂养未及时添加含铁丰富的辅食，年长儿挑食、偏食等均可导致铁摄入量不足。

（3）生长发育快：婴儿期和青春期小儿生长发育迅速，随着体重的增加，血容量也较快增加；早产儿生长发育更快，铁的需要量相对增加。因此需要及时添加含铁丰富的辅食，否则婴儿尤其是早产儿很容易发生缺铁。

（4）铁丢失过多：正常婴儿每天排铁量比成人多。长期慢性失血如消化道畸形、溃疡病、肠息肉、膈疝、钩虫病，以及月经量过多等均可致铁丢失过多。如果用未经煮沸的鲜牛乳喂养，婴儿可因对蛋白质过敏而发生肠出血。

（5）铁吸收障碍：饮食搭配不合理，如茶、咖啡、蛋、牛奶等可抑制铁吸收，慢性腹泻、消化道畸形、反复感染等可减少铁吸收。急、慢性感染时胃肠道铁吸收不良，还可增加铁的消耗。

知识点3：营养性缺铁性贫血的发病机制　　　　副高：掌握　正高：熟练掌握

（1）铁是合成血红蛋白的原料，铁缺乏时血红蛋白生成不足，导致新生的红细胞内血红蛋白含量不足，细胞质较少，表现为细胞变小；而缺铁对细胞的分裂和增殖影响较小，故红细胞计数减少的程度不如血红蛋白减少明显，从而形成小细胞低色素性贫血。

（2）缺铁可影响人体肌红蛋白的合成。

（3）某些含铁酶（细胞色素C、过氧化酶、单胺氧化酶、核糖核酸还原酶等）活性降低，由于这些酶与生物氧化、组织呼吸、神经递质的分解和合成有关，故造成细胞功能紊乱，引起一系列非造血系统受累的表现，如体力减弱、易疲劳、表情淡漠、注意力不集中和智力减退等。

（4）缺铁还可引起组织器官功能异常和免疫功能降低。

知识点4：营养性缺铁性贫血的临床表现　　　　副高：掌握　正高：熟练掌握

本病起病缓慢，其临床表现因病情轻重不同而有所不同。

（1）一般表现：突出表现为皮肤黏膜逐渐苍白，以唇、口腔黏膜及甲床最为明显。患儿头发枯黄、易疲乏、烦躁不安、不爱活动，体重不增或增长缓慢；年长儿可自诉头晕、黑矇、耳鸣等症状。

（2）骨髓外造血表现：由于骨髓外造血反应，肝、脾、淋巴结可轻度增大。年龄越小、病程越久、贫血越重，肝、脾大越明显，但增长程度很少有超过中度者。

（3）非造血系统表现：具体如下。①消化系统：食欲减退，可有呕吐、腹泻，少数有异食癖（喜食泥土、煤渣等）。可出现口腔炎、舌炎、舌乳头萎缩，重者可出现萎缩性胃炎或吸收不良综合征等。②神经系统：表现为烦躁或萎靡，婴幼儿易激惹，注意力不集中、记忆力减退，理解力下降，学习成绩下降，智力多低于同龄儿，以致影响心理的正常发育。③心血管系统：明显贫血时心率加快，严重者心脏扩大或心力衰竭等。④其他：出现皮肤干燥、毛发枯黄易脱落。因细胞免疫功能降低可合并感染。上皮组织异常可使指甲变薄脆、不光滑，甚至而出现反甲。

知识点5：营养性缺铁性贫血的辅助检查　　　　副高：掌握　正高：熟练掌握

（1）外周血象：红细胞和血红蛋白含量均降低，以血红蛋白含量降低为显著，呈小细胞低色素性贫血。血涂片可见红细胞大小不等，以小细胞为主，中央淡染区扩大。网织红细胞计数正常或轻度减少。红细胞寿命缩短，白细胞、血小板一般无特殊改变。

（2）骨髓象：呈增生活跃，以中、晚幼红细胞增生为主。各期红细胞体积均比正常小，细胞质少，染色偏蓝，细胞质成熟程度落后于细胞核。粒细胞和巨核细胞一般无异常。骨髓铁染色检查细胞外铁减少或消失（0～+），铁粒幼细胞占比<0.5。

（3）铁代谢检查：①血清铁蛋白（SF）<16μg/L提示缺铁。可灵敏地反映体内贮存铁

的情况。②红细胞游离原卟啉（FEP）>0.9μmol/L 提示红细胞内缺铁。③血清铁（SI）< 10.7μmol/L，总铁结合力（TIBC）>62.7μmol/L 及转铁蛋白饱和度（TS）<15%有诊断意义，这三项反映血浆中铁的含量。

知识点6：营养性缺铁性贫血的治疗要点　　　　副高：掌握　正高：熟练掌握

治疗原则是去除病因和铁剂治疗。

（1）一般治疗：加强护理、保证充足睡眠、注意营养、预防感染。

（2）去除病因：根据不同病因，采取相应措施治疗。合理喂养，及时添加含铁丰富的食物，纠正不良饮食习惯。积极治疗原发病，如驱虫、手术治疗消化道畸形、控制慢性失血等。

（3）铁剂治疗：铁剂是治疗缺铁性贫血的特效药。选择易吸收的硫酸亚铁（含元素铁20%）、富马酸亚铁（含元素铁30%）、葡萄糖酸亚铁（含元素铁12%）等二价铁，口服剂量以元素铁计算，一般为每次1~2mg/kg，每天3次，餐间口服，可同时服用维生素C增加铁的吸收。牛奶、茶、咖啡及抗酸药等与铁剂同服均会影响铁的吸收。现也采用每周口服1~2次的方法代替每天3次防治缺铁性贫血，疗效肯定且患儿易接纳。铁剂服用疗程至血红蛋白达正常水平后2~3个月停药，以补充铁的储存量。口服不能耐受或吸收不良、胃肠疾病不能口服者可注射铁剂如右旋糖酐铁。

（4）输血治疗：一般无须输血。重度贫血并发心功能不全或明显感染者可输浓缩红细胞，以尽快改善贫血状态，但应注意输血的量和速度。贫血越严重，每次输注量应越少。速度宜慢，以免发生心功能不全。

知识点7：营养性缺铁性贫血的护理评估　　　　副高：掌握　正高：熟练掌握

（1）健康史：了解患儿的喂养方法和饮食习惯，是否及时添加含铁丰富的辅食，有无饮食不合理或偏食。对小婴儿还应询问了解其母孕产史，母亲妊娠期是否有贫血，有无早产、双胎、多胎、胎儿失血等；了解有无生长发育过快、有无慢性疾病（慢性腹泻）、肠道寄生虫、吸收不良综合征、反复感染、鼻出血，以及青春期少女是否因月经量过多而导致铁丢失过多。

（2）身体状况：了解患儿贫血程度，观察皮肤黏膜颜色及毛发、指甲情况，了解患儿有无乏力、记忆力减退、烦躁不安、头晕、耳鸣、黑矇等表现，贫血较重者要注意有无心率增快、心脏增大、心力衰竭体征，还应了解有无精神改变、异食癖、口腔炎及生长发育异常情况等。了解血液、骨髓检查及有关铁代谢检查结果。

（3）心理-社会状况：评估患儿及家长的心理状态，对本病病因及预防知识的了解程度，对健康的需求及家庭背景等。

知识点 8：营养性缺铁性贫血的护理诊断　　　　　副高：掌握　正高：熟练掌握

（1）营养失调（低于机体需要量）：与铁的供给不足、吸收不良、丢失过多或消耗增加有关。

（2）活动无耐力：与贫血致组织器官缺氧有关。

（3）有感染的危险：与机体免疫功能低下有关。

（4）潜在并发症：心力衰竭。

（5）知识缺乏：与家长缺乏营养知识和本病的防护知识有关。

知识点 9：营养性缺铁性贫血的一般护理措施　　　　副高：掌握　正高：熟练掌握

（1）休息与活动：轻度贫血者，一般不需要卧床休息，但应避免剧烈运动，以预防缺氧。活动间充分休息，保证足够睡眠，生活要有规律。根据自身的活动耐量选择活动类型、强度和持续时间，以不感到累为度。对活动后有明显心悸、气促、缺氧等表现者，应严格限制活动量，并注意安全防范，必要时卧床休息，给予吸氧。对哭闹、烦躁不安的患儿，应耐心抚慰，专人看护，避免激惹，各种护理操作集中完成。

（2）饮食护理：①满足每天需铁量。首先提倡母乳喂养，母乳含铁量虽少，但吸收率可高达 50%，而牛奶中铁的吸收率仅为 10%~25%。对于奶粉喂养的患儿，应选用铁强化配方奶粉。合理搭配饮食，满足机体对铁的需求。婴儿 6 个月后，应逐渐减少每天奶类的摄入量，增加摄入含铁丰富的辅食，或补充铁强化食品，如铁强化米粉。②选择含铁丰富食物。食物中以肝、瘦肉、鱼类、动物血、大豆等含铁量多，其次黑木耳、发菜、海带的含铁量也高。一般由饮食摄取的铁剂吸收率为 6%，而贫血患儿对铁的吸收率可达 35%。③向家长及年长儿解释不良饮食习惯会导致本病，协助纠正不良的饮食习惯。贫血患儿多有食欲缺乏，婴幼儿更甚，所以应采取增加食欲的措施，如创造良好的进食环境，鼓励年长儿主动进食，经常更换饮食品种，注意色、香、味的调配，增添新鲜感；根据医嘱给患儿服用助消化药，如胃蛋白酶、多酶片等，促进消化、增强食欲；进食前不做引起疲劳的活动，或进行不愉快、引起疼痛和不适的检查、治疗及护理。④指导合理搭配患儿的饮食。维生素 C、稀盐酸、氨基酸、果糖可促进铁的吸收，可与铁剂或含铁食品同时进食；茶、咖啡、牛奶、蛋类、麦麸、植物纤维、草酸和抗酸药可抑制铁的吸收，应避免与含铁食品同食。鲜牛奶必须先进行加热处理后再喂养婴儿，以减少因过敏而致肠出血。

（3）对症护理：对肠道畸形、钩虫病等在贫血纠正后应行外科手术或驱虫。

（4）预防：指导家长及早对早产儿和低体重儿给予铁剂（元素铁不超过每天 2mg/kg，最大不能超过每天 15mg）预防。

（5）日常护理：病室应阳光充足，空气新鲜，温、湿度适宜；保持皮肤、口腔清洁；尽量避免去人群集中的公共场所；与感染性疾病患儿分室收治，必要时对患儿进行保护性隔离，以免交叉感染。贫血患儿免疫功能差，应注意勿与感染患儿接触，做好口腔护理，保持皮肤清洁，勤换内衣、裤。

（6）观察病情：观察心率，有无心脏增大、心力衰竭的体征，有无烦躁不安、头晕、面色苍白。

知识点 10：营养性缺铁性贫血应用铁剂的护理措施　　副高：掌握　正高：熟练掌握

（1）口服铁剂：告知患儿及家长用药方法，口服铁剂最好在两餐之间服用，以减少铁剂对胃肠黏膜的刺激；若服用液态铁剂，须用吸管吸取，以防牙齿着色；铁剂与维生素 C 同服，有利于吸收（可喝含维生素 C 的果汁，如橙汁、柠檬汁等），服用稀盐酸、氨基酸、果糖也可促进铁的吸收；不宜与抑制铁吸收的物质，如牛奶、咖啡、茶、蛋类、麦麸、草酸和抗酸药等同服。服用铁剂后，未被吸收的铁剂随大便排出，大便发黑是正常现象，停药后可恢复。应该向患儿及家长说明，消除紧张情绪。

（2）注射铁剂：注射铁剂可致局部疼痛、静脉痉挛、静脉炎等，应深部肌内注射，以防铁剂渗入皮下组织，使皮肤着色、局部发炎，甚至引起局部组织坏死。每次注射应更换部位。

（3）观察疗效：如果铁剂治疗有效，12~24 小时后临床症状逐渐好转，精神活泼，食欲增加，患儿的网织红细胞计数在用药后 2~3 天升高，5~7 天达高峰，2~3 周后逐渐下降至正常，1~2 周后血红蛋白水平逐渐升高，若用药 3~4 周后效果不明显，须重新查找病因以进一步治疗。

（4）观察药物不良反应：如出现胃肠道不适、恶心、呕吐、腹泻等，可根据医嘱减量或停用几天，待症状好转再从小剂量开始补铁。

（5）疗程：服铁剂一般用至血红蛋白达正常水平后 2 个月左右再停药，以补足铁的贮存量。

知识点 11：营养性缺铁性贫血患儿输血的护理措施　　副高：掌握　正高：熟练掌握

由于本病发病缓慢，机体代偿能力强，一般病例不需要输血。重度贫血并发心功能不全或明显感染者应给予输血。血红蛋白水平小于 30g/L 的极重度贫血应立即进行输血或输浓缩红细胞。

（1）输血前认真查对，输血中严格执行无菌操作。

（2）以输入新鲜浓缩红细胞为宜，少量多次，每次 2~3ml/kg。贫血程度越重，每次输血量越少，速度越慢。

（3）密切观察输血过程，疑有输血反应，应立即减速或停止输血，并报告医生紧急处理。

知识点 12：营养性缺铁性贫血的健康指导　　副高：掌握　正高：熟练掌握

（1）讲解本病的病因、护理要点及预防知识。护理人员应给患儿及家长提供适当的饮食治疗知识。合理饮食，婴儿应添加适量铁强化食品，保障铁的供给。

（2）合理搭配饮食，纠正不良饮食习惯。

（3）介绍服用铁剂时的注意事项。

（4）贫血纠正后，仍应坚持合理安排小儿膳食、培养良好饮食习惯。

第三节　营养性巨幼细胞贫血

知识点1：营养性巨幼细胞贫血的概述　　　　副高：掌握　正高：熟练掌握

营养性巨幼细胞贫血（NMA）是以骨髓中出现多数巨幼细胞为突出表现的一类贫血，是一种大细胞性贫血。由于体内缺乏维生素 B_{12} 或叶酸，导致骨髓造血细胞 DNA 合成障碍，红细胞成熟停滞，生成减少。临床特点为贫血、神经精神症状、红细胞体积变大、骨髓中出现巨幼细胞、虚胖、反应迟钝，口唇、头部、四肢、躯干甚至全身震颤，红细胞计数减少较血红蛋白水平降低更明显，用维生素 B_{12} 和/或叶酸治疗有效。

知识点2：营养性巨幼细胞贫血的病因　　　　副高：掌握　正高：熟练掌握

（1）储存量不足：胎儿可通过胎盘获得维生素 B_{12} 和叶酸，并储存于肝内供出生后利用。如孕妇缺乏维生素 B_{12}，可致婴儿维生素 B_{12} 储存不足。

（2）摄入量不足：人体所需的维生素 B_{12} 主要从食物中摄取，含量较为丰富的食物有动物的肉、肝、禽蛋及海产品。出生后单纯乳类喂养（尤其是单纯羊乳喂养）而未及时添加辅食可引起维生素 B_{12} 摄入不足；乳母长期素食，年长儿偏食或挑食均可导致维生素 B_{12} 缺乏。

（3）吸收不良：维生素 B_{12} 进入胃部，与胃壁细胞分泌的糖蛋白结合，然后经末端回肠吸收，进入血液循环与钴胺传递蛋白结合，再运往肝储存。严重营养不良、慢性腹泻或吸收不良综合征可使维生素 B_{12} 和叶酸吸收减少。

（4）需要量增加：婴儿生长发育较快，尤其是早产儿，对维生素 B_{12} 和叶酸的需要量也增加，严重感染使维生素 B_{12} 和叶酸消耗增加。

（5）药物作用：肝疾病和长期服用某些药物，如新霉素、广谱抗生素、氨甲蝶呤等可致维生素 B_{12} 代谢障碍；某些抗癫痫药（苯妥英钠、扑米酮、苯巴比妥）亦可致叶酸缺乏。

（6）代谢障碍：遗传性叶酸代谢障碍、某些参与叶酸代谢的酶缺乏可致叶酸缺乏。

知识点3：营养性巨幼细胞贫血的发病机制　　　　副高：掌握　正高：熟练掌握

吸收进入体内的叶酸被二氢叶酸还原酶还原成四氢叶酸，后者是合成 DNA 必需的辅酶，而维生素 B_{12} 在叶酸转变成四氢叶酸的过程中发挥催化作用，促进 DNA 合成。维生素 B_{12} 和叶酸缺乏时，DNA 合成障碍，造血细胞内 DNA 减少使红细胞的分裂延迟，细胞质成熟而核发育落后，红细胞体积变大，骨髓中巨幼细胞增生而出现巨幼细胞贫血。粒细胞核也因DNA不足而致成熟障碍，胞体增大，出现巨大幼稚粒细胞和中性粒细胞分叶过多现象；DNA不足也使骨髓中巨核细胞核分叶过多。

维生素 B_{12} 还与神经髓鞘中脂蛋白的形成有关，因而能保持有髓鞘的神经纤维的完整功能。缺乏时可致周围神经变性、脊髓亚急性联合变性和大脑损害，出现神经精神症状，还可使中性粒细胞和巨噬细胞功能减退而易感染。叶酸缺乏病主要引起情感改变，偶见深感觉障碍，目前机制尚不清楚。

知识点 4：营养性巨幼细胞贫血的临床表现　　　　副高：掌握　正高：熟练掌握

起病缓慢，多见于 6 个月至 2 岁婴幼儿。

（1）一般表现：面色蜡黄色，睑结膜、口唇、指甲等处苍白，偶有轻度黄疸。毛发纤细、稀疏、枯黄，呈虚胖或颜面轻度水肿。轻度或中度贫血占多数，患儿常感疲乏无力，可有肝、脾大。

（2）神经精神症状：可见烦躁不安、易怒等症状。患儿维生素 B_{12} 缺乏可出现表情淡漠、目光发直、对周围环境反应迟钝、嗜睡、少哭不笑、智力及运动能力发育落后，甚至有倒退现象。重症患儿还可出现口唇、头部、四肢、躯干甚至全身震颤，感觉异常、共济失调、踝阵挛和巴宾斯基征阳性等。叶酸缺乏患儿不出现神经系统症状。

（3）消化系统症状：常出现较早，可出现恶心、呕吐、腹泻、食欲缺乏、舌炎和口腔炎。

（4）其他：易发生感染，可出现皮肤瘀斑和出血点。重症者可出现心脏扩大或心力衰竭。

知识点 5：营养性巨幼细胞贫血的辅助检查　　　　副高：掌握　正高：熟练掌握

（1）血常规：呈大细胞性贫血，红细胞计数减少较血红蛋白水平下降更明显，红细胞体积变大，中心淡染区不明显。可见巨幼变的有核红细胞，还可见巨大幼稚粒细胞和中性粒细胞分叶过多现象。网织红细胞、白细胞、血小板计数一般均减少。

（2）骨髓检查：增生明显活跃，以红细胞系增生为主，各期幼红细胞巨幼变，红细胞体积变大，核质发育不一，中性粒细胞的细胞质空泡形成，巨核细胞核分叶过多。

（3）血清维生素 B_{12} 和叶酸测定：血清维生素 B_{12}<100ng/L（正常值 200~800ng/L），叶酸<3μg/L（正常值 5~6μg/L）。

知识点 6：营养性巨幼细胞贫血的治疗要点　　　　副高：掌握　正高：熟练掌握

营养性巨幼细胞贫血的治疗原则是祛除诱因、加强营养、防治感染。

（1）一般治疗：合理喂养，及时添加辅食；加强护理，防止感染；震颤明显而不能进食者可鼻饲喂养。

（2）去除病因：对引起维生素 B_{12} 和叶酸缺乏的原因应予去除。

（3）维生素 B_{12} 治疗：适用于母乳喂养儿及有神经系统症状者。①大剂量冲击疗法：维生素 B_{12} 肌内注射，一次 $500\mu g$，适用于不便多次注射的患儿。②小剂量持续疗法：维生素 B_{12} 每次 $100\mu g$，重症加倍，每周 $2\sim3$ 次肌内注射，连用 $2\sim4$ 周，或至血常规检查结果恢复正常为止。单纯维生素 B_{12} 缺乏者不宜加用叶酸，以免加重精神神经症状。

（4）叶酸治疗：适用于人工喂养儿，及维生素 B_{12} 治疗反应差或无明显神经症状者。$5\sim20mg/d$，口服或肌内注射 $7\sim14$ 天或持续数月，同时口服维生素 C $200mg/d$ 以促进叶酸的利用。如叶酸缺乏伴维生素 B_{12} 缺乏者，单用叶酸治疗是禁忌，须同时应用维生素 B_{12}，以防神经系统病变恶化。

（5）补钾、补铁：严重营养性巨幼细胞贫血的患儿在治疗开始 48 小时后，血钾可突然下降，加之心肌因慢性贫血缺氧，可发生突然死亡，治疗时同时加用氯化钾 $0.25\sim0.50g$，每天 3 次，以防低血钾致患儿猝死。恢复期需要大量的铁，要适当加服铁剂以满足造血细胞所需。

知识点7：营养性巨幼细胞贫血的护理诊断　　　　　　副高：掌握　正高：熟练掌握

（1）营养失调（低于机体需要量）：与维生素 B_{12} 和/或叶酸缺乏、吸收不良、代谢障碍有关。

（2）活动无耐力：与贫血致组织缺氧有关。

（3）生长发育迟缓：与营养不足、贫血及维生素 B_{12} 缺乏影响生长发育有关。

（4）知识缺乏：家长缺乏相关的营养知识及本病的防护措施。

知识点8：营养性巨幼细胞贫血的护理措施　　　　　　副高：掌握　正高：熟练掌握

（1）一般护理：①根据患儿活动耐受情况安排其休息与活动，一般不需卧床休息，严重贫血者适当限制活动，并协助患儿完成日常活动。②饮食护理：婴幼儿提倡母乳喂养，改善乳母营养，及时添加辅食，添加含量丰富的维生素及叶酸食品，保证患儿从食物中摄取足够的维生素 B_{12} 及叶酸。合理搭配患儿食物，对食欲缺乏、畏食的患儿，须细心调整饮食结构，耐心喂养。肌震颤严重不能吞咽，可采用鼻饲法喂养。帮助年长患儿纠正不良饮食习惯，做到不挑食、不偏食。养成良好的进食习惯，保证营养素和能量的摄入。食用含维生素 C 较多的食物，因为维生素 C 能促进叶酸的吸收，可以提高疗效。

（2）对症护理：密切观察患儿的病情变化，对烦躁或肢体震颤的患儿，遵医嘱给予镇静药。心力衰竭时，卧床休息，遵医嘱输血。积极治疗慢性腹泻，保证叶酸的肠道吸收。

（3）用药护理：应用维生素 B_{12} 治疗 $2\sim4$ 天后精神好转，网织红细胞计数上升，$6\sim7$ 天达高峰，2 周左右降至正常，红细胞和血红蛋白一般 $3\sim4$ 周恢复正常。神经系统症状恢复较慢，少数患儿需数月才能恢复。口服叶酸后 1~2 天食欲好转，网织红细胞计数增多，4~7 天达高峰，2~6 周血红蛋白和红细胞恢复正常。

（4）病情观察：由于维生素 B_{12} 缺乏的患儿可出现全身震颤、抽搐、感觉异常、共济失调等，应严密观察患儿病情的进展。震颤严重者应按医嘱给予镇静药；上下门齿之间可垫缠有纱布的压舌板，以防咬破口唇、舌尖；限制活动防止外伤。治疗初期可引起低钾血症，观察患儿有无低钾的症状，预防性补钾。

（5）监测生长发育：评估患儿的体格、智力、运动发育情况，对发育落后者加强训练和教育。如指导患儿及家长做被动体操，逐渐训练坐、立、行等运动功能，并尽早给予药物治疗，以促进运动能力和智力发育。

知识点 9：营养性巨幼细胞贫血的健康指导　　副高：掌握　正高：熟练掌握

（1）讲解本病的病因及发生机制，讲解预防本病发生的卫生知识。
（2）提高孕母的营养水平，添加肉类食物。
（3）及时为婴儿添加易消化的辅食，保证足够维生素和叶酸的摄入。
（4）对于年长儿，注意食物搭配均衡，纠正不良饮食习惯。
（5）定期复查血常规。

第四节　原发免疫性血小板减少症

知识点 1：原发免疫性血小板减少症的概述　　副高：掌握　正高：熟练掌握

原发免疫性血小板减少症是正常血小板被免疫系统破坏的自身免疫性疾病，是儿童最常见的出血性疾病，临床常有前驱感染史、皮肤、黏膜出血，血小板计数减少，但骨髓巨核细胞计数正常或增多，出血时间延长，血块收缩不良，毛细血管脆性试验阳性为特征。本病为自限性疾病，绝大多数患儿在几个月内自行恢复，少数可因严重出血导致死亡。本病分为急性与慢性两种类型。小儿多见急性型，10%~20% 急性型患儿可转为慢性型。春季到初夏是发病高峰，秋季发病少。

知识点 2：原发免疫性血小板减少症的病因及发病机制

副高：掌握　正高：熟练掌握

原发免疫性血小板减少症是一种自身免疫性疾病。患儿发病前 1~3 周多有呼吸道病毒感染史，病毒感染使机体产生相应的血小板相关抗体，而这些抗体与血小板发生交叉反应，使血小板破坏而被单核-巨噬细胞系统消除。血小板计数减少是导致出血的主要原因，患儿血小板功能降低，毛细血管脆性及通透性增加，是出血的促进因素。

知识点3：原发免疫性血小板减少症的临床表现　　　　副高：掌握　正高：熟练掌握

（1）急性型：多为2~8岁儿童，婴幼儿多见，两性发病率无差异，多在冬、春季节发病，病前1~6周多有急性病毒感染史，以上呼吸道感染、风疹、麻疹、流行性腮腺炎、水痘多见，也可发生在疫苗接种后。临床表现主要为皮肤、黏膜出血，往往较严重，皮肤出血呈针尖大小的瘀点，或瘀斑、紫癜，分布不均，以四肢为多；常有鼻出血、牙龈出血；可见便血、呕血、球结膜下出血，偶见肉眼血尿和颅内出血，其中颅内出血是患儿死亡的主要原因。青春期女童可有月经量过多，出血严重者可伴贫血；偶见肝、脾轻度增大，淋巴结不大。病程多为自限性，80%~90%患儿在1~6个月内痊愈，约10%转变为慢性型。

（2）慢性型：起病缓慢，病程超过6个月，男女发病比例为1：（3~4）。出血症状相对较轻，主要为皮肤、黏膜出血，可持续性或反复发作出血，出血持续期和间歇期长短不一。反复发作患儿可出现贫血和脾轻度大。约1/3患儿发病数年后自然缓解。

知识点4：原发免疫性血小板减少症的辅助检查　　　　副高：掌握　正高：熟练掌握

（1）血常规：血小板计数常≤$100×10^9$/L。多在$20×10^9$/L以下，慢性型原发免疫性血小板减少症血小板计数一般在（30~80）×10^9/L（在非急性发作期）。出血轻重与血小板计数多少有关，血小板计数≥$50×10^9$/L可无出血症状；血小板计数≤$10×10^9$/L，可出现广泛或自发性出血。但有些患儿血小板计数>$30×10^9$/L时出血症状严重，特别是伴发热或感染时，可发生颅内出血；有些患儿，特别是婴幼儿血小板计数<$20×10^9$/L，甚至血小板计数<$10×10^9$/L亦无明显出血。

血涂片可见血小板形态大而松散，染色较浅。红细胞及白细胞正常，当出血明显（如鼻出血、消化道、泌尿道及颅内出血明显），可伴有贫血，白细胞计数增多，偶见异型淋巴细胞（提示病毒感染）。

（2）骨髓检查：急性型骨髓巨核细胞计数正常或增加，成熟障碍，表现为幼稚巨核细胞计数明显增多。慢性型原发免疫性血小板减少症者巨核细胞计数显著增多，细胞质呈空泡变性。

（3）血小板抗体（PAIgG）测定：PAIgG含量明显增高。

（4）其他：出血时间延长，血块收缩不良；血清凝血酶原消耗不良；凝血时间正常。束臂试验阳性，慢性型原发免疫性血小板减少症患者血小板黏附和聚集功能可异常。

知识点5：原发免疫性血小板减少症的治疗要点　　　　副高：掌握　正高：熟练掌握

（1）预防创伤出血：尽量减少活动，避免外伤，急性期出血明显者应卧床休息。避免服用抑制血小板功能的药物，如阿司匹林等。局部出血者压迫止血。

（2）肾上腺皮质激素：可以抑制血小板抗体产生，降低毛细血管通透性，并抑制单核-巨噬细胞吞噬有抗体吸附的血小板，应早期、大剂量和短程应用。常用药物为甲泼尼龙，

$1\sim2mg/(kg\cdot d)$，分3次口服，用药2周后，视病情逐渐减量，疗程一般不超过4周。严重出血者可用冲击疗法：地塞米松$0.5\sim2.0mg/(kg\cdot d)$或甲泼尼龙$20\sim40mg/(kg\cdot d)$静脉滴注，连用2~3天，每2天减半量至$1.0\sim1.5mg/(kg\cdot d)$，出血症状缓解后改泼尼松口服。2~3周后逐渐减量停药，一般不超过4周。停药后如复发，可再用泼尼松治疗。

（3）大剂量人免疫球蛋白：可以抑制巨噬细胞对血小板的结合与吞噬，减少抗血小板抗体的产生。用于不宜采用糖皮质激素治疗者，以及激素治疗无效的急性型原发免疫性血小板减少症血小板计数患儿、危重型原发免疫性血小板减少症血小板计数患儿。通常剂量为$0.4g/(kg\cdot d)$，静脉滴注，连用5天；或每次$1g/(kg\cdot d)$，静脉滴注，必要时次日再用1次，以后每3~4周1次。可与肾上腺皮质激素合用。

（4）静脉滴注血小板和红细胞：严重出血、有生命危险时可静脉滴注血小板，但尽量少用，因为原发免疫性血小板减少症患儿血液中含有大量PAIgG，可致进入血液的血小板很快被破坏；反复静脉滴注还可产生抗血小板抗体。贫血者可静脉滴注缩红细胞。

（5）中医中药治疗：中医治疗以凉血、解毒、活血为主，兼顾益气养阴。中医治疗以髓入手，全身治疗，使症状开始好转，人体恢复正常生理功能。齿龈出血者，可用生石膏30g、黄柏15g、五倍子15g、儿茶6g，浓煎取水漱口，每天3~4次，每次5~10ml。

（6）脾切除术：适用于病程超过1年，血小板计数持续$<50\times10^9/L$（尤其是$<20\times10^9/L$），有较严重的出血症状，内科治疗效果不好者。手术宜在6岁以后进行，10岁以内发病的患者，其5年自然缓解概率较大，尽可能不做脾切除。现多主张在腹腔镜下行脾切除术。

知识点6：原发免疫性血小板减少症的护理诊断 　　　副高：掌握　正高：熟练掌握

（1）皮肤黏膜完整性受损：与血小板计数减少致皮肤黏膜出血有关。
（2）有感染的危险：与机体免疫力低下有关。
（3）焦虑、恐惧：与严重出血有关。
（4）知识缺乏：家长及年长儿缺乏疾病的相关知识。
（5）潜在并发症：内脏出血。

知识点7：原发免疫性血小板减少症的护理措施 　　　副高：掌握　正高：熟练掌握

（1）止血：鼻、口腔黏膜出血可用浸有1%麻黄碱或0.1%肾上腺素的纱条、棉球或吸收性明胶海绵压迫局部。如上述压迫止血无效，立即采用其他止血措施。严重出血者需配血，静脉滴注同血型血小板。

（2）避免损伤：①急性期应减少活动，避免受伤；有明显出血时应卧床休息。②尽量减少肌内注射或深静脉穿刺，必要时延长压迫时间，防止发生深部血肿。③给予高热量、高蛋白、高维生素的半流质饮食或软食，温度不宜过高；禁食过硬、多刺、过热、油炸和刺激性食物。注意口腔卫生，用软毛牙刷刷牙或漱口水漱口，保护口腔黏膜。④不用手抠鼻孔，防止鼻出血。⑤保持大便通畅，防止用力大便时因腹压增高而诱发颅内出血。⑥床头、床栏及家具的尖角用软垫包扎，忌玩锐利玩具，限制剧烈运动，以免碰伤、刺伤或摔伤而出血。⑦发热时禁用乙醇擦浴，以免加重出血。

（3）预防感染：注意保护性隔离，与感染性疾病患儿分室居住，严格执行无菌操作。保持出血部位清洁。定时开窗通风，定期用紫外线灯消毒。养成良好卫生习惯。

（4）用药护理：按时按量服用糖皮腺激素或免疫抑制药，不随意减量，须遵医嘱逐渐减量。定期复查血常规，观察药物疗效。

（5）密切观察病情变化：注意生命体征的变化、皮肤黏膜出血点或瘀斑的大小或数量有无增减；观察有无鼻出血、尿血、便血、呕血及烦躁不安、头痛和神志改变，并及时汇报医生。

（6）心理护理：消除紧张、恐惧心理，出血量多或病情反复时，患儿及家长易产生紧张和恐惧心理，主动关心，耐心解释，使之配合治疗。

知识点8：原发免疫性血小板减少症的健康指导　　　副高：掌握　正高：熟练掌握

（1）指导预防损伤的措施，指导正确压迫止血与自我保护方法。

（2）不与感染患儿接触，去公共场所须戴口罩，避免交叉感染。注意个人卫生。

（3）指导家长及患儿识别出血征象，如瘀点、黑便，一旦发现出血立即复查及治疗。

（4）脾切除的患儿易患呼吸道和皮肤化脓性感染，且易发展为败血症。在术后2年内，患儿应定期随诊，并遵医嘱应用抗生素和人免疫球蛋白，以增强抗感染能力。

第五节　血　友　病

知识点1：血友病的概述　　　副高：掌握　正高：熟练掌握

血友病是一组 X 连锁隐性遗传性凝血功能障碍的出血性疾病。包括如下两种类型。①血友病 A，即凝血因子Ⅷ缺乏。②血友病 B，即凝血因子Ⅸ缺乏。以血友病 A 较为常见。其共同特点为终身在轻微损伤后长时间出血。

知识点2：血友病的病因及发病机制　　　副高：掌握　正高：熟练掌握

血友病 A 和血友病 B 为 X 连锁隐性遗传，由女性传递，男性发病。多数有家族史，约30%无明确家族史，可能为基因突变或家族中轻型病例未被发现。因子Ⅷ、Ⅸ缺乏使凝血过程第一阶段中的凝血活酶生成减少，引起血液凝固障碍，导致出血倾向。

知识点3：血友病的临床表现　　　副高：掌握　正高：熟练掌握

出血是本病的主要表现，出血症状的轻重及发病的早晚与凝血因子的活性的高低相关。

血友病 A 和血友病 B 大多在 2 岁时发病，也可在新生儿期发病，终身在轻微损伤或小手术后有长时间出血倾向。轻微外伤后，出血不止。

（1）皮肤、黏膜出血：皮肤、黏膜出血常发生于皮下组织、口腔、齿龈黏膜。幼儿可见于头部碰撞后出血和血肿。

（2）关节出血：关节出血是最常见的临床表现之一，多见于膝关节，其次为踝、髋、肘、肩关节等处。关节出血可以分为三期。①急性期：关节腔内及周围组织出血，引起局部红、肿、热、痛和功能障碍。由于肌肉痉挛，关节多处于屈曲位。②关节炎期：因反复出血，血液不能被完全吸收，刺激关节组织，形成慢性炎症，导致滑膜增厚。③后期：关节纤维化、畸形、肌肉萎缩、骨质破坏等导致关节功能丧失。膝关节反复出血，常引起膝屈曲、外翻，腓骨半脱位，形成特征性的血友病步态。

（3）其他出血：重型血友病 A 常发生肌肉出血和血肿。可有消化道、泌尿道等内脏出血。不同程度的创伤、小手术均可引起严重出血。颅内出血虽少见，但是最常见的致死原因。颈部血肿可引起上呼吸道梗阻，导致呼吸困难，甚至窒息死亡。

知识点 4：血友病的辅助检查　　　　　副高：掌握　正高：熟练掌握

（1）初筛试验：凝血时间延长，活化部分凝血活酶时间延长，凝血酶原消耗不良，凝血活酶生成试验异常，出血时间、凝血酶原时间和血小板计数正常。

（2）凝血因子活性测定：有助于判断血友病的类型。免疫学方法测定可有血浆凝血因子Ⅷ、Ⅸ活性降低。

（3）基因诊断：包括基因探针、DNA 印迹技术、限制性片段长度多态性，有助于诊断和产前诊断。

知识点 5：血友病的治疗要点　　　　　副高：掌握　正高：熟练掌握

目前尚无根治疗法。

（1）替代治疗：是目前唯一有效的止血措施。输注凝血因子制品：血友病 A 首选重组人凝血因子Ⅷ（rhFⅧ）制品，也可用人血浆源性 FⅧ浓缩制剂、新鲜冰冻血浆。血友病 B 首选重组人凝血因子 FⅨ（rhFⅨ）制品或人血浆源性 FⅨ浓缩制剂，无条件使用上述两种制剂时可用凝血酶原复合物，或酌情用新鲜冰冻血浆。

（2）血友病抑制物的诊治：10%~20%的血友病 A 患者和 1%~3%的血友病 B 患者，在病程中可出现相应的 FⅧ/FⅨ抑制物，此种抑制物属同种免疫抗体，可特异地中和 FⅧ/FⅨ。治疗上可选用大剂量 FⅧ或 FⅨ浓缩制剂、肾上腺皮质激素、环磷酰胺、免疫球蛋白、凝血酶原复合物或 rhFⅧ/rhFⅨ，也可使用血浆置换。

（3）辅助治疗：具体如下。①去氨加压素：缓慢静注，有提高血浆内因子Ⅷ活性和具有抗利尿作用，因能激活纤维蛋白溶解，简称纤溶系统。故需与氨基己酸或氨甲环酸联用。

用于治疗轻型血友病 A 患者和 FⅧ促凝血活性（FⅧ：C）水平较低的血友病 A 基因携带者出血。②抗纤溶药物：常用的有氨甲环酸、氨基己酸。可用于轻型血友病患者，或与替代治疗同时使用，对口腔、舌、扁桃体、咽喉部出血及拔牙引起的出血效果好；对关节、深部肌肉及内脏出血效果差；血尿、肾功能不全及休克时禁用，避免与凝血酶原复合物等凝血因子制剂合用。③局部止血：可采用压迫止血、加压包扎、局部冷敷等。

（4）预防治疗：为重型血友病患者的最佳治疗策略。定期静脉滴注凝血因子制品，使患者体内 FⅧ或 FⅨ促凝血活性（FⅧ：C 或 FⅨ：C）水平≥1%，最大限度地防止或减少出血的发生。

知识点 6：血友病的护理诊断　　　　　　　　　　副高：掌握　　正高：熟练掌握

（1）组织完整性受损：与凝血因子缺乏致出血有关。

（2）疼痛：与关节腔出血及皮下、肌肉血肿有关。

（3）躯体活动障碍：与关节腔出血、肿痛、活动受限及关节畸形、功能丧失有关。

（4）潜在并发症：出血。

（5）有长期低自尊的危险：与疾病终生性有关。

知识点 7：血友病防治出血的护理措施　　　　　副高：掌握　　正高：熟练掌握

（1）预防出血：①自幼养成安静生活习惯，加强照顾、护理，剪短指甲，衣着宽松，避免剧烈活动，防止碰撞，避免外伤。②尽可能避免肌内注射、深部组织穿刺。必须穿刺时，须选用小针头，拔针后延长按压时间，以免出血和形成深部血肿。③尽量避免手术，必须手术时，应注意在术前、术中和术后补充所缺乏的凝血因子。④避免情绪激动、剧烈咳嗽、过度用力排便。

（2）遵医嘱及时输注凝血因子：认真阅读说明书，按要求输注；输注时严密观察有无不良反应，凝血因子替代疗法的不良反应主要有变态反应、发热、溶血反应、弥散性血管内凝血、病毒感染等，大量反复应用者可出现肺水肿。严重不良反应者，需停止输注，及时报告医生并协助处理。

（3）局部止血：对表面创伤，鼻或口腔出血可局部压迫止血。口、鼻出血也可用浸有0.1%肾上腺素的棉球、吸收性明胶海绵压迫，必要时请耳鼻咽喉口腔科会诊，以油纱条填塞，保持口鼻黏膜湿润，48~72 小时后拔出油纱条。肌肉、关节出血早期，用弹力绷带加压包扎，局部冷敷，抬高患肢、制动并保持其处于功能位。其他脏器严重出血时应及时补充血容量，补充凝血因子做急救处理，如输入成分血、抗血友病球蛋白浓缩剂或凝血酶原复合物等，并注意观察有无发热、肝炎等并发症。

知识点 8：血友病的其他护理措施　　　　　副高：掌握　正高：熟练掌握

（1）减轻疼痛：疼痛主要发生在出血的肌肉和关节部位。可选用对乙酰氨基酚，对出血部位可用冰袋冷敷，抬高患肢并制动，保持其功能位。

（2）预防致残：关节出血停止、肿痛缓解后，应逐渐增加活动，以防畸形。已致慢性关节损害者，应进行康复指导与训练；严重关节畸形可手术治疗。

（3）病情观察：观察生命体征、神志，以及皮肤黏膜瘀斑、瘀点的大小和数量的增减，深部组织出血者注意观察血肿的范围及消退情况，及时发现内脏及颅内出血，并组织抢救。

（4）心理护理：鼓励年长患儿表达想法，以减轻挫折感和焦虑等不良情绪。

知识点 9：血友病的健康指导　　　　　　　副高：掌握　正高：熟练掌握

（1）指导家长采取预防性措施，避免外伤损害引起出血。

（2）教会患儿家属及年长儿局部止血方法，识别出血征象，尤其是器官内出血或颅内出血，一旦发现立即送医院治疗。

（3）鼓励患儿规律、适度地进行体格锻炼和运动，以增强关节周围肌肉的力量和强度，延缓出血或使出血局限化。

（4）告知患儿及家长，禁用影响血小板功能的药物。

（5）对家长进行遗传咨询，运用现代诊断技术对基因携带的孕妇进行基因分析和产前诊断，如确定胎儿为血友病，可及时终止妊娠。

第六节　急性白血病

知识点 1：急性白血病的概述　　　　　　　副高：掌握　正高：熟练掌握

白血病是造血组织中某一血细胞系统过度增生、进入血流并浸润到各组织和器官，从而引起一系列临床表现的恶性血液病。在我国儿童的恶性肿瘤中，白血病发病率最高。任何年龄均可发病，新生儿亦不例外，但以 10 岁以内儿童多发，男童高于女童，多为急性白血病。

急性白血病是造血干细胞的恶性克隆疾病，发病时骨髓中异常的原始细胞及幼稚细胞大量增殖并抑制正常造血，可广泛浸润肝、脾、淋巴结等部位，出现贫血、出血、感染和浸润等临床表现。主要分为急性淋巴细胞白血病和急性髓系白血病。化疗是目前治疗该病较有效的方法。若不接受治疗，平均生存期仅 3 个月左右。

知识点 2：急性白血病的病因及发病机制　　　副高：掌握　正高：熟练掌握

急性白血病为克隆性疾病，即肿瘤细胞有自己的干细胞、祖细胞、前体细胞，呈无限增殖和分化阻滞，而不能发挥正常细胞的作用。本病病因尚未完全明确，较为复杂，可能是多种因素相互作用的结果。

发病机制尚不清楚。原癌基因的转化、抑癌基因畸变和细胞凋亡受抑制等可能在白血病的发病中起重要作用。

（1）病毒感染：至今为止尚未证明某一病毒与儿童急性白血病有关。

（2）环境因素：电离辐射、放射、核辐射等可能激活隐藏在体内的白血病病毒，使原癌基因突变或抑制机体的免疫功能而引起急性白血病。小儿对电离辐射较为敏感，妊娠期女性照射腹部后，其新生儿的急性白血病发病率比未经照射者高17.4倍。苯及其衍生物、重金属、氯霉素、保泰松和细胞毒药物均可诱发急性白血病。

（3）体质因素：急性白血病不属遗传性疾病，但白血病的发生与遗传因素有关。如在家族中有多发性恶性肿瘤的情况。此外，同卵双胞胎中一个患急性白血病，另一个患急性白血病的概率为20%，比异卵双胞胎的发病率高12倍。

（4）免疫因素：有人认为急性白血病的发病与免疫功能异常有关。长期焦虑、紧张、反复病毒感染，导致免疫功能紊乱，推测与免疫监视异常，不能区别、捕获、消灭不正常细胞有关。

知识点3：急性白血病的分类及分型　　　　　副高：掌握　正高：熟练掌握

急性白血病的分类或分型对于诊断、治疗和预后都有一定意义。

（1）分类：①根据增生的白细胞种类的不同，可分为急性淋巴细胞白血病和急性非淋巴细胞白血病两大类。小儿以急性淋巴细胞白血病发病率最高。②按白血病细胞分化程度及病理分类，分为急性白血病和慢性白血病。急性白血病儿童期多见，自然病程约半年。慢性白血病儿童期少见，自然病程>1年。

（2）分型：分型标准尚无统一意见。①常采用形态学（M）、免疫学（I）、细胞遗传学（C）和分子生物学（M），即MICM综合分型，更有利于指导治疗和提示预后。形态学分型将急性淋巴细胞白血病分为L_1、L_2、L_3三型，将急性非淋巴细胞白血病分为急性粒细胞白血病未分化型（M_1）、急性粒细胞白血病部分分化型（M_2）、急性早幼粒细胞白血病（M_3）、急性粒-单核细胞白血病（M_4）、急性单核细胞白血病（M_5）、红白血病（M_6）和急性巨核细胞白血病（M_7）七型。②免疫学分型应用单克隆抗体检测淋巴细胞表面抗原标志物，将急性淋巴细胞白血病分为T、B两大系列。急性非淋巴细胞白血病$M_1 \sim M_5$型可有CD33、CD34、CD14、CD15及MPO等1项或多项阳性。③细胞遗传学改变：应用细胞遗传学技术进行染色体核型和数目检测。

知识点4：急性白血病的临床表现　　　　　副高：掌握　正高：熟练掌握

（1）起病：大多较急，少数缓慢。早期症状有面色苍白、精神不振、乏力、食欲缺乏、鼻出血和/或牙龈出血等，少数患儿以发热和类似风湿热的骨关节疼痛为首发症状。

（2）发热：为急性白血病最常见的症状。多数起病时即有发热，热型不定，一般不伴寒战。发热原因主要是继发感染，常见呼吸道感染、肾盂肾炎、败血症等。

（3）贫血：出现较早，并随病情的发展而加重，表现为面色苍白、虚弱无力、活动后气促等。贫血主要由骨髓造血干细胞受到抑制所致。

（4）出血：以皮肤和黏膜出血多见，表现为紫癜、瘀斑、鼻出血、牙龈出血、消化道出血和血尿。偶有颅内出血，是白血病死亡的重要原因之一。出血的主要原因是血小板生成减少，其他原因包括血小板功能减退、肝功能受损和毛细血管壁受损等。

（5）浸润性表现：具体如下。①肝、脾、淋巴结大：可有压痛，有时因纵隔淋巴结大引起压迫症状而发生呛咳、呼吸困难和静脉回流受阻。②骨骼和关节疼痛：白血病细胞浸润关节、骨膜或在骨髓腔内过度增殖可引起骨和关节痛，儿童多见。骨髓坏死时可出现骨骼剧痛。③皮肤和黏膜病变：急性单核细胞白血病和急性粒-单核细胞白血病较常见。特异性皮肤损害表现为弥漫性斑丘疹、紫蓝色皮肤结节或肿块等。急非淋相关的良性皮肤病变有（Sweet）综合征和坏疽性脓皮病，激素治疗有效。白血病细胞浸润可出现牙龈增生、肿胀。④中枢神经系统白血病（CNSL）：表现为头痛、头晕、烦躁，严重时出现呕吐、颈项强直、视神经乳头水肿，以及和颅神经、脊髓瘫痪等。⑤绿色瘤：又称粒细胞肉瘤或髓母细胞瘤，见于2%~14%的急非淋。由于白血病细胞大量抗髓过氧化物酶在稀酸条件下变成绿色，故称为绿色瘤，常累及骨、骨膜、软组织、淋巴结或皮肤，但以眼眶和鼻窦最常见。⑥睾丸病变：白血病细胞浸润睾丸，在男性幼儿或青年中是仅次于CNSL的白血病髓外复发根源，主要表现为一侧睾丸无痛性增大。⑦其他：白血病细胞还可浸润心脏、呼吸道、消化道，但临床表现不多。肾浸润常见，可发生蛋白尿、血尿。

知识点5：急性白血病的辅助检查	副高：掌握　正高：熟练掌握

（1）外周血常规：白细胞计数多少不一，增多者占50%以上，以原始细胞和幼稚细胞为主，成熟中性粒细胞计数减少。红细胞计数减少及血红蛋白水平降低，呈正细胞正色素性贫血。网织红细胞计数较低，血小板计数减少。

（2）骨髓检查：是确立诊断和评定疗效的重要依据。典型的骨髓检查为该类型急性白血病的原始及幼稚细胞极度增生，幼红细胞及巨核细胞计数减少。但少数患儿的骨髓表现为增生低下。

（3）组织化学染色和溶菌酶检查：有助于鉴别白血病细胞类型。

知识点6：急性白血病的治疗要点	副高：掌握　正高：熟练掌握

急性白血病的治疗采用是以化疗为主的综合疗法。治疗原则：早诊断、早治疗、严格分型并按分型选择方案；采用早期连续适度化疗和分阶段长期规范治疗的方案。

（1）诱导缓解治疗：联合数种化疗药物最大限度地杀灭白血病细胞，从而尽快达到完全缓解。

（2）巩固治疗：儿童急性白血病达到完全缓解，最大限度杀灭残留的白血病细胞，预防早期复发。

（3）预防髓外白血病：由于大多数化疗药物不能进入中枢神经系统、睾丸等部位，积极预防髓外白血病是患儿获得长期生存的关键措施之一。

（4）维持及加强治疗：巩固疗效，以达到长期缓解或治愈目的。持续完全缓解 2.5～3.5 年方可停止治疗。

知识点 7：急性白血病治疗的常用化疗药物   副高：掌握   正高：熟练掌握

（1）泼尼松（Pred）：其主要药理作用是溶解淋巴细胞。口服，$40\sim60$mg/（$m^2 \cdot$ d），分 3 次。不良反应：皮质醇增多症、高血压、骨质疏松、易感染等。

（2）地塞米松（Dex）：其主要药理作用是溶解淋巴细胞。口服，$6\sim10$mg/（$m^2 \cdot$ d），分 3 次。不良反应：皮质醇增多症、高血压、骨质疏松等。

（3）环磷酰胺（CTX）：其主要药理作用是抑制 DNA 合成，使细胞停止在分裂期，阻止进入 S 期。口服，$2\sim3$mg/（kg · d），每天 1 次或静脉滴注，$200\sim400$mg/m^2，每周 1 次。不良反应：骨髓抑制、肝损害、口腔溃疡、脱发、出血性膀胱炎等。

（4）氨甲蝶呤（MTX）：其主要药理作用是抑制叶酸代谢，阻止四氢叶酸生成，抑制 DNA 合成。肌内注射、静脉滴注或鞘内注射，每次 $15\sim20$mg/m^2，每周 $1\sim2$ 次；鞘内注射剂量依年龄而定。不良反应：骨髓抑制，肝损害，口腔、胃肠道溃疡，恶心、呕吐等。

（5）巯嘌呤（6-MP）：其主要药理作用是抑制嘌呤合成，使 DNA 和 RNA 的合成受抑制。口服，每次 $50\sim90$mg/m^2，每天 1 次。不良反应：骨髓抑制、肝损害等。

（6）硫鸟嘌呤：其主要药理作用是抑制嘌呤合成，使 DNA 和 RNA 的合成受抑制。口服，每次 75mg/m^2，每天 1 次。不良反应：骨髓抑制、肝损害等。

（7）阿糖胞苷（Ara-c）：其主要药理作用是抑制嘧啶代谢，抑制 DNA 合成。静脉滴注、肌内注射或鞘内注射，$100\sim200$mg/（$m^2 \cdot$ d），分 2 次；每次 30mg/m^2，隔天或每周 1 次。不良反应：骨髓抑制、脱发、口腔溃疡、恶心、呕吐等。

（8）长春新碱（VCR）：其主要药理作用是抑制细胞有丝分裂。静脉注射，每次 $1.5\sim2.0$mg/m^2，每周 1 次。不良反应：脱发、周围神经炎等。

（9）柔红霉素（DNR）：其主要药理作用是抑制 DNA 和 RNA 的合成。静脉滴注，每次 $30\sim40$mg/m^2，共 $2\sim4$ 次。不良反应：骨髓抑制、心肌损害、局部刺激、胃肠道反应等。

（10）多柔比星（阿霉素，ADM）：其主要药理作用是抑制 DNA 和 RNA 的合成。静脉注射，每次 40mg/m^2，每天 1 次，共用 3 天。不良反应有：骨髓抑制、心脏损害、脱发、胃肠道反应等。

（11）去甲氧柔红霉素（IDA）：其主要药理作用是抑制 DNA 合成。静脉滴注，每次 10mg/m^2，每天 1 次，共用 2 天。不良反应：骨髓抑制、心脏毒性、肝损害、胃肠道反应等。

（12）天冬酰胺酶（ASP）：其主要药理作用是溶解淋巴细胞，分解天冬酰胺。静脉滴注，0.6 万~1 万 $U/(m^2 \cdot d)$，隔天 1 次，共 6~10 次。不良反应：肝损害、变态反应、胰腺炎、氮质血症、糖尿、低血浆蛋白等。

（13）三尖杉酯碱（H）：其主要药理作用是抑制蛋白质合成，水解天冬酰胺。静脉滴注，每次 $4~6mg/m^2$，每天 1 次，共用 5~7 天。不良反应：骨髓抑制，心脏损害，胃肠道反应等。

（14）依托泊苷/足叶乙苷（VP-16）：其主要药理作用是抑制 DNA 和 RNA 合成。静脉滴注，每次 $100~150mg/m^2$，每天 1 次，共用 2~3 天。不良反应：骨髓抑制、肝肾损害、胃肠道反应等。

（15）替尼泊苷（VM-26）：其主要药理作用是破坏 DNA。静脉滴注，每次 $100~150mg/m^2$，每天 1 次，共用 2~3 天。不良反应：骨髓抑制、肝肾损害、胃肠道反应等。

知识点 8：急性白血病的护理评估　　　　　　　副高：掌握　正高：熟练掌握

（1）健康史：了解患儿的疾病史、感染史等；本次发病时间、主要症状、体征等；家族中有无恶性肿瘤患者或白血病患者；了解放射、辐射、重金属等接触史情况。

（2）身体状况：各型急性白血病的身体状况大致相同。主要表现为发热、贫血、出血，以及白细胞浸润所致的症状和体征。注意有无出血倾向及征象，肝、脾、淋巴结大的情况，有无骨痛、关节痛等。

（3）心理-社会状况：本病病程较长，死亡率高。评估患儿及家长对病情的认识程度和心理承受能力，评估家庭背景、家庭经济状况及其支持系统。

知识点 9：急性白血病的护理诊断　　　　　　　副高：掌握　正高：熟练掌握

（1）体温过高：与大量白细胞浸润、坏死和/或感染有关。

（2）活动无耐力：与贫血致组织、器官缺氧有关。

（3）营养失调（低于机体需要量）：与病程中消耗增加、食欲缺乏、摄入不足有关。

（4）疼痛：与白细胞浸润有关。

（5）有感染的危险：与中性粒细胞计数减少、免疫功能下降有关。

（6）恐惧：与病情重、侵入性治疗、护理操作多，预后不良等有关。

（7）预感性悲哀：与白血病久治不愈有关。

（8）知识缺乏：家长缺乏本病相关知识。

（9）潜在并发症：出血、药物不良反应。

知识点 10：急性白血病的一般护理措施　　　　　副高：掌握　正高：熟练掌握

（1）维持正常体温：监测体温，观察热型及程度。遵医嘱给予退热药，但忌用安乃近和乙醇擦浴，以免减少白细胞计数和增加出血倾向。

（2）休息：白血病患儿常有乏力、活动后气促等现象，需卧床休息，但一般不需绝对卧床。长期卧床者应常更换体位，预防压疮。

（3）加强营养，注意饮食卫生：给予高蛋白、高维生素、高热量且适合患儿口味的食物；使用天冬酰胺酶化疗期间，给予低脂饮食。鼓励患儿多饮水，特别在诱导缓解治疗及用大剂量氨甲蝶呤期间，以预防因大量白细胞破坏而引起高尿酸血症，同时有利于药物毒素排泄。鼓励进食，不能进食者，可给予静脉营养；食物应清洁、卫生，食具应消毒。禁食坚硬、多刺、过于粗糙的食物，避免损伤口腔黏膜及牙龈，导致出血和继发感染。

（4）减轻疼痛：提高诊疗技术，尽量减少治疗、护理带来的痛苦。运用适当的非药物性镇痛方法或遵医嘱用镇痛药，以减轻疼痛。经常巡视患儿，及时发现因疼痛引起的不适及评价镇痛效果。

知识点 11：急性白血病预防感染的护理措施　　　　副高：掌握　正高：熟练掌握

白血病患儿免疫功能低下，化疗常致骨髓抑制，使成熟中性粒细胞计数减少或缺乏，导致免疫功能进一步下降，极易发生感染。感染又是引起白血病患儿死亡的主要原因之一，应做好预防感染的护理。

（1）保护性隔离：与其他疾病患儿分室居住，防止交叉感染。粒细胞计数及免疫功能明显低下的患儿应住单间，有条件者住空气层流病房。房间定时通风、消毒。限制探视人次，有感染者忌探视患儿。接触患儿前需洗手。

（2）注意个人卫生：勤换衣裤，减少皮肤感染。保持口腔清洁，饭前饭后用温开水或漱口液漱口，选用软毛牙刷刷牙。如有黏膜真菌感染可用氟康唑或伊曲康唑涂擦患处。保持会阴部清洁。保持排便通畅，便后用温开水清洁肛周。发现肛周脓肿或皮肤溃烂感染，应及时通知医生并处理。

（3）观察感染早期征象：监测生命体征，每天检查口腔及咽喉部，有无牙龈肿胀、咽部发红、吞咽疼痛感，皮肤有无破损、红肿，外阴、肛周有无异常改变等，发现感染先兆时，及时处理。监测血常规。

（4）严格执行无菌操作：护理人员应有严格的无菌观念。进行任何穿刺前必须严格消毒。各种管道或伤口敷料应定时更换。对粒细胞计数减少的患儿进行操作时，除需按常规消毒外，还应用浸过乙醇的无菌纱布覆盖局部皮肤 5 分钟再进行穿刺。

（5）避免有关接种：免疫功能低下的患儿，避免接种预防水痘、麻疹、风疹、流行性腮腺炎等疾病的减毒活疫苗和服用脊髓灰质炎糖丸，以防发病。

知识点 12：急性白血病防治出血的护理措施　　　　副高：掌握　正高：熟练掌握

（1）避免损伤：给患儿提供一个安全的生活环境，加强护理，限制剧烈活动；减少肌内注射或深静脉穿刺抽血，各种穿刺后需按压穿刺部位 10 分钟；禁食坚硬的食物；保持排便通畅，防止用力排便时腹压增高而诱发颅内出血。

（2）注意有无出血表现：皮肤有无瘀点、瘀斑，消化道、泌尿道有无出血。一旦发生出血，立即通知医生采取相应的止血措施。如口、鼻黏膜出血可用浸有1%麻黄碱或0.1%肾上腺素的棉球、纱条或吸收性明胶海绵压迫止血。

（3）正确输血：白血病患儿常有贫血、出血，在治疗过程中，常需输血或输成分血。输注时应严格执行输血制度，观察疗效及有无输血反应。

知识点13：急性白血病的用药护理措施　　　　副高：掌握　正高：熟练掌握

（1）熟悉化疗药物的药理作用和特性，了解化疗方案及给药途径，以正确给药。①化疗时多采用静脉给药，因药物刺激性较大，药液渗漏可致局部疼痛、红肿甚至坏死，故注射前应确认静脉通畅方可注入，发现渗漏，立即停止注射，并进行局部处理。②某些药物可致变态反应，用药前应询问用药史及过敏史，用药过程中要观察有无变态反应。③光照可使某些药物分解，静脉滴注时应避光。④鞘内注射时，浓度不宜过大，药量不宜过多，缓慢注入，术后应平卧4~6小时。⑤操作中护理人员要注意自我保护及环境保护，身体接触、吸入等方式使化疗药进入体内会对人体造成伤害。

（2）观察及处理药物不良反应。①绝大多数化疗药均可致骨髓抑制而使患儿易感染，应监测血象，及时防治感染；观察有无出血倾向和贫血表现。②恶心、呕吐严重者，用药前半小时给止吐药。③加强口腔护理。有溃疡者，宜给清淡、易消化的流质或半流质饮食；疼痛明显者，进食前可给局麻药或敷以溃疡膜、溃疡糊剂。④环磷酰胺可致出血性膀胱炎，应多饮水，以保证液体摄入量，并尽量在白天完成，以免影响休息。环磷酰胺亦可致脱发、粒细胞计数减少、性腺损害等，应告知家长和年长儿，做好心理准备。⑤长期使用激素的患儿可出现满月脸、向心性肥胖、情绪改变等，应告知家长及年长儿上述情况在停药后会逐渐消失；多关心患儿，勿嘲笑或讥讽患儿。

知识点14：急性白血病的心理护理　　　　　　副高：掌握　正高：熟练掌握

（1）让家长了解所用的化疗药物、剂量，以及可能引起的不良反应（如合并感染、出血、血尿、脱发等）。

（2）让家长了解定期检查（血常规、骨髓、肝功能、肾功能、脑脊液等）的必要性，以及患儿所处的治疗阶段。让家长协助安慰和劝导患儿能积极接受治疗，使治疗方案有效进行。

（3）热情帮助、关心患儿，建立起战胜疾病的信心。

（4）向家长及年长患儿介绍白血病有关知识。宣传儿童白血病的预后新进展，如急性淋巴细胞白血病完全缓解率达95%以上，5年以上存活者达70%左右，部分患儿已获治愈。

知识点15：急性白血病缓解后的护理　　　　　　副高：掌握　正高：熟练掌握

白血病完全缓解后，患者体内仍残存白血病细胞，因此还需坚持化疗。化疗间歇期可出院，按医嘱给药及休养。已持续完全缓解1~2年者，化疗间歇期可上学，但应监测治疗方案执行情况，并教给家长进行护理的技术。

知识点16：急性白血病的健康指导　　　　　　　副高：掌握　正高：熟练掌握

（1）鼓励患儿学习，注意锻炼，增强抗病能力，使患儿的疾病、心理均获得治疗。

（2）持续完全缓解而停止化疗者，应嘱定期随访，以便及时了解有无复发征象。

（3）指导家长和年长患儿自我护理技巧，出现发热、出血等情况时应及时就医。

（4）指导家长预防感染及出血，出现异常及时就诊。

第七节　遗传性球形红细胞增多症（正高）

知识点1：遗传性球形红细胞增多症的概述　　　　　　　　正高：熟练掌握

遗传性球形红细胞增多症是红细胞膜缺陷性溶血性贫血，在遗传性溶血性贫血中发病率最高。其特征是不同程度的贫血、黄疸、脾大，以及血中球形红细胞计数明显增多和红细胞渗透脆性增加。本病系常染色体显性遗传病，患儿均为杂合子。10%~25%无家族史，可能是基因突变的结果。

知识点2：遗传性球形红细胞增多症的病因　　　　　　　　正高：熟练掌握

常染色体显性遗传，红细胞膜缺陷。

知识点3：遗传性球形红细胞增多症的发病机制　　　　　　正高：熟练掌握

由于红细胞膜的内在缺陷，使凹盘形细胞表面积减少，逐渐变小而厚，接近球形。红细胞面积储备减少，红细胞变形能力显著降低。同时红细胞内钠盐过多，水分随之进入细胞内，使其容易胀破而发生溶血。病变最终发展为红细胞在单核-巨噬细胞系统（尤其是脾）被扣留、破坏，发生血管外溶血。

知识点4：遗传性球形红细胞增多症的临床表现　　　　　　正高：熟练掌握

（1）贫血、黄疸和脾大：是本病的3大临床特征。贫血为轻、中度，黄疸较轻，常反复发作，多数患儿均有不同程度的脾大，溶血危象时脾明显增大，轻度压痛。

（2）溶血危象或再生障碍危象：诱发因素为病毒感染、劳累或情绪高度紧张。溶血危象表现为高热、恶心、呕吐、腹痛，同时贫血、黄疸加剧，脾大明显，网织红细胞计数增多。也可诱发再生障碍危象，表现为贫血迅速加重，血液中白细胞和血小板计数也可明显减少，网织红细胞计数减少，血胆红素减少，骨髓出现再生障碍的表现。溶血危象及再生障碍危象一般 7~10 天后可自然缓解。

（3）胆石症：可并发色素性胆石症，年长儿多见。

知识点 5：遗传性球形红细胞增多症的辅助检查   正高：熟练掌握

（1）血常规：婴幼儿多中度贫血，年长儿轻度或无贫血。网织红细胞占比增高>0.08 以上，可达 0.20~0.70，白细胞及血小板计数正常。

（2）球形红细胞计数增多：球形红细胞占红细胞的 20%~40%，但部分病例不易见典型小球形细胞，可见圆齿状或针刺状球形红细胞或异形细胞。球形红细胞并非本病所特有，也可因外来因素损伤正常红细胞膜而发生，常见于温抗体型自身免疫性溶血性贫血、化学物品、感染、烧伤等引起的溶血性贫血以及新生儿 ABO 血型不合溶血病等。

（3）红细胞渗透脆性试验：75% 病例渗透脆性增加；若正常，可在 37℃ 的条件下孵育 24 小时后重复进行，红细胞渗透脆性试验阳性率明显增加，可达 100%。

（4）红细胞自身溶血试验：37℃ 时的红细胞自身溶血增加至 10%~30%（正常 4%），若孵育前先加入葡萄糖或 ATP，则溶血显著减少。

（5）骨髓检查：红细胞明显增生，尤以晚幼红明显，偶见巨幼红细胞（示合并叶酸缺乏）。

（6）血清间接胆红素水平升高。

知识点 6：遗传性球形红细胞增多症的治疗要点   正高：熟练掌握

（1）脾切除是本病唯一有效的治疗方法。切脾后，虽然球形红细胞仍然存在，但消除了红细胞破坏的场所，红细胞寿命延长，贫血纠正。手术应于 4~5 岁后进行，以减少术后感染的危险。部分患儿有副脾，手术时应注意寻找，以免术后复发。

（2）胆石症应于脾切除前确诊或手术时探查，以便术中一并处理。

知识点 7：遗传性球形红细胞增多症的护理诊断   正高：熟练掌握

（1）活动无耐力：与贫血引起的全身组织器官缺血、缺氧有关。

（2）潜在并发症：溶血危象、再生障碍危象、胆石症。

知识点 8：遗传性球形红细胞增多症的护理措施   正高：熟练掌握

（1）注意休息，避免劳累；保持情绪稳定。

（2）合理喂养，避免并发营养性贫血；避免进食可能造成溶血的食物，如蚕豆及其制品。

（3）加强护理，避免感染，以防诱发再生障碍危象。

（4）避免输入大量低张液体，导致红细胞破裂。

（5）避免使用损害肝功能的药物。

知识点9：遗传性球形红细胞增多症的健康指导　　　　　　正高：熟练掌握

向家长宣教本病最佳治疗方法是脾切除，可使病情获得永久改善，应及早治疗，使患儿能正常生长发育。

第八节　葡萄糖-6-磷酸脱氢酶缺乏症（正高）

知识点1：葡萄糖-6-磷酸脱氢酶缺乏症的概述　　　　　　正高：熟练掌握

葡萄糖-6-磷酸脱氢酶缺乏症，是葡萄糖-6-磷酸脱氢酶（G-6-PD）缺乏所致的溶血性贫血，是红细胞酶缺乏所致溶血中最常见的一种。本病系 X 连锁不完全显性遗传。突变基因在 X 染色体上，男性患者为半合子；女性患者为杂合子，酶活性可从显著缺乏到接近正常，因此，临床表现也从出现明显溶血性贫血的症状到无症状。

知识点2：葡萄糖-6-磷酸脱氢酶缺乏症的病因及发病机制　　　　　　正高：熟练掌握

（1）G-6-PD 缺乏与遗传因素有关。

（2）G-6-PD 缺乏时，还原型烟酰胺腺嘌呤二核苷酸磷酸（NADPH）生成减少，谷胱甘肽（GSH）减少。在外源性氧化性药物、蚕豆、感染、酸中毒和内源性过氧化物等氧化应激作用下，不能保护红细胞免受氧化损伤，导致红细胞膜蛋白、血红蛋白和其他酶被氧化灭活，红细胞膜完整性受损；血红蛋白肽链上—SH 基与 CSH 发生氧化，形成二硫键，导致血红蛋白变性，形成海因茨小体（Heinz 小体）附着在红细胞膜上，损害膜的完整性，红细胞寿命缩短引发急性血管内溶血。这类溶血的显著特点是在溶血过程中可观察到 Heinz 小体；另一特点是溶血具有自限性，即当溶血达到高峰后，引起溶血的诱因虽未解除，溶血过程不再发展，代之以逐渐康复过程。可能与新生成的 G-6-PD 活性较高有关。

知识点3：葡萄糖-6-磷酸脱氢酶缺乏症的临床表现　　　　　　正高：熟练掌握

常见于进食蚕豆或服某些药后出现黄疸、血红蛋白尿、贫血。根据病因可分为五种类型。

（1）蚕豆病：G-6-PD 缺乏者食用蚕豆、蚕豆制品或接触蚕豆花粉后发生的急性溶血性贫血。蚕豆中含有大量左旋多巴，在酪氨酸酶作用下，可变为多巴醌，后者可使 GSH 含量减少而发生溶血，发病年龄以 1~4 岁为多，乳儿可通过吮奶而发病。临床上多于吃蚕豆或其制品（量不定）后数小时至数天内发生急骤的血管内溶血。表现为发热、腹痛、呕吐、黄疸、贫血、血红蛋白尿，严重者可发生休克、急性肾衰竭等。溶血持续1天至1周。及时去除诱因可呈自限性。

（2）药物诱发的溶血性贫血：诱发G-6-PD缺乏者溶血的常见药物有抗疟药、磺胺类药、解热镇痛药（安替比林、非那西汀等）、硝基呋喃类药、砜类药等。新生儿期应用水溶性维生素K、接触樟脑丸（萘）亦可引起溶血。其临床特点：①服用药物1~3天内持续发生溶血性贫血。②急性溶血期10~14天，1周左右贫血最重，7~10天开始好转。③恢复期20~30天，网织红细胞计数增多后逐渐恢复至正常，血红蛋白水平渐上升至正常。

（3）新生儿G-6-PD缺乏溶血症：主要表现为新生儿黄疸，黄疸多明显，可能与新生儿GSH过氧化氢酶活力较低及肝解毒功能不足有关，主要为未结合胆红素水平增高。贫血可有可无。可无任何诱发因素。

（4）感染诱发的溶血性贫血：已有报道病毒性肝炎、流行性感冒、肺炎、腮腺炎、伤寒等可诱导G-6-PD缺乏者发生急性溶血。但机制不明，白细胞吞噬细菌产生的过氧化氢可能与溶血有关。临床上，溶血症状出现在感染发热之后。若积极控制感染，多于发病后7~10天溶血逐渐减退，贫血症状逐渐恢复。

（5）先天性非球形红细胞溶血性贫血：本病是一组红细胞酶缺乏所致的慢性溶血性贫血。其中1/3为红细胞中的G-6-PD缺乏，2/3为红细胞中的其他酶缺乏。可在无任何诱因下发生慢性溶血。患儿自婴儿或儿童期开始有溶血表现。一般为轻至中度。感染、药物、蚕豆等诱因可引起溶血急性发作。其特征：①新生红细胞渗透脆性正常，孵育后自溶血加速，但溶血能被葡萄糖或ATP部分纠正。②无球形红细胞。③无血红蛋白的异常，抗球蛋白试验阴性。④脾大，但切脾治疗效果不显著。

知识点4：葡萄糖-6-磷酸脱氢酶缺乏症的辅助检查　　　　　　正高：熟练掌握

（1）高铁血红蛋白还原试验：高铁血红蛋白还原率小于正常值（正常>75%），中间型（杂合子）为31%~74%，30%以下为显著缺乏（纯合子）。本法简便，可用于筛选试验或群体普查，缺点为假阳性率高，其结果可受α-珠蛋白生成障碍性贫血、不稳定血红蛋白血病、高脂蛋白血症、巨球蛋白血症等干扰。

（2）氰化物抗坏血酸试验：血红蛋白与抗坏血酸接触时能产生过氧化氢，后者可将G-6-PD缺乏的血红蛋白氧化成高铁血红蛋白、血液呈棕色。本法操作简单，缺点为有假阳性，在不稳定血红蛋白病及丙酮酸激酶缺乏症时，可出现假阳性结果。

（3）荧光斑点试验：NADPH在长波紫外线照射下能显示荧光。G-6-PD缺乏的红细胞内NADPH少，所以荧光减弱。此法特异度高，采血少，样本在滤纸上可保留较长时间。但需一定设备，基层不易推广。

（4）G-6-PD活性测定：最为可靠，用于鉴定，有确诊价值，但在溶血高峰期及恢复期，酶活性可正常或接近正常。此时应用离心法取底层红细胞，或低渗法对衰老的红细胞进行

G-6-PD测定，或2~4个月后再进行复查。正常值为 2.8~7.3U/gHb。

知识点5：葡萄糖-6-磷酸脱氢酶缺乏症的治疗要点　　　　正高：熟练掌握

本病为自限性。诊断后首先应去除诱因，碱化尿液，输入 G-6-PD 正常的红细胞。轻症者在急性期，一般支持疗法和补液即可；重症者注意水、电解质平衡，纠正酸中毒；对严重贫血者应输入全血。此外应及时防治休克、急性肾功能不全及心功能不全。肾上腺皮质激素的疗效尚有争论，对危重患儿可短程大剂量应用。

知识点6：葡萄糖-6-磷酸脱氢酶缺乏症的护理诊断　　　　正高：熟练掌握

（1）活动无耐力：与贫血引起的全身组织器官缺血、缺氧有关。

（2）潜在并发症：急性肾衰竭。

知识点7：葡萄糖-6-磷酸脱氢酶缺乏症的护理措施　　　　正高：熟练掌握

避免食用蚕豆及其制品，忌服氧化性药物，观察溶血症状，防治感染，高发区进行普查。

知识点8：葡萄糖-6-磷酸脱氢酶缺乏症的健康指导　　　　正高：熟练掌握

（1）注意休息，避免疲劳。

（2）加强护理，避免感染诱发急性溶血。

（3）避免使用可能诱发溶血的药物、食物和物品，如磺胺类药、解热镇痛药、蚕豆及其制品、樟脑球等。

（4）一旦出现发热、腹痛、呕吐和血尿，可能是发生溶血，要立即就诊。

（5）本病为自限性疾病。通过加强护理可减轻病情，减少疾病的发生。

第九节　珠蛋白生成障碍性贫血（正高）

知识点1：珠蛋白生成障碍性贫血的概述　　　　正高：熟练掌握

珠蛋白生成障碍性贫血又称地中海贫血，是常染色体遗传缺陷，使一种或几种正常珠蛋白肽链合成减少或不能合成，导致血红蛋白水平下降而产生的贫血。因本病实际上遍布全世界，故有人建议改为珠蛋白生成障碍性贫血。正常人血红蛋白主要为 HbA（$\alpha_2\beta_2$），占血红蛋白总量的 95%~97%，其次为 HbA$_2$（$\alpha_2\delta_2$），占 2%~3%。HbF（$\alpha_2\gamma_2$）是胎儿期血红蛋白的主要成分，出生时占70%，4个月时占7%，2岁后同成人，占2%以下。

知识点2：珠蛋白生成障碍性贫血的分类　　　　　正高：熟练掌握

珠蛋白生成障碍性贫血主要分为两大类：α链的合成受抑制者称为α-珠蛋白生成障碍性；β链的合成受抑制者称为β-珠蛋白生成障碍性贫血。

根据β-珠蛋白生成障碍性贫血的临床表现，分为两种类型。症状极严重者称为重型β-珠蛋白生成障碍性贫血，症状轻微或无症状者称为轻型β-珠蛋白生成障碍性贫血。

知识点3：重型β-珠蛋白生成障碍性贫血的概述　　　　正高：熟练掌握

β-珠蛋白生成障碍性贫血患者为纯合子。其基本缺陷为珠蛋白β链的合成严重受抑制，β链代偿性合成增加而产生血红蛋白F（HbF），HbF对氧的亲和力比HbA高，故造成组织缺氧，刺激促红细胞生成素的分泌，从而引起骨髓代偿性增生，骨髓腔扩张导致骨骼畸形。

少数纯合子β-珠蛋白生成障碍性贫血患儿症状较轻，贫血中度，脾轻度至中度大，骨骼变化不显著，不定期输血可存活至成年。称为中间型β-珠蛋白生成障碍性贫血。

知识点4：重型β-珠蛋白生成障碍性贫血的临床表现　　　正高：熟练掌握

患儿出生时无症状，8~9个月后贫血明显，并逐渐加重，可有轻度黄疸。一般抗贫血治疗无效，至3岁左右脾大显著，并引起相应压迫症状。此外尚有生长迟缓、体弱、消瘦、易感染等表现，但智力正常。颧骨隆起、鼻背塌陷和眉距增宽，构成特殊面容。

知识点5：重型β-珠蛋白生成障碍性贫血的辅助检查　　　正高：熟练掌握

（1）周围血红蛋白水平多为50g/L以下，红细胞明显低色素、大小不等，多为小细胞性，靶形红细胞、嗜碱性点彩红细胞多见，网织红细胞计数相对增多不明显。血片涂或骨髓涂片用甲紫或煌焦油蓝染色后，在幼红细胞和网织红细胞内可见包涵体，红细胞脆性显著降低，血清铁和铁饱和度增高，骨髓中幼红细胞增生明显，铁的储存量多，铁粒幼细胞中的铁小粒增多。

（2）血红蛋白：HbF多为30%~60%，也可高达90%；HbA可少量、中等量或完全消失。

（3）骨X线检查：骨皮质变薄，增宽，骨小梁条纹清晰，给人以"头发直立"的印象，指骨和掌骨出现嵌花样骨质疏松和脱钙；长骨的皮质也变薄，髓腔增宽，偶可发生病理性骨折。

知识点6：重型β-珠蛋白生成障碍性贫血的治疗要点　　　正高：熟练掌握

治疗目的是使患儿的一般生活接近正常，尽量延迟血色病的发生。

（1）输血：需定期输血。①一般输血：在贫血过于严重时，才给予输血，目的是使血红蛋白维持在 70g/L，但这种输血仅暂时解除了严重贫血引起的症状，并没有抑制红细胞的生成。因而，由红细胞过度增生所致的并发症如骨骼畸形、脾大并未能得到改善。②高输血疗法：定期输血，使血红蛋白水平维持在 100g/L 以上。可防止由本病的各种病理生理改变所造成的不良后果，效果较好，可延缓血色病的出现。方法：婴儿期出现贫血时开始输血，使血红蛋白水平升至 130~140g/L，以后每 6 周输血一次，经常保持血红蛋白水平在 100g/L 以上。输入的血液最好用洗涤过或用冷冻法保存的红细胞，以减少输血反应。但该疗法仍不能挽救患儿的生命，仅可改善一般健康水平。

（2）脾切除：脾切除的适应证如下。①脾功能亢进。②巨脾引起压迫症状。③输血的需要量增加。

（3）抗贫血药：当血清铁蛋白大于 1000μg/L 时，可选用抗贫血药，以加速体内铁的排泄。去铁胺每天 25mg/kg 静脉滴注或皮下注射，可同时加用维生素 C 以增强疗效。去铁酮是一种口服活性抗贫血药，剂量为每天 75~100mg/kg，分 3 次口服。

（4）其他：造血干细胞移植，在分子生物学水平治疗本病，阻止 γ 链合成并转变为 β 链合成，使 α 链与 β 链得到平衡。

知识点 7：重型 β-珠蛋白生成障碍性贫血的预防措施　　　　　正高：熟练掌握

（1）男女双方如均为 β-珠蛋白生成障碍性贫血的杂合子，应禁止结婚。
（2）流行地区对于可疑胎儿，可进行产前诊断。
（3）用羊水细胞，以限制性内切酶消化，对 DNA 进行分析，诊断重型 β-珠蛋白生成障碍性贫血。

知识点 8：轻型 β-珠蛋白生成障碍性贫血的概述　　　　　正高：熟练掌握

本病即为杂合子 β-珠蛋白生成障碍性贫血。在患儿父母中至少有一人患有同样的疾病，症状轻重不一致。HbA$_2$轻度增高是该病较可靠的诊断依据。

知识点 9：轻型 β-珠蛋白生成障碍性贫血的临床表现及辅助检查　　　　　正高：熟练掌握

（1）无症状或有轻度贫血表现，感染时贫血加重，肝脾不大或轻度大。
（2）血红蛋白稍降低或正常，周围血中可有少量靶形红细胞，红细胞轻度大小不均，HbA$_2$>3.5%，HbF 正常或轻度增加（不超过 5%）。

知识点 10：轻型 β-珠蛋白生成障碍性贫血的治疗要点　　　　　正高：熟练掌握

贫血较轻或无贫血的患儿不需治疗，但应注意防治感染，贫血较重，且有自觉症状者可以输血。一般不需切脾。

知识点 11：α-珠蛋白生成障碍性贫血的概述　　　　　正高：熟练掌握

α-珠蛋白生成障碍性贫血患者的珠蛋白 α 链合成受到抑制，因而含有 α 链的 HbA、HbA$_2$ 及 HbF 生成均减少，多余的 γ 链聚合成 HbBart（γ$_4$），多余的 β 链则聚合成 HbH（β$_4$），这两种血红蛋白对氧具有高度的亲和力，故当红细胞中含有 HbBart 或 HbH 时就不能为组织提供充分的氧，造成组织缺氧。

知识点 12：静止型 α-珠蛋白生成障碍性贫血　　　　　正高：熟练掌握

基因缺陷为缺失一个 α 链基因导致 α 链合成部分受抑制，其特点：①无临床及血液学异常表现。②出生时血液中 HbBart 1%~2%，3 个月后消失。如能证明父母一方有 α-珠蛋白生成障碍性贫血，大体可成立诊断。为进一步确诊应检测 α、β 珠蛋白链合成比例及进行基因分析。

知识点 13：标准型 α-珠蛋白生成障碍性贫血　　　　　正高：熟练掌握

基因缺陷为缺失 2 个 α 链基因导致 α 链合成完全受抑制。可产生一定量的过剩 β、γ 链，形成相应的四聚体：①可无贫血或有轻度小细胞低色素性贫血。②平均红细胞体积（MCV）、平均红细胞血红蛋白含量（MCH）和平均红细胞血红蛋白浓度（MCHC）均降低。③外周血涂片红细胞明显大小不等，中央浅染，异型，偶见靶形，碎片。④煌焦油蓝染色 H 包涵体可阳性。⑤红细胞渗透脆性降低，红细胞寿命缩短。⑥脐血 HbBart 3.4%~14%。如有上述情况能除外其他轻型珠蛋白生成障碍性贫血和缺铁性贫血，且能证明父母一方有 α-珠蛋白生成障碍性贫血，大体可诊断。进一步确诊需要依靠 α、β 珠蛋白肽链合成比例及基因分析。

知识点 14：血红蛋白 H 病（HbH 病）　　　　　正高：熟练掌握

本病是 α-珠蛋白生成障碍性贫血的中间型。在我国，HbH 基因型种类较多，但多属于非缺失型 α-珠蛋白生成障碍性贫血基因，即 α 链基因结构基本正常，但功能受到严重抑制。

HbH 很不稳定，在红细胞内易发生沉淀，损害细胞膜，使红细胞生存时间缩短，发生溶血性贫血。临床表现轻重不一，多数患儿轻、中度贫血，可有脾大，间歇发作轻度黄疸，多无骨骼改变。外周血可见红细胞低色素明显，嗜碱性点彩红细胞易见，红细胞渗透性降低，煌焦油蓝染色示大量红细胞含有包涵体。出生时，HbBart 5%~20%，仅有少量 HbH，以后 HbBart 仅微量，HbH 增至 5%~30%，一般不超过 40%，HbF 多正常。

本病无特效治疗。应注意防治感染和避免服氧化性药物，贫血严重者可输血。重型及中度贫血（Hb<80g/L），无黄疸者切脾疗效佳，可使 Hb 升至 110g/L；Hb>80g/L 及慢性溶血性黄疸者切脾无效。

知识点 15：巴氏胎儿水肿综合征 正高：熟练掌握

本病是重型 α-珠蛋白生成障碍性贫血，因控制 α 链合成的 4 个基因均缺失，故无 α 链合成。大量未结合的 γ 链聚合成 γ₄ 即 HbBart，引起胎儿严重的组织缺氧，多在妊娠 30～40 周时死亡或发生流产，或早产后很快死亡。胎儿全身水肿，皮肤黏膜明显苍白，轻度黄疸，肝、脾大，肝大比脾大明显。血红蛋白电泳为 HbBart，即可确诊。

本病为致死性，无特效治疗。需做好遗传咨询工作，避免标准型或中间型 α-珠蛋白生成障碍性贫血患者结婚。

第十节　弥散性血管内凝血（正高）

知识点 1：弥散性血管内凝血的概述 正高：熟练掌握

弥散性血管内凝血（DIC）是由多种病因引起的一种获得性出血综合征。主要特征是凝血系统被激活，纤维蛋白和血小板在微血管内聚集，形成广泛的微血栓（早期高凝状态）；随后大量凝血因子和血小板被消耗，纤维蛋白溶解系统被激活（后期低凝及纤溶亢进状态），从而产生出血、循环障碍或休克、栓塞、溶血，以及器官功能不全或衰竭等一系列临床表现。

知识点 2：弥散性血管内凝血的病因 正高：熟练掌握

（1）感染：如脓毒症、流行性脑脊髓膜炎、重症肺炎、中毒性痢疾、麻疹、出血热等。

（2）组织损伤：如严重创伤、大面积烧伤、大手术等。

（3）肿瘤：如白血病（特别是急性非淋巴细胞白血病中的 M_3 和 M_5）、其他实体瘤等。

（4）其他：如急性血管内溶血、巨大血管瘤、急性胰腺炎、肝疾病等。

知识点 3：弥散性血管内凝血的临床表现 正高：熟练掌握

（1）出血：最常见，常为首发症状。高凝状态时一般无出血，转入低凝状态时出血明显且逐渐加重，在继发性纤溶亢进时出血更严重。表现为皮肤出血点及瘀斑、牙龈及鼻出血、消化道出血，严重者泌尿道出血或颅内出血，穿刺部位或伤口渗血不止。

（2）不易用原发病解释的微循环衰竭或休克：幼婴可表现为面色苍白或青灰、发绀、精神萎靡、肢端凉、尿少等。

（3）血管栓塞症状：各器官可因微血管栓塞发生功能障碍，以肝、肾、消化道症状多见，表现为恶心、呕吐、腹痛、消化道出血、肝功能受损、尿少、血尿甚至肾衰竭。肺栓塞可出现胸痛、呼吸困难、发绀、咯血、呼吸衰竭等。脑栓塞可出现昏迷、惊厥。

（4）微血管病性溶血性贫血：轻者除轻度贫血外可无明显症状，重者表现为发热、黄疸、腰背疼痛、血红蛋白尿，以及中、重度贫血等。

知识点 4：弥散性血管内凝血的辅助检查　　　　　　　　　　　正高：熟练掌握

（1）血小板（PLT）计数：血小板计数减少或持续下降是 DIC 诊断的灵敏指标。

（2）血浆凝血酶原时间（PT）：PT 是外源性凝血途经的筛选试验。

（3）活化部分凝血活酶时间（APTT）：APTT 是内源性凝血系统的筛选实验。

（4）纤维蛋白原（Fg）含量测定：Fg 测定是诊断 DIC 的有效方法。在 DIC 高凝血期可升高（>4.0g/L），在消耗性低凝血期和继发性纤溶亢进期常降低（<2.0g/L），低于 1.6g/L 有意义。Fg 作为一种急性相反应蛋白，尽管在 DIC 进程中被消耗，但在很长一段时间内，其血浆水平可仍保持在正常范围内。连续测定 Fg 对 DIC 的诊断更有用。

知识点 5：新生儿弥散性血管内凝血的诊断标准　　　　　　　正高：熟练掌握

（1）临床上有出血、微循环障碍和/或休克表现。

（2）以下 5 项主要实验室检查中 3 项阳性，诊断成立，如仅 2 项阳性，须伴凝血酶时间（TT）>25 秒才能确诊：①PLT<100×10⁹/L。②出生 4 天内 PT≥20 秒，5 天以上≥15 秒。③APTT>45 秒。④Fg<1.15g/L。⑤D-二聚体阳性（>200μg/L）。

知识点 6：弥散性血管内凝血的改善微循环治疗要点　　　　　正高：熟练掌握

（1）低分子量右旋糖酐：首次 10ml/kg 静脉滴注，以后每次 5ml/kg，每 6 小时 1 次，全天量不超过 30ml/kg。

（2）纠正酸中毒：5% 碳酸氢钠 3~5ml/（kg·d）。

（3）血管活性药：山莨菪碱每次 0.1~0.3mg/kg，静脉推注；多巴胺 5~10μg/（kg·min），静脉滴注维持血压。

知识点 7：弥散性血管内凝血的抗凝治疗要点　　　　　　　　正高：熟练掌握

（1）抗血小板药：多选用双嘧达莫（潘生丁）3~5mg/（kg·d），或者选用阿司匹林 5~10mg/（kg·d），分次服用。

（2）肝素：低分子量肝素与普通肝素药理作用基本相似，但其具有以下优点：①抗血栓作用强。②对血小板功能无明显影响，安全性好。③皮下注射生物利用度较高，半衰期较长，给药方便。因此，低分子量肝素已取代普通肝素在临床广泛使用。常用低分子量肝素钙或低分子量肝素钠，剂量一般为每次50~200U/kg，皮下注射或静脉注射，每天一次。低分子肝素量过量时，也可用鱼精蛋白中和，1mg鱼精蛋白中和1.6U低分子量肝素钙/钠。

（3）其他：抗凝血酶Ⅲ浓缩剂、蛋白C抗凝剂。

知识点8：弥散性血管内凝血的液体补充和抗纤溶药物治疗要点　　　正高：熟练掌握

（1）补充疗法：输注浓缩血小板、新鲜冰冻血浆、凝血酶原复合物等补充血小板及凝血因子，严重贫血者输注浓缩红细胞。

（2）纤维蛋白溶解抑制药：DIC早期禁用，仅用于DIC晚期以纤溶亢进为主、出血严重者。一般选用氨基己酸、氨甲苯酸（止血芳酸）等。

知识点9：弥散性血管内凝血的护理诊断　　　正高：熟练掌握

（1）有出血的危险：与DIC导致的凝血因子大量消耗、继发性纤溶亢进、肝素治疗有关。

（2）潜在并发症：休克、多发微血管栓塞。

知识点10：弥散性血管内凝血的护理措施　　　正高：熟练掌握

（1）出血的观察：注意出血部位、范围及其严重程度。持续、多部位的渗血或出血，特别是穿刺点和注射部位的持续性渗血，提示发生DIC；出血加重，提示病情进展，反之可提示病情得到控制。

（2）及时正确采集标本，及时送检，关注检查的结果，掌握病情变化，以便有效配合抢救。

（3）迅速建立两条有效的静脉通道，保证抢救用药和液体补充，注意局部有无药液外渗。

（4）用药护理：备好DIC抢救常用药，掌握药物的给药方法、治疗作用及不良反应，抗凝治疗过程中要严密观察有无出血的临床表现及实验室检查指标。应用肝素治疗要准备鱼精蛋白以中和过量肝素。

（5）并发症的观察和护理：具体如下。①休克护理：采取休克中凹卧位，呼吸困难者可抬高床头；遵医嘱吸氧；注意保暖；保护皮肤，防止压疮；协助排便，做好留置导尿护理，防止臀红和尿路感染。②病情观察：密切观察生命体征、意识及尿量，记录液体出入量；观察皮肤的颜色、温湿度；观察有无重要脏器栓塞的表现，如肺栓塞者表现为突然胸痛、呼吸困难、咯血，脑栓塞者表现为突然头痛、抽搐、昏迷，肾栓塞者表现为突然腰痛、血尿或少尿、无尿，胃肠黏膜栓塞者可有消化道出血；皮肤栓塞者可见指、趾、耳郭等末梢皮肤发绀甚至坏死。同时注意原发病的观察。

知识点 11：弥散性血管内凝血的健康指导　　　　　　　　　　正高：熟练掌握

（1）安抚患儿及家属的紧张、恐惧情绪。

（2）告知家属 DIC 可能的病因、治疗护理要点及本病预后，争取家属配合抢救，为患儿争取康复机会。

第十三章　神经系统疾病患儿的护理

第一节　小儿神经系统解剖生理特点

知识点 1：大脑	副高：掌握　正高：熟练掌握

脑是中枢神经系统的核心，儿童脑的发育是一个连续动态的成熟过程。在胎儿期神经系统最早开始发育，出生时平均脑重约 370g，占体重的 10%~12%（成人仅占 2%），是成人脑重（约 1500g）的 25%。脑在出生后第一年的生长发育特别迅速，1 岁时脑重达 900g，占成人脑重的 60%；4~6 岁时脑重达到成人脑重的 85%~90%。新生儿大脑表面已有全部主要的沟回，但皮质较薄，沟回较浅，神经细胞的数目已与成人相同。3 岁时神经细胞分化已基本完成，4 岁神经纤维完成髓鞘化。因此婴儿期由于髓鞘形成不全，婴儿对外来刺激反应缓慢且易泛化，易疲劳而进入睡眠状态。新生儿大脑皮质下中枢发育已较为成熟，而大脑的皮质及新纹状体发育尚不成熟，灰白质分界不清，故出生时的各种活动主要靠皮质下中枢调节。随着大脑皮质的发育成熟，各种活动主要由大脑皮质中枢调节，对皮质下中枢的抑制作用也趋明显。在基础代谢状态下，儿童脑耗氧量占机体总耗氧量的 50%，而成人为 20%，所以儿童对缺氧的耐受性较成人差。

知识点 2：脊髓	副高：掌握　正高：熟练掌握

脊髓是脑部神经冲动上传下递的通道。儿童脊髓在出生时重 2~6g，结构已较为完善，功能也较为成熟，2 岁时其结构接近成人。脊髓的结构发育与脊柱的发育相对不平衡，胎儿 3 个月时两者等长。新生儿脊髓末端位置较低，位于第 2 腰椎下缘，4 岁时达第 1~2 腰椎间隙。故给婴幼儿做腰椎穿刺时，应在第 4~5 腰椎间隙为宜，4 岁以后应以第 3~4 腰椎间隙为宜，以免损伤脊髓。脊髓的功能发育与运动发展相平行，随着年龄的增长，脊髓的功能不断完善，运动功能更加成熟。

知识点 3：脑脊液	副高：掌握　正高：熟练掌握

正常儿童脑脊液的量和压力随着年龄的增长和脑室的发育逐渐增加。新生儿时脑脊液较少，压力低。正常儿童脑脊液内含蛋白质、糖类、淋巴细胞和盐类物质，外观无色透明，特点见表 13-1。

表 13-1 小儿脑脊液测定正常值

项 目	年 龄	正常值	
		法定单位	旧制单位
总量	新生儿	5ml	—
	儿童	100~150ml	—
压力	新生儿	0.29~0.78kPa	30~80mmH$_2$O
	儿童	0.69~1.96kPa	80~200mmH$_2$O
细胞数	新生儿	$(0\sim34)\times10^6$/L	0~34mm^3
	婴儿	$(0\sim20)\times10^6$/L	0~20mm^3
	儿童	$(0\sim10)\times10^6$/L	0~10mm^3
蛋白质总量	新生儿	0.2~1.2g/L	20~120mg/dl
	儿童	0.2~0.4g/L	20~40mg/dl
糖	婴儿	3.9~5.0mmol/L	70~90mg/dl
	儿童	2.8~4.5mmol/L	50~80mg/dl
氯化物	婴儿	110~122mmol/L	650~720mg/dl
	儿童	117~127mmol/L	690~750mg/dl

知识点 4：神经反射　　　　　　　　　　　**副高：掌握　正高：熟练掌握**

由于儿童神经系统发育未成熟，神经反射具有相应的特点。

（1）生理反射：①出生时已存在而以后逐渐消失的反射包括觅食反射、握持反射、拥抱反射、吸吮反射、颈肢反射等。觅食反射、拥抱反射、握持反射一般出生后 3~4 个月消失，颈肢反射出生后 5~6 个月消失，吸吮反射 1 岁左右完全消失。②出生时存在终身不消失的反射包括角膜反射、结膜反射、瞳孔对光反射、吞咽反射等。如果这些反射减弱或消失，则表示神经系统发生了病理改变。③出生时并不存在，以后渐出现且终身不消失的反射包括腹壁反射、提睾反射（4~6 个月后明显）和腱反射等。

（2）病理反射：病理反射包括巴宾斯基（Babinski）征、戈登（Gordon）征、奥本海姆（Oppenheim）征等。但 2 岁以内儿童引出踝阵挛、Babinski 征阳性可为生理现象，单侧阳性或者 2 岁以后出现则为病理现象。

（3）脑膜刺激征：脑膜炎、蛛网膜下腔出血、颅内压升高时，可出现脑膜刺激征，包括颈项强直、克尼格（Kernig）征、布鲁津斯基（Brudzinski）征。但由于小婴儿屈肌张力较高，出生后 3~4 个月内阳性无病理意义。

第二节 细菌性脑膜炎

知识点1：细菌性脑膜炎的概述	副高：掌握 正高：熟练掌握

细菌性脑膜炎指细菌感染所致的脑膜炎。是小儿时期常见的神经系统感染性疾病之一。其临床表现以发热、呕吐、头痛、烦躁、嗜睡、惊厥、脑膜刺激征及脑脊液改变为主要特征。随着以抗生素为主的综合治疗措施的临床应用，本病预后已大为改观，但仍有较高的死亡率，神经系统后遗症也较为常见。多见于5岁以下儿童，1岁以下是患病高峰年龄，流感嗜血杆菌引起的脑膜炎集中在3个月至3岁儿童。幸存儿中1/3有后遗症。各种原因所致的脑解剖缺陷和机体免疫功能异常可增加本病的发病率。

知识点2：细菌性脑膜炎的病因	副高：掌握 正高：熟练掌握

（1）致病菌的侵袭：本病常见的致病菌与患儿年龄关系密切。新生儿及2个月以下的患儿，致病菌多以革兰阴性细菌及金黄色葡萄球菌为主，最常见的是大肠埃希菌，其次为变形杆菌、铜绿假单胞菌等；3个月至儿童时期以流感嗜血杆菌为主；5岁以上年长儿以脑膜炎双球菌、肺炎链球菌为主。

（2）机体免疫状态：儿童机体免疫能力较弱，血脑屏障功能较差，致病菌容易侵入机体引起细菌性脑膜炎。IgM是抗革兰阴性杆菌的主要抗体，因新生儿血清中的含量低，故新生儿易患革兰阴性杆菌感染，尤其是易患大肠埃希菌败血症。新生儿、婴幼儿血清中分泌型IgA（SIgA）含量较低，因此，易患呼吸道和胃肠道感染，导致细菌性脑膜炎。

知识点3：细菌性脑膜炎的发病机制	副高：掌握 正高：熟练掌握

致病菌可通过多种途径致病，大多从呼吸道侵入，其次可由皮肤、黏膜、胃肠道或新生儿脐部侵入，经血液循环到达脑膜。少数细菌性脑膜炎可因患中耳炎、鼻窦炎、乳突炎、脑脊膜膨出或颅骨骨折时，细菌直接蔓延至脑膜引起炎症，以蛛网膜、软脑膜及表面脑组织为主。初期炎性分泌物多在大脑顶部表面，再逐渐波及脑底部和脊髓，感染蔓延至脑室内膜致脑室管膜炎。在软脑膜下及脑室周围的脑实质可有细胞浸润、出血、坏死、变性而发生脑膜炎。大量的脓性渗出物黏稠、广泛粘连，阻塞脑室孔，或大脑表面蛛网膜颗粒萎缩，使脑脊液循环受阻及吸收障碍导致硬脑膜下积液和/或积脓、脑积液，炎症还可损害脑实质、颅神经、运动神经和感觉神经而产生相应神经系统的临床表现，如失明、面瘫、聋等。

知识点4：细菌性脑膜炎的典型临床表现	副高：掌握 正高：熟练掌握

可呈急性或亚急性起病，急性起病常见为流感嗜血杆菌及肺炎链球菌引起。发病数天前

可有前驱感染，常表现为呼吸道感染或胃肠道感染。

（1）感染性全身中毒症状：体温升高，意识逐渐改变，烦躁不安或精神萎靡、嗜睡甚至惊厥、昏迷，面色灰白。

（2）颅内压升高征：年长儿表现为剧烈头痛、喷射性呕吐等，婴幼儿表现为前囟饱满或隆起、张力增高，头围增大、颅骨缝增宽，易激惹、尖声哭叫、双眼凝视及惊厥等。严重者合并脑疝，有呼吸不规则、突然意识障碍，出现双侧瞳孔大小不等，对光反射迟钝等。

（3）脑膜刺激征：颈项强直、Kernig 征、Brudzinski 征阳性，以颈强直最为常见。婴幼儿可不明显。

知识点 5：细菌性脑膜炎的非典型临床表现	副高：掌握　正高：熟练掌握

3 个月以内的小婴儿起病隐匿，症状不典型。可表现为体温升高或降低，或体温不升；因颅缝未闭及前囟的缓冲，颅内压升高表现不明显，仅见面色青灰，吸吮力差、拒乳、呕吐，哭声高尖，黄疸加重等；肌张力减弱或不典型性惊厥发作；由于颅缝及囟门的缓冲作用，使前囟饱满、张力增高、颅骨缝裂开等，颅内压升高和脑膜刺激征不明显，极易误诊。

知识点 6：细菌性脑膜炎的并发症	副高：掌握　正高：熟练掌握

（1）硬脑膜下积液：硬脑膜下积液发生率较高，1 岁以下肺炎链球菌和流感嗜血杆菌脑膜炎患儿多见。细菌性脑膜炎患儿正规治疗 48～72 小时后病情未见好转甚至加重或反复，同时有进行性前囟饱满，颅缝分离，可进行试验性硬膜下穿刺。液体量>2ml，蛋白定量>0.4g/L，即可确诊。

（2）脑室管膜炎：脑室管膜炎多为革兰阴性杆菌感染引起，主要见于新生儿及小婴儿诊断治疗不及时或治疗不当者。临床表现为经抗生素治疗后发热、惊厥等症状仍持续存在，颈项强直逐渐加重，脑脊液始终异常，甚至呼吸衰竭，意识障碍不改善。病死率和致残率较高。CT 检查可见脑室扩大，脑室穿刺检查见脑室液白细胞计数≥50×10^6/L、糖<1.6mmol/L或蛋白质>0.4g/L 即可确诊。

（3）脑积液：脑积液由脑脊液循环障碍所致，多见于新生儿和小婴儿治疗不当。表现为头颅进行性增大，颅缝分离，前囟扩大而饱满，头皮静脉扩张，患儿额大面小。脑积液患儿由于颅内压升高压迫眼球，形成双目下视，巩膜外露的特殊表情，称"落日眼"，头颅叩诊可呈"破壶"音。长时间颅内压升高，可造成大脑皮质退行性萎缩，神经系统功能逐渐倒退。头颅 CT 可协助诊断。

（4）其他：部分可并发脑性低钠血症；炎症还可导致颅神经受累引起听力丧失、视力损伤等；脑实质病变可发生瘫痪、智力低下或癫痫等。

知识点7：细菌性脑膜炎的辅助检查　　　　　　副高：掌握　正高：熟练掌握

（1）外周血常规：①白细胞计数明显增多，可高达（20~40）×10^9/L。②白细胞分类以中性粒细胞占比增多为主，占0.8以上，伴有明显核左移。

（2）脑脊液：①压力升高，外观浑浊或呈脓性，白细胞计数明显增多，达1000×10^6/L以上，白细胞分类以中性粒细胞为主；蛋白升高多>1g/L，糖和氯化物下降。②脑脊液涂片革兰染色可早期确定致病菌（阳性率70%~90%）。

（3）特异性细菌抗原测定：利用免疫学方法检查患儿的脑脊液、血、尿等标本中的细菌抗原，是快速确定致病菌的特异方法，常见有对流免疫电泳、乳胶凝集试验、免疫荧光试验等。

（4）影像学检查：病变早期头颅CT或MRI检查可正常，有神经系统并发症时可见脑室扩大、脑沟变窄、脑肿胀、脑移位等异常表现，并可发现脑室管膜炎、硬脑膜下积液及局限性脑脓肿。MRI增强扫描对诊断脑膜炎比增强CT扫描灵敏，MRI增强扫描时能显示脑膜渗出和皮质反应。采取合适的技术条件，能显示静脉闭塞和相应部位的梗死。

（5）细菌培养：早期、未用抗生素治疗者易获得阳性结果。血液、咽拭子、新生儿脐部分泌物及皮肤脓疱液等培养，分离出致病菌有参考价值。

知识点8：细菌性脑膜炎的治疗原则　　　　　　副高：掌握　正高：熟练掌握

细菌性脑膜炎的治疗原则是早期用药、联合用药、坚持用药、对症处理。细菌性脑膜炎预后严重，用药原则为尽早使用抗生素，静脉用药为主，选择能通过血脑屏障的药物，联合用药。药量要足，疗程要适当。对病原菌不明者，选用氨苄西林和氯霉素，亦可静脉用第三代头孢（如头孢噻肟或头孢曲松）。

知识点9：细菌性脑膜炎的治疗要点　　　　　　副高：掌握　正高：熟练掌握

第三代头孢菌素脑脊液透过率较高。常用药物头孢噻肟、头孢曲松。病原菌明确后，治疗应参照细菌药物敏感试验的结果，选用病原菌敏感的抗生素，具体如下。

（1）抗生素的选择：①流感嗜血杆菌脑膜炎。氨苄西林、头孢呋辛、头孢曲松。②肺炎链球菌脑膜炎。药敏试验对青霉素敏感时可选用，对青霉素相对耐药者，常选用头孢曲松、头孢噻肟，高度耐药者，可选择万古霉素。③脑膜炎双球菌脑膜炎。青霉素、第三代头孢菌素。④革兰阴性菌。头孢噻肟、阿米卡星。⑤金黄色葡萄球菌。萘夫西林、氨基糖苷类、头孢噻肟、头孢呋辛、万古霉素。⑥新生儿脑膜炎。氨苄西林、氨基糖苷类、头孢呋辛、阿米卡星、头孢曲松。

（2）疗程：不少于2~3周。或治疗至临床症状消失，复查脑脊液，如正常时可按规定停止。所以早期、及时、正确的诊断对预后和恢复极为关键。如发热并伴有神经系统异常症状体征者，应及时做脑脊液检查，明确诊断，以免贻误治疗。

细菌性脑膜炎的对症支持治疗如下。

（1）监测生命体，保持水电质的平衡，保证热量和液量供给。

（2）降低颅内压：给予20%甘露醇注射液降低颅内压，每次0.5~1.0g/kg，快速静脉滴注，6~8小时1次；静脉注射呋塞米每次0.5~1.0mg/kg；静脉注射地塞米松每次0.3mg/kg，防止脑疝的发生。

（3）控制惊厥：控制惊厥发作首选地西泮静脉注射，或给予苯巴比妥钠肌内注射。

细菌性脑膜炎并发症的治疗如下。

（1）硬膜下积液：少量液体不必穿刺及处理，积液量大时，出现明显的颅内压升高及局部刺激症状，可经前囟做硬膜下穿刺放液，注意每次每侧放液不能超过15ml，可以反复多次放液。大多数患儿的积液可逐渐减少直至痊愈。个别病程迁延不愈者，需外科手术引流。并根据病情需要注入对病原菌敏感的抗生素。

（2）脑室管膜炎：可做侧脑室引流，以减轻脑室压力，须局部注入抗生素。

（3）脑性低钠血症：适当限制液体入量，逐渐补充钠盐，纠正低钠血症。

（4）脑积液：进行外科手术治疗，包括正中孔粘连松解、导水管扩张及脑脊液分流术。

| 知识点10：细菌性脑膜炎的护理评估 | 副高：掌握　正高：熟练掌握 |

（1）健康史：了解患儿有无呼吸道、消化道、皮肤感染及中耳炎、乳突炎等病史。新生儿应注意询问患儿母亲分娩史，患儿有无脐带感染。

（2）身体状况：评估患儿体温及呼吸状况，意识障碍及颅内压升高程度，有无躯体受伤的危险因素。检查患儿有无头痛、呕吐、发热、烦躁不安、惊厥、嗜睡及昏迷等表现，前囟是否隆起，有无脑膜刺激征。及时了解患儿血常规及脑脊液检查结果。

（3）心理-社会状况：应注意评估家长及患儿对疾病的了解程度、护理知识的掌握程度及心理状态。意识清楚的年长儿会有焦虑和恐惧的情绪。家长由于缺乏对本病的了解，尤其是担心患儿生命安全及预后，常有焦虑不安、沮丧等心理。评估家庭类型及资源，是否有社会支持等。

| 知识点11：细菌性脑膜炎的护理诊断 | 副高：掌握　正高：熟练掌握 |

（1）体温过高：与细菌感染有关。

（2）营养失调（低于机体需要量）：与摄入不足、机体消耗增多有关。

（3）有受伤的危险：与惊厥发作有关。

（4）恐惧：与疾病预后不良有关。

（5）潜在并发症：可引起颅内压升高，与颅内感染、硬脑膜下积液等有关。

| 知识点12：细菌性脑膜炎的一般护理措施 | 副高：掌握　正高：熟练掌握 |

（1）饮食护理：保证热量及液体供应，根据患儿体重计算每天需要的热量和液体量，

给予高热量、高蛋白、高维生素、易消化的流质或半流质饮食。少量多餐，4~6餐/天。防止呕吐，注意食物的调配，增加患儿食欲。呕吐而不能进食者，及时进行静脉输液，维持水、电解质平衡。要定期监测患儿体重，评估营养状况，及时调整饮食计划。

（2）防止意外：患儿惊厥发作时应使其头偏向一侧，给予口腔保护以免舌被咬伤，拉好床栏，适当约束患儿，避免躁动及惊厥时受伤或坠床。对呕吐频繁患儿应使其头偏向一侧，呕吐后要及时清除呕吐物，保持呼吸道通畅，防止造成误吸和吸入窒息。

（3）口腔及皮肤护理：每天进行口腔清洁2~3次。及时清除大小便，保持臀部干燥，每1~2小时翻身1次，翻身时避免拖、拉、拽等动作，防止擦伤，必要时在肩胛、臀部使用气垫，预防压疮的发生。

知识点 13：细菌性脑膜炎高热的护理措施　　　　副高：掌握　正高：熟练掌握

（1）高热患儿需卧床休息，观察热型及伴随症状。高热或超高热患儿每1~2小时测1次体温。

（2）体温超过38.5℃时，应在30分钟内使体温降至正常水平，以减少大脑对氧的消耗，防止惊厥。降温的方法：物理降温（冰袋、冷湿敷、温水拭浴、冷盐水灌肠等）或药物降温（对乙酰氨基酚、布洛芬、阿司匹林等）。采取降温措施后半小时复测体温1次，记录降温效果。

（3）保持病室温度在18~22℃，相对湿度50%~60%，空气新鲜，通风良好。

（4）鼓励患儿多饮水，必要时鼻饲或静脉补液，按照体温每升高1℃液体量相应增加10ml/（kg·d）计算，并记录液体出入量。出汗后及时更衣，注意保暖。

（5）遵医嘱正确使用抗生素，控制颅内感染。

知识点 14：细菌性脑膜炎的病情观察　　　　副高：掌握　正高：熟练掌握

（1）观察生命体征：每15~30分钟巡视病房1次，每4小时测量生命体征并记录。严密观察患儿生命体征、神志、瞳孔，以及早发现病情变化，并及时进行处理。当患儿出现意识障碍、前囟及瞳孔改变、躁动不安、频繁呕吐、肢体紧张等惊厥先兆，要注意脑水肿的发生。当出现呼吸节律不规则、瞳孔忽大忽小或两侧不等大、对光反射迟钝、血压升高时应警惕脑疝及呼吸衰竭的发生。

（2）观察并发症的发生：患儿在治疗中若发热不退或退而复升、前囟饱满、颅缝裂开、呕吐不止、频繁惊厥，应考虑合并硬脑膜下积液或脑室炎的可能，要随时做好各种急救的准备措施。做好抢救药品及器械的准备，如氧气、吸引器、人工呼吸机、脱水药、呼吸兴奋药、硬脑膜下穿刺包及侧脑室引流包的准备等。

（3）观察药物治疗的作用：了解各种药物的作用及不良反应。如静脉用药的配伍禁忌；高浓度的青霉素须避免渗出血管外，防止组织坏死；静脉输液速度不宜太快，以免加重脑水肿，保护好静脉血管，保证静脉输液通畅；记录 24 小时出入水量等。

知识点 15：细菌性脑膜炎的心理护理　　　副高：掌握　正高：熟练掌握

根据患儿不同年龄，采取不同方式实施心理安慰、关心和爱护，并给予家长安慰，消除焦虑、恐惧心理。根据患儿及家长对疾病的接受程度介绍病情、治疗护理的目的和方法，增加战胜疾病的信心，使其主动配合。

知识点 16：细菌性脑膜炎的健康指导　　　副高：掌握　正高：熟练掌握

（1）预防细菌性脑膜炎，首先预防细菌引起的上呼吸道感染。

（2）介绍脑脊液检查对本病确诊和治疗的重要性，使家长懂得抽取少量脑脊液进行检查不会影响患儿机体功能。

（3）嘱患儿腰椎穿刺后要去枕平卧 4~6 小时，禁食 2 小时。

（4）向患儿家长介绍病情、用药原则及护理方法，使其主动配合。

（5）为恢复期患儿制订系统且行之有效的功能训练计划，指导家长学会具体康复措施，减少或减轻后遗症。

第三节　病毒性脑炎

知识点 1：病毒性脑炎的概述　　　副高：掌握　正高：熟练掌握

病毒性脑炎是由多种病毒感染引起的中枢神经系统感染性疾病。若病变主要累及脑实质则称为病毒性脑炎，若病变主要累及脑膜则称为病毒性脑膜炎。病毒性脑炎以精神和意识障碍为突出表现。大多数患儿呈自限性，病程 2~3 周，多数能自行缓解至完全恢复，危重者呈急进性过程，可导致死亡及后遗症。

知识点 2：病毒性脑炎的病因　　　副高：掌握　正高：熟练掌握

多种病毒可引起病毒性脑膜炎和脑炎，约 80% 为肠道病毒（柯萨奇病毒、埃可病毒），其次为虫媒病毒（如乙脑脑炎病毒）、腮腺炎病毒、单纯疱疹病毒、巨细胞病毒及流行性脑脊髓膜炎病毒等。

知识点 3：病毒性脑炎的发病机制　　　副高：掌握　正高：熟练掌握

病毒侵犯中枢神经系统有两条途径，一条途径是病毒自呼吸道、胃肠道，或经昆虫叮咬侵入人体，在淋巴系统内繁殖后进入血液循环到达各脏器，形成病毒血症，在入侵中枢神经系统前即可有发热等全身症状，再通过血脑屏障侵犯脑膜及脑实质，使其弥漫性充血、水肿，血管周围有淋巴细胞浸润，胶质细胞增生及局部出血性软化坏死灶，出现中枢神经系统症状；另一条途径是病毒在侵入人体后直接侵犯中枢神经系统，导致神经组织的炎症、水肿、变性和坏死。可累及大脑、脑干、小脑、脊髓和脑膜发生病理改变。

知识点 4：病毒性脑炎的临床表现　　　　　　　　副高：掌握　正高：熟练掌握

病情轻重差异很大，病情的轻重取决于病变受累的部位。一般说来，病毒性脑炎的临床症状较脑膜炎严重，重症脑炎更易发生急性期死亡或后遗症。

（1）病毒性脑膜炎：急性起病，或先有上呼吸道感染或传染性疾病。表现为发热、头痛、呕吐，或有皮疹。年长儿诉头痛，眼球后痛，颈、背、下肢痛，以及痛觉异常；婴儿则烦躁不安，易激惹。一般很少有严重意识障碍和惊厥，可有颈项强直等脑膜刺激征，但无局限性神经系统体征；病程大多在 1~2 周。

（2）病毒性脑炎：病毒性脑炎多同时累及脑膜，起病急，临床表现随病因不同而异，与脑实质部位的病理改变、范围和程度有关。有几种类型：①病初症状轻，迅速陷入昏迷继而死亡。②病初即高热，频繁抽搐，异常动作或幻觉，其间有短暂清醒。③病初轻微发热、头痛、轻度鼻咽炎、腹痛、恶心、呕吐等，体温逐渐上升，继而精神萎靡，反应迟钝，抽搐发作，颈项强直。由于中枢神经系统受损部位不同而出现不同的局限性神经系统体征，如脑干受损表现为面神经麻痹、吞咽困难、失语、视力障碍等；锥体外系受损表现为不自主运动，如多动、舞蹈样动作、扭转痉挛等，小脑受损表现为共济失调、步态不稳、眼球震颤、语言障碍等。全部临床表现在起病 3 天至 1 周内出现，可持续 2~3 周，多数患儿可完全恢复，但少数遗留癫痫、肢体瘫痪、智力减退等后遗症。

知识点 5：病毒性脑炎的辅助检查　　　　　　　　副高：掌握　正高：熟练掌握

（1）血常规：白细胞计数正常或减少，部分可轻度增多。

（2）脑脊液检查：脑脊液压力升高或正常，外观透明或微浊，白细胞计数轻度增多（<$300×10^6$/L），病初以中性粒细胞为主，后期以淋巴细胞为主，蛋白质水平轻度升高，糖和氯化物一般在正常范围。脑脊液涂片和细菌培养无细菌发现。

（3）病毒及特异性抗体检查：可做脑脊液病原学检查，部分患儿脑脊液病毒分离及特异性抗体检测阳性。但仍有部分病例无法肯定致病病毒，可做特异性抗体检测，恢复期患儿血清特异性抗体效价较急性期高 4 倍以上，具有诊断价值。

（4）脑电图：脑电图表现以弥漫性或局限性异常慢波背景活动为特征，少数伴有棘波、棘-慢综合波。慢波背景活动只能提示异常脑功能，不能证实病毒感染性质。某些患儿脑电图也可正常。

（5）影像学检查：对病毒性脑炎的诊断有重要意义。单纯疱疹病毒脑炎头颅 CT 可见额叶或颞叶高密度强化性病变。

知识点 6：病毒性脑炎的治疗要点 副高：掌握 正高：熟练掌握

本病缺乏特异性治疗方法。由于病程具有自限性，急性期支持治疗与对症治疗是保证病情好转、降低病死率和致残率的关键。

（1）支持治疗：卧床休息，供给充足的营养，对营养状况不良的患儿通过肠外营养途径补充营养及清蛋白。维持水、电解质平衡。

（2）对症治疗：具体如下。①控制惊厥：惊厥发作时可选用地西泮、苯巴比妥等药物。地西泮静脉注射，每次 0.2~0.3mg/kg 或 1mg/min，缓慢静脉推注。必要时 15 分钟后重复 1~2 次，剂量可递增至 0.3~0.4mg/kg，但每次总量不超过 10mg。②降低颅内压：严格限制液体入量，静脉注射脱水药，如甘露醇等，预防脑疝发生。一般选用 20% 甘露醇 0.5~1.5g/kg 每 4~8 小时 1 次，必要时可联合应用呋塞米、清蛋白、糖皮质激素等。③控制高热：体温超过 38.5℃时，及时给予物理降温或药物降温，以减少大脑对氧的消耗，防止热性惊厥，并做好降温记录。④出现呼吸功能障碍时则应予以氧气疗法，必要时予以机械通气。

（3）抗病毒治疗：阿昔洛韦为高效广谱抗病毒药，可阻止病毒 DNA 的合成。阿昔洛韦每次 5~10mg/kg，每 8 小时 1 次，静脉滴注给药，疗程 10~14 天。此类药物对单纯疱疹病毒作用最强，对水痘-带状疱疹病毒、EB 病毒、巨细胞病毒也有抑制作用。

（4）免疫治疗：如应用免疫球蛋白、免疫调节药等。

（5）肾上腺皮质激素的应用：应用的原则是早期、足量、短程。病毒性脑炎的治疗以地塞米松静脉滴注为首选，激素应用一般不超过 7 天，以后逐渐减量至停药，一般不超过 2 周。急性期应用虽可控制炎症反应，减轻脑水肿、降低颅内压，但对其疗效仍存在争议。

知识点 7：病毒性脑炎的护理评估 副高：掌握 正高：熟练掌握

（1）健康史：仔细询问患儿患病前 2~3 周是否有呼吸道感染史和胃肠道感染史，有无过度劳累、受寒及其他致机体抵抗力下降的诱因存在及本次起病情况。

（2）身体状况：评估患儿发热情况，有无意识障碍、颅内压升高的表现，是否有神经系统定位体征等。

（3）心理-社会状况：评估患儿及家长对本病的认识程度，有无心理压力，对预后的估计。评估家庭对疾病治疗和护理的经济承受能力和社会的支持水平。

知识点 8：病毒性脑炎的护理诊断 副高：掌握 正高：熟练掌握

（1）体温过高：与病毒血症有关。

（2）急性意识障碍：与脑实质炎症有关。

（3）躯体移动障碍：与昏迷、瘫痪有关。

（4）营养失调（低于机体需要量）：与摄入量不足、消耗增加有关。

（5）焦虑（家长）：与疾病预后不良有关。

（6）有受伤的危险：与惊厥有关。

（7）潜在并发症：颅内压升高、脑疝。

知识点9：病毒性脑炎的一般护理措施　　　　　　　副高：掌握　正高：熟练掌握

（1）休息与活动和日常护理：主动向患儿介绍病房的环境与设施，介绍患儿与同病室的病友相识，减轻患儿的恐惧与焦虑心理。保持病室的清洁、整齐、干净、舒适，安静，温、湿度适宜，定时通风。床单位干净、整齐、无渣屑。采用适当的保护措施，保护患儿安全。卧床期间，协助患儿洗漱、进食、大小便及保持个人卫生等。定时翻身，每2~4小时1次，预防压疮发生。做各种护理操作时，动作要轻柔，尽量集中操作，减少不必要的刺激。鼻饲患儿，每天口腔护理2~3次。保持口腔清洁，及时清理呕吐物，防止感染。保持瘫痪肢体的功能位，病情稳定后，进行肢体的主动和被动锻炼，促进患儿及早康复。

（2）饮食护理：给予高热量、高蛋白、高维生素易消化的饮食，保证营养供应，鼓励患儿进食，并给患儿及家长讲解摄入足够营养对恢复身体健康的重要性。选择食物应多样化，刺激患儿的食欲。昏迷或吞咽困难者，应给予鼻饲。每周测体重2次。

知识点10：病毒性脑炎的对症护理措施　　　　　　　副高：掌握　正高：熟练掌握

（1）体温过高的护理：监测体温，观察热型及伴随的症状。每2~4小时测体温1次，体温>38.5℃时，给予物理或药物降温。降温30~60分钟时，再测体温，并记录。

（2）昏迷的护理：患儿上身可抬高20°~30°，头偏向一侧，利于静脉回流，降低脑静脉窦压力，降低颅内压。每2~4小时观察患儿的面色、神志、瞳孔的变化，测心率、脉搏、呼吸、血压1次，并记录。保持呼吸道通畅，痰液黏稠不易咳出时，遵医嘱给予翻身、拍背、雾化吸入、吸痰，防止坠积性肺炎。烦躁者，遵医嘱给予镇静药，防止加重脑缺氧。

（3）促进脑功能恢复：向患儿介绍环境，减轻患儿的不安与焦虑。明确环境中可引起患儿坐立不安的刺激因素，使患儿远离刺激源。采取适当的措施纠正患儿的错误概念和定向力错误。

（4）恢复肢体功能：保持肢体呈功能位置，病情稳定后及早帮助患儿逐渐进行肢体的被动或主动功能锻炼，注意循序渐进，锻炼过程中注意采取保护措施。在改变锻炼方式时加强指导，耐心帮助，给予鼓励。

（5）密切观察病情变化：①观察瞳孔及呼吸变化。保持呼吸道通畅，必要时吸氧，如发现呼吸节律不规则、两侧瞳孔不等大、对光反射迟钝，多提示有脑疝及呼吸衰竭发生。②观察意识变化。如患儿出现烦躁不安、意识障碍，应警惕是否存在脑水肿。

| 知识点 11：病毒性脑炎的健康指导 | 副高：掌握 正高：熟练掌握 |

（1）加强与患儿及家长的沟通，评估家长的焦虑程度，鼓励其说出自己的感受并予以帮助。指导患儿及家长自己调整心态，减轻焦虑，树立信心。

（2）向家长讲解有关疾病的基本知识、日常生活护理知识，指导提供保护措施。

（3）指导家长做好智力训练和瘫痪肢体的功能训练。鼓励患儿经常与他人交流，促进其语言功能的恢复，帮助瘫痪的肢体处于功能位置。及早对患儿肢体肌肉进行按摩及做屈伸运动。恢复期鼓励并协助患儿进行肢体主动功能锻炼，活动时要循序渐进、注意安全、防止碰伤。

（4）按时接种各种疫苗，进行被动免疫。

第四节 小儿癫痫

| 知识点 1：小儿癫痫的概述 | 副高：掌握 正高：熟练掌握 |

癫痫是小儿最常见的神经系统慢性疾病，是脑内神经元反复发作性异常放电导致的突发性、暂时性脑功能失常，临床出现意识、运动、感觉、精神或自主神经运动障碍。

癫痫发作是指大脑神经元发作性异常放电引起的突然的、短暂的症状或体征，因累及的脑功能区不同，临床可有多种发作表现，如意识、运动、感觉异常，精神及自主神经功能障碍。多数癫痫在儿童期发病。

| 知识点 2：小儿癫痫的病因及发病机制 | 副高：掌握 正高：熟练掌握 |

（1）遗传因素：多数为单基因遗传，神经细胞膜的离子通道受基因影响，导致发作阈值降低引起癫痫发作。

（2）症状性癫痫：与脑内器质性、结构性病变有关。①先天性脑发育畸形，如脑穿通畸形、神经皮肤综合征等。②围生期病理因素，如产伤、缺氧窒息、颅内出血、胎盘早剥。③感染性疾病，如脑膜炎、脑炎、巨细胞病毒感染、弓形虫病等。④代谢紊乱，如水、电解质紊乱，低血糖。⑤外伤因素，如硬膜下血肿、脑挫伤、颅骨骨折。⑥中毒，如类固醇、异烟肼等药物中毒，铅中毒等。⑦颅内占位病变，如颅内肿瘤、寄生虫、原虫、脓肿等。⑧脑血管病变，如脑动脉炎、血管畸形、烟雾病等。⑨神经纤维病变，如各种脱髓鞘病。⑩全身感染伴发的中毒性脑病。

（3）诱发因素：电视荧光、特殊声音、发热、失眠、情绪紧张、饥饿及劳累等因素均可诱发癫痫发作。

| 知识点 3：癫痫局灶性发作的临床表现 | 副高：掌握 正高：熟练掌握 |

本病系大脑局灶性功能障碍引起，临床症状和脑电图异常均从局部开始。

（1）简单部分性发作：不伴意识障碍，可表现为运动性、感觉性、自主神经性症状和精神症状，发作时间一般为 10~20 秒。临床以局灶性运动性发作最常见，表现为面、颈、四肢某部分的强直或阵挛性抽动，头、眼持续同向偏斜，无意识丧失。部分患儿局灶运动性发作后，可出现抽动部位的暂时性瘫痪，称为托德（Todd）麻痹。

（2）复杂局灶性发作：可以从简单部分性发作开始，随后出现意识障碍、发作性感知障碍、梦样状态等，常有"自动症"及精神、情感异常。部分继发全身性发作表现为发作开始时呈部分性发作，意识未丧失；发作过程中逐渐出现意识丧失，发作涉及的部位逐渐扩大，可继发全身性发作。

知识点4：癫痫全身性发作的临床表现　　　　　　　副高：掌握　正高：熟练掌握

本病为两侧大脑半球出现神经元过度放电，发作时均有意识丧失，症状涉及全身。

（1）强直-阵挛发作：又称大发作，临床最常见。发作时突然意识丧失，全身肌肉剧烈地强直性收缩，四肢伸直，躯体极度伸展呈角弓反张，呼吸肌的强直收缩将肺内空气压出，可发出尖叫声，呼吸暂停，发绀，常有舌咬伤、尿失禁发生。强直症状持续数秒至数十秒后进入阵挛期，肢体或全身肌肉呈节律性抽搐，口吐白沫持续 1~5 分钟逐渐停止。缓解后常伴嗜睡、头痛、烦躁、乏力等现象。

（2）失神发作：发作时意识突然丧失，双眼凝视，正在进行的动作突然中断，表情呆滞。一般持续数秒至数十秒恢复正常，但对发作的情况无记忆。失神发作可每天发生多次。

（3）失张力发作：突然发生肌张力短暂性丧失，不能维持原有的姿势，同时伴有意识障碍。有时在未摔倒在地时意识已经恢复，可立即站起。

（4）肌阵挛发作：全身肌肉或局部骨骼肌突然快速有力地收缩，时间不超过 0.2 秒，如突然点头、身体前倾、两臂抬起等，严重者可跌倒。缓解后迅即恢复发作前状态。

（5）阵挛发作：发作时表现为肢体及躯干有节律地抽动。婴儿痉挛最常见，可表现为点头、伸臂、弯腰、踢腿等。

知识点5：癫痫综合征的临床表现　　　　　　　　　副高：掌握　正高：熟练掌握

（1）良性癫痫：良性癫痫起病年龄在 2~14 岁，发病高峰年龄为 9~10 岁，一般在15~19 岁前停止发作。多数患儿在入睡后不久或清晨刚醒时发作，常为口咽发作，表现为唾液增多、喉头咕咕作响、口唇及舌抽动、下颌关节挛缩、不能张口、不能说话、舌僵硬、不能吞咽、有窒息感、肢体抽搐可限于一侧，也可同侧上下肢抽动，常伴有躯体感觉障碍。患儿发作时意识不丧失，可有不同程度的意识障碍，若继发全身发作则意识完全丧失。患儿智力发育正常，体格检查无异常发现。本病发病有明显遗传因素，用药物控制效果良好，但仍有2%以下的病例可继续癫痫发作。

（2）失神癫痫：起病年龄在 3~13 岁，高峰在 6~7 岁，有明显的遗传倾向，女童较男童多见，诱因有过度换气、情绪及注意力改变等。临床特点为频繁失神发作，每天数次至上百次，每次失神发作短暂，有短暂的意识丧失，突然开始，突然结束，持续时间短暂，多数历时 8~10 秒。发作时正在进行的活动被中断，表现为双目凝视，眼球短暂上翻，常可同时伴有轻微的阵挛，或失张力，或强直，或自动症，也可单纯地表现为意识障碍。发作后可继续原来的动作，患儿无任何异常感觉。预后多良好，用药物容易控制。

（3）婴儿痉挛症：也称韦斯特（West）综合征，1 岁内起病，生后 4~7 个月为高峰，男童较女童多见。发作形式特殊，为一连串的肌阵挛发作。频繁的强直痉挛发作可分为屈曲性、伸展性及混合性三种表现，其中以屈曲性及混合性发作为多。屈曲性发作常表现为突然头与躯干前屈，呈点头状，连续几次至几十次的伸展性发作表现为角弓反张，肢体频繁颤动，在入睡不久和刚醒时加重。伸展性发作表现为角弓反张，肢体频繁颤动，在入睡不久和刚醒时加重。部分患儿可表现为混合性发作。若患儿病前已有脑损伤，则治疗效果差。常合并严重的智力减退或运动发育落后，脑电图背景波异常，有持续高幅不同步、不对称的慢波，若有尖波、棘波或多棘波，称为高度失控或高峰节律紊乱。若患儿病前无明显脑损伤，早期接受治疗后，约 40% 的患儿智力与运动发育可基本正常。

知识点6：癫痫持续状态的临床表现　　副高：掌握　正高：熟练掌握

癫痫一次发作持续 30 分钟以上，或反复发作期间意识不能完全恢复达 30 分钟以上者，称为癫痫持续状态（SE）。临床多见强直-阵挛持续状态，颅内外感染均可引起。癫痫持续状态是儿科急症，需及时处理以尽快控制发作。

知识点7：小儿癫痫的辅助检查　　副高：掌握　正高：熟练掌握

（1）脑电图：是确诊癫痫与癫痫发作最重要的检查手段。典型脑电图可显示棘波、尖波、棘-慢复合波等癫痫波。癫痫波多为间歇发放，一次常规脑电图检查很难作出正确判断。对诊断不明确者可以做 24 小时长程脑电图记录或视频脑电图监测，对其发作行为进行同步观察。应尽量记录发作期睡眠及清醒时的脑电图，记录时间不应少于 20 分钟。

（2）影像学检查：对部分性发作、神经系统检查有局灶性体征，出生后不久即发生惊厥，脑电图显示局限性异常慢波，抗癫痫药物疗效不佳等情况，均应进行 CT、MRI、MRA 等颅脑影像学检查。

知识点8：小儿癫痫的治疗要点　　副高：掌握　正高：熟练掌握

（1）按照癫痫及癫痫综合征的类型选择用药，以单种药物治疗为主。单种药物治疗无效和具有多种发作类型的患者，可考虑联合用药。药物剂量个体化，并坚持长期规律服药。

（2）药物开始使用时，从总量的 1/2~2/3 剂量用起，逐渐增加全量，应在医生指导下服用。

（3）服药至癫痫末次发作后 3~5 年，其中包括 1 年减药过程。药物减量及停药过程要缓慢，与服药的时间长短成正比，服药时间长者，减量期相对较长。一般间隔 3~6 个月减量 1 次，每次减少全天总剂量 1/6~1/4。

（4）监测血药浓度，根据发作控制程度调整药物的剂量和种类。同时，避免发生剂量相关性药物不良反应。

（5）手术治疗：术前充分进行评估，确诊对药物治疗无效的难治性癫痫可行立体定向手术破坏脑内与癫痫发作的有关区域。但伴有进行性大脑疾病、严重精神智能障碍等患儿禁行手术。

知识点 9：小儿癫痫治疗的常用药物　　　　　　　副高：掌握　　正高：熟练掌握

（1）苯巴比妥：用于各种形式局灶性发作、强直-阵挛发作和新生儿惊厥。也可用于小儿热性惊厥的预防治疗。

（2）卡马西平：为临床一线用药。对复杂局灶性发作及有精神症状的癫痫有效。

（3）丙戊酸钠（德巴金）：适用于失神发作、肌阵挛、失张力发作，也可用于其他抗癫痫药物无效的各型癫痫。

（4）氯硝西泮：用于婴儿痉挛、失张力发作。

（5）托吡酯（妥泰）：抗癫痫谱广，对除失神发作外的其他类型癫痫均有效。

（6）左乙拉西坦（开浦兰）：与其他抗癫痫药物无相互作用，适宜联合用药。用于治疗部分性发作、儿童肌阵挛性癫痫。

（7）苯妥英钠：用于癫痫持续状态。

知识点 10：小儿癫痫的护理诊断　　　　　　　　副高：掌握　　正高：熟练掌握

（1）有窒息的危险：与喉痉挛、呼吸道分泌物增多有关。

（2）有受伤的危险：与癫痫发作时抽搐有关。

（3）知识缺乏：患儿家长缺乏癫痫发作的急救知识及正确服用抗癫痫药的知识。

（4）潜在并发症：脑水肿、酸中毒、呼吸衰竭、循环衰竭。

知识点 11：小儿癫痫的一般护理措施　　　　　　副高：掌握　　正高：熟练掌握

（1）培养生活习惯，注意安全：坚持学习，培养良好的生活习惯，保证充足的睡眠和休息。精神要愉快，情绪要稳定，避免危险的活动，如登高、游泳等。避免过度的兴奋和疲劳，指导学校和患儿正确认识癫痫，防止各种诱发因素。

（2）饮食管理：合理安排饮食，给予高营养、高热量、高维生素饮食，多食新鲜蔬菜或水果，不要暴饮暴食，不饮含兴奋剂饮料，保持排便通畅。

（3）预防感染：积极预防上呼吸道感染，坚持凉水洗脸，增强自身机体的抵抗力。保持口腔清洁，每天盐水漱口2~4次，并与感染患者分室居住，防止交叉感染。

知识点12：小儿癫痫发作时的护理措施　　　副高：掌握　正高：熟练掌握

了解及避免患儿抽搐的诱发因素。了解癫痫发作时的前驱症状或表现，嘱患儿出现前驱症状时，应立即下蹲或平卧，大声呼叫，防止摔伤，如在床上发作时，可拉起床栏防止坠床。癫痫发作时，应立即解开衣领，去枕平卧，头偏向一侧，清除口腔分泌物，保持呼吸道通畅，防止误吸或窒息。放置牙垫等物品，可防止咬伤舌头。牙关紧闭时，不要强行撬开，以免损伤牙齿。密切观察患儿发作过程、间歇时间，每30~60分钟观察患儿神志、瞳孔、呼吸、脉搏及面色变化，并记录。连续抽搐者，不可强行按压肢体以免引起骨折，并应及时清除口腔分泌物，保持呼吸道通畅。遵医嘱给予抗癫痫药，如静脉推注地西泮药物时，应缓慢推入，同时，应注意观察患儿呼吸及心率的变化。用脱水药时，应快速静脉滴注，防止脑水肿导致脑疝的发生。深昏迷的患儿口腔应放置口咽通道，防止舌后坠引起呼吸道阻塞。如有呼吸困难者应立即吸氧并备好人工呼吸器。患儿未彻底清醒前，应有专人陪护，防止患儿因精神恍惚而发生意外。如遇高热时，应立即给予物理和药物降温。

知识点13：小儿癫痫的观察措施　　　副高：掌握　正高：熟练掌握

（1）观察癫痫发作状态：观察患儿生命体征、瞳孔大小、对光反射及神志改变，发作时伴随症状及持续时间。

（2）观察呼吸变化：有无呼吸急促、发绀，监测动脉血气分析及结果以便及时发现酸中毒表现并予以纠正。

（3）观察循环衰竭的征象：监测患儿心率、血压，备好抢救物品及药品。

（4）观察患儿经抗癫痫治疗后癫痫发作的情况，以及智力、运动等发育状况的改变。

知识点14：小儿癫痫的健康指导　　　副高：掌握　正高：熟练掌握

（1）加强围生期保健：定期进行产前检查，预防妊娠期各种病毒、细菌感染，如果B超检查发现胎儿发育明显异常，应及时进行相关救治工作。分娩时尽量减少胎儿缺氧、窒息、产伤的发生，尽量避免使用产钳、胎儿吸引器，以防造成新生儿颅内出血导致脑损伤，成为癫痫的隐患。

（2）指导家长合理安排患儿的生活与学习，保证患儿睡眠充足，避免情绪激动、受寒，禁止游泳或登高等运动。

（3）用药护理：指导家长遵医嘱服药，分次、餐后服用，避免胃肠道反应；帮助家长了解药物不良反应，不可随意增、减药物剂量，不能随意停药或换药；教会家长癫痫发作时的紧急护理措施。

（4）做好患儿及家长心理护理：向患儿及家长解释本病的特征和诱发因素，结合不同年龄患儿的心理特征，有针对性地进行心理疏导，多关怀、鼓励患儿与同伴交流，帮助他们消除自卑、孤独、退缩等心理，增强治愈信心。

第五节　吉兰-巴雷综合征

知识点1：吉兰-巴雷综合征的概述　　　　副高：掌握　正高：熟练掌握

吉兰-巴雷综合征（GBS）是一种急性炎性脱髓鞘自身免疫性疾病。该病是进展迅速而又大多可恢复的以运动神经受累为主的周围神经病，多见于儿童，夏秋季好发，男略多于女。其主要临床特征是急性进行性对称性弛缓性麻痹，多为上行性进展，常有颅神经受累，重者可出现呼吸肌麻痹甚至危及生命。

知识点2：吉兰-巴雷综合征的病因及发病机制　　　　副高：掌握　正高：熟练掌握

本病的病因尚未完全明确，多认为是病毒感染等多种致病因素所引起的一种自身免疫性疾病。大多数患儿于发病前2~3周有上呼吸道或胃肠道感染等，最常见的是上呼吸道病毒感染。除了常见的肠道病毒和呼吸道病毒以外，还有巨细胞病毒、EB病毒、水痘-带状疱疹病毒、麻疹病毒、肝炎病毒、流行性感冒病毒、人免疫缺陷病毒（HIV）等。也有报道弓形虫、肺炎支原体等感染或疫苗接种后也可发生该病。近年来，有关该病与空肠弯曲菌关系的报道较多，血清学检查发现不少患儿血清中空肠弯曲菌特异性抗体效价增高。其中以Penner血清型O∶19和O∶41与该病的发病关系最为密切。已经证实空肠弯曲菌菌体脂多糖涎酸等终端结构与周围神经中的神经节苷脂GM1、GD1a等分子结构相似，因而可发生交叉免疫反应。感染空肠弯曲菌后，血清中同时被激发抗GM1、GD1a等抗神经节苷脂自身抗体，导致周围神经免疫性损伤而发病。

知识点3：吉兰-巴雷综合征的病理　　　　副高：掌握　正高：熟练掌握

主要在神经根神经节部有水肿、淤血，以及髓鞘和轴索变性。髓鞘的最突出表现为节段性肿胀、空泡变性、囊样变性脱失。电子显微镜可观察到本病的病理特点是以脱髓鞘为主，髓鞘呈节段性脱失，吞噬细胞和单核细胞破坏施万细胞基底膜；施万细胞的改变在脱髓鞘晚期出现，是脱髓鞘所造成的结果。脊神经前根较后根先受累。在脱髓鞘的相应节段，脊髓前角细胞和脑干运动神经核可见退行性变，但病变的程度不重。一部分患儿的主要病变为运动神经轴索受累，称为急性运动轴索神经病。

知识点4：吉兰-巴雷综合征的临床表现　　　　副高：掌握　正高：熟练掌握

多数患儿发病前1~3周有上呼吸道感染史，起病较急，也可呈亚急性起病。绝大多数患儿 1~2 周病情达到高峰，2~3 周后病情开始恢复。疾病进展期表现如下症状。

（1）运动障碍：进行性肌无力是该病的突出表现，一般先从下肢开始，逐渐向上发展，累及上肢及颅神经，少数患儿呈下行性进展。两侧基本对称，一般肢体麻痹远端重于近端。瘫痪呈弛缓性，腱反射消失或减弱，受累部位肌肉萎缩。患儿肌力恢复的顺序是自上而下，与进展顺序相反，最后下肢恢复。

（2）颅神经麻痹：约半数患儿累及第Ⅸ、Ⅹ、Ⅻ对颅神经，表现为语音低微、吞咽困难、进食呛咳，易发生误吸。约 20% 的患儿合并周围性面瘫。少数患儿可出现视神经乳头水肿而无明显视力障碍。

（3）呼吸肌麻痹：约半数以上的患儿出现轻重不同的呼吸肌麻痹，可使呼吸表浅、咳嗽无力、声音微弱，其中 7%~15% 的患儿需辅助呼吸。

（4）感觉障碍：感觉障碍远不如运动障碍明显，且主观感觉障碍明显多于检查发现。在发病的初期，患儿可述痛、麻、痒或其他不适的感觉，持续时间比较短，常为一过性。少数患儿可查到手套、袜子样的感觉障碍。

（5）自主神经功能障碍：患儿常有出汗过多或过少，肢体发凉，面色潮红，心动过速或过缓，可有心律不齐，期前收缩，血压升高及不稳，可突然降低或升高，有时升高与降低交替出现。最严重的表现为心搏骤停。病情好转后，心血管障碍亦减轻。患儿还可以出现膀胱和肠道功能障碍，表现为一过性尿潴留或失禁，并还可有便秘与腹泻。

本病病情发展的速度及神经受累的程度有显著的个体差异，大多数患儿的症状经 3~4 周的进行性加重后停止进展，逐渐恢复肌力。一般 3 周至 6 个月内完全恢复，少数病例可留有不同程度的肌肉萎缩、肌肉营养障碍、肌肉麻痹后遗症，或因合并呼吸衰竭，肺部感染而死亡。

知识点 5：吉兰-巴雷综合征的辅助检查　　　　　　　副高：掌握　正高：熟练掌握

（1）肌电图检查：在诊断上有非常重要的价值，可显示下运动神经元受损。一般认为神经传导速度减慢与髓鞘受损有关，复合肌肉动作电位的波幅降低与轴突损害有关。另外，本病肌电图可显示 F 波的潜伏期延长或消失，F 波的改变常提示周围神经近端或神经根受损。

（2）脑脊液检查：80%~90% 患儿出现脑脊液特征性表现——蛋白-细胞分离现象，即患儿发病第 2 周脑脊液中的蛋白质水平逐渐升高，但细胞计数正常，其他指标正常，第 3 周蛋白质水平升高达到高峰，第 4 周开始蛋白质水平逐渐降至正常。

（3）血液检查：半数以上患儿早期有中性粒细胞计数增多，血清 IgG、IgM、IgA 可有增高。有些患儿血清中可查到抗神经髓鞘抗体。

知识点 6：吉兰-巴雷综合征的治疗要点　　　　　　　副高：掌握　正高：熟练掌握

（1）支持治疗：摄入足够的水、能量及电解质，保证机体内环境的稳定。吞咽困难者给予鼻饲。注意康复训练，配合针刺、理疗等，促进瘫痪肌群的肌力恢复。

（2）改善呼吸功能：保持室内空气新鲜，温、湿度适宜，保持呼吸道通畅，观察患儿面色、呼吸、心率、血压及胸廓活动幅度，鼓励患儿咳嗽，及时清理呼吸道的分泌物。对咳嗽无力、黏稠分泌物聚积、呼吸困难者要及时进行气管插管或切开，必要时应用人工呼吸机。对已采取机械通气的患儿，定时拍背、雾化、吸痰，做好呼吸道管理。同时要持续心电监护，早期发现心律失常。

（3）药物应用：静脉滴注大剂量免疫球蛋白，即免疫球蛋白 400mg/（kg·d），连用 5 天，能明显缩短病程，降低呼吸肌麻痹的发生率，改善预后。一般应用 24 ~ 48 小时病情可停止进展。

（4）自主神经紊乱的治疗：一般患儿出现自主神经紊乱如出汗、窦性心动过速、窦性心动过缓、轻度血压升高和波动可不予特殊处理。但对这类患儿应密切监测心脏情况，及时发现心搏骤停、及时抢救。一旦心搏骤停需立刻心肺复苏，并加强人工呼吸，将机械通气改为按压呼吸球囊，并注入肾上腺素。心脏复苏后应积极进行脑复苏治疗。

（5）糖皮质激素治疗：大复发型吉兰-巴雷综合征、Fisher 综合征、脑脊髓神经根炎患儿，可积极应用糖皮质激素，早期足量，冲击治疗更好。甲泼尼龙冲击治疗 3 天后改用泼尼松 1mg/kg 左右，数周后减量至停药。总疗程 3 ~ 8 周，视病情而定，但应注意激素的不良反应。

知识点 7：吉兰-巴雷综合征的护理诊断　　　　　　　副高：掌握　　正高：熟练掌握

（1）低效性呼吸型态：与呼吸肌瘫痪、咳嗽反射消失有关。

（2）躯体活动障碍：与肢体瘫痪、感觉障碍有关。

（3）营养失调（低于机体需要量）：与吞咽困难影响进食有关。

（4）有皮肤完整性受损的危险：与肢体瘫痪、长期卧床、感觉异常有关。

知识点 8：吉兰-巴雷综合征的一般护理措施　　　　　副高：掌握　　正高：熟练掌握

（1）保持室内空气新鲜，温、湿度适宜，温度 20 ~ 22℃，相对湿度 55% ~ 60%。病室每天空气消毒 2 次，缩短探视的时间与次数。严格执行无菌操作。与感染的患者分室居住，尽量避免接触。根据天气变化增减衣服，防止受凉。保持床单位的干净、整洁、无渣屑。衣服无皱褶，可将衣服反穿在身上，便于进行操作。

（2）监测患儿的营养摄入情况。每周测体重 1 次。给予高蛋白、高热量、高维生素、易消化的饮食，少量多餐，根据患儿的咀嚼和吞咽能力，给予流食或半流食，并添加患儿喜爱的食品，促进食欲。不能进食者，遵医嘱留置胃管，必要时，静脉给予高营养支持疗法。

（3）保持最佳卧位及安静状态，烦躁者可给予镇静药。

知识点9：吉兰-巴雷综合征的对症护理措施　　　　　副高：掌握　　正高：熟练掌握

（1）呼吸功能维持：每2小时观察患儿的神志、面色、呼吸、心律、心率、血压及胸廓起伏的幅度，了解患儿呼吸肌及膈肌麻痹的情况。保持呼吸道通畅，鼓励患儿咳嗽、有咳嗽动作时应双手挤压膈肌，协助排痰。及时清理口鼻腔分泌物。每天口腔护理2~3次。呼吸困难者应给予低流量氧气吸入。患儿自主呼吸不能摄入足够的氧气时，可遵医嘱给予机械通气。氯丙嗪、异丙嗪每次各1mg/kg，间隔6小时。每1~2小时监测呼吸机的各项指标，观察患儿的生命体征，每1~2小时给予翻身、拍背、雾化吸入1次，每次15~20分钟。气管滴药后5分钟，吸痰1次，分泌物增多时，可增加吸痰的次数。

（2）高热的护理：每4小时测体温1次。保持体温在36.0~37.4℃。体温增高时可给予物理降温或药物降温。遵医嘱给予抗生素。

（3）运动障碍的护理：评估躯体障碍的损伤程度。保持肢体于功能位置，防止发生足下垂、爪形手等。急性期，帮助患儿做肢体被动锻炼，轻柔缓慢地进行按摩，幅度由小到大，由大关节到小关节，注意安全。恢复期，鼓励患儿自主活动，如吹气球、手握笔、持物、抬腿等，恢复肢体活动功能。协助生活护理，完成日常生活能力的训练，注意强度适中、循序渐进、持之以恒。

（4）皮肤护理：骨隆突处给予棉垫保护，也可用30%~50%红花乙醇定时按摩，定时翻身，减轻局部皮肤压力，防止压疮发生。每天用温水擦浴1次，并做全身按摩。保持肢体的功能位，防止足下垂，对瘫痪的肢体做被动活动。

知识点10：吉兰-巴雷综合征的用药护理措施　　　　副高：掌握　　正高：熟练掌握

在病程2周内给予静脉注射大剂量免疫球蛋白，400mg/(kg·d)，连用5天，是目前首选的治疗方案。应用血液制品前，向家属详细讲解其可能情况并签署知情同意书，并注意输液速度。对危重患儿可采用糖皮质激素治疗，但存在争议，应用激素治疗时须注意激素治疗的不良反应。

知识点11：吉兰-巴雷综合征的健康指导　　　　　　副高：掌握　　正高：熟练掌握

（1）向家长解释病情、治疗、护理及预后，以取得家长和患儿的密切配合，使患儿及家长树立战胜疾病的信心。

（2）指导家属对患儿进行功能康复训练，恢复呼吸、运动功能。

（3）鼓励恢复期患儿坚持瘫痪肢体的主动锻炼，定期进行门诊复查。

第六节　脑性瘫痪

知识点 1：脑性瘫痪的概述　　　　　　　　副高：掌握　正高：熟练掌握

脑性瘫痪（CP）简称脑瘫，是一组多种原因引起的、在胎儿期或围生期发病的非进行性脑损伤综合征。临床主要特征为中枢性运动障碍和姿势异常，重症者可伴有精神发育迟缓，视力、听力、语言功能障碍，抽搐发作与感觉异常等。经过长期综合功能训练、智力开发，给予营养脑细胞及神经、肌肉药物，并配合按摩、针灸等治疗，轻症可以基本治愈。重症可在上述治疗基础上行外科矫形手术，以减轻痉挛状况。但瘫痪重者恢复的程度较小。早产儿患本病较多，男童多于女童。

知识点 2：脑性瘫痪的病因及发病机制　　　　　　副高：掌握　正高：熟练掌握

（1）出生前因素：胎儿期的感染、缺血、缺氧和脑发育畸形，母亲妊娠期高血压综合征、糖尿病，母亲摄入药物、缺氧和毒血症、接触放射线等。

（2）出生时因素：难产、产钳所致的产伤，羊水或胎粪吸入、脐带绕颈所致的窒息，颅内出血及缺氧。

（3）出生后因素：如早产、胆红素脑病（核黄疸）、低出生体重、严重感染及外伤等。

（4）其他因素：许多脑瘫的发生与产前胎儿的内在缺陷有关；遗传因素在脑瘫发病中的作用逐渐被人们所认识。

知识点 3：脑性瘫痪的病理表现　　　　　　　　副高：掌握　正高：熟练掌握

病理显示程度不同的脑萎缩、脑回变浅、脑沟增宽，皮质下白质的神经纤维稀少。神经细胞计数减少，胶质细胞增生。

知识点 4：脑性瘫痪运动障碍的临床表现　　　　　副高：掌握　正高：熟练掌握

运动障碍是脑瘫患儿最基本的表现，表现为出生后非进行性运动障碍，其特征为运动发育落后，瘫痪肢体运动减少，肌张力异常、姿势异常和神经反射异常。临床表现可有如下几型。

（1）痉挛型：最多见，约占脑瘫患儿的70%。病变在锥体系，主要表现为肌张力增高，肩关节内收，上肢的肘及腕关节屈曲，拇指内收，手呈握拳状；双下肢内收、交叉呈"剪刀"腿和尖足。腱反射亢进、活跃，踝阵挛呈阳性，2岁后巴宾斯基征仍阳性。

（2）手足徐动型：约占脑瘫患儿的20%，病变在基底神经节。患儿在静止时手足常缓慢、无规律、无目的、不协调、不能自控地动作，舌伸出口外、吞咽困难、流涎，紧张时加重，安静时减轻，睡眠时消失，肌张力正常。

（3）肌张力低下型：多见于婴幼儿期。因锥体系和锥体外系同时受累，导致肌张力显著降低呈软瘫，关节活动范围增大，但腱反射存在。后转为其他类型。

（4）强直型：较少见。全身肌张力显著增高，异常僵硬。做四肢被动运动时，感觉肢体呈铅管样强直，腱反射正常，常伴有严重精神发育迟缓。

（5）共济失调型：此型较少见。病变部位主要累及小脑，婴儿期表现为肌张力低下，肌腱反射不易引出。2岁左右逐渐出现身体稳定性差，上肢有意向性震颤，肌张力低下，步态蹒跚、摇晃，走路时两足间距加宽，四肢动作不协调。

（6）震颤型：此型很少见，表现为锥体外系相关的静止性震颤。

（7）混合型：同时具有两种或两种以上类型的表现，以手足徐动型与痉挛型并存多见。

知识点 5：脑性瘫痪的伴随症状　　　　副高：掌握　正高：熟练掌握

除运动障碍外，脑瘫患儿半数以上伴有精神发育迟缓，语言、听力、视力障碍，认知和心理行为异常，以及癫痫等一系列发育异常的症状。

知识点 6：脑性瘫痪的辅助检查　　　　副高：掌握　正高：熟练掌握

（1）影像学及脑电图检查：可帮助明确病变的部位、范围；有无先天畸形，是否合并癫痫。

（2）发育迟缓筛查：对于出生时曾有新生儿窒息、缺氧缺血性脑病、新生儿病理性黄疸或神经系统疾病的患儿，一旦发现运动发育落后应及时就诊，尽早进行相关检查。

知识点 7：脑性瘫痪的治疗原则　　　　副高：掌握　正高：熟练掌握

早期发现，早期治疗，促进各系统功能的恢复和正常发育，纠正异常姿势，减轻伤残程度。治疗方法有功能训练（躯体训练、技能训练、语言训练）和手术治疗。

知识点 8：脑性瘫痪的治疗要点　　　　副高：掌握　正高：熟练掌握

（1）多学科协作，早期发现，尽早进行功能训练、针灸、理疗、推拿等物理治疗，改善运动障碍及异常姿势。利用各种有益的手段对患儿进行全方位、多样化的综合治疗。

（2）家长应加强信心，与医务人员密切配合，共同制订训练计划、评估训练效果。全方位关心患儿，注意合理营养与喂养。

（3）整形外科手术及脑外科手术可解除肌紧张，减轻肢体畸形。有癫痫发作者按发作类型给予抗癫痫药治疗。

知识点 9：脑性瘫痪的护理评估　　　　　　　　副高：掌握　正高：熟练掌握

（1）健康史：了解患儿家族中有无遗传病史；母亲妊娠期是否有接触过理化刺激物、是否曾患感染性疾病；生产过程是否顺利；患儿出生后有无胆红素脑病、严重感染及心肺疾病等。

（2）身体状况：观察患儿是否有运动发育落后，自主运动不协调、不对称，检查智力水平；有无视力、听力等的异常。

（3）心理-社会状况：家长是否掌握与本病有关的知识，以及对患儿进行智力、体力训练的方法等；家庭经济及环境状况；父母角色是否称职；父母的心理状况。

知识点 10：脑性瘫痪的护理诊断　　　　　　　副高：掌握　正高：熟练掌握

（1）生长发育迟缓：与脑损伤有关。
（2）有废用综合征的危险：与肢体痉挛性瘫痪有关。
（3）营养失调（低于机体需要量）：与脑性瘫痪造成的进食困难有关。
（4）有皮肤完整性受损的危险：与躯体不能活动有关。

知识点 11：脑性瘫痪的一般护理措施　　　　　副高：掌握　正高：熟练掌握

（1）环境要求：对脑瘫患儿的卫生应格外严格要求，注意保持室内清洁，经常开窗通风。脑瘫患儿行动不便，需注意人身安全，防止意外。

（2）饮食护理：需供给高热量、高蛋白、高维生素、易消化的食物，鼓励多活动，以使其适应高代谢的需求。

（3）皮肤护理：对长时间卧床的患儿，护理人员要常帮助患儿翻身，白天尽量减少卧床时间；保持皮肤清洁，防止压疮发生或继发感染。

（4）促进成长，培养生活自理能力：脑瘫患儿常有发育异常，往往存在多方面能力缺陷，需指导父母和家庭其他成员正确护理患儿，鼓励患儿与正常儿童一起参加集体活动，多表扬患儿的进步，调动其积极性，防止出现孤独、自卑心理，促进健康成长。

知识点 12：脑性瘫痪的功能训练　　　　　　　副高：掌握　正高：熟练掌握

对瘫痪的肢体应保持功能位，病情严重和不能保持坐位的患儿往往需要长时间卧床，应予侧卧位。针对运动障碍和异常姿势进行物理学手段训练。根据患儿年龄制订肢体功能训练计划，并选择适当的康复方法，培养自理能力。

（1）体能运动训练：患儿一经确诊，应立即开始肢体功能训练。对瘫痪的肢体应保持功能位，进行被动或主动运动，帮助肌肉、关节活动和改善肌张力，此外配合推拿、按摩、针刺及理疗等，可纠正异常姿势，改善肌张力。

（2）技能训练：根据患儿年龄制订各种肢体功能训练计划，训练患儿上肢和手精细运动，逐渐达到能完成与患儿年龄适当的肢体动作和具备独立生活能力。为患儿选择穿脱方便的衣服，更衣时注意患儿体位，一般病重侧肢体先穿、后脱。要注意培养患儿的生活自理能力，根据患儿年龄选择与年龄相符的，与日常生活相关的动作训练，如教会患儿在排便前向家长示意，养成定时大小便习惯，学会使用手纸等。

（3）语言训练：对伴有听力、语言障碍的患儿，应按正常小儿语言发育的规律进行训练，多给患儿丰富的语言刺激，鼓励患儿发声、矫正发声异常，并持之以恒，增强患儿对社会生活的适应能力。

（4）进食训练：喂食时注意进食姿势，保持患儿脊柱伸直，头肩稍前倾，收下颌使其贴近胸部；桌椅高度要合适，使患儿双足能够着地，增加稳定性，尽量抑制异常姿势，避免头后仰导致异物吸入。在患儿牙齿紧咬时切勿用勺硬行喂食，以防损伤牙齿。耐心地教会患儿独立进食。饭前先用手在患儿面部两侧咬肌处轻轻按摩或热敷，使咀嚼肌松弛便于进食。进行口唇闭合锻炼，以提高下颌随意运动能力；定时训练舌的上下左右运动，以减少不随意运动，逐渐形成自我控制能力。脑瘫患儿所用餐具要有把手，勺面尽量浅平，勺柄要长，饭后应清洁口腔。

知识点 13：脑性瘫痪的健康指导　　　　　　副高：掌握　正高：熟练掌握

（1）理解家长和患儿的负面情绪并予以安慰。患儿治疗与护理需长期坚持，因此健康教育以家庭教育为主。向家长解释清楚，训练的目的是促进正常运动发育，抑制异常运动和姿势，重点是教给患儿身体活动的方法。

（2）向家长交代病情，并向患儿及家长说明尽早开始功能训练的原因，以取得家长的理解和配合。向家属讲解疾病具有非进行性的特点，说明活动及锻炼的重要性，鼓励患儿每天活动各个关节。

（3）向家长提供与日常生活护理及保护患儿有关的一般知识。

（4）制订相应训练计划，指导具体训练内容。指导并协助患儿移动。

（5）对痉挛型患儿，除做按摩、推拿治疗外，应鼓励患儿多做抱球姿势、上肢侧举、上抬，以及爬行、跪位等动作及语言训练，锻炼肌肉的力量和耐力，协助肢体恢复。

（6）向家长说明经过积极的康复训练，患儿的状况可得到有效改善，帮助家长树立战胜疾病的信心。

第七节　注意缺陷多动障碍

知识点 1：注意缺陷多动障碍的概述　　　　　副高：掌握　正高：熟练掌握

儿童注意缺陷多动障碍（ADHD）又称儿童多动症，主要表现为与年龄不相符的注意力分散，注意广度缩小，不分场合活动，情绪冲动并伴有认知障碍和学习困难，智力正常或接近正常。是儿童期最为常见的精神卫生问题，其突出表现为注意力缺陷，以多动为主的行为障碍及冲动性。男童比女童发病率高。

知识点2：注意缺陷多动障碍的病因及发病机制　　　副高：掌握　正高：熟练掌握

病因尚不明确，多项研究表明患儿家庭成员的患病率较高，说明遗传因素在本病中占有相当大的作用。环境因素如吸烟、饮酒均可导致儿童尾状核和额叶发育出现异常。中度或重度铅暴露可损伤大脑组织。根据神经生理研究，儿童注意缺陷多动障碍可能存在脑发育迟缓和/或脑发育偏离正常，脑觉醒水平异常，从而出现注意力缺陷多动性疾病，是以多动、注意力不集中、参与事件能力差，但智力基本正常为其特点的一组症候群。

知识点3：注意缺陷多动障碍的临床表现　　　　　副高：掌握　正高：熟练掌握

注意缺陷多动障碍的症状多种多样，并常因年龄、环境和周围人态度的不同而有所不同。

（1）活动过度始于幼儿时期，如从小摇篮或小车中往外爬。

（2）注意力不集中，小儿易受环境影响，注意力集中时间短暂。

（3）患儿情绪不稳，任性冲动，不能控制自己等。

（4）学习困难，学龄儿童则表现为上课不能遵守纪律，小动作多，容易激动，对声音的辨别能力差，语言表达能力差，学习能力低，但智力正常。

知识点4：注意缺陷多动障碍的辅助检查　　　　　副高：掌握　正高：熟练掌握

（1）头部磁共振成像、脑电图检查，排除生理性疾病。

（2）注意缺陷多动缺陷的评定量表：Conner 注意缺陷多动障碍儿童行为量表、Vanderbilt 注意缺陷多动障碍儿童行为量表等。

知识点5：注意缺陷多动障碍的治疗要点　　　　　副高：掌握　正高：熟练掌握

（1）认知行为治疗：对控制多动行为、冲动和侵略行为有效。通过教患儿遇到事情先停下来，看一看、听一听、想一想，以及语言的自我指导、自我奖赏和自我表扬的方法，改善和矫正患儿行为问题。

（2）社会化技能：是针对患儿的冲动行为进行的训练，能减少攻击行为，提高儿童的社交及解决问题的能力。可让多动症儿童与富有同情心的儿童多接触，也可参加团队活动，提高社会化技能。

（3）躯体训练项目：如拳击、柔道、举重、健身、田径、游泳、网球等躯体训练可以帮助改善躯体外观，让自身感受处于良好的状态，可改善具体活动。

（4）父母培训：通过父母管理班等培训，教给父母管理子女行为的方法。

（5）药物治疗：常用精神兴奋药，如哌甲酯、苯丙胺。

（6）联合治疗：较单独治疗效果好。

知识点 6：注意缺陷多动障碍的护理诊断　　　　副高：掌握　正高：熟练掌握

（1）思维过程改变：与神经发育延迟或损伤、遗传因素有关。

（2）焦虑（家长）：与患儿常有攻击破坏行为及学习成绩落后有关。

知识点 7：注意缺陷多动障碍的护理措施　　　　副高：掌握　正高：熟练掌握

（1）一般护理：在患儿认知的范围内，参与治疗。训练患儿讲话时要慢，吐字清晰，音调柔和，简明扼要。提供适宜环境，减少感知刺激。针对患儿的行为特点，制定行为疗法，给予治疗。指导患儿不做危险动作，防止受伤等。

（2）心理护理：理解关心患儿，避免打骂、呵斥等不良刺激，要善于发现患儿的优点，给予表扬，以提高患儿的自信心。

（3）药物治疗的护理：除心理护理和教育外，应用中枢神经兴奋药有一定的疗效，如哌甲酯、苯丙胺、匹莫林等，用药要从小剂量开始，定期用注意缺陷多动缺陷的评定量表监测患儿症状及药物的不良反应。

知识点 8：注意缺陷多动障碍的健康指导　　　　副高：掌握　正高：熟练掌握

（1）向他们讲解注意缺陷多动障碍的理论知识和应对儿童异常行为的方法，父母必须学习如何建立良好的方式来限制患儿的异常行为，指导患儿完成力所能及的家务劳动并负有一定责任。父母需要学习前后一致的、正确的、有效的行为矫正方式。

（2）与学校老师建立联系，向他们讲解注意缺陷多动障碍的理论知识，以得到学校的帮助，教师需要经常观察患儿的不良行为，并针对其不良行为采取相应的对策，帮助纠正其异常行为。让教师清楚了解患儿注意缺陷多动障碍的主要特征，采取适当方法教育。

（3）引导患儿开展正常的文体活动，减少冲动破坏行为。

（4）培养良好的生活习惯，引导患儿遵守公共秩序和道德准则，循序渐进地培养注意力，提高办事效率。对于攻击行为应制止。

（5）家长应与学校取得联系，不要歧视患儿，应共同教育、共同管理，使患儿的行为得到控制。

第十四章 内分泌系统疾病患儿的护理

第一节 先天性甲状腺功能减退症

知识点 1：先天性甲状腺功能减退症的概述　　副高：掌握　正高：熟练掌握

先天性甲状腺功能减退症简称先天性甲减，是先天性或者遗传因素引起甲状腺发育障碍、激素合成障碍、分泌减少，导致患儿生长障碍、精神发育迟缓，是小儿最常见的内分泌疾病。

知识点 2：甲状腺激素的合成与分泌　　副高：掌握　正高：熟练掌握

甲状腺的主要功能是合成甲状腺素（T_4）和三碘甲腺原氨酸（T_3）。甲状腺激素的主要原料为碘和酪氨酸，碘离子被摄取进入甲状腺滤泡上皮细胞后，经过甲状腺过氧化氢酶氧化为活性碘，经碘化酶作用并与酪氨酸结合成一碘酪氨酸（MIT）及二碘酪氨酸（DIT），在缩合酶的作用下两分子 DIT 缩合成一分子 T_4，MIT、DIT 各一分子缩合成一分子 T_3，合成的 T_3 和 T_4 都具有生物活性。甲状腺激素的分泌先由溶酶体将甲状腺球蛋白（TG）水解，使 T_3、T_4 分离再释放入血。释入血中的 T_3、T_4 主要与血浆中甲状腺结合球蛋白（TBG）相结合，仅少量游离的 T_3 与 T_4 发挥生理作用。甲状腺激素的合成与分泌受下丘脑分泌的促甲状腺激素释放激素（TRH）和垂体分泌的促甲状腺素（TSH）控制，而血清 T_4 则可通过负反馈作用降低垂体对 TRH 的反应性，减少 TSH 的分泌。T_3 的代谢活性为 T_4 的 3~4 倍，机体所需的 T_3 约 80% 是在周围组织中经 II 型脱碘酶的作用下由 T_4 转化而成的。

知识点 3：甲状腺激素的主要生理作用　　副高：掌握　正高：熟练掌握

甲状腺激素的主要生理作用：加速细胞内氧化过程，促进新陈代谢；促进蛋白质合成，增加酶活性；增进糖的吸收和利用；加速脂肪分解和氧化；促进细胞、组织的分化和成熟；促进钙、磷在骨质中的合成代谢和骨、软骨的生长；促进中枢神经系统的生长发育。因此，当甲状腺功能不足时，可引起代谢障碍、生理功能低下、生长发育迟缓、精神发育迟缓等。

知识点 4：先天性甲状腺功能减退症的分类　　副高：掌握　正高：熟练掌握

根据病因可分为如下两类。

（1）散发性甲状腺功能减退症：散发性甲状腺功能减退症系因先天性甲状腺发育不良、异位或甲状腺激素合成途径中酶缺乏所致。甲状腺发育不全是最主要的病因，相应甲状腺激素合成途径中酶的缺乏是第二位常见病因。另外，异位甲状腺、垂体分泌 TSH 障碍、甲状腺或靶器官反应低下也可导致本病。母体内的促甲状腺素受体抗体通过胎盘进入胎儿可导致暂时性甲状腺功能减退症，通常症状在 3 个月内消失。

（2）地方性甲状腺功能减退症：地方性甲状腺功能减退症多见于甲状腺肿流行的山区，孕妇饮食中缺乏碘致使胎儿在胚胎期即因碘缺乏而导致本病。随着碘化食盐在我国的广泛使用，其发病率明显下降。

知识点 5：先天性甲状腺功能减退症的病因及发病机制　副高：掌握　正高：熟练掌握

（1）散发性先天性甲状腺功能减退症：①甲状腺不发育、发育不良或异位。是造成散发性先天性甲状腺功能减退的最主要的原因，约占 90%。患儿甲状腺在宫内阶段即因不明原因发育不全，或形成异位甲状腺。这类发育不全的甲状腺部分或完全丧失了分泌功能，大多数患儿在出生时即存在甲状腺激素缺乏，仅少数患儿在出生后数年才开始出现甲状腺激素不足的症状。其原因可能与相关基因遗传缺陷和免疫介导机制有关。②甲状腺激素合成途径障碍。是引起先天性甲状腺功能减退的第二位原因。多因甲状腺激素合成途径中酶的缺乏，而影响了碘的转运和氧化、碘与酪氨酸结合、甲状腺球蛋白的合成和水解、甲状腺素的脱碘等过程。③促甲状腺素（TSH）缺乏。因垂体分泌 TSH 障碍而造成甲状腺功能减退症，常见于特发性垂体功能减退或下丘脑发育缺陷。④母亲因素。母亲在妊娠期服用抗甲状腺药或母体存在抗甲状腺抗体，均可通过胎盘，影响胎儿，造成暂时性甲状腺功能减退。⑤甲状腺或靶器官反应性低下。前者是由于甲状腺细胞膜上的 GSα 蛋白缺陷，使环磷酸腺苷（cAMP）生成障碍，从而对 TSH 不敏感；后者是甲状腺激素的靶器官对 T_3、T_4 不敏感所致。二者均罕见。

（2）地方性先天性甲状腺功能减退症：多因孕妇饮食缺碘，致使胎儿在胚胎期即因碘缺乏而导致先天性甲状腺功能减退症。

知识点 6：先天性甲状腺功能减退症的临床表现　副高：掌握　正高：熟练掌握

先天性甲状腺功能减退症的症状出现的早晚及轻重程度与患儿残留的甲状腺组织多少及功能有关。有的在新生儿期即有症状，也有出生后数年才出现症状。主要特征为生长发育落后、精神发育迟缓、基础代谢率降低。

（1）新生儿甲状腺功能减退症：常为过期产儿，出生体重较大。生理性黄疸时间延长为最早出现的症状，胎便排出延迟，同时伴有反应迟钝、喂养困难、哭声低、腹胀、便秘、声音嘶哑、脐疝、体温低、前囟较大、后囟未闭、末梢循环差、四肢凉、皮肤出现斑纹或硬肿现象等。

（2）婴幼儿甲状腺功能减退症：多数先天性甲状腺功能减退症患儿常在出生6个月后出现典型症状。①特殊面容：头大、颈短、表情淡漠、面色苍黄、皮肤粗糙、干燥，毛发稀少，面部黏液水肿、眼睑水肿、眼距宽、眼裂小、鼻背宽平、唇厚舌大，舌常伸出口外。②生长发育落后：身材矮小，躯干长而四肢短，上部量/下部量>1.5，囟门关闭迟，出牙迟，第二性征出现迟，长骨发育明显落后，腹部膨隆、脐疝，呈特殊体态。③生理功能低下：精神、食欲缺乏，不善活动，安静少哭，嗜睡，低体温，畏寒，脉搏及呼吸均缓慢，心音低钝，腹胀，便秘，第二性征出现晚等。④精神发育迟缓：表现为动作发育迟缓，记忆力和注意力降低，智力低下，表情呆板、淡漠等。

（3）地方性甲状腺功能减退症：因胎儿期缺碘而不能合成足量的甲状腺激素，以致影响神经系统的发育。临床表现为两组不同的综合征，有时会交叉重叠。①"神经性"综合征：以共济失调、痉挛性瘫痪、聋哑和精神发育迟缓为特征，但身材正常且甲状腺功能正常或仅轻度减低。②"黏液水肿性"综合征：以显著的生长发育和性发育落后、黏液水肿、精神发育迟缓为特征，血清 T_4 降低、TSH 增高。

知识点7：先天性甲状腺功能减退症的辅助检查　　　　副高：掌握　　正高：熟练掌握

（1）新生儿筛查：新生儿出生后需进行甲状腺功能筛查，即采用出生后2～3天的新生儿足跟血干血滴纸片检查 TSH 浓度作为初筛，结果>20mU/L 时，再采集血标本检测血清 T_4 和 TSH 以确诊。为患儿早期确诊、避免神经精神发育严重缺陷的极佳防治措施。

（2）血清 T_3，T_4 和 TSH 测定：如 T_4 降低，TSH 明显增高即可确诊，T_3 可降低或正常。

（3）骨龄测定：手腕、膝关节 X 线检查可用于，观察骨化中心和骨骺闭合情况，可见骨龄落后。

（4）促甲状腺激素释放激素（TRH）刺激试验：用于鉴别下丘脑或垂体性甲状腺功能减退症。若试验前血 TSH 值正常或偏低，在 TRH 刺激后引起血 TSH 明显升高，表明病变在下丘脑；若 TRH 刺激后血 TSH 不升高，表明病变在垂体。

（5）甲状腺 B 超：甲状腺 B 超可了解甲状腺的位置、大小、形态、血流等指标。

（6）基础代谢率测定：基础代谢率低下。

（7）放射性核素检查：可检测患儿甲状腺发育情况及甲状腺的大小、形状和位置。

知识点8：先天性甲状腺功能减退症的治疗要点　　　　副高：掌握　　正高：熟练掌握

本病应早期诊断，及早治疗，避免疾病对神经系统发育造成损害。治疗原则包括早期诊断，及早治疗，一旦确诊，终身服用甲状腺激素类药物。饮食应富含蛋白质、维生素及矿物质。

（1）不论病因在甲状腺或在下丘脑-垂体，一旦确诊立即治疗。

（2）甲状腺发育异常或代谢异常导致的先天性甲状腺功能减退症，需终身治疗。怀疑为暂时性甲状腺功能减退症者，一般需正规治疗 2 年后，停药 1 个月复查甲状腺功能，如功能正常，则可停药，定期观察。

（3）经新生儿疾病筛查诊断的先天性甲状腺功能减退症，应尽快使血 T_4 维持在正常高值水平。下丘脑-垂体性甲状腺功能减退症患儿，甲状腺激素类药物治疗需从小剂量开始，同时给予生理需要量的糖皮质激素。

（4）目前临床上治疗先天性甲状腺功能减退症最有效的药物是左甲状腺素钠（L-T_4）。婴儿每天 8~14μg/kg，儿童每天 4μg/kg，每 1~2 周增加一次剂量，直至临床症状改善、血清 T_4 和 TSH 正常并维持终身。治疗开始后每 2 周随访一次，血清 T_4 和 TSH 正常后可减为每 3 个月一次，3 岁以后可减为每 6 个月一次。开始剂量根据病情轻重及患儿年龄而定，并根据甲状腺功能及临床表现随时调整剂量。治疗目标为：①TSH 浓度正常，血清 T_4 浓度正常或稍偏高，以备部分 T_4 转变成 T_3。②每天一次正常排便，食欲好转，腹胀消失，心率维持在儿童 110 次/分、婴儿 140 次/分，智力水平提高。出生后 3 个月内开始治疗者，预后比较好，精神发育绝大多数可达正常，因此治疗开始越早，效果越好。

知识点 9：先天性甲状腺功能减退症的护理评估　　副高：掌握　正高：熟练掌握

（1）健康史：询问家族中是否有类似疾病的患者；询问母亲妊娠期饮食习惯及是否服用过抗甲状腺药；患儿是否为过期产儿、是否有精神发育迟缓及体格发育较同龄儿落后；患儿精神、食欲、活动情况，是否有喂养困难。

（2）身体状况：评估测量身高、体重、头围、上部量与下部量，检查面容、智力水平。分析手腕、膝关节 X 线片，血清 T_4、T_3、TSH 水平等检查结果。

（3）心理-社会状况：了解家长是否掌握与本病有关的知识，特别是服药方法和对不良反应的观察，以及对患儿进行智力、体力训练的方法等；家庭经济及环境状况；父母角色是否称职；了解父母心理状况，是否有焦虑存在。

知识点 10：先天性甲状腺功能减退症的护理诊断　　副高：掌握　正高：熟练掌握

（1）体温过低：与代谢率低有关。
（2）营养失调（低于机体需要量）：与喂养困难、食欲缺乏有关。
（3）便秘：与肌张力降低、肠蠕动减慢、活动量减少有关。
（4）生长发育迟缓：与甲状腺激素合成不足有关。
（5）知识缺乏：与家长及年长患儿的营养知识不足、缺乏本病的防护知识有关。

知识点 11：先天性甲状腺功能减退症的护理措施　　副高：掌握　正高：熟练掌握

（1）一般护理：具体如下。①保暖：注意室内温度，适时增减衣服，避免受凉。②加强皮肤护理：勤洗澡更衣，保持皮肤清洁，防止感染。③防止感染：因生理功能低下，机体抵抗力降低，应避免与感染性疾病患儿接触。④保证营养供给：指导喂养方法，供给高蛋白、高维生素、富含钙及铁的易消化食物。对吸吮困难、吞咽缓慢者要耐心喂养，提供充足的进餐时间，必要时用滴管喂或鼻饲，以保证生长发育所需。⑤保持排便通畅：指导防治便秘的措施：提供充足液体入量；多吃水果、蔬菜；适当增加活动量；每天顺肠蠕动方向按摩数次；养成定时排便的习惯；必要时用缓泻药、大便软化剂或灌肠等方法促进排便。

（2）加强行为训练，提高自理能力：指导家长加强训练的方法，并使其充分认识早期训练的重要性。通过各种方法加强智力、行为训练，以促进生长发育，使其掌握基本生活技能。加强患儿日常生活护理，防止意外伤害发生。

（3）用药护理：使患儿和家长了解终身服药的必要性，坚持长期服药，并掌握药物服用的方法及进行疗效观察。对治疗开始时间较晚者，虽智力不能改善，但可变得活泼，并改善生理功能低下的症状。甲状腺激素类药物作用缓慢，用药 1 周左右才能达到最佳效果，故服药后要密切观察患儿生长发育曲线、智商、骨龄以及血清 T_3、T_4 和 TSH 等的变化，随时调整剂量。若药量过小，可使患儿精神及体格发育迟缓；若药量过大，可引起烦躁、心率增快、多汗、消瘦、呼吸急促、腹痛和腹泻等。因此，在治疗过程中应注意随访，治疗开始时，每 2 周随访 1 次；血清 TSH 和 T_4 正常后，每 3 个月随访 1 次；服药 1~2 年后，每 6 个月随访 1 次。

知识点 12：先天性甲状腺功能减退症的健康指导	副高：掌握　正高：熟练掌握

（1）宣传开展新生儿筛查的重要性，一经诊断，在出生后的 1~2 个月内即开始治疗，可避免严重神经系统功能损害，提高治疗效果。

（2）增加患儿及家长的信心。对家长说明本病在早期会严重损害儿童的神经系统功能，但只要早期确诊并终身服药，其治疗容易且疗效颇佳。

（3）向家长和患儿讲解终生服药的必要性，坚持用药，指导服药方法，掌握疗效及不良反应的观察。

（4）提醒家长定期来院随访，以便医生根据患儿的情况及时进行药物调整。

第二节　中枢性尿崩症（正高）

知识点 1：中枢性尿崩症的概述	正高：熟练掌握

尿崩症（DI）是一种完全或部分丧失尿液浓缩功能，以多饮、多尿和排出稀释性尿为特征性临床表现的疾病。根据病因可分为中枢性尿崩症（CDI）、肾性尿崩症（NDI）和精神性烦渴症（PP）三类，其中较多见的是中枢性尿崩症，由于血管升压素分泌或释放不足所引起。中枢性尿崩症可发生于任何年龄，男童多于女童。

知识点2：中枢性尿崩症的病因　　　　　　　　　　　　正高：熟练掌握

中枢性尿崩症的病因可分为获得性（继发性）、特发性（原发性）和遗传性三种。

（1）获得性：任何侵犯下丘脑、垂体柄或垂体后叶的病变都可引起尿崩症状，包括颅内肿瘤、颅脑损伤、颅内感染、组织细胞增生症或白血病时的细胞浸润等。

（2）特发性：原因不明，在某些病例可能与中枢神经元发育不全或退行性变有关，多数为散发。

（3）遗传性：由编码血管升压素的基因突变所造成，为常染色体显性或隐性遗传。

知识点3：中枢性尿崩症的发病机制　　　　　　　　　　正高：熟练掌握

垂体血管升压素由下丘脑视上核及室旁核神经细胞分泌，储存于垂体后叶。血管升压素的分泌受多种因素影响，其中最主要的是细胞外液的渗透压和血容量。位于下丘脑视上核和饮水中枢附近的渗透压感受器同时控制着垂体血管升压素的分泌和饮水行为。血容量的改变则刺激位于颈动脉的压力感受器和左心房的牵张感受器，所产生的神经冲动通过迷走神经传递至下丘脑，使垂体血管升压素的分泌增多或减少。但容量感受器不如渗透压感受器敏感，血容量变动7%~10%才能引起垂体血管升压素分泌的改变。

垂体血管升压素以游离形态被释放入血，其抗利尿作用通过远端肾小管对水的通透性的调节来实现。当分泌量增加时，更多的水能渗透到高渗的肾髓质间质内，进而回收入血，使尿液浓缩、尿量减少。当分泌不足时，肾远曲小管重吸收水分减少，尿液稀释，尿量增多。

知识点4：中枢性尿崩症的临床表现　　　　　　　　　　正高：熟练掌握

以烦渴、多饮、多尿为主要症状。饮水多，尿量多，尿比重低且固定。临床症状轻重不一，这不仅取决于患儿体内血管升压素缺乏的程度，而且还与饮水中枢、渗透压感受器是否受损及饮食有关。夜尿增多，遗尿可为首发症状。婴幼儿烦渴时哭闹不安，不肯吃奶，但饮水后安静，饮水不足可发生便秘、低热、脱水甚至休克，严重脱水可致脑损伤及智力缺陷。儿童由于多饮、多尿可影响学习和睡眠，出现少汗、皮肤干燥苍白、精神萎靡、食欲缺乏、体重不增和生长缓慢等症状。如充分饮水，一般情况正常，无明显体征。

知识点5：中枢性尿崩症的辅助检查　　　　　　　　　　正高：熟练掌握

（1）尿液检查：每天尿量可达4~10L，色淡，尿比重小于1.005，尿渗透压可低于200mmol/L，尿蛋白、尿糖均为阴性。

（2）血液检查：血渗透压正常或偏高。

（3）禁水试验：目的是观察患儿在细胞外液渗透压增高时浓缩尿液的能力，以鉴别特发性烦渴症。患儿自试验前一天晚上7~8时开始禁食，直至试验结束。试验当天早晨8时开始禁饮，先排空膀胱，测定体重、采血测血钠及渗透压；然后每小时排尿一次，测尿量、尿渗透压（或尿比重），直至相邻两次尿渗透压之差连续两次小于30mmol/L，或体重下降达5%，或尿渗透压≥800mmol/L，即再次采血测渗透压、血钠。大多数儿童可在8小时内完成试验。正常儿童禁饮后不出现脱水症状，每小时尿量逐渐减少，尿比重逐渐上升，尿渗透压可达800mmol/L以上，血钠、血渗透压均正常。尿崩症患儿每小时尿量无明显减少，尿比重不超过1.010，尿渗透压变化不大，血清钠和血浆渗透压分别上升超过145mmol/L和295mmol/L，体重下降3%~5%。试验过程中必须严密观察，如患儿烦渴加重并出现严重脱水症状，体重下降超过5%或血压明显下降，则应立即停止试验并给予饮水。

（4）血管升压素试验：用于区分中枢性与肾性尿崩症。禁水试验结束后，皮下注射垂体后叶素5U（或血管升压素0.1 U/kg），此后2小时内多次留尿检测渗透压。如尿渗透压上升峰值超过给药前的50%，则为完全性中枢性尿崩症；9%~50%者为部分性尿崩症；肾性尿崩症患儿渗透压上升不超过9%。

（5）血浆血管升压素测定：直接测定血浆血管升压素为尿崩症的鉴别诊断提供了新途径。测定血浆血管升压素结合禁水试验，对鉴别诊断更有价值。

（6）影像学检查：进行头颅X线检查、CT或MRI检查，以排除颅内肿瘤，明确病因，指导治疗。

知识点6：中枢性尿崩症的治疗要点	正高：熟练掌握

（1）病因治疗：有原发病灶的患儿必须针对病因治疗，如肿瘤可手术切除。特发性中枢性尿崩症患儿应检查有无垂体及其他激素缺乏情况。渴感正常的患儿应充分饮水，但若有脱水、高钠血症时应缓慢给水，以免造成脑水肿。

（2）药物治疗：对特发性、遗传性尿崩症患儿，应给予垂体升压素制剂以替代血管升压素的功能。常用药物如下。①鞣酸加压素（长效尿崩停）：开始剂量为0.1~0.2ml，作用时间可维持3~7天，一般在患儿多尿症状复现时再行给药。②1-脱氨-8-精氨酸升压素（DDAVP）：为人工合成的血管升压素类似药，有鼻喷剂和口服片剂2种，不良反应较小。应用鼻喷剂宜逐渐加量直至效果满意即作为维持量，应用口服片剂须注意药物敏感度的个体化差异。③其他药物：部分患儿可选用氯磺丙脲、卡马西平、氯贝丁酯（安妥明）等，以增加ADH的分泌或增强肾髓质腺苷酸环化酶对ADH的反应，目前临床已较少应用。

知识点7：中枢性尿崩症的护理诊断	正高：熟练掌握

（1）排尿异常（多尿）：与血管升压素缺乏有关。

（2）有体液不足的危险：与多尿、饮水不足有关。

（3）潜在并发症：药物不良反应。

知识点8：中枢性尿崩症的护理措施　　　　　　　　　　　　　正高：熟练掌握

（1）一般护理：为患儿提供充足的水分，保证患儿床旁有饮料或汤可供随时饮用。营造一个舒适安静的环境，以保证患儿得到良好的休息，备好夜用便器，定时唤醒排尿。保持皮肤和床单的清洁、干燥，便后及时清洗臀部，预防尿频引起的皮肤糜烂。避免让患儿过度劳累，注意休息，少去人多拥挤的场所，根据天气变化增减衣服，避免感染等。

（2）饮食护理：给予患儿营养丰富的低盐饮食，饭前少饮水，以营养丰富的菜汤或饮料代替饮水，但要注意避免饮水少引起的脱水。

（3）维持液体出入量平衡：准确记录24小时出入量，尤其是饮水量和尿量。监测尿比重，血清钠、钾的水平，观察患儿口渴情况、神志是否清醒，并每天测量体重，以便发现有无体液丢失。注意患儿有无高渗性脱水的表现，患儿出现意识障碍等高渗性脱水表现时，遵医嘱及时给予胃肠外补液或血管加压素和相应的护理。

（4）用药护理：用药期间注意患儿摄水量，以防发生水中毒。有脱水、高钠血症时应缓慢给水，以免造成脑水肿。应用鞣酸加压素时，用前需稍加温并摇匀再做深部肌内注射，且每次注射应更换注射部位，以防止皮下硬结形成。同时，用药期间注意观察有无面色苍白、腹痛、恶心等不良反应，一旦出现应立即报告医生，及时给予处理。药物1-脱氨-8-精氨酸升压素，抗利尿作用甚强，效果持久，加压作用弱，为目前首选药物，在应用中应注意防止水中毒。该药偶可见头痛、血压增高等不良反应。氯磺丙脲、卡马西平、氯贝丁酯等药物可引起食欲缺乏、恶心、呕吐、肝功能损坏等不良反应，应注意观察。

（5）心理护理：尿崩症患儿多饮、烦渴、多尿，易产生疲劳及精神焦虑，同时要终生用药，患儿及家长常伴有焦虑。护理人员应了解患儿及家长的心理状态，及时发现问题，并根据患儿病情、性格特点及个人需求采取针对性措施，帮助他们消除不良心理，增强战胜疾病的信心。

知识点9：中枢性尿崩症的健康指导　　　　　　　　　　　　　正高：熟练掌握

（1）指导患儿及家长认识坚持长期正确药物治疗对疾病恢复的重要性，让家长掌握所用药物的名称、剂量、用法、不良反应，以及因药物过量或不足等引起的症状。

（2）定期复查，强调遵医嘱终生用药的重要性，且要求患儿每6个月进行1次头颅CT检查，以便早期发现颅内占位性病变。并随身携带疾病就诊卡，便于跟踪治疗。

（3）由于患儿多尿、多饮，应嘱家长在患儿身边备足温开水。平时注意预防感染，尽量休息，适当活动。

第三节　性　早　熟

知识点1：性早熟的概述　　　　　　　　　　　　副高：掌握　正高：熟练掌握

性早熟指女童在8岁前、男童在9岁以前出现第二性征，或任何性发育特征初现年龄较正常儿童平均年龄提前2个标准差以上。本病女童多见，男女之比约为1：4。

知识点2：性早熟的病因及分类　　　　　　　副高：掌握　正高：熟练掌握

性早熟的病因很多，可按下丘脑-垂体-性腺轴（HPGA）功能是否提前发动，将性早熟分为中枢性和外周性两类。

（1）中枢性性早熟：又称真性或完全性性早熟，是由于下丘脑-垂体-性腺轴功能过早启动，导致性腺发育和功能成熟。患儿除有第二性征的发育外，还有卵巢或睾丸的发育。性发育的过程和正常青春期发育的顺序一致，只是年龄提前。主要包括特发性和继发性性早熟两大类。①特发性性早熟：又称体质性性早熟，是由于下丘脑对性激素的负反馈的敏感性下降，使促性腺激素释放激素过早分泌所致。女性多见，占女童中枢性性早熟的80%～90%。②继发性性早熟：继发于中枢神经系统的器质性病变，包括下丘脑肿瘤或占位性病变、中枢神经系统感染、获得性损伤和先天发育异常等。男童多见，约占男童中枢性性早熟的60%。

（2）外周性性早熟：亦称假性性早熟，是非受控于下丘脑-垂体-性腺轴功能所引起的性早熟。性激素水平升高，并促使第二性征发育，但下丘脑-垂体-性腺轴不成熟，无性腺发育。病因有如下几种。①性腺肿瘤：卵巢颗粒-泡膜细胞瘤、睾丸间质细胞瘤、畸胎瘤等。②肾上腺疾病：肾上腺肿瘤、肾上腺皮质增生等。③外源性因素：含雌激素的药物、食物、化妆品等。④其他：McCune-Albright综合征等。

知识点3：性早熟的发病机制　　　　　　　　副高：掌握　正高：熟练掌握

人体生殖系统的发育和功能维持受下丘脑-垂体-性腺轴（HPGA）的控制。下丘脑以脉冲形式分泌促性腺激素释放激素（GnRH），刺激垂体前叶分泌促性腺激素，即黄体生成素（LH）和卵泡刺激素（FSH），促进卵巢和睾丸发育，并分泌雌二醇和睾酮。青春期前儿童HPGA功能处于较低水平，当青春期发育启动后，GnRH脉冲分泌频率和峰值开始在夜间睡眠时逐渐增加，LH和FSH的脉冲分泌峰也随之增高，并逐渐扩展至24小时，致使性激素水平升高，第二性征呈现和性器官发育。

下丘脑GnRH脉冲发生器的兴奋启动受神经内分泌系统的调节机制调控。由于某些原因可使下丘脑神经抑制因子与兴奋因子间的平衡失调，导致下丘脑-垂体-性腺轴提前兴奋，GnRH脉冲释放明显增强而导致中枢性性早熟。中枢神经系统的器质性病变通过直接扰乱GnRH脉冲发生器的调节机制致病。此外，性早熟的发生还可能与"环境激素污染"问题有关，即一些非类固醇激素物质影响相关激素受体的敏感性，由此干扰机体性腺功能。

知识点4：性早熟的临床表现　　　　　　　　副高：掌握　正高：熟练掌握

（1）中枢性性早熟：①其临床特征是提前出现的第二性征发育，与正常青春期发育程序相似，女童首先表现为乳房发育，男童首先表现为睾丸增大（≥4ml容积），但临床变异较大，症状发展快慢不一。有些可在性发育一定程度后停顿一段时间再发育，亦有的症状消退后再发育。②在性发育过程中，男童和女童皆有骨骼生长加速和骨龄提前的表现，小儿早期身高虽较同龄儿高，但成年后反而较矮小。在青春期成熟后，患儿除身高矮于一般群体外，其余均正常。

（2）外周性性早熟：①性发育过程与上述规律迥异。②男童性早熟应注意睾丸的大小，若睾丸容积>3ml，提示中枢性性早熟；如果睾丸未增大，但男性化进行性发展，则提示外周性性早熟，其雄激素可能来自肾上腺。③颅内肿瘤所致者在病程早期常仅有性早熟表现，后期始见颅内压升高、视野缺损等肿瘤定位征象。

知识点 5：性早熟的辅助检查　　　　　　　　　　副高：掌握　正高：熟练掌握

（1）GnRH 刺激试验：静脉注射 GnRH，2.5μg/kg（最大剂量≤100μg/kg），于注射前（基础值）和注射后 30、60、90 及 120 分钟分别采血测定血清 LH 和 FSH。当 LH 峰值>15 U/L（女）或>25U/L（男），LH/FSH 峰值>0.7，LH 峰值/LH 基值>3 时，可以认为其性腺轴功能已经启动。本试验对性腺轴功能已启动而促性腺激素基础值不升高者是重要的诊断手段，对鉴别中枢性与外周性性早熟具有重要意义。

（2）骨龄测定：根据手和腕部 X 线片评定骨龄，判断骨骼发育是否超前。骨龄超过实际年龄 1 岁以上可视为提前，发育越早，则骨龄超前越多。

（3）B 超检查：根据需要，选择盆腔 B 超检查了解女童卵巢、子宫的发育情况；男童注意睾丸、肾上腺皮质等部位。

（4）CT 或 MRI 检查：对疑有颅内肿瘤或肾上腺皮质病变患儿应选择进行脑部或腹部 CT 或 MRI 检查。

知识点 6：性早熟的治疗要点　　　　　　　　　　副高：掌握　正高：熟练掌握

性早熟的治疗依病因而定，中枢性性早熟的治疗目的是抑制或减慢第二性征发育，特别是阻止女童月经来潮；抑制性激素引起的骨骼成熟，改善成人期最终身高；恢复相应年龄应有的心理行为。

（1）病因治疗：肿瘤引起者应手术切除或进行化疗、放疗；甲状腺功能减退者给予甲状腺素治疗；先天性肾上腺皮质增生症患儿可采用皮质醇类激素治疗。

（2）药物治疗：具体如下。①促性腺激素释放激素类似物（GnRHa）：其作用是竞争性抑制自身分泌的 GnRH，减少垂体促性腺激素的分泌。可按 0.1mg/kg 给药，每 4 周肌内注射 1 次。本药可延缓骨骺愈合，其作用为可逆性，若能尽早治疗可改善成人期最终身高。②性激素：采用大剂量性激素反馈抑制下丘脑-垂体促性腺激素分泌，但不能改善成人期最终身高，如达那唑有抗孕激素和雌激素作用，不良反应有声音变粗、毛发增多、出现粉刺等，一般不作为首选药物。

知识点7：性早熟的护理诊断　　　　　　　　　副高：掌握　正高：熟练掌握

（1）生长发育改变：与下丘脑-垂体-性腺轴功能失调有关。

（2）自我概念紊乱：与性早熟有关。

知识点8：性早熟的护理措施　　　　　　　　　副高：掌握　正高：熟练掌握

（1）会阴部护理：指导患儿及家属积极配合，做好各项检查前的准备。由专人定期用同一标尺对患儿进行身高测量，以保证其准确性。保持会阴部清洁，指导家长为患儿勤洗外阴，勤换内裤，若外阴有炎症表现，用1：5000高锰酸钾溶液坐浴及抗感染治疗。

（2）用药护理：促性腺激素释放激素类似物治疗可延缓骨骺愈合，应尽早使用，注意掌握药物剂量及不良反应。药物注射前轻轻摇动药瓶，抽吸时保证用药剂量准确，注射时宜选用较大针头并经常更换注射部位，现配现用。在治疗过程中，严密观察患儿用药反应，定期进行GnRH刺激试验，定期测定LH和FSH，以便根据个体变化及时调整用药剂量。

（3）心理护理：患儿的外貌与实际年龄不相符，导致患儿的心理压力过大，造成患儿孤独、抑郁、自责、焦虑，甚至产生攻击性或破坏性行为，因此对患儿和家属做好心理护理尤为重要。注意倾听患儿及家长的感受，并在治疗过程中多给予鼓励，帮助其处理好矛盾心理，增强其信心，解除思想顾虑，积极配合治疗。

知识点9：性早熟的健康指导　　　　　　　　　副高：掌握　正高：熟练掌握

（1）告诫家长避免给患儿购买含有激素的各种保健药和补药。

（2）注意营养均衡，减少反季节蔬菜和水果、人工养殖虾的摄入。

（3）随着性发育征象的出现，患儿的身心将有许多变化。因此，要根据患儿的年龄及所处的文化背景，进行适时、适量、适度的性教育，包括生理特点和性卫生保健知识的宣教，了解月经期的保健知识，使他们能正确对待自身变化。

（4）性早熟的患儿可能易出现早恋，提早教育孩子正确处理和对待早恋，恰当进行性教育。

第四节　儿童糖尿病

知识点1：儿童糖尿病的概述　　　　　　　　　副高：掌握　正高：熟练掌握

糖尿病（DM）是胰岛素绝对或相对不足引起的糖、脂肪、蛋白质代谢紊乱，致使血糖升高、尿糖增加的一种全身慢性代谢性疾病。儿童糖尿病绝大多数（98%）为1型糖尿病，表现为多饮、多尿、多食和体重下降（即"三多一少"）。其急性并发症（糖尿病酮症酸中毒）和慢性并发症（血管病变导致器官损害）均可危及生命。发病高峰期在学龄前期和青春期。

| 知识点 2：糖尿病的分类 | 副高：掌握　正高：熟练掌握 |

根据糖尿病新的分型法可分为：①1 型糖尿病，必须使用胰岛素治疗。②2 型糖尿病，儿童发病甚少，但由于近年来儿童肥胖症明显增多，于 15 岁前发病者有增加趋势。③其他类型：包括青年成熟期发病型糖尿病（MODY），继发性糖尿病（如胰腺疾病、药物及化学物质引起的糖尿病），某些遗传综合征伴随糖尿病等。

| 知识点 3：儿童糖尿病的病因及发病机制 | 副高：掌握　正高：熟练掌握 |

糖尿病发病机制迄今尚未完全明确，目前认为 1 型糖尿病是在遗传易患性基因的基础上，在病毒感染（如风疹病毒、腮腺炎病毒、柯萨奇病毒等）、化学毒素（如亚硝胺）、摄入某些成分（如牛奶蛋白）、胰腺的缺血损伤等这些外界环境因素的作用下，自身免疫功能发生紊乱，出现胰岛炎，引起分泌胰岛素的 β 细胞受损，最终导致功能衰竭，出现相应临床表现。

（1）遗传易患性：1 型糖尿病为多基因遗传病，现仅证实位于第 6 号染色体短臂（6p21.3）上的人类白细胞抗原（HLA）的 D 区 Ⅱ 类抗原基因与这种易患性有关。研究发现携带 HLA-DQA$_1$52 位精氨酸、HLA-DQB$_1$57 位非天冬氨酸决定了 1 型糖尿病的易患性；反之，HLA-DQA$_1$52 位非精氨酸和 HLA-DQB$_1$57 位天冬氨酸决定了 1 型糖尿病的保护性。但遗传易患基因在不同种族间存在多态性。

（2）自身免疫反应：1 型糖尿病患儿的胰腺有胰岛炎的病理改变，同时检测到多种自身抗体，并已证实这类抗体在补体和 T 淋巴细胞的协同作用下具有胰岛细胞的毒性作用。最新研究证实细胞免疫异常在 1 型糖尿病的发病中起重要作用，最终导致胰岛组织 β 细胞的破坏。免疫系统对自身组织的攻击可认为是发生 1 型糖尿病的病理生理基础。

（3）环境因素：外来激发因子的作用，如病毒感染（如风疹病毒、腮腺炎病毒、柯萨奇病毒等）、化学毒素（如亚硝胺、链佐星等）、胰腺遭到缺血损伤、饮食中某些成分（如牛奶蛋白）等。

| 知识点 4：儿童糖尿病的病理生理 | 副高：掌握　正高：熟练掌握 |

1 型糖尿病患儿胰岛 β 细胞被破坏，而分泌胰高血糖素的 α 细胞和其他细胞相对增生，致使胰岛素分泌不足或完全丧失是造成代谢紊乱的主要原因，同时胰岛素不足使反调节激素分泌增加更加剧了代谢紊乱。

（1）糖代谢紊乱：胰岛素分泌减少，使葡萄糖利用减少，糖合成障碍，同时反调节激素作用增强，致使肝糖原分解和糖异生增加，导致血糖升高。当血糖超过肾糖阈（10mmol/L）时出现糖尿，引起渗透性利尿，临床表现为多尿、口渴、多饮、脱水、电解质丢失等表现。

此外，由于组织不能利用葡萄糖，能量不足而饥饿感增强，引起多食。

（2）脂肪代谢紊乱：胰岛素严重不足，使脂肪合成减少、分解增加，患儿出现消瘦。脂肪分解过程中，血中脂肪酸增高，肌肉和胰岛素依赖性组织可利用脂肪酸供能以弥补细胞内葡萄糖不足，而大量脂肪酸进入肝，生成乙酰辅酶A，大量乙酰辅酶A转化成酮体，超过组织氧化能力时，可发展为糖尿病酮症酸中毒和昏迷。

（3）蛋白质代谢紊乱：患儿蛋白质合成减少、分解加速，导致负氮平衡，出现乏力、消瘦、体重下降、生长发育障碍或迟缓、免疫力下降，易继发感染。

（4）水、电解质紊乱：高血糖使血浆渗透压增高，引起细胞外液高渗、细胞内脱水。渗透性利尿导致水、钠、钾、氯等电解质大量丢失，引起细胞外脱水。患儿本身可能因为厌食、呕吐导致电解质摄入不足，排出增加，引起机体电解质平衡紊乱。

知识点5：儿童糖尿病的一般表现　　　　　　　　副高：掌握　正高：熟练掌握

儿童1型糖尿病起病较急剧，多数患儿常因感染、饮食不当或情绪激惹而诱发。

（1）典型症状：多尿、多饮、多食和体重下降（即"三多一少"）。但婴儿多饮、多尿不易被察觉，很快可发生脱水和酮症酸中毒。学龄期儿童可因遗尿或夜尿增多而就诊。年长儿可表现为精神萎靡、疲乏无力、体重逐渐减轻等。

（2）体征：消瘦、体重减轻。酮症酸中毒时可出现呼吸深长、脱水征和神志改变。病程长，血糖控制不佳，则可出现生长落后、精神发育迟缓、肝大，称为Mauriac综合征。

知识点6：儿童糖尿病特殊的自然病程　　　　　　副高：掌握　正高：熟练掌握

（1）急性代谢紊乱期：从出现症状到临床确诊，多历时1个月内。约20%患儿表现为糖尿病酮症酸中毒；20%~40%为糖尿病酮症，无酸中毒；其余仅为高血糖、糖尿和酮尿。

（2）暂时缓解期：约75%的患儿经胰岛素治疗后，临床症状消失、血糖下降、尿糖减少或转阴，进入缓解期。此时胰岛β细胞恢复，分泌少量胰岛素，对外源性胰岛素需要量减少，少数患儿甚至可以完全不用胰岛素。这种暂时缓解期一般持续数周，最长可达半年以上。此期应定期监测血糖、尿糖水平。

（3）强化期：经过缓解期后，出现血糖升高和尿糖不易控制的现象，胰岛素用量逐渐或突然增多，称为强化期。青春发育期，由于性激素增多等变化，对胰岛素的拮抗作用增强，因此该期病情不甚稳定，胰岛素用量较大。

（4）永久糖尿病期：青春期后，病情逐渐稳定，胰岛素用量比较恒定，称为永久糖尿病期。

知识点7：儿童糖尿病的并发症　　　　　　　　　副高：掌握　正高：熟练掌握

（1）糖尿病酮症酸中毒：是1型糖尿病患儿最常见的急性并发症。常由于急性感染、过食、诊断延误或突然中断胰岛素治疗等而诱发，且年龄越小发生率越高。患儿除原有糖尿病症状外，还有恶心、呕吐、腹痛、食欲下降，并迅速出现脱水和酸中毒征象，表现为皮肤黏膜干燥、呼吸深长、呼气中有酮味，脉搏细速、血压下降，随即可出现嗜睡、昏迷甚至死亡。

（2）糖尿病肾病：晚期可出现蛋白尿、高血压等糖尿病肾病表现，甚至肾衰竭。

（3）其他：各种感染，白内障和视网膜病变，甚至失明。

知识点 8：儿童糖尿病的辅助检查　　　　　　　　副高：掌握　正高：熟练掌握

（1）尿液检查：尿糖定性一般阳性，在用胰岛素治疗过程中，应监测尿糖变化，以判断饮食及胰岛素用量是否恰当；伴有酮症酸中毒时尿酮体呈阳性；尿蛋白阳性提示可能有继发肾损害。

（2）血糖检查：空腹全血或血浆血糖浓度分别≥6.7mmol/L、≥7.8mmol/L；一天内任意时刻（非空腹）的血糖≥11.1mmol/L 即可诊断为糖尿病。

（3）糖耐量试验（OGTT）：仅用于空腹血糖正常或正常高限，以及餐后血糖高于正常而尿糖偶尔阳性的、无明显临床症状的患儿，通常采用口服葡萄糖法。试验当天自 0 时起禁食，在清晨按 1.75g/kg 口服葡萄糖，最大量不超过 75g，每克加水 2.5ml，于 3~5 分钟服完，在口服前（0 分钟）和服后 60 分钟、120 分钟和 180 分钟，分别采血测定血糖和胰岛素浓度。正常人 0 分钟血糖<6.2mmol/L，口服葡萄糖后 60 分钟和 120 分钟时血糖分别低于 10.0mmol/L 和 7.8mmol/L，糖尿病患儿 120 分钟血糖>11.1mmol/L。且血清胰岛素峰值低。

（4）糖化血红蛋白（HbA1c）检测：HbA1c 是由血中葡萄糖与血红蛋白非酶性结合产生的，寿命周期与红细胞相同，反映过去 3 个月的血糖平均水平。因此，HbA1c 可作为患儿以往 2~3 个月期间血糖控制指标。正常人 HbA1c<7%，治疗良好的糖尿病患儿 HbA1c 应<9%，如>12%表明血糖控制不理想。

（5）血气分析：酮症酸中毒时，pH<7.30，HCO_3^-<15mmol/L。

（6）血浆胰岛素测定：有助于了解胰岛 β 细胞功能。

（7）其他：胆固醇、甘油三酯及游离脂肪酸均增高，胰岛细胞抗体可呈阳性。

知识点 9：儿童糖尿病的治疗原则　　　　　　　　副高：掌握　正高：熟练掌握

对于 1 型糖尿病患儿，常规采用胰岛素替代、饮食控制、运动锻炼、血糖监测、健康教育和心理支持相结合的综合治疗方案。治疗目的是消除临床症状，防治糖尿病酮症酸中毒，纠正代谢紊乱，防止糖尿病引起的血管损害，使患儿能正常生活。

知识点 10：儿童糖尿病的一般治疗　　　　　　　　副高：掌握　正高：熟练掌握

（1）饮食控制：是进行计划饮食而非限制饮食，根据患儿年龄和饮食习惯规划每天的总能量和食物成分，以维持正常血糖和保持理想体重。必须与胰岛素治疗同步进行。

（2）运动治疗：通过运动增加葡萄糖的利用，利于血糖控制。运动的种类和剧烈程度应根据年龄和运动能力进行安排。运动前应常规检测血糖，如果血糖水平低于 5.5mmol/L，在运动前应补充糖类。如果患儿在进餐后的 1~3 小时进行运动，应在进餐前减少胰岛素的使用剂量。

知识点 11：儿童糖尿病的胰岛素治疗　　　　副高：掌握　正高：熟练掌握

胰岛素是治疗 1 型糖尿病最主要的药物。新诊断的患儿开始治疗时一般选用短效胰岛素，以后可过渡到短、中效胰岛素配合使用。用量为每天 0.5~1.0U/kg。分 4 次于早、中、晚餐前 30 分钟皮下注射，临睡前再注射 1 次。相对固定饮食热量和运动后，胰岛素的治疗应遵循个体化的原则，根据血糖监测结果进一步调整用量，达到胰岛素用量与进餐、运动相匹配。

知识点 12：儿童糖尿病酮症酸中毒的治疗　　　　副高：掌握　正高：熟练掌握

（1）纠正脱水、酸中毒和电解质紊乱：酮症酸中毒时脱水量约为 100ml/kg，可按此计算输液量，再加继续丢失量后为 24 小时总液量。补液开始先给生理盐水 20ml/kg 快速静脉滴注，以扩充血容量，改善微循环，以后根据血钠决定给予 1/2 张或 1/3 张不含糖的液体。要求在开始 8 小时输入总液量的一半，余量在此后的 16 小时输入，同时见尿补钾。只有当 pH<7.2 时，才用碱性液体纠正酸中毒。

（2）胰岛素应用：采用小剂量胰岛素持续静脉输入。儿童胰岛素用量为每小时 0.1U/kg，每小时检测血糖一次，防止血糖下降过快引起血清渗透压下降过快导致脑水肿。

知识点 13：儿童糖尿病的护理评估　　　　副高：掌握　正高：熟练掌握

（1）健康史：了解患儿近期有无病毒感染或饮食不当史，询问患儿有无糖尿病家族史，了解患儿居住环境、生活方式、饮食习惯等，年长儿有无夜间遗尿现象。

（2）身体状况：评估患儿有无多饮、多尿、多食、体重减轻、全身乏力等症状，评估患儿有无呼吸深长、呼吸中有无酮味等糖尿病酮症酸中毒的表现，有无皮肤弹性差、眼窝凹陷等脱水的表现。了解尿液检查、血糖检测、糖耐量试验、糖化血红蛋白等的检查结果。

（3）心理-社会状况：了解患儿既往有无住院经历，家长对该病病因和防护知识的了解程度；患儿居住环境及家庭经济状况；家长及患儿是否有焦虑、恐惧等不良心理。

知识点 14：儿童糖尿病的护理诊断　　　　副高：掌握　正高：熟练掌握

（1）营养失调（低于机体需要量）：与胰岛素缺乏导致代谢紊乱有关。

（2）有感染的危险：与蛋白质代谢紊乱导致抵抗力低下有关。

（3）焦虑：与病程漫长、需长期用药和控制饮食有关。

（4）排尿异常：与渗透性利尿有关。

（5）知识缺乏：患儿及家长缺乏控制糖尿病的有关知识和技能。

（6）潜在并发症：糖尿病酮症酸中毒、低血糖。

知识点15：儿童糖尿病的一般护理措施　　　　　副高：掌握　正高：熟练掌握

（1）饮食控制：饮食控制以保持正常体重，减少血糖波动，维持血脂正常为原则。食物的能量要适合患儿的年龄、生长发育和日常活动的需要，每天所需能量（kJ）为 4186（kJ）+年龄（岁）×[293~419（kJ）]，对年幼儿宜稍偏高。还要考虑体重、食欲及运动量等因素。饮食成分的分配：糖类 55%~60%、蛋白质 15%~20%、脂肪 20%~30%。全天热量分三餐，早、午、晚分别占 1/5、2/5、2/5，每餐留少量食物作为餐间点心。当患儿活动量增大时可给少量加餐或适当减少胰岛素的用量。食物应富含蛋白质和纤维素，限制纯糖和饱和脂肪酸。每天进食应定时、定量，勿吃额外食物。

（2）运动锻炼：有规律的适当运动可增加胰岛素的敏感性，促进葡萄糖的利用，有利于血糖的控制，并对糖尿病患儿的生长发育起到辅助作用，所以应每天根据患儿年龄和运动能力安排适当的运动。运动时间以进餐 1 小时后开始、持续 2~3 小时为宜，不在空腹时运动，时间从 10 分钟逐渐延长到 30 分钟，运动后有低血糖症状时可加餐。

（3）病情观察：监测血气分析、电解质，以及血和尿液中糖和酮体的变化。防治糖尿病酮症酸中毒，一旦发生，协助医生纠正水、电解质紊乱及酸碱平衡失调，保证出入量的平衡。严密监测血糖波动。

（4）预防感染：保持良好的卫生习惯，避免皮肤的破损，坚持定期进行身体检查，特别是口腔、牙齿的检查，维持良好的血糖控制。寒冷季节应注意保暖，避免受寒引起病毒感染，进而诱发糖尿病。定期进行全面身体检查。

知识点16：儿童糖尿病的用药护理措施　　　　　副高：掌握　正高：熟练掌握

（1）注射胰岛素：胰岛素注射方式可用注射针、注射笔、无针喷射装置、胰岛素泵等。目前推荐 1 型糖尿病患儿采用胰岛素泵治疗，可以平稳、有效控制血糖，并能减少反复穿刺的痛苦。采用注射针进行胰岛素注射，每次注射尽量用同一型号的注射器以保证剂量的绝对准确。注射部位可选用股前部、腹壁、上臂外侧、臀部，每次注射须更换部位，注射点相隔 1~2cm，1 个月内不要在同一部位注射 2 次，以免局部皮下脂肪萎缩硬化。注射时要防止因注入皮内而引起的组织坏死。注射后应及时进食，防止低血糖，学会自己观察低血糖反应。

（2）监测用药效果：根据血糖、尿糖监测结果，每 2~3 天调整胰岛素剂量 1 次，直至尿糖不超过（++）。

（3）注意防止胰岛素过量或不足：胰岛素过量会发生索莫吉（Somogyi）反应，即在午夜至凌晨时发生低血糖，随即反调节激素分泌增加，使血糖陡升，以致清晨血糖、尿糖异常增高，只需减少胰岛素用量即可消除。当胰岛素用量不足时可发生黎明现象，患儿不发生低血糖，却在 5：00~9：00 呈现血糖和尿糖增高，这是因为晚间胰岛素用量不足所致，可加大晚间胰岛素注射剂量或将注射时间稍往后移即可。

（4）根据病情发展调整胰岛素剂量：儿童糖尿病有特殊的临床过程，应根据时期的不同调整胰岛素用量。①急性代谢紊乱期：从症状初现到临床确诊，需数天至数周，一般不超过 1 个月，除血糖增高、糖尿和酮尿症外，部分患儿表现为酮症酸中毒，需积极治疗。②暂时缓解期：此时患儿胰岛 β 细胞恢复分泌少量胰岛素，对外源性胰岛素的需要量减少，这种暂时缓解一般持续数周，最长可达半年以上。③强化期：经过缓解期后，患儿出现血糖增高、尿糖不易控制现象，必须注意随时调整胰岛素用量，直至青春期结束为止。④永久糖尿病期：青春发育期后，病情渐趋稳定，胰岛素用量亦较固定。

知识点 17：儿童糖尿病的对症护理措施　　　　副高：掌握　　正高：熟练掌握

（1）糖尿病酮症酸中毒：①密切观察病情变化，及时遵医嘱抽血监测血糖、血气分析和电解质的变化，并密切监测尿液中糖和酮体的变化。②一旦发现酮症酸中毒，应立即采取措施：建立两条静脉通道，一条为纠正脱水、酸中毒快速输液用，常用生理盐水 20ml/kg，在半小时至 1 小时输入，随后根据患儿脱水程度继续输液。另一条静脉通道输入小剂量胰岛素降血糖，最好采用微量输液泵调整滴速，保证胰岛素匀速滴入。

（2）多尿与烦渴：患儿多尿与烦渴由高渗性利尿引起，需详细记录出入水量。对多尿患儿应及时提供便盆并协助排尿，对遗尿儿童夜间定时唤醒排尿。对烦渴儿童提供足够的饮用水。由于尿糖刺激会阴部可引起瘙痒，需每天 2 次清洗会阴部，婴儿需及时更换尿布。

（3）低血糖：当注射胰岛素过量或注射后进食过少可引起低血糖。表现为突发饥饿感、心悸、肢体软弱、脉博细速、多汗。严重者出现惊厥、昏迷、休克甚至死亡。低血糖多发生于胰岛素作用最强时，有时可出现 Somogyi 现象。应教会患儿及家长识别低血糖反应，一旦发生立即平卧，进食糖水或糖块，必要时静脉注射 50% 葡萄糖注射液。

知识点 18：儿童糖尿病的健康指导　　　　　　副高：掌握　　正高：熟练掌握

（1）向患儿及家长介绍糖尿病的有关知识，糖尿病是终身性疾病，患儿必须学会将饮食控制、胰岛素治疗及运动疗法融入自己的生活。护理人员应帮助患儿及其家长熟悉各项治疗及护理措施，并提供有效的心理支持。

（2）教会患儿及家长正确抽吸和注射胰岛素的方法，并定期随访以便调整胰岛素用量。

（3）合理安排患儿活动量，强调每天运动对降低血糖水平，增加胰岛素分泌，降低血脂的重要性。

（4）指导患儿及家长进行血糖及尿糖监测，教会其用纸片法监测末梢血糖值，用班氏试剂或试纸法做尿糖监测。

（5）患儿随身携带糖果和卡片，写清姓名、住址、病名、膳食治疗量、胰岛素的注射用量、医院的名称和负责医生，以保证发生意外情况时能得到立即救治。

（6）出院后家长和患儿应遵守医生的安排进行治疗，同时在家做好家庭记录，包括饮食、胰岛素注射次数和剂量、尿糖情况等。

第十五章　免疫性疾病患儿的护理

第一节　儿童免疫系统发育特点

非特异性免疫反应是机体在长期的种族进化过程中不断与各种病原体相互斗争而建立起来的一系列防御功能，这是一种天然的免疫力，可以遗传给后代。因为它不是针对某种特定的病原体或异物起作用的，故称为非特异性免疫。主要包括：屏障防御机制、细胞吞噬系统、补体系统和其他免疫分子作用。这些构成了机体的第一道防线。

（1）屏障结构：是指体表的皮肤、体内外通腔道黏膜的机械阻挡和分泌物杀菌物质的作用，以及表面菌群的拮抗作用。包括皮肤-黏膜屏障，血-脑脊液屏障，血-胎盘屏障，淋巴结过滤作用等构成的解剖屏障，以及由溶菌酶、乳铁蛋白、胃酸等构成的生化屏障。

（2）细胞吞噬系统：血液中具有吞噬功能的细胞主要是单核-巨噬细胞和中性粒细胞，有吞噬、清理进入机体内微生物和清理衰老细胞、识别肿瘤细胞的作用。①单核-巨噬细胞：新生儿单核细胞发育已完善，但因缺乏辅助因子，其趋化、黏附、吞噬、氧化杀菌、产生粒细胞集落刺激因子（G-CSF）、白细胞介素-8（IL-8）、IL-6、干扰素-γ（IFN-γ）、IL-12 和抗原提呈能力均较成人差。新生儿期接触抗原或过敏原的类型和剂量不同，直接影响单核-巨噬细胞，特别是树突状细胞（DC）的免疫调节功能，将影响新生儿日后的免疫状态。②中性粒细胞：受分娩的刺激，出生后 12 小时外周血中性粒细胞计数较高，72 小时后逐渐下降，继后逐渐上升达成人水平。未成熟儿中性粒细胞 FcR Ⅲ表达下降，出生后 2 周才达到成人水平。

（3）补体系统：母体的补体不转输给胎儿，足月婴儿出生时血清补体 C1、C2、C3、C4、C7 及备解素的浓度约为成人的 60%，约半数新生儿补体经典途径溶血力低于成人水平，其补体旁路激活溶血活性低下者更多，一般在生后 6~12 月时，婴儿各种补体成分的浓度及溶血性达到成人水平。

儿童处于生长发育过程中，非特异性免疫功能尚未发育完善。新生儿皮肤黏膜薄嫩，容易破损，故屏障作用差，易受机械或物理损伤而继发感染；新生儿和婴幼儿肠壁通透性高，胃酸较少，杀菌力弱；血-脑屏障未发育成熟；呼吸道纤毛运动功能差；婴幼儿淋巴结功能尚未成熟，屏障作用较差；血清补体含量较低，调理作用差。这些非特异性免疫力的不足，使儿童容易发生感染且感染后容易扩散，但非特异性免疫可随年龄增长而逐步发育健全。

知识点 4：特异性免疫的概念　　　　　　　　　副高：掌握　正高：熟练掌握

特异性免疫是机体在后天生活过程中与抗原物质接触后产生的，不是生来就有的，是一种后天获得性免疫。这种免疫具有很强的针对性，只有对机体接触过的物质才能产生免疫反应，故称特异性免疫。例如，人只有感染了麻疹病毒或注射了麻疹减毒活疫苗后，才能产生针对麻疹的免疫力。

特异性免疫反应包括细胞免疫和体液免疫两种。特异性免疫是在非特异性免疫的基础上，由免疫器官和免疫活性细胞完成的。前者包括骨髓、胸腺、脾、淋巴结；后者主要是 T 淋巴细胞和 B 淋巴细胞，T 淋巴细胞主要负责细胞免疫功能，B 淋巴细胞主要负责体液免疫功能。

知识点 5：特异性细胞免疫　　　　　　　　　副高：掌握　正高：熟练掌握

细胞免疫是由 T 淋巴细胞（T 细胞）介导的一种特异性免疫反应。胸腺是 T 细胞发育成熟的重要场所。T 细胞受到抗原的刺激后，转变为致敏淋巴细胞，再次接触相同的抗原时释放出多种淋巴因子，其主要作用是清除、破坏和杀灭异物和靶细胞。例如，对结核分枝杆菌、某些病毒、真菌、寄生虫的免疫防御作用，对肿瘤的免疫监视作用等。此外，同种异体器官移植后的排斥反应以及某些自身免疫性疾病也是由特异性细胞免疫反应引起的。

知识点 6：儿童细胞免疫的特点　　　　　　　　副高：掌握　正高：熟练掌握

胎儿期细胞免疫功能尚未发育成熟，因而对病毒感染还不能产生足够的免疫力，故可造成胎儿长期带病毒现象。出生后，新生儿的细胞免疫功能已充分发育，末梢血液中已有较多的 T 细胞参与细胞免疫反应。新生儿的皮肤迟发型超敏反应在出生后不久即已形成。新生儿接种卡介苗数周后，结核菌素试验即呈阳性反应。

知识点 7：特异性体液免疫　　　　　　　　　副高：掌握　正高：熟练掌握

体液免疫是由 B 淋巴细胞（简称 B 细胞）在抗原的刺激下转化成浆细胞并产生特异性抗体（免疫球蛋白），后者特异地与相应的抗原在体内结合引起的一种特异性免疫反应。

骨髓是 B 细胞成熟的场所，淋巴结是 B 细胞富集的器官。足月新生儿 B 细胞的数量略高于成人，而小于胎龄儿 B 细胞的数量则低于成人。B 细胞的数量少不利于抗感染的特异性抗体生成，容易发生暂时性的低丙种球蛋白血症。

具有抗体活性的免疫球蛋白（Ig）是 B 细胞最终分化为浆细胞的产物，根据理化和免疫性状的不同，可分为 IgG、IgM、IgA、IgE 及 IgD。这些免疫球蛋白不仅存在于血液中，也存在于体液、外分泌液和 B 细胞的细胞膜上，它们的主要功能是参与体液免疫。正常胎儿无浆细胞，其免疫球蛋白直接由浆细胞的前身 B 细胞合成。

（1）IgG：是唯一可以通过胎盘的免疫球蛋白，通过胎盘从母体传递而来的 IgG 在儿童出生后数月的抗感染中起重要作用。3~5 个月后因代谢分解而逐渐减少，至 6 个月时全部消失，而婴儿自体产生的 IgG 很少，故 6 个月后儿童易患感染性疾病。至 6~7 岁时血清 IgG 含量接近成人水平。

（2）IgM：是抗革兰阴性杆菌的主要抗体。因其不能通过胎盘，新生儿血液中含量较少，故新生儿期易感染革兰阴性杆菌，尤其是大肠埃希菌。

（3）IgA：分为血清型和分泌型 2 种，不能通过胎盘，新生儿体内含量极少，于 12 岁才达到成人水平。分泌型 IgA（SIgA）是黏膜局部抗感染的重要因素，母亲初乳中含有大量的分泌型 IgA，因此母乳喂养的婴儿比人工喂养的婴儿少患呼吸道感染及消化道感染。

（4）IgE：是导致速发型超敏反应的主要物质，新生儿 IgE 水平很低，因而不易出现典型的速发型超敏反应，7 岁左右达成人水平。

（5）IgD：IgD 在新生儿血中含量极少，5 岁时达到成人水平的 20%，虽然有些免疫应答可能与特异性 IgD 抗体有关，但它并不能激活任何效应系统。

第二节　原发性免疫缺陷病

知识点 1：原发性免疫缺陷病的概述　　　　副高：掌握　　正高：熟练掌握

原发性免疫缺陷病（PID）是指免疫系统的器官、免疫活性细胞（如淋巴细胞、吞噬细胞、中性粒细胞）及免疫活性分子（如免疫球蛋白、白细胞介素、补体和细胞膜表面分子）发生缺陷引起的某种或多种免疫反应缺失或减少，导致机体防御能力普遍或部分下降的一组临床综合征。本病多为遗传性，即相关基因突变或缺失引起。以婴幼儿多见。临床上以免疫功能低下，易发生反复而严重的感染为特征，同时伴有免疫稳定功能和免疫监视功能异常。

知识点 2：原发性免疫缺陷病的病因及发病机制　　　　副高：掌握　　正高：熟练掌握

PID 的病因目前尚不清楚，可能与以下因素有关。

（1）遗传因素：和遗传性疾病一样，PID 也是由于基因突变或基因复制过程中出现异常而引起的。

（2）宫内因素：有报道胎儿受风疹病毒、巨细胞病毒、单纯疱疹病毒等感染后可引起免疫系统发育障碍。

知识点 3：原发性免疫缺陷病的分类　　　副高：掌握　正高：熟练掌握

原发性免疫缺陷病可分为特异性免疫缺陷病和非特异性免疫缺陷病。该病涉及病种很多，一般根据 B 细胞和 T 细胞的功能缺乏或障碍分为抗体缺陷病、细胞免疫缺陷病、抗体和细胞联合免疫缺陷病。此外尚有少见的补体缺陷和吞噬细胞功能缺陷病，前 3 种属于特异性免疫缺陷病，约占总数的90%，后 2 种属非特异性免疫缺陷病，约占总数的10%。

（1）特异性免疫缺陷病：①抗体缺陷病。包括 X 连锁无丙种球蛋白血症、常见变异型免疫缺陷病、新生儿暂时性低丙种球蛋白血症、选择性 IgA 缺陷、选择性 IgM 缺陷和选择性 IgG 亚类缺陷（伴或不伴 IgA 缺陷）。②细胞免疫缺陷病。包括胸腺发育不全（DiGeorge 综合征）和 22q11.2 缺失综合征（Nezelof 综合征）。③抗体和细胞联合免疫缺陷病。包括严重联合免疫缺陷病、共济失调毛细血管扩张症和伴有血小板减少和威-奥综合征（Wiskott-Aldrich Syndrome）。

（2）非特异性免疫缺陷病：①吞噬细胞功能缺陷。②补体系统缺陷。

知识点 4：原发性免疫缺陷病的临床特点　　　副高：掌握　正高：熟练掌握

由于免疫功能缺陷的不同，临床表现差异很大。但共同的临床特点非常相似，主要如下。

（1）对感染的易感性明显增加：反复感染是此病最大的特点。患儿容易感染的病原体类型主要取决于其免疫系统受损的情况。体液免疫缺陷者易发生细菌感染，而细胞免疫缺陷者则易发生病毒或其他微生物感染。

（2）容易发生恶性肿瘤：尤其是 T 细胞免疫缺陷更容易导致恶性肿瘤的发生。此外，某些免疫缺陷者易合并自身免疫性疾病。

（3）其他伴随症状：常见特殊面容、生长发育延迟或停滞、淋巴结肿大/缺如、先天性心脏病、难以控制的惊厥、出血倾向等。

（4）有遗传性：以 X 连锁遗传、常染色体隐性遗传多见。

知识点 5：X-连锁无丙种球蛋白血症的概述　　　副高：掌握　正高：熟练掌握

X-连锁无丙种球蛋白血症属 X-连锁隐性遗传，多见于男性婴幼儿，为最常见的先天性 B 细胞免疫缺陷病。血清 IgM、IgG 和 IgA 均明显下降或缺如，特异性抗体水平低下，骨髓内原始 B 细胞数量正常，但外周血 B 细胞极少或缺如。淋巴器官生发中心缺如，T 细胞数量和功能正常。B 细胞质内布鲁顿（Bruton）酪氨酸激酶基因突变是其病因。

知识点6：X-连锁无丙种球蛋白血症的临床表现　　　　副高：掌握　正高：熟练掌握

患儿生后6个月内可无临床症状，可能与来自母体的IgG具有防御感染的功能有关。通常于6~12个月后起病，表现为反复的细菌感染，如肺炎、鼻窦炎、中耳炎、脑膜炎、败血症等。常见的致病菌为肺炎球菌、链球菌、葡萄球菌、脑膜炎双球菌、流感嗜血杆菌以及副大肠埃希菌等，患儿对病毒、真菌和原虫感染的抵抗力基本正常，常并发恶性淋巴瘤、白血病和类风湿关节炎等，因反复感染，故一般发育不良。淋巴结和扁桃体缺如或很小，浅表淋巴结及脾均不能触及。胸腺发育正常。

知识点7：新生儿暂时性低丙种球蛋白血症的概述　　　　副高：掌握　正高：熟练掌握

新生儿暂时性低丙种球蛋白血症是一种或多种免疫球蛋白浓度暂时性降低，随着年龄的增长可达到或接近正常范围的自限性疾病，男女均可发生，以婴儿自体合成免疫球蛋白的时间推迟为特征。较多见于未成熟儿，偶有家族史。有人认为其发病机制可能因胎儿的IgG刺激母体，使母体产生抗胎儿IgG抗体，这种抗体通过胎盘进入胎儿血液中，引起胎儿自体产生的免疫球蛋白被破坏或合成被抑制，从而导致发病。

知识点8：新生儿暂时性低丙种球蛋白血症的临床表现

　　　　　　　　　　　　　　　　　　　　　　　副高：掌握　正高：熟练掌握

正常婴儿于生后3个月时自体产生免疫球蛋白，本病患儿自体产生免疫球蛋白的功能常推迟到出生后9~18个月开始出现，至2~4岁时其含量才能达到正常儿童水平而自然痊愈。在患病期间，易患各种细菌感染性疾病，如肺炎、腹泻、急性上呼吸道感染、皮炎等，但病情较轻。血清IgG<2.5g/L，IgM、IgA正常或减少，T细胞功能正常。本病预后良好，可以自愈。

知识点9：细胞免疫缺陷病的概述　　　　　　　　副高：掌握　正高：熟练掌握

细胞免疫缺陷病是指胸腺发育不良、核苷酸化酶缺乏等原因导致T淋巴细胞发育和代谢障碍。其主要病因与胸腺发育不良而导致T细胞的发育分化障碍有关。临床常见的是先天性胸腺发育不全。本病又称DiGeorge综合征，男女均可发生，大多为非遗传性。由于胸腺发育不良，来自骨髓的多能干细胞不能在胸腺内发育分化为T细胞，使T细胞数量减少，造成细胞免疫缺陷。临床表现的轻重与胸腺、甲状旁腺缺损程度有关。细胞免疫功能低下，抗体功能和免疫球蛋白水平一般正常。本病预后不良，多于新生儿期死亡。但较轻病例经治疗后T细胞功能可以得到恢复，甲状旁腺功能也可能自行恢复。

知识点 10：细胞免疫缺陷病的临床表现　　　副高：掌握　正高：熟练掌握

（1）手足抽搐：由于甲状旁腺发育不良，出生 24～48 小时后，即可发生低钙血症，手足抽搐反复发作。多于生后 1 周内死于严重的低钙抽搐。

（2）反复感染：常发生各种严重的病毒、真菌和细菌感染，如风疹、鹅口疮、呼吸道感染和腹泻等。预防接种往往引起全身性感染，甚至死亡。由于反复感染，使发育迟缓、生活能力低下。

（3）心血管畸形：可有一种或多种心血管畸形，如室间隔缺损、房间隔缺损、法洛四联症、右位心、肺动脉狭窄等。

（4）特殊面容：人中短、两眼间距宽、下颌骨发育不良、耳郭低位并有切迹等。

知识点 11：联合免疫缺陷病的概述　　　副高：掌握　正高：熟练掌握

该病是由 T 细胞和 B 细胞减少而引起细胞免疫功能和体液免疫功能缺陷的一组疾病。临床较为常见的是严重联合免疫缺陷病。本病病因尚未完全明了，其发病原因与骨髓中多能干细胞的缺乏有密切关系。多于出生后 1～2 个月内发生各种严重感染，包括各种化脓性细菌、病毒和真菌感染等。本病预后严重，患儿几乎都于 1 岁左右死亡。目前使用骨髓移植治疗可取得较好疗效。

知识点 12：联合免疫缺陷病的临床表现　　　副高：掌握　正高：熟练掌握

主要表现为反复发生的各种感染，如严重腹泻、肺炎、严重水痘、麻疹、皮肤黏膜念珠菌病等。免疫接种常导致严重感染，如接种卡介苗可引起全身性结核病。此外，脑膜炎、败血症亦常见。患儿血清中免疫球蛋白含量明显减少，各种抗原注射后无抗体反应，血清同工凝集素缺如，皮肤迟发型超敏反应阴性。由于免疫功能缺陷的不同，临床表现差异很大。但其共同的表现却非常一致，即反复感染，易患肿瘤和自身免疫性疾病。

知识点 13：原发性免疫缺陷病的辅助检查　　　副高：掌握　正高：熟练掌握

（1）体液免疫功能测定：①免疫球蛋白测定。是检测 B 细胞功能最常用的试验。当 IgG 在 2.5g/L 以下，IgA 和 IgM 各在 0.1g/L 以下可认为缺乏。②同工血型凝集素试验。1 岁以上非 AB 血型（即 A 型、B 型、O 型）儿童，血清中抗 A 效价或抗 B 效价应高于 1:4，低于此数提示体液免疫缺陷。③特异性抗体测定。正常儿童经全程白喉类毒素预防接种后，皮肤锡克试验（白喉毒素试验）应为阴性。体液免疫和联合免疫缺陷患儿，因缺乏产生抗体的反应，此试验则呈阳性。④骨髓检查或淋巴结活检。缺乏浆细胞。

（2）细胞免疫功能测定：①外周血淋巴细胞计数。少于 1.2×10^9/L 提示细胞免疫缺陷。②皮肤迟发型超敏反应。OT 试验或 PPD 试验阴性反应除了表示未接种过卡介苗、无结核分枝杆菌感染外，还可以提示细胞免疫缺陷。此外尚可用双链酶、植物凝集素（PHA）做皮试测定。③淋巴母细胞转化试验。T细胞在体外受PHA的作用，可转化为淋巴母细胞。正常转化率为60%~70%，如果转化率降低则提示T细胞免疫缺陷。④E玫瑰花环形成试验。T细胞表面有绵羊红细胞受体，可以和绵羊红细胞结合，围绕在T细胞周围，形成玫瑰花环状。本试验可反映T细胞的数量，正常周围血中T细胞占50%~80%，低于正常则提示T细胞减少，多见于细胞免疫缺陷。

（3）X线检查：婴儿期缺乏胸腺影者提示T细胞功能缺陷。

（4）周围血红细胞腺苷脱氨酶和嘌呤核苷磷酸化酶测定：本检查有助于该酶缺乏病的诊断。

（5）基因突变分析和产前诊断：用于确诊及进行家系调查。

知识点14：原发性免疫缺陷病的治疗要点　　　　副高：掌握　正高：熟练掌握

（1）一般治疗：对患儿采取保护性隔离，预防和治疗感染。避免与感染原接触，使用抗生素以清除或预防细菌、真菌等感染。有细胞免疫缺陷的患儿应禁止接种活疫苗或菌苗，以防发生严重感染。糖皮质激素类药物应慎用。

（2）替代治疗：补其所缺，可使免疫功能得到改善，但不持久。如静脉输入高效价免疫血清球蛋白、血浆、新鲜白细胞或细胞因子等。有严重细胞免疫缺陷的患儿不宜输新鲜血制品，以防发生移植物抗宿主反应（GVHR）。

（3）免疫重建：移植免疫器官、组织、细胞，再建免疫功能，如骨髓移植、干细胞移植、胸腺组织移植、胎肝移植等。

（4）基因治疗：许多原发性免疫缺陷病的突变基因已被克隆，其突变位置已经确定，这给基因治疗打下了基础。将正常的基因片段整合到患儿干细胞基因组内，使转化的基因片段能在患儿体内复制而持续存在，并发挥功能。

（5）手术治疗：原发性免疫缺陷病患儿一般不行扁桃体和淋巴结切除术，且禁行脾切除术。

知识点15：原发性免疫缺陷病的护理评估　　　　副高：掌握　正高：熟练掌握

（1）健康史：了解患儿出生与生长发育史，既往有无反复感染史、家族中有无免疫缺陷病史。

（2）身体状况：评估患儿有无反复和慢性感染，有无自身免疫性疾病和恶性肿瘤，有无特殊面容、先天性心脏病、难以控制的惊厥、出血倾向等。

（3）心理-社会状况：患儿和家长是否掌握预防感染的方法，对疾病的认识程度；患儿居住环境及家庭经济状况如何；患儿及家长是否有恐惧、焦虑等不良心理反应。

知识点 16：原发性免疫缺陷病的护理诊断　　　　副高：掌握　正高：熟练掌握

（1）有感染的危险：与免疫功能缺陷有关。

（2）焦虑：与反复感染、预后较差有关。

（3）知识缺乏：家长缺乏本病的相关知识。

知识点 17：原发性免疫缺陷病的护理措施　　　　副高：掌握　正高：熟练掌握

（1）一般护理：①休息与活动。保持病室安静，室内空气新鲜，温湿度适宜，避免上呼吸道感染。②合理饮食。选择易消化、富含营养，有足够能量、蛋白质和维生素的饮食，以保证营养供应。婴儿应尽量采用母乳喂养，所用食具应定期消毒。勿食生冷食物，预防消化道感染。

（2）预防感染：反复感染是本病的特征，医护人员在进行各种操作前应严格消毒、戴口罩，无菌操作，以防医源性感染，并做好患儿口腔及皮肤的护理。住院隔离患儿采取保护性隔离，避免与感染性疾病患儿接触。

（3）观察病情：密切观察病情，及时发现感染迹象，合并感染时，遵医嘱给予抗生素。应用免疫替代制剂时，应注意变态反应的发生。由于免疫球蛋白偶可发生变态反应，故在长期应用过程中要密切观察患儿病情变化，防止发生意外。

（4）对症护理：对进行胸腺、骨髓移植的患儿，应做好移植前后的护理。

（5）心理护理：年长儿由于自幼多病、反复感染，易产生孤独、焦虑、沮丧、恐惧心理，应经常和患儿及家长交谈，倾听患儿和家长的心声，及时给予心理支持。帮助其克服困难，减轻负性情绪，以利于疾病的康复。

知识点 18：原发性免疫缺陷病的健康指导　　　　副高：掌握　正高：熟练掌握

（1）向患儿及家长强调预防感染的重要性，介绍具体的护理措施。

（2）指导合理喂养，以提高机体抵抗力。

（3）教育患儿避免劳累，防止受寒，尽量避免与感染性疾病患儿接触。

（4）鼓励小儿出门，与其他健康小朋友玩，上普通学校，尽可能参加正常活动。

（5）对有家族史的家庭进行遗传咨询，指导孕妇进行早期基因诊断。

（6）注意该病患儿应禁止接种活疫苗或菌苗，以防发生疫苗诱导的感染。

第三节　风　湿　热

知识点 1：风湿热的概述　　　　副高：掌握　正高：熟练掌握

风湿热是一种与 A 组乙型溶血性链球菌感染密切相关的免疫炎性疾病，是全身结缔组织的非化脓性炎症性疾病，主要侵犯心脏和关节，其他如脑、皮肤、浆膜、血管等也可受累，以心脏损害最为严重。本病是常见的危害学龄期儿童生命和健康的主要疾病之一，发病年龄以5~15岁多见。冬春季节发病率高，慢性反复发作可形成慢性风湿性心脏病。

知识点2：风湿热的病因及发病机制　　　　　　　　　　副高：掌握　正高：熟练掌握

本病的发生与A组乙型溶血性链球菌感染后的免疫反应有关，因该细菌多种抗原分子的结构与人体器官的抗原存在同源性，一旦发生交叉免疫，易导致器官损害。虽然本病的病因与发病机制目前尚未完全阐明，但目前认为与下列因素有关。

（1）变态反应：部分抗链球菌抗体可与人的某些组织（如关节滑膜、心肌、心瓣膜、丘脑下核和尾状核等）产生交叉免疫反应，导致组织器官损伤；还可因链球菌抗原与抗链球菌抗体形成的免疫复合物在关节滑膜、心肌、心瓣膜沉积，导致变态反应性组织损伤。

（2）自身免疫反应：患儿可出现抗心肌抗体，损伤心肌组织发生心脏炎。

（3）遗传背景：有人发现 *HLA-B*35、*HLA-DR*2、*HLA-DR*4 和淋巴细胞表面标志 D8/17$^+$等与发病有关，但还应进一步进行多重性研究才能证实该病是否为多基因遗传病和相应的相关基因。

知识点3：风湿热的病理　　　　　　　　　　　　　　　副高：掌握　正高：熟练掌握

病变累及全身结缔组织，基本病变为炎症和具有特征性的风湿小体。病理过程可分为急性渗出期、增生期和硬化期3期，但各期病变可同时存在。主要累及心脏、关节和皮肤而产生相应的临床表现。

（1）急性渗出期：受累部位如心脏、关节、皮肤等结缔组织变性和水肿，淋巴细胞和浆细胞浸润；心包膜纤维素性渗出，关节腔内浆液性渗出。本期持续约1个月。

（2）增生期：病变主要存在于心肌、心内膜、心外膜、关节处皮下组织和腱鞘，特点为形成风湿小体或风湿性肉芽肿，是诊断风湿热的病理依据。本期持续3~4个月。

（3）硬化期：风湿小体中央变性和坏死物质被吸收，炎症细胞减少，纤维组织增生和瘢痕形成。二尖瓣最常受累，其次为主动脉瓣。本期持续2~3个月

知识点4：风湿热的一般表现　　　　　　　　　　　　　副高：掌握　正高：熟练掌握

风湿热发生于咽峡部链球菌感染后，潜伏期1~4周，通常急性起病，心脏炎和风湿性舞蹈症初发时多呈缓慢过程。风湿热临床表现轻重不一，取决于疾病侵犯的部位和程度。一般呈急性起病并伴发热，体温在38~40℃，热型不定。有面色苍白、食欲缺乏、多汗、精神不振、疲倦、关节痛及腹痛等症状，个别患者可有胸膜炎和肺炎表现。

知识点 5：风湿热心脏炎的表现　　　　　　　　　副高：掌握　正高：熟练掌握

心脏炎是风湿热唯一的持续性器官损害，亦是本病最严重的表现。心肌、心内膜、心包均可有不同程度受累，年龄越小，出现概率越大，以心肌炎及心内膜炎最常见。轻者不明显，重者可致心力衰竭，甚至死亡。

（1）心肌炎：轻者症状仅出现心率轻度加快或心电图有短暂的轻微变化。重者呈弥漫性心肌炎，临床症状明显，常可并发心力衰竭。心肌受累时可出现下列体征：①心率加快，110~120 次/分，与体温升高不成比例。②心音减弱，心尖部闻及第一心音低钝，有时出现奔马律。③心律失常，可出现期前收缩，不同程度的房室传导阻滞；心电图可显示 P-R 间期延长及 T 波异常。④心脏轻度或明显增大。

（2）心内膜炎：以二尖瓣受累多见，其次为主动脉瓣。二尖瓣关闭不全表现为心尖部全收缩期杂音，向腋下传导；主动脉瓣关闭不全约占 20%，严重者脉压增大。急性期瓣膜损害多为充血水肿，恢复期可逐渐消失。多次复发可造成心瓣膜永久性瘢痕形成，导致风湿性心脏病。

（3）心包炎：表现为心前区疼痛、心动过速、呼吸困难，部分患儿心底部可闻及心包摩擦音。少数患儿积液量多时心前区搏动消失，心音遥远，有颈静脉怒张、肝大等心脏压塞表现。

知识点 6：风湿热关节炎和风湿性舞蹈症的表现　　　副高：掌握　正高：熟练掌握

（1）风湿性关节炎：典型症状为游走性、多发性关节炎，以膝、踝、肘、腕等大关节为主，表现为关节红、肿、热、痛，活动受限。每个受累关节持续数天后自行消退，愈后不留畸形，但此起彼伏，可持续 3~4 周。

（2）风湿性舞蹈症：女童多见，累及锥体外系，表现为以四肢和面部肌肉为主的不自主、不协调、无目的的快速运动，可有皱眉、挤眼、伸舌等奇异面容和颜面肌肉抽动、耸肩等动作，以上动作大多为双侧，或仅限于一侧。在兴奋或注意力集中时加剧，入睡后消失。可单独存在或与其他症状同时并存，约 40% 伴心脏损害，伴关节炎者罕见。

知识点 7：风湿热的皮肤症状表现　　　　　　　　　副高：掌握　正高：熟练掌握

（1）皮下小结：位于肘、腕、膝、踝等关节伸侧，直径 0.1~1.0cm，可隆起于皮肤，与皮肤无粘连，能自由活动，为活动无压痛的硬结。常在起病数周后才出现，经 2~4 周后自行消失。皮下小结很少单独出现，常见于复发病例，常伴有严重的心脏炎，是风湿热活动指标之一。

（2）环形红斑：是风湿热的特征性体征。常位于躯干及四肢近端屈侧，为大小不等、淡红色或暗红色、中间色泽正常、边缘稍隆起的环形或弧形皮损，呈一过性，可反复出现，不留痕迹。

知识点8：风湿热的辅助检查　　　　　　　副高：掌握　正高：熟练掌握

（1）风湿热活动指标：红细胞沉降率增快、C反应蛋白（CRP）阳性、黏蛋白增多为风湿热活动的重要标志，但对诊断本病无特异性。

（2）抗链球菌抗体测定：80%的患儿抗链球菌溶血素"O"（ASO）滴度升高，同时测定抗脱氧核糖核酸酶B、抗链球菌激酶（ASK）和抗透明质酸酶（AH）阳性率可提高到95%。

（3）血常规：常见轻度贫血，外周血白细胞总数增多和中性粒细胞比例升高，伴核左移现象。

知识点9：风湿热的治疗要点　　　　　　　副高：掌握　正高：熟练掌握

治疗原则：注意休息，抗链球菌感染，采用水杨酸盐或糖皮质激素抗风湿治疗，做好对症处理，预防复发。

（1）一般治疗：卧床休息，加强营养，补充维生素A、维生素C等。

（2）控制链球菌感染：用青霉素（480~960 U/d）静脉滴注，持续2~3周，青霉素过敏者可改用红霉素。

（3）抗风湿治疗：以阿司匹林和糖皮质激素为主。心脏炎尤其伴有心力衰竭时宜早期使用糖皮质激素，常用泼尼松每天1.5~2.0mg/kg，分次口服，重症者可静脉滴注地塞米松，症状好转后逐渐减量至停药，使用糖皮质激素的总疗程8~12周，多发性关节炎首选阿司匹林。无心脏炎患儿也可口服阿司匹林，每天80~100mg/kg，分4次口服，症状控制后剂量减半，总疗程4~8周。

（4）风湿性舞蹈症的治疗：若药物疗效不佳，可主要采用支持治疗和对症疗法，如预防外伤、避免环境刺激。可用苯巴比妥、氯丙嗪和地西泮等镇静。

（5）其他治疗：有充血性心力衰竭时及时给予氧气吸入，并应用利尿药、洋地黄制剂和血管扩张药；纠正电解质紊乱；关节肿痛时用阿司匹林。

知识点10：风湿热的护理评估　　　　　　　副高：掌握　正高：熟练掌握

（1）健康史：应注意评估遗传史；询问患儿病前1~4周有无链球菌引起的上呼吸道感染的表现；有无发热、关节疼痛、皮疹；有无精神异常或不自主的动作表现；以往有无心脏病或关节炎病史。

（2）身体状况：测量生命体征，注意心率加快与体温升高是否成比例；听诊有无心音减弱，奔马律及心脏杂音等；检查四肢的大小关节有无红、肿、热、痛和功能障碍，有无活动受限；有无皮疹，尤其应注意躯干和关节伸侧。同时了解心电图和实验室检查结果。

（3）心理-社会状况：评估家长对疾病的认知情况、有无焦虑等情绪；对年长儿注意评估有无因病休学产生的沮丧和困扰；对风湿性舞蹈症患儿注意是否存在自卑等情况。

知识点 11：风湿热的护理诊断　　　　　　　副高：掌握　正高：熟练掌握

（1）心排血量减少：与心脏受累、心肌收缩力减弱有关。

（2）疼痛：与关节受累有关。

（3）焦虑：与疾病的威胁和缺乏相关知识有关。

（4）体温过高：与感染、风湿活动有关。

（5）潜在并发症：心脏病变、药物治疗的不良反应。

知识点 12：风湿热减轻心脏损害的护理措施　　副高：掌握　正高：熟练掌握

（1）观察病情：注意患儿面色、呼吸、心率、心律及心音的变化，如有多汗、气促、烦躁不安等心力衰竭的表现，应及时处理。

（2）卧床休息：是减轻心脏负担的主要方法之一。急性期应卧床休息 2 周，若无心脏受累，可逐渐恢复活动，2 周后达正常活动水平；心脏炎无心脏扩大的患儿，应绝对卧床休息 4 周后，逐渐于 4 周内恢复正常活动；心脏炎伴心脏扩大患儿，应卧床休息 6 周，再经 6 周恢复至正常活动水平；心脏炎伴心力衰竭患儿则应绝对卧床休息至少 8 周，然后在 3 个月内逐渐增加活动量。

（3）饮食护理：给予营养丰富、高蛋白、高维生素、易消化的食物，有心力衰竭的患儿适当限制水、盐摄入，少量多餐。饮食还应注意多纤维素，并保持排便通畅，详细记录液体出入量。

（4）药物治疗：心脏炎者遵医嘱进行糖皮质激素抗风湿治疗，注意观察药物的不良反应，为减少胃肠道的刺激，口服时最好饭后用药。有心力衰竭者可用洋地黄制剂，遵医嘱及时准确给药，静脉注射时速度要慢，同时配合吸氧、利尿、维持水电解质平衡等治疗。利尿药最好白天使用，以免晚上利尿影响患儿休息。

知识点 13：风湿热的对症护理措施　　　　　　副高：掌握　正高：熟练掌握

（1）减轻关节疼痛：协助患儿采取舒适的体位，避免患肢受压，移动肢体时动作要轻柔，用热水袋热敷局部关节以镇痛，注意患肢保暖，避免寒冷潮湿的环境，并做好皮肤护理。

（2）降低体温：密切观察体温变化，注意热型。高热时采用物理降温并遵医嘱进行抗风湿治疗。

知识点 14：风湿热的用药护理措施　　　　　　副高：掌握　正高：熟练掌握

服药期间应注意观察药物不良反应，如阿司匹林可引起胃肠道反应、肝功能损害和出血，饭后服用或同服氢氧化铝可减少对胃肠道的刺激，加用维生素 K 可防止出血；泼尼松可引起消化道溃疡、肾上腺皮质功能不全、精神症状、血压升高、电解质紊乱、抑制免疫等，应密切观察；发生心肌炎时对洋地黄敏感且易出现中毒，服药期间应注意有无恶心、呕吐、心律不齐、心动过缓等不良反应，并应注意补钾。

知识点 15：风湿热的健康指导　　　　　　　　副高：掌握　正高：熟练掌握

（1）讲解疾病的有关知识和护理要点，使家长学会观察病情、防止链球菌感染和风湿热复发的各种方法措施。预防药物首选长效青霉素，120U 肌内注射，每 3~4 周 1 次，最少5 年，最好持续到 25 岁。

（2）指导家长合理安排患儿的日常生活，避免剧烈的活动，以及防止受凉，定期到医院门诊复查。

（3）有严重风湿性心脏病者，宜终身药物预防。青霉素过敏者可改用红霉素类药物口服，每月口服 6~7 天。

（4）增强体质、提高生活水平，改善居住条件，避免寒冷潮湿的环境。

第四节　幼年特发性关节炎

知识点 1：幼年特发性关节炎的概述　　　　　　副高：掌握　正高：熟练掌握

幼年特发性关节炎（JIA）是儿童时期一种常见的自身免疫性疾病，以慢性关节滑膜炎为主要特征，并伴有全身多系统受累。表现为长期不规则发热及关节肿痛，伴皮疹，肝脾大及淋巴结增大，若反复发作可致关节畸形和功能丧失。年龄越小，全身症状越重，年长儿以关节症状为主。大多预后良好，少数可致关节永久性损害和慢性虹膜睫状体炎，是小儿致残的首要原因。任何年龄均可发病，其中 2~3 岁、8~10 岁为发病高峰期。

知识点 2：幼年特发性关节炎的病因　　　　　　副高：掌握　正高：熟练掌握

病因至今尚不清楚，可能与以下因素有关。

（1）感染因素：虽有许多关于细菌（链球菌、耶尔森菌、志贺菌、空肠弯曲菌和沙门菌等）、病毒（人类细小病毒 B19、风疹病毒和 EB 病毒等）、支原体和衣原体感染与本病有关的报道，但都未证实是诱导本病的直接原因。

（2）遗传因素：很多资料证实 JIA 具有遗传学背景，研究最多的是人类白细胞抗原（HLA），具有 HLA-DR4、HLA-DR8 和 HLA-DR5 位点者是 JIA 的易发病人群。其他与 JIA 发病有关的 HLA 位点为 HLA-DR6、HLA-A2 等，但也发现另外一些 HLA 位点与抗 JIA 发病有关。

（3）免疫学因素：有许多证据提示 JIA 与免疫功能异常密切相关，是一种自身免疫性疾病。

知识点 3：幼年特发性关节炎的发病机制　　　　副高：掌握　正高：熟练掌握

JIA 的发病机制可能为各种感染性微生物的特殊成分作为外来抗原，作用于具有遗传学背景的人群，激活免疫细胞，通过直接损伤或分泌细胞因子，使自身抗体触发异常免疫反应，引起自身组织的损害和变性。尤其是某些细菌、病毒的特殊成分（如 HSP）可作为超抗原，直接与具有特殊可变区 β 链（Vβ）结构的 T 细胞受体（TCR）结合而激活 T 细胞，激发免疫损伤。自身组织变性成分（内源性抗原）如变性 IgG 或变性的胶原蛋白，也可作为抗原引发针对自身组织成分的免疫反应，进一步加重免疫损伤。

知识点 4：幼年特发性关节炎的病理　　　　副高：掌握　正高：熟练掌握

幼年特发性关节炎以关节病变为主，呈慢性非化脓性滑膜炎。幼年特发性关节炎早期关节滑膜充血、水肿，伴有淋巴细胞及浆细胞浸润，滑膜积液增多，滑膜增生形成绒毛状突出于关节腔中，滑膜炎继续进展进入晚期时，滑膜绒毛状增生波及关节软骨，并形成血管翳。血管翳中大量淋巴细胞和其他单个核细胞聚集，促使局部产生大量的活化 T 细胞和炎症性细胞因子。反复发作后，慢性炎症侵蚀关节软骨，致关节面相互粘连融合，关节腔被纤维组织所代替，引起关节强直、畸形或半脱位。受累关节周围可发生肌腱炎、肌炎、骨质疏松和鼓膜炎。胸膜、心包膜及腹膜可发生非特异性纤维性浆膜炎。

知识点 5：幼年特发性关节炎临床表现——全身型　　　　副高：掌握　正高：熟练掌握

任何年龄都可发病，2~4 岁幼儿多见。弛张热和皮疹为此型主要症状，体温常大于40℃，持续数周或数月，能自行缓解但易复发。多数患儿可于发热时出现淡红色斑丘疹，融合成片，分布于全身，以躯干、四肢近端较多，随体温升降而出现或消退。急性期多有一过性关节炎、关节痛或肌痛，以膝关节受累最为多见，部分可发展成慢性关节炎。约半数患儿有肝脾大、淋巴结肿大。少数患儿出现胸膜炎或心包炎。

知识点 6：幼年特发性关节炎临床表现——多关节型　　　　副高：掌握　正高：熟练掌握

女童多见，受累关节在 5 个以上，多为对称性，可先累及膝、踝、肘等大关节，表现为关节肿胀、触痛和活动受限。颞颌关节受累时导致张口困难，小颌畸形。晨僵是本型的特点。本型中有 1/4 患儿类风湿因子阳性，最终半数以上发生关节强直变形而影响关节功能。

知识点7：幼年特发性关节炎临床表现——少关节型　　副高：掌握　正高：熟练掌握

女童多见，常于6岁以前起病。发病最初6个月内受累关节小于4个，若病程大于6个月、关节受累数大于4个，可定义为扩展型少关节型；病程中受累关节少于或等于4个，可定义为持续型少关节型。少关节型多为非对称性，常侵犯膝、踝、肘、腕等大关节。虽然关节炎反复发作，但很少致残。20%~30%患儿发生慢性虹膜睫状体炎，而造成视力障碍甚至失明。

知识点8：幼年特发性关节炎临床表现——附着点炎症相关的关节炎　　副高：掌握　正高：熟练掌握

男童多见，多于8~15岁起病。四肢关节炎常为首发症状，但以下肢大关节如髋、膝、踝关节受累为多见，表现为肿、痛和活动受限。骶髂关节病变可于病初发生，但多数于起病数月至数年后才出现。典型症状为下腰部疼痛，初为间歇性，数月或数年后转为持续性，疼痛可放射至臀部，甚至大腿，直接按压骶髂关节时有压痛。随着病情发展，腰椎受累时可致腰部活动受限，严重者病变可波及胸椎和颈椎，使整个脊柱呈强直状态。儿童常只有骶髂关节炎的X线早期改变，而无症状和体征。患儿还可有反复发作的急性虹膜睫状体炎和足跟疼痛，这是由于跟腱及足底筋膜与跟骨附着处炎症所致。

知识点9：幼年特发性关节炎临床表现——银屑病性关节炎　　副高：掌握　正高：熟练掌握

单个或多个关节炎合并银屑病，或关节炎合并以下任何2项：①指（趾）炎。②指甲凹陷或指甲脱离。③家族史中一级亲属有银屑病。本型儿童时期罕见，发病以女童占多数，女与男之比为2.5∶1，表现为单个或几个关节受累，常为不对称性。有半数以上患儿有远端指间关节受累及指甲凹陷。关节炎可发生于银屑病发病之前或数月、数年后，40%患儿有银屑病家族史。

知识点10：幼年特发性关节炎的辅助检查　　副高：掌握　正高：熟练掌握

（1）血常规：活动期常见轻、中度贫血，外周血白细胞总数增多和中性粒细胞比例升高，可伴类白血病反应。

（2）免疫检查：免疫球蛋白水平升高，部分患儿类风湿因子和抗核抗体均为阳性。

（3）影像学检查：X线检查早期（病程1年左右）仅显示软组织肿胀，关节周围骨质疏松，关节附近出现骨膜炎；晚期可见到关节面骨破坏，以手腕关节多见。其他影像学检查：骨放射性核素扫描、超声检查和磁共振成像均有助于发现骨关节损害。

知识点 11：幼年特发性关节炎的治疗要点　　　　副高：掌握　正高：熟练掌握

早期诊断和治疗极为重要。治疗原则为控制临床症状，指导患儿休息和锻炼，维持关节功能，防止关节畸形，控制炎症，促进健康地生长发育。

（1）一般治疗：除急性发热外，不主张过多地卧床休息，应适当运动，采用医疗体育、理疗、热敷、红外线照射、按摩等减轻关节强直和软组织挛缩。必要时做矫形手术。

（2）药物治疗：①非甾体抗炎药。常用布洛芬、萘普生、双氯芬酸钠、尼美舒利、美洛昔康等。②慢作用抗风湿药。主要包括氨甲蝶呤、抗疟药、柳氮磺胺吡啶、青霉胺、环孢素、金制剂、来氟米特等。这类药物可部分阻止病情的进展，确诊后应尽早采用，是目前治疗该病的主要药物。③糖皮质激素。主要适用于关节外症状明显的患儿，或是其他药物不能很好地控制关节炎的患儿。

（3）虹膜睫状体炎治疗：轻者可用扩瞳药及肾上腺皮质激素类眼药滴眼。对严重影响视力的患儿，除局部注射肾上腺皮质激素外，需加用泼尼松口服。虹膜睫状体炎对泼尼松敏感，无须大剂量。

知识点 12：幼年特发性关节炎的护理评估　　　　副高：掌握　正高：熟练掌握

（1）健康史：应注意询问患儿上呼吸道感染史，有无发热、皮疹、关节疼痛，询问既往有无心脏病史及关节炎病史，有无家族史。

（2）身体状况：观察热型及皮疹的特点；有无关节僵硬、活动障碍等情况。

（3）心理-社会状况：评估家长对本病的认识程度及患儿对健康的需求。

知识点 13：幼年特发性关节炎的护理诊断　　　　副高：掌握　正高：熟练掌握

（1）体温过高：与关节非化脓性炎症损害有关。

（2）疼痛：与关节炎症和肿胀有关。

（3）躯体移动障碍：与关节功能受损有关。

（4）焦虑：与病程长、反复发作及有致残的危险有关。

（5）潜在并发症：药物不良反应。

知识点 14：幼年特发性关节炎的一般护理措施　　　　副高：掌握　正高：熟练掌握

（1）注意休息：保持病室适宜的温湿度，急性期患儿应严格卧床休息以防止炎症恶化。急性期过后尽早开始关节的康复治疗，指导家长帮助患儿做被动关节运动和按摩，经常变换体位。应鼓励患儿多活动，并生活自理，不宜完全卧床休息，但应注意防止外伤。

（2）合理饮食：给予高热量、高蛋白、高维生素、易消化食物以保证热量摄入，补充足够的水分。

（3）密切监测和记录患儿体温变化，并注意检查有无皮疹、眼受损及心功能不全和脱水迹象等伴随症状；观察关节有无疼痛肿胀、晨僵、热感、运动障碍等症状，并采用积极措施来预防和减轻关节受损。

知识点 15：幼年特发性关节炎的对症护理措施　　　　　副高：掌握　　正高：熟练掌握

（1）高热护理：高热时可采用物理降温法（有皮疹者忌用乙醇擦浴），或遵医嘱使用抗炎药进行病因治疗。及时擦干汗液，更换衣服，保持皮肤清洁，防止受凉。

（2）维护关节功能，减轻关节疼痛：急性期患儿应保持舒适体位，可利用夹板、沙袋固定患肢于舒适的功能位来缓冲局部压力，以减轻疼痛。教会患儿用放松、分散注意力的方法控制疼痛，也可用局部热敷镇痛。急性期后鼓励患儿参加适当的运动，尽可能像正常儿童一样生活，可采用医疗体育，如骑三轮车、游泳和各种球类运动等。其目的是改善软骨营养、减轻骨质疏松、避免肌肉萎缩。也可用理疗来减轻关节强直和软组织挛缩，如清晨热浴、中药热浴可减轻晨僵。护理时动作要轻柔，态度要和蔼。若运动后关节疼痛肿胀加重可暂时中止。必要时可手术矫形，如滑膜切除术、关节置换术、肌肉松解术。

知识点 16：幼年特发性关节炎的用药护理措施　　　　　副高：掌握　　正高：熟练掌握

在进行药物治疗时，要注意观察用药效果及药物的不良反应。长期用药的患儿应每2~3个月检查血常规和肝、肾功能。

（1）非甾体抗炎药：常用药物有阿司匹林、萘普生、布洛芬、双氯芬酸钠等。常见不良反应有胃痛、畏食，此外还影响凝血功能及肝、肾和中枢神经系统的不良反应。需定期监测肝、肾功能和是否发生消化道出血及出、凝血时间。

（2）糖皮质激素：因其虽可减轻关节炎症状，但不能阻止关节破坏，长期使用不良反应明显，如发生软骨破坏、无菌性骨坏死、脱钙等，且可造成患儿严重生长发育障碍，所以不作为首选或单独使用药物。

（3）其他：以上药物无效时可用氨甲蝶呤、羟氯喹、免疫抑制药、柳氮磺胺吡啶、金制剂、青霉胺等，但应注意不良反应。

知识点 17：幼年特发性关节炎的心理护理　　　　　　　副高：掌握　　正高：熟练掌握

关心患儿，了解患儿及其家长的感受，给予精神支持。指导家长帮助患儿尽早开始保护关节及维持肌肉强度的锻炼，有利于防止肌肉挛缩和关节致残。鼓励患儿接触社会，多参加正常的学习和活动，促进身心发育。

知识点 18：幼年特发性关节炎的健康指导　　　　副高：掌握　正高：熟练掌握

（1）向患儿及家长介绍本病的治疗进展和有关康复的信息，以提高他们战胜疾病的信心。

（2）指导患儿及家长做好受损关节的功能锻炼，帮助患儿克服因慢性疾病或残疾造成的自卑心理。

（3）指导父母不要过度保护患儿，指导患儿进行自我保护。多让患儿接触社会，并且多尝试一些新的活动，对其独立性进行鼓励。

（4）鼓励患儿参加正常的活动和学习，促进其身心健康的发展。

（5）提醒长期用药应注意的问题，指导患儿及家长自觉坚持长期治疗，定期门诊复诊。

第五节　过敏性紫癜

知识点 1：过敏性紫癜的概述　　　　副高：掌握　正高：熟练掌握

过敏性紫癜，又称舒-亨综合征，是以全身小血管炎为主要病变的血管炎综合征。临床特点除皮肤紫癜外，还有关节肿痛、腹痛、便血和血尿等。主要见于学龄儿童，男童多于女童，四季可发病，但冬、春季多见。病程有时迁延反复，但预后多良好。

知识点 2：过敏性紫癜的病因及发病机制　　　　副高：掌握　正高：熟练掌握

病因不清，目前认为与某种致敏因素引起的自身免疫反应有关。发病机制可能是以病原体（如细菌、病毒、寄生虫等）、药物（如抗生素、磺胺药、解热镇痛药等）、食物（如鱼虾、蛋、牛奶等）及花粉、虫咬、疫苗注射等作为致敏因素，作用于具有遗传背景的个体，激发B细胞克隆扩增而导致IgA介导的系统性血管炎。

知识点 3：过敏性紫癜的临床表现　　　　副高：掌握　正高：熟练掌握

多数患儿起病前1~3周有上呼吸道感染史。发病多急骤，以皮肤紫癜为首发症状，可伴有低热、食欲缺乏、乏力、头痛、腹痛等非特异性表现。

（1）皮肤紫癜：病程中反复出现皮肤紫癜为本病特点，多见于双下肢及臀部，尤以小腿伸侧较多，呈对称性分布，分批出现。初为紫红色斑丘疹，高出皮面，压之不褪色，继而转为棕褐色而消退，可伴有荨麻疹和血管神经性水肿，少数重症紫癜可融合成大疱伴出血性坏死。皮肤紫癜一般在4~6周后消退，部分患儿间隔数周、数月后再次复发。

（2）消化道症状：约有2/3的患儿出现反复的阵发性腹痛，位于脐周或下腹部，疼痛剧烈可伴恶心、呕吐，部分患儿有血便或黑便，严重者可诱发肠套叠、肠梗阻、肠穿孔及出血坏死性小肠炎。

（3）关节症状：为单个或多个大关节的损害，以膝、踝关节最常受累。表现为关节和关节周围肿痛和压痛，活动受限，关节腔有浆液性积液。关节病变常为一过性，多在数天内消失而不留畸形。

（4）肾损害：30%~50%的患儿可出现肾损害的临床表现，多在病程1~8周发生，症状轻重不一，多数患儿出现血尿、蛋白尿及管型尿，伴血压升高及水肿，称为紫癜性肾炎。大多数患儿肾损害可完全恢复，少数转为慢性肾炎，最终导致慢性肾衰竭。

（5）其他：偶有颅内出血、鼻出血、牙龈出血等出血症状。

知识点4：过敏性紫癜的辅助检查　　　　　　　　副高：掌握　　正高：熟练掌握

（1）血液检查：具体如下。①血常规：白细胞计数正常或轻度增多，中性粒细胞和嗜酸性粒细胞比例可升高。血小板计数正常甚至增多。②出血及凝血功能：出血和凝血时间正常，血块收缩试验正常，部分患儿毛细血管脆性试验呈阳性。③免疫学检查：血清 IgA、IgM 可升高，IgG 可正常。

（2）尿常规检查：肾损害者尿中可有红细胞、蛋白、管型，重症者有肉眼血尿。

（3）大便潜血试验：可呈阳性。

（4）腹部超声检查：有利于早期诊断肠套叠。

（5）X 线检查：早期 X 线检查仅显示软组织肿胀，关节周围骨质疏松，关节附近表现为骨膜炎。晚期可见关节面破坏，以手腕关节多见。

知识点5：过敏性紫癜的治疗要点　　　　　　　　副高：掌握　　正高：熟练掌握

本病无特效疗法，主要采用支持和对症疗法。

（1）休息与饮食：急性发作期应卧床休息，积极控制感染，尽可能寻找并除去致病因素，对于怀疑可能引起本病的食物和药物均应避免食用和服用。腹痛者使用解痉药，消化道少量出血者要限制饮食，大量出血时应暂禁食等。

（2）止血：肠道出血者可选用止血药肌内注射，出血严重时改为静脉滴注。卡巴克络可增加毛细血管对损伤的抵抗力，大量维生素 C 可改善毛细血管的脆性等。

（3）脱敏：可应用抗组胺药或静脉注射钙剂。抗组胺药能降低机体对组胺反应和毛细血管通透性，可减轻症状。

（4）糖皮质激素与免疫抑制药：糖皮质激素能有效缓解免疫损伤，减轻水肿，因此对腹型紫癜和关节型紫癜有效。但不能缩短病程，不能防止复发，也不能减少肾损害的发生率。一般仅于急性发作症状明显时，泼尼松，每天 1~2mg/kg，分次口服，症状缓解后即可停药。若并发肾炎且经激素治疗无效者，可试用环磷酰胺或硫唑嘌呤治疗，以抑制严重免疫损伤。

（5）抗凝治疗：应用阻止血小板凝集和血栓形成的药物，阿司匹林每天 3~5mg/kg；双嘧达莫每天 3~5mg/kg，分次服用。以过敏性紫癜性肾炎为主要病变时，可选用肝素治疗。

（6）中药：中药治疗本病的原则为清热解毒、活血化瘀，辅以疏通经络、缓急镇痛、健脾除湿、利水消肿、补肾益气等。可选用银黄口服液、银翘解毒丸等。

知识点 6：过敏性紫癜的护理评估　　　　　　副高：掌握　正高：熟练掌握

（1）健康史：询问患儿有无前驱感染史；有无发热、皮疹、腹痛、便血、关节痛等伴随症状；有无相关食物、药物过敏史及接触史；既往是否有类似发作。

（2）身体状况：起病前 1~3 周有无上呼吸道感染史；有无低热、食欲缺乏、乏力、头痛等非特异性表现；皮肤有无紫癜及皮疹的特点；有无腹痛、恶心、呕吐、血便或黑便；有无关节和关节周围肿痛和压痛；有无血尿、蛋白尿、鼻出血、牙龈出血等症状。

（3）心理-社会状况：本病可反复发作或并发肾损害，应评估患儿和家长是否存在焦虑、不安、恐惧的心理以及经济上的压力；应了解家长及患儿对相关知识的认知程度，能否积极配合治疗和护理。

知识点 7：过敏性紫癜的护理诊断　　　　　　副高：掌握　正高：熟练掌握

（1）皮肤完整性受损：与变态反应性血管炎有关。
（2）疼痛：与关节肿痛和肠道变态反应性炎症有关。
（3）焦虑：与反复出血或并发肾损害、病情迁延等有关。
（4）营养失调（低于机体需要量）：与疾病引起消化道症状及摄入减少有关。
（5）潜在并发症：消化道出血、紫癜性肾炎。

知识点 8：过敏性紫癜的一般护理措施　　　　　副高：掌握　正高：熟练掌握

（1）注意休息：保持室内空气新鲜，急性期患儿应注意休息，重症患儿如有活动障碍、消化道出血及腹痛等应予以卧床休息。避免接触到可能的变应原和其他诱发因素。

（2）合理饮食：饮食应注意无渣、易消化、富含维生素，避免食物过热，有明显胃肠道症状者，尤其是呕血和便血者需暂时禁食，必要时可行静脉补充营养。

（3）病情观察：①观察有无腹痛、便血等情况，同时注意腹部体征并及时报告和处理。有消化道出血时，应卧床休息，限制饮食，给予无渣流食，出血量多时要考虑输血并禁食，经静脉补充营养。②观察尿色、尿量，定时做尿常规检查，若有血尿和蛋白尿，提示紫癜性肾炎，按肾炎护理。

知识点 9：过敏性紫癜的对症护理措施　　　　　副高：掌握　正高：熟练掌握

（1）恢复皮肤的正常形态和功能：当过敏性紫癜发生皮疹等皮肤损害时，需遵从医嘱口服药物或外用药物，消除紫癜皮疹的症状。若有痒感禁用手搔抓或摩擦患处，防止出血和感染。保持皮肤清洁，尽量少用刺激性护肤品或者药膏。

（2）减轻或消除关节肿痛与腹痛：观察关节疼痛情况，部分患儿出现关节症状，应限制活动，保持患肢的功能位置，协助患儿选用舒适体位，避免在患肢进行静脉输液。也可以指导家长通过给患儿热敷来促进局部的血液循环，改善血管的通透性也能够减轻肿胀。患儿腹痛时应卧床静养，注意观察呕吐物及大便次数及性状，防止上消化道出血，及时留取大便标本，检测是否有潜血，禁止腹部热敷，以防肠出血。严重腹型紫癜患儿应禁食，经静脉供给营养。按医嘱使用肾上腺皮质激素，以缓解关节痛和解除痉挛性腹痛。

知识点 10：过敏性紫癜的健康指导	副高：掌握　正高：熟练掌握

（1）向患儿家长介绍疾病治疗结果、病情的现状和预后。因过敏性紫癜可反复发作或并发肾损害，给患儿和家长带来不安和痛苦，故应针对具体情况予以解释，帮助其树立战胜疾病的信心。

（2）做好出院指导，对于出院时患儿皮肤紫癜未完全吸收者，注意皮肤卫生及保护。紫癜完全吸收后要注意观察尿的量及颜色，发现尿少、有浑浊，颜面、四肢有水肿应立即复诊。有肾及消化道症状者宜在症状消失后3个月复学。

（3）同时教会患儿和家长继续观察病情，合理调配饮食，定期来院复查，及早发现肾并发症。

（4）定期复查尿常规。出院后1周复查1次尿常规，尿常规正常者分别于半个月、1个月、6个月、1年定期复查，以尽早发现迟发性肾损害。

（5）A组溶血性链球菌感染是导致过敏性紫癜的重要原因，本病以春、秋两季好发，故在春、秋季向患儿及家长宣传预防感染的重要性，避免去人群相对集中的公共场所，防止交叉感染。

第六节　黏膜皮肤淋巴结综合征

知识点 1：黏膜皮肤淋巴结综合征的概述	副高：掌握　正高：熟练掌握

黏膜皮肤淋巴结综合征（MCLS）又称川崎病（KD），是一种以全身中、小动脉炎为主要病变的急性发热出疹性疾病。表现为急性发热、皮肤黏膜病损和淋巴结肿大，可引发严重心血管病变。本病呈一定的流行性及地方性，以婴幼儿多见，男童多于女童。一年四季均有发病，以春、秋季多见。

知识点 2：黏膜皮肤淋巴结综合征的病因及发病机制	副高：掌握　正高：熟练掌握

病因及发病机制不甚明确。流行病学资料显示本病由感染因素引起，可能的病原体有立

克次体、丙酸杆菌、葡萄球菌、链球菌、支原体、EB 病毒等感染导致免疫活性细胞（如 T 细胞、单核-巨噬细胞）异常活化，所产生的细胞因子可能参与血管内皮损伤及干扰自身免疫耐受。

知识点 3：黏膜皮肤淋巴结综合征的临床表现　　　　副高：掌握　正高：熟练掌握

一般为自限性，有心血管症状时可持续数月至数年。

（1）发热：为最早出现的症状，体温 39～40℃，呈稽留热或弛张热，持续 1 周到数周，抗生素治疗无效。

（2）皮肤及黏膜表现：①皮疹。一般于发热 5 天内出现，呈向心性和多形性，如红斑状、荨麻疹样、猩红热样皮疹，无水疱或结痂。约 10% 有肛周脱皮，在原卡介苗接种处可重现红斑、疱疹、溃疡或结痂为本病特有体征。②肢端表现。早期手足皮肤广泛性硬性水肿，指（趾）呈梭形肿胀，伴疼痛和关节强直。在恢复期指（趾）端甲床与皮肤移行处出现膜状脱皮，此为本病特征性表现。重症者指（趾）甲可脱落。③黏膜表现。起病 3～4 天出现双眼球结合膜充血，无脓性分泌物和流泪，常持续整个发热期。口唇充血、皲裂、出血和结痂是本病非常重要的体征。口腔黏膜弥漫性充血，舌乳头突起充血呈杨梅舌。

（3）颈部淋巴结肿大：单侧或双侧，质地坚硬而有触痛，局部皮肤不发红、无化脓，热退时消散。

（4）心血管系统的表现：是该病最严重的表现，亦是致死的主要原因。部分患儿于发病 1～6 周出现心包炎、心肌炎、心内膜炎、心律失常。发生冠状动脉瘤和狭窄者，可无临床表现。少数因冠状动脉瘤及心肌梗死引起猝死，可于急性期发生，甚至病后数月或数年发生。

（5）其他：可发生间质性肺炎、无菌性脑膜炎、消化系统症状（如腹痛、呕吐、腹泻、麻痹性肠梗阻、肝大、黄疸等）、关节炎等。

知识点 4：黏膜皮肤淋巴结综合征的辅助检查　　　　副高：掌握　正高：熟练掌握

（1）血液检查：轻度贫血，白细胞计数增多，以中性粒细胞比例升高为主，有核左移现象。红细胞沉降率增快，C 反应蛋白、免疫球蛋白水平升高，为炎症活动指标。

（2）免疫学检查：血清 IgG、IgM、IgA、IgE 和血液循环免疫复合物均升高，总补体和 C3 正常或升高。

（3）心血管系统检查：心脏受损者可见心电图和超声心动图改变，必要时应行冠状动脉造影。心电图主要为 ST 段和 T 波异常改变、P-R 间期和 Q-T 间期延长、低电压、心律失常等。

（4）X 线检查：肺纹理增多、模糊或有片状阴影，心影可扩大。

知识点5：黏膜皮肤淋巴结综合征的治疗要点　　　　　副高：掌握　正高：熟练掌握

除对症和支持疗法外，主要是减轻血管炎症和对抗血小板凝集，并预防冠状动脉瘤。

（1）阿司匹林：为首选药物，具有抗炎、抗凝作用。早期与免疫球蛋白联用可控制急性炎症过程，减少冠状动脉病变，剂量30~80mg/（kg·d），分3~4次口服，连续14天，以后减至3~5mg/（kg·d），顿服。

（2）静脉注射人免疫球蛋白：治疗本病疗效显著。早期（病程10天以内）应用可明显减少冠状动脉病变发生，尤其适用于具有发生动脉瘤高危因素者。用法：每天400mg/kg，连续5天，或单剂量人免疫球蛋白2g/kg，于10~12小时内静脉滴注。

（3）糖皮质激素：用于无反应性患儿的二线治疗。甲泼尼龙每天30mg/kg，于2~3小时输入，根据退热与否，连续用药1~3天。

（4）双嘧达莫：血小板计数显著增多或有冠状动脉病变、血栓形成者可用双嘧达莫。

（5）对症治疗：补充液体、保肝、控制心力衰竭、纠正心律失常，发生心肌梗死及时进行溶栓治疗；严重冠状动脉病变需进行冠状动脉旁路移植术。

知识点6：黏膜皮肤淋巴结综合征的护理评估　　　　　副高：掌握　正高：熟练掌握

（1）健康史：详细询问患儿病初有无感染，抗生素治疗是否有效，近期是否与传染病患儿接触或服用其他药物，既往有无其他免疫系统疾病等。

（2）身体状况：了解患儿发热程度、热型及热程；皮疹出现的时间、形态和分布；有无双眼结膜充血、杨梅舌及口腔黏膜改变；颈部淋巴结是否肿大；手足有无硬性肿胀、指（趾）大片状脱皮。监测生命体征，心脏检查有无异常。

（3）心理-社会状况：本病为自限性疾病，但病程长，治疗费用高，少数患儿可并发心脏损害，故应评估家长对该病的了解程度，是否有恐惧焦虑情绪。

知识点7：黏膜皮肤淋巴结综合征的护理诊断　　　　　副高：掌握　正高：熟练掌握

（1）体温过高：与感染、变态反应性炎症等因素有关。

（2）口腔黏膜改变：与口腔黏膜弥漫性充血有关。

（3）皮肤完整性受损：与小血管炎有关。

（4）营养失调（低于机体需要量）：与口腔黏膜受损有关。

（5）焦虑（家长）：与患儿高热不退，病程长有关。

（6）潜在并发症：心脏受损。

知识点8：黏膜皮肤淋巴结综合征的一般护理措施　　　　副高：掌握　正高：熟练掌握

（1）注意休息：急性期应绝对卧床休息，因休息可以降低代谢，减少能量消耗。保持病室适宜的温湿度。

（2）合理饮食：应给予清淡的高热量、高维生素、高蛋白质的流质或半流质饮食，禁食辛辣、冷、硬、烫的食物，鼓励患儿多饮水。

（3）观察病情：密切监测患儿生命体征及面色、精神状态等，注意有无心动过速、心律不齐、心音低钝、心脏杂音及心电图改变等，如有上述变化，立即进行心电监护，并及时处理。

知识点9：黏膜皮肤淋巴结综合征的对症护理措施　　副高：掌握　正高：熟练掌握

（1）高热的护理：注意监测体温，观察热型及伴随症状，每4小时监测体温1次，当体温超过38.5℃时进行有效的物理降温。出汗较多者及时更换衣物，保持皮肤干燥，以免受凉。

（2）皮肤、黏膜的护理：①保持皮肤清洁。每天清洗患儿皮肤，剪短指甲，以免抓伤和擦伤；衣服干净、质地柔软；每次便后清洗臀部；对半脱的痂皮用干净剪刀剪除，切忌强行撕脱，防止出血和继发感染。②口腔黏膜。患儿口咽部黏膜充血、口唇皲裂，伴有口腔黏膜糜烂、舌面小溃疡，可使用3%过氧化氢溶液清洗口腔2次/天。操作时注意不要引起出血和疼痛，以免患儿因恐惧而拒绝护理。同时观察口腔黏膜有无糜烂、溃疡及其演变情况。进食前后帮助患儿饮用少量温开水，保持口腔清洁，促进创面愈合。口唇皲裂者可用消毒后的液状石蜡涂擦，防止皲裂引起出血和疼痛。③眼。病室内光线应柔和。结膜充血者，用生理盐水或2%硼酸溶液洗眼1~2次/天，必要时用眼药膏保持眼的清洁，预防感染。

知识点10：黏膜皮肤淋巴结综合征的用药护理措施　　副高：掌握　正高：熟练掌握

（1）控制炎症：阿司匹林用药期间应注意观察药物的疗效和不良反应，如阿司匹林的胃肠道反应和凝血功能降低引起的出血不止，可指导患儿饭后服用，减轻胃肠道症状。

（2）静脉注射人免疫球蛋白：①保持静脉通畅，防止药物外渗。②应用人免疫球蛋白前要将体温降至37.5℃以下方可用药，可给冰袋、冰敷等物理降温，或遵医嘱药物降温。③密切观察用药后反应，防止发生变态反应，一旦发生及时处理。④严格控制输液滴速，开始宜缓慢，注意观察有无变态反应，随后可适当调整滴速。人免疫球蛋白制剂一旦溶解要在3小时内输入，不能与其他药物或液体一同滴注。

知识点11：黏膜皮肤淋巴结综合征的健康指导　　副高：掌握　正高：熟练掌握

（1）及时向家长交代病情，并给予心理支持。

（2）指导家长观察病情，出院后遵医嘱坚持服药，定期带患儿复查，对于无冠状动脉病变患儿，于出院后1个月、3个月、6个月及1年各全面检查1次。有冠状动脉损害者应密切随访。

第十六章　遗传代谢性疾病患儿的护理

第一节　概　　述

　　遗传性疾病是指由于遗传物质结构或功能改变所导致的疾病，简称遗传病。通常具有由上一代传给下一代的特性，常见的有常染色体显性和隐性、性染色体显性和隐性及多基因遗传。由于分子生物学技术的迅速发展，人们对遗传病的认识从细胞水平进入分子水平，对许多疾病的发病机制有了新的认识，并在诊断、治疗和预防等方面开拓了新途径。随着社会的发展，人类的疾病谱发生了很大改变，遗传性疾病所占的比重越来越大。虽然每种遗传性疾病的发病率较低，但由于其种类繁多，总的患病率并不低，且遗传性疾病和先天畸形已成为儿童死亡的主要原因之一。

　　（1）遗传：是指亲代与子代之间在形态结构、器官生理、生化代谢及免疫功能方面的相似。遗传物质包括细胞中的染色体（CS）及其基因（gene）或脱氧核糖核酸（DNA）。DNA 分子由两条多核苷酸链连接而成的双螺旋结构，人体细胞的遗传信息几乎全部编码在组成染色体的 DNA 分子长链上。核苷酸由脱氧核糖、磷酸和碱基构成，脱氧核糖和磷酸排列在链的外侧，碱基在链的内侧。其中一条核苷酸链的腺嘌呤（A）、鸟嘌呤（G）必定分别与另一条上的胸腺嘧啶（T）、胞嘧啶（C）连接，互补成对的 A 和 T、G 和 C，称为互补碱基对。在 DNA 长链上，每 3 个相邻的核苷酸碱基构成一个密码子，代表一种氨基酸，即 DNA 分子储存的遗传信息。

　　（2）染色体：是细胞遗传物质（基因）的载体。人类细胞染色体数为 23 对（46 条），其中 22 对男性和女性都一样，称常染色体；1 对是决定性别的，为性染色体。正常女性的染色体核型为 46，XX；正常男性的染色体核型为 46，XY。正常人每一个配子（卵子和精子）含有 22 条常染色体和 1 条性染色体 X 或 Y，即 22+X 或 22+Y 的一个染色体组，称为单倍体，单倍体所具有的遗传信息即全部 DNA 分子，称为基因组。人的基因组 DNA 大约有 30 亿个碱基对，组成 10 万个左右结构基因，每个基因在染色体上都有特定的位点。

　　（3）基因：是能够表达和产生一定功能产物的核酸序列（DNA 或 RNA），其表达是 DNA 分子储存的遗传信息经过转录，形成 mRNA，释放入细胞质作为合成蛋白质的模板，由 tRNA 按照密码子选择相应的氨基酸，在核糖体上合成蛋白质。基因突变，即 DNA 分子中的碱基顺序发生变异，导致组成蛋白质的氨基酸发生改变，其遗传性状因此不同，临床上就可能出现遗传性疾病。

知识点 3：遗传性疾病的传递方式　　　　　副高：掌握　正高：熟练掌握

（1）常染色体显性遗传：致病基因在常染色体上，其性质是显性，在等位基因中只要有 1 个为致病基因，则表现性状。其特点为：父母中有一人患常染色体显性遗传病时，子代中患病数为 1/2，男女均可发病，如寻常性鱼鳞病、遗传性出血性毛细血管扩张症等。

（2）常染色体隐性遗传：致病基因位于常染色体上，其性质为隐性。只有当一对等位基因都是致病基因（即纯合子）时，才表现出遗传病的性状，杂合子则无症状。也就是说，仅有一个病理隐性基因的个体，并不发病。只有双方均带有隐性病理基因时，才有纯合子患儿的可能。所以父母双方均为致病基因携带者，其表型正常，其子女发病概率为 1/4，携带者概率为 1/2，正常子女概率只有 1/4，如苯丙酮尿症、胰腺囊性纤维化、白化病、肝豆状核变性等。

（3）X 伴性显性遗传：致病基因位于 X 染色体上。女性患者将疾病传给后代时，患病概率均为 1/2。但男性患者只可将疾病传给女性后代，不传给男性后代。这类遗传性疾病比较少见，如抗维生素 D 佝偻病、遗传性肾炎等，目前仅发现 10 种左右。

（4）X 伴性隐性遗传：致病基因在 X 染色体上，临床上常以男性患者多见。这是因为男性只有 1 条 X 染色体，只要这条 X 染色体上有致病基因，就可表现出疾病的症状。而女性则有 2 条 X 染色体，1 条染色体携带致病基因，而另 1 条染色体正常时，为疾病的携带者，临床表现为正常的个体。除非女性 2 条染色体都带有致病基因或女性基因为 45，XO，临床上才会出现症状。

知识点 4：遗传性疾病的分类　　　　　　　副高：掌握　正高：熟练掌握

根据遗传物质的结构和功能改变的不同，可将遗传性疾病分为五大类。

（1）染色体病：指染色体数目、形态或结构异常而引起的疾病，可分为常染色体病和性染色体病两大类。目前已确认的人类染色体异常综合征达 100 余种，各种异常核型约 3000 种。常见的如 21-三体综合征、猫叫综合征和脆性 X 染色体综合征等。

（2）单基因遗传病：指一对主基因突变导致的疾病，其遗传符合孟德尔定律。按遗传方式分为常染色体显性（AD）、常染色体隐性（AR）、X 连锁显性、X 连锁隐性、Y 连锁遗传等几类。已确认的这类疾病达 5500 种，如血红蛋白病、糖原贮积症、苯丙酮尿症、先天性甲状腺功能减退症、分子缺陷病和遗传代谢缺陷病等。

（3）多基因遗传病：由多对微效基因的累积效应与环境因素共同作用所致的遗传病。已知的这类疾病总数已在 100 种以上，如高血压、2 型糖尿病、唇裂等。

（4）线粒体病：是极为罕见的一组遗传病。线粒体中所含的 DNA，含多个环状双链结构的 DNA 分子，编码多种 tRNA、rRNA 及与细胞氧化磷酸化有关的酶，是独立于细胞核染色体外的遗传物质，称线粒体基因组。这些基因突变所导致的疾病称线粒体病。目前发现 60 余种疾病与线粒体基因突变或结构异常有关，如帕金森病、母系遗传性糖尿病等。

（5）基因组印记：基因根据来源亲代的不同而有不同表达，即某种相同的基因缺陷，分别来自父源或母源，其表达却不相同，即患病表现不同。

知识点 5：遗传性疾病的基因诊断　　　　　　　副高：掌握　正高：熟练掌握

基因诊断是以 DNA 和 RNA 为诊断材料，应用分子生物技术，通过检查基因的结构图来表达诊断遗传性疾病的方法和过程。常采用直接诊断和间接诊断 2 种诊断方法。

（1）基因直接诊断：直接检测导致疾病发生的各种遗传缺陷，前提是被检测基因的正常序列和结构已被阐明。常用技术视基因突变性质而定。①对已知点突变的基因诊断可采用聚合酶链反应-限制性片段长度多态性（PCR-RFLP）、等位基因特异性寡核苷酸（ASO）杂交、DNA 芯片技术等。②未知点突变的基因诊断可采用单链构象多态性（SSCP）、DNA 测序及蛋白质截短试验（PTT）等。③片段性突变和动态突变检测均可采用 DNA 印迹法（Southern 印迹法）、聚合酶链反应（PCR）等。

（2）基因间接诊断：在先证者中确定具有遗传缺陷的染色体，然后在家系其他成员中判断被检者是否也存在此类染色体。必须具备的条件包括较完整的家系、明确的先证者及家系关键成员杂合子。常用技术有限制性片段长度多态性（RFLP）、单核苷酸多态性（SNP）等。

知识点 6：遗传性疾病的基因治疗　　　　　　　副高：掌握　正高：熟练掌握

基因治疗是指运用 DNA 重组技术设法恢复或构建患者细胞中有缺陷的基因，使细胞恢复正常功能而达到治疗疾病或赋予机体新的抗病功能的目的。基因治疗的主要目标：治疗体细胞中的基因缺陷，使患者的症状消失或得到缓解；治疗生殖细胞中的基因缺陷，使其有害基因不再在人群中散布。

知识点 7：遗传性疾病的预防　　　　　　　　　副高：掌握　正高：熟练掌握

（1）遗传携带者的检出：遗传携带者是指具有隐性致病基因或平衡易位染色体，且能传递给后代的表型正常的个体。及时检出携带者，并在检出后积极进行婚育指导或产前诊断，对预防和减少遗传性疾病患儿的出生具有重要的现实意义。

（2）医学遗传咨询：主要咨询对象应如下。①已确诊或怀疑为遗传性疾病的患者及其亲属。②连续发生不明原因疾病的家庭成员。③疑与遗传有关的先天畸形、原发性精神发育迟缓者。④易位染色体或致病基因携带者。⑤不明原因的反复流产、死胎、死产及不孕

（育）夫妇。⑥性发育异常者。⑦妊娠早期接触放射线、化学毒物、致畸药物或病原生物感染者。⑧有遗传性疾病家族史并拟结婚或生育者。

　　主要咨询内容如下。①开展健康教育：以预防为主，开展遗传、生育咨询，宣传妊娠期保健，提高人们对遗传性疾病的认识，增强自我保护意识。指导孕妇避免使用化学药物、抗代谢药物，避免接触放射线、毒物及病毒感染者等。②加强婚前检查：避免近亲及 2 个同样隐性致病基因携带者婚配。对可疑生育严重遗传性疾病患儿的孕妇，做好产前诊断，便于做选择性流产。③推广筛查工作：对可疑者应结合临床特征、生化检查、染色体核型分析、皮纹学检查及基因诊断等作出判断，确保早诊断、早治疗。

　　（3）产前诊断：是在遗传咨询的基础上，通过直接或间接的方法对妊娠期胚胎或胎儿的发育状态、是否患有疾病等方面进行诊断。可通过 X 线、超声、胎儿镜检查来观察胎儿表型的形态特征。通过染色体检查、基因分析或对其表达产物的测定进行诊断，如有异常发现则可终止妊娠。

　　（4）出生缺陷检测和预防：通过快速、敏感的检验方法，对一些先天性和遗传性疾病在新生儿期进行群体筛检，从而使患儿在临床上尚未出现疾病表现，而其体内生化、代谢或者功能已有变化时就作出早期诊断，并且结合有效治疗，避免患儿重要脏器出现不可逆性的损害，保障儿童正常的体格发育和智能发育。

　　（5）发病前的预防：有些遗传病在符合一定条件的情况下才会发病，尽量在日常生活中避免接触诱发因素，以减少疾病的发生。如已知为 G-6-PD 缺乏者应避免进食蚕豆及其制品，忌服有氧化作用的药物，并加强对各种感染的预防。

　　（6）环境保护：超剂量电离辐射，食品工业中用的着色剂，亚硝酸盐，以及生产洗衣粉用的乙烯亚胺类物质，农药中的除草剂，杀虫剂等都含有引起基因突变的物质，长期接触这些物质可导致基因突变、染色体畸变等。胚胎在发育的第 20 天至第 60 天对致畸因素高度敏感，应特别注意避免接触上述因子。

第二节　21-三体综合征

> **知识点 1：21-三体综合征的概述**　　　　　副高：掌握　正高：熟练掌握

　　21-三体综合征又称先天愚型或唐氏综合征，属常染色体畸变，是小儿染色体病中最常见的一种。第 21 号染色体呈三体型，是生殖细胞在减数分裂过程中，由于某种因素的影响发生不分离所引起。在活产婴儿中的发生率为 1∶1000～1∶600，母亲年龄越大，发生率越高。患儿的主要临床特征为精神发育迟缓、体格发育落后和特殊面容，并可伴有多发畸形。

> **知识点 2：21-三体综合征的病因**　　　　　副高：掌握　正高：熟练掌握

　　（1）孕母高龄：孕母年龄越大，子代的发病率越高，可能与母体的卵细胞衰老有关。

孕母年龄在 35 岁及以上时，新生儿的患病率约为 0.3%，40 岁时可达 1%，45 岁时可高达 5%。

（2）遗传因素：父母染色体异常可能遗传给下一代。

（3）致畸变的物质及疾病影响：放射线、病毒（如 EB 病毒、流行性腮腺炎病毒、风疹病毒等）感染及化学因素（如抗代谢药、抗癫痫药、苯、农药等）均可导致胎儿染色体畸变。

知识点 3：21-三体综合征的发病机制　　　　副高：掌握　正高：熟练掌握

受精卵在有丝分裂或生殖细胞在减数分裂过程中发生不分离，使胚胎体细胞内存在一条额外的第 21 号染色体。根据染色体的异常，可分为以下 3 种类型。

（1）标准型：约占患儿总数的 95%。患儿体细胞染色体有 47 条，有 1 条额外的第 21 号染色体，核型为 47，XY（或 XX），+21。其父母外周血淋巴细胞核型都正常。

（2）易位型：占 2.5%~5.0%。其染色体总数为 46 条，其中一条是易位染色体。有 D/G 易位和 G/G 易位 2 类，以 D/G 易位最常见。①D/G 易位：D 组中以第 14 号染色体为主，核型为 46，XY（或 XX），−14，+t（14q21q），少数为第 15 号染色体或第 13 号染色体。D/G 易位约半数为遗传性，半数为散发。②G/G 易位：此型易位中绝大多数为 2 条第 21 号染色体发生着丝粒融合，形成等臂染色体，核型为 46，XY（或 XX），−21，+t（21q21q）。少数为第 21 号染色体与第 22 号染色体之间的易位，核型为 46，XY（或 XX），−22，+t（21q22q）。

（3）嵌合型：占 2%~4%。患儿体内存在 2 种以上细胞株，一株正常，另一株为 21-三体细胞，形成嵌合体。其核型为 46，XY（或 XX）/47，XY（或 XX），+21。临床表现随正常细胞所占比例而定。

知识点 4：21-三体综合征的临床表现　　　　副高：掌握　正高：熟练掌握

（1）特殊面容：该病患儿出生时即有明显的特殊面容，眼裂小，眼距宽，双眼外眦上斜，可有内眦赘皮，鼻背低平，外耳小，硬腭窄小，常张口伸舌，流涎多，表情呆滞，头小而圆，前囟大且闭合延迟，头发细软且较少，颈短而宽，颈周皮肤松弛。常呈嗜睡和喂养困难。

（2）精神发育迟缓：精神发育迟缓是本病最突出、最严重的临床表现。多数患儿有不同程度的精神发育迟缓，随年龄增长日益明显。智商低，通常在 25~50，抽象思维能力受损最严重，缺乏理解和思维能力。存活至成人期，则常在 30 岁以后即出现阿尔茨海默病症状。嵌合型患儿若正常细胞比例较大则精神发育迟缓较轻。

（3）生长发育迟缓：生后体格、动作及性发育均迟缓。患儿头围小于正常，身材矮小，四肢短，骨龄落后，坐、立、行延迟，出牙迟缓。四肢肌张力低下，韧带松弛，关节过度弯曲，手指粗短，小指向内弯曲。

（4）皮纹特点：一侧或双侧通贯手，手掌三叉点 t 移向掌心，atd 角增大，多大于 45°，斗纹少，第 4 指、第 5 指桡侧箕形纹多，足姆趾球区胫侧弓状纹，第 5 指只有 1 条指褶纹等。

（5）多发畸形：约 50% 的患儿伴有室间隔缺损、房间隔缺损和动脉导管未闭等先天性心脏病，其次是十二指肠狭窄、巨结肠、直肠脱垂及肛门闭锁等消化道畸形，脐疝，泌尿道畸形等。

（6）免疫功能低下：易患各种感染性疾病，尤以呼吸道感染多见。白血病的发病率明显高于正常人群。

知识点 5：21-三体综合征的辅助检查　　　　副高：掌握　正高：熟练掌握

（1）染色体核型分析：外周血淋巴细胞或羊水细胞染色体核型检查可发现本病患者第 21 号染色体比正常人多 1 条，即第 21 号染色体三体，细胞染色体的总数为 47 条。

（2）酶活性改变：患儿红细胞超氧化物歧化酶活性升高 50%，碱性磷酸酶活性增高。

（3）免疫改变：T 淋巴细胞（T 细胞）转化反应受抑制，血胸腺因子水平、丙种球蛋白含量下降。

（4）分子细胞遗传学检查：通过荧光原位杂交（FISH）技术，检测第 21 号染色体数目和结构，可发现异常（采用荧光标记第 21 号染色体探针，与外周血或绒毛、羊水细胞进行原位杂交，患者细胞出现 3 个荧光信号）。

知识点 6：21-三体综合征的治疗要点　　　　副高：掌握　正高：熟练掌握

目前尚无有效治疗方法。应注意加强护理，预防感染及传染病，对轻型患儿可进行长期耐心的教育和训练，提高其生活自理能力。可试用维生素 B_6、叶酸、谷氨酸等，以促进小儿的精神活动，改善智商。如伴有畸形，可行手术矫正。

知识点 7：21-三体综合征的护理评估　　　　副高：掌握　正高：熟练掌握

（1）健康史：了解家族中有无遗传性疾病，父母是否近亲结婚，评估孕母年龄是否 ≥35 岁；妊娠期是否曾接触放射线；早期是否有病毒感染、接触和使用过化学药物；患儿是否精神发育迟缓及体格发育较同龄儿落后。

（2）身体状况：观察患儿是否有特殊面容、通贯手，精神发育是否迟缓，手掌皮纹是否异常；测量身高、体重、头围大小；检查心脏是否有杂音；分析染色体核型检查结果。

（3）心理-社会状况：注意了解家长是否掌握有关遗传性疾病的知识；评估家庭类型、父母受教育程度、父母角色是否称职。帮助消除患儿家长的焦虑、自责及担忧的情绪，了解患儿家庭经济及环境状况等。

知识点 8：21-三体综合征的护理诊断　　　　　副高：掌握　正高：熟练掌握

（1）自理缺陷：与精神发育迟缓有关。

（2）有感染的危险：与免疫力低下有关。

（3）成长发育的改变：与患 21-三体综合征有关。

（4）焦虑（家长）：与患儿精神发育迟缓有关。

（5）知识缺乏：患儿家长缺乏遗传性疾病的相关知识。

知识点 9：21-三体综合征的护理措施　　　　　副高：掌握　正高：熟练掌握

（1）一般护理：①细心照顾患儿，协助其吃饭、穿衣，定期洗澡，防止意外伤害。细心喂养，少量多餐，保证营养均衡。哺乳时采取半坐卧位以防误咽。②勤洗澡，保持皮肤清洁干燥，患儿长期流涎，应及时擦干并用合适的油剂，尤其是下颌及颈部，以免皮肤糜烂。

（2）加强教养和促进智力发育：帮助家长制订教育计划和训练方案，并进行示范，使患儿通过训练能逐步生活自理，从事简单劳动，提高生活质量，智力得到开发。

（3）预防感染：保持空气清新，注意室内通风；尽量避免接触感染者，呼吸道感染者接触患儿时需戴口罩；注意个人卫生，保持口腔、鼻腔清洁，勤洗手，加强皮肤护理。

知识点 10：21-三体综合征的健康指导　　　　副高：掌握　正高：熟练掌握

（1）进行婚前检查、遗传咨询，做好生育指导。

（2）母亲妊娠期间，尤其是妊娠早期应避免接受 X 线照射，避免滥用药物，预防病毒感染。

（3）可以对 35 岁以上妊娠中期的女性，进行产前筛查诊断。方法包括：血清标记物测定、绒毛膜细胞染色体检查、羊水细胞染色体检查、脐血染色体检查，发现异常及早中止妊娠，以减少本病患儿的出生率。

（4）向家长介绍本病的有关知识，阐明目前本病尚无特效的治疗方法，主要是进行教育和训练。使其有足够的心理准备，帮助家长克服焦虑，面对现实，增强心理承受能力。

第三节　苯丙酮尿症

知识点 1：苯丙酮尿症的概述　　　　　　　　副高：掌握　正高：熟练掌握

苯丙酮尿症（PKU）是一种较常见的先天性氨基酸代谢障碍性疾病，是遗传代谢性疾病和新生儿筛查领域最成功、最经典的病种。由于苯丙氨酸在体内代谢通路中酶的缺乏，导致苯丙氨酸及其酮酸蓄积，并从尿中大量排出而获得此名。本病为常染色体隐性遗传性疾病，其发病率随种族而异，我国约为 1：11 000。父母均为携带者，下一代发病概率为 1/4。

未能及早治疗的患儿可因发生不可逆的脑损伤而致精神发育迟缓以及惊厥发作。

知识点 2：苯丙酮尿症的病因及发病机制　　　　　副高：掌握　正高：熟练掌握

（1）典型苯丙酮尿症：是由于患儿肝细胞缺乏苯丙氨酸羟化酶（PAH），不能将苯丙氨酸转化为酪氨酸，导致在血液、脑脊液、各种组织和尿液中的有极高浓度的苯丙氨酸，并产生大量苯丙酮酸、苯乙酸、苯乳酸等旁路代谢产物而从尿中排出，出现苯丙酮尿症和鼠尿臭味。高浓度的苯丙氨酸及其旁路代谢物蓄积在脑脊液中，使脑细胞受损，致患儿精神发育迟缓。同时，由于酪氨酸的来源减少，使甲状腺素、肾上腺素和黑色素等合成不足，患儿的毛发、皮肤色素减少。

（2）非典型苯丙酮尿症［四氢生物蝶呤（BH_4）缺乏型］：由于缺乏 BH_4，使苯丙氨酸不能氧化成酪氨酸，造成多巴胺、5-羟色胺等重要神经递质的合成受阻，加重了神经系统的功能损害。

知识点 3：苯丙酮尿症的临床表现　　　　　　　　副高：掌握　正高：熟练掌握

出生时患儿正常，一般在 3~6 个月时开始出现症状，并逐渐加重，1 岁时症状明显。

（1）神经系统表现：是苯丙酮尿症最主要的损害，以精神发育迟缓为主，可有神经行为异常，如兴奋不安、多动或嗜睡、萎靡，肌痉挛或癫痫小发作，少数呈现肌张力升高，腱反射亢进，80% 有脑电图异常。BH_4 缺乏型的神经系统症状出现较早且较严重，常见肌张力明显降低、嗜睡、惊厥，如不及时治疗，常在幼儿期死亡。

（2）皮肤：因黑色素合成不足，患儿可于出生后数月毛发变为棕色或黄色，皮肤和虹膜色泽变浅。皮肤干燥，常伴湿疹。

（3）其他：可伴有呕吐、喂养困难。由于尿液和汗液中排出苯乙酸，有特殊的鼠尿臭味。

知识点 4：苯丙酮尿症的辅助检查　　　　　　　　副高：掌握　正高：熟练掌握

（1）新生儿期筛查：新生儿喂奶 3 天后，采集足跟末梢血，吸在厚滤纸上，晾干后邮寄到筛查中心，采用格恩里（Guthrie）细菌生长抑制试验半定量测定，当苯丙氨酸含量 >0.24mmol/L 应复查或采静脉血进行苯丙氨酸和酪氨酸定量测定。正常人血苯丙氨酸浓度为 0.06~0.18mmol/L，而患儿血苯丙氨酸浓度可 >1.2mmol/L。

（2）尿三氯化铁试验和 2,4-二硝基苯肼试验：尿三氯化铁试验用于较大婴儿和儿童的筛查。将三氯化铁滴入尿液，如立即出现绿色反应，则为阳性，表明尿中苯丙氨酸浓度升高。当用 2,4-二硝基苯肼试验测尿液中苯丙氨酸时，若出现黄色沉淀为阳性。

（3）血游离氨基酸分析和尿液有机酸分析：血游离氨基酸分析和尿液有机酸分析可为本病提供生物化学诊断依据。

（4）DNA 分析：目前已有互补脱氧核糖核酸（cDNA）探针供产前基因诊断。

（5）脑电图：可有异常。

（6）尿蝶呤分析：应用高效液相层析（HPLC）测定尿液中新蝶呤和生物蝶呤的含量，可鉴别各型 PKU。

知识点 5：苯丙酮尿症的治疗要点　　　　　　　　　　副高：掌握　正高：熟练掌握

早期诊断、及时治疗，防止精神发育迟缓的发生是本病的关键。低苯丙氨酸饮食治疗是目前国内外治疗苯丙酮尿症唯一有效的方法。

（1）低苯丙氨酸饮食：主要适用于典型 PKU 以及血苯丙氨酸持续高于 1.22mmol/L 的患儿。由于苯丙氨酸是合成蛋白质的必需氨基酸，完全缺乏时亦可导致神经系统损害，因此应适当控制苯丙氨酸的需要量。2 个月以内需 50~70mg/（kg·d），3~6 个月约 40mg/（kg·d），2 岁为 25~30mg/（kg·d），4 岁以上 10~30mg/（kg·d），以能维持血中苯丙氨酸浓度在 0.12~0.60mmol/L 为宜。饮食控制至少需持续到青春期以后，终身治疗对患儿更有益。

（2）药物治疗：适用于非典型 PKU，除饮食控制外，需给予 BH_4、5-羟基色氨酸等药物。

知识点 6：苯丙酮尿症的护理评估　　　　　　　　　　副高：掌握　正高：熟练掌握

（1）健康史：了解家族中是否有类似疾病；父母是否近亲结婚，患儿是否有精神发育迟缓及体格发育落后；喂养、饮食情况及小便气味。

（2）身体状况：观察皮肤、毛发颜色；闻尿液、汗液气味；测量身高、体重、头围等。

（3）心理-社会状况：评估家长对本病的认识程度，是否掌握饮食治疗的方法，父母角色是否称职，家庭经济和环境状况，家长是否有心理焦虑。

知识点 7：苯丙酮尿症的护理诊断　　　　　　　　　　副高：掌握　正高：熟练掌握

（1）生长发育改变：与高浓度苯丙氨酸导致脑细胞受损有关。

（2）自理缺陷：与精神发育迟缓有关。

（3）有皮肤完整性受损的危险：与尿液和汗液的刺激有关。

（4）焦虑（家长）：与担心患儿疾病可能导致精神发育迟缓有关。

知识点 8：苯丙酮尿症的饮食护理措施　　　　　　　　　副高：掌握　正高：熟练掌握

给予低苯丙氨酸饮食，以防脑损害及精神发育迟缓的发生。原则是苯丙氨酸的摄入量既能保证患儿的生长发育和体内代谢的最低需要，又能控制血中苯丙氨酸浓度维持在 0.12~0.60mmol/L。对轻症婴儿应选母乳喂养，母乳中苯丙氨酸含量明显低于牛乳。若人工喂养应给予特制的低苯丙氨酸奶粉，添加辅食应以淀粉类、蔬菜、水果等低蛋白食物为主，忌用肉、蛋、豆类等含蛋白质高的食物。饮食治疗应有周密计划，出生后要及早给予饮食限制。治疗应在 3 个月以前开始，1 岁以后开始治疗者，虽可改善惊厥症状，但精神发育迟缓是不可逆转的。饮食控制期间应根据年龄定期检查血中苯丙氨酸浓度，同时注意生长发育情况。饮食控制应至少持续到青春期以后。

知识点 9：苯丙酮尿症皮肤的护理措施   副高：掌握   正高：熟练掌握

因高浓度的苯丙酮尿和汗液刺激，使皮肤的完整性易受到损害，常患湿疹。故需勤换尿布，保持皮肤干燥，对皮肤皱褶处特别是腋下、腹股沟应保持清洁，有湿疹时应及时处理。

知识点 10：苯丙酮尿症的健康指导   副高：掌握   正高：熟练掌握

（1）宣传预防该疾病的知识，提供遗传咨询。宣传优生优育的知识，避免近亲结婚，对有本病家族史的夫妇，可采用 DNA 分析或羊水检测，对胎儿进行产前诊断。推行新生儿筛查，早期发现 PKU 病例。

（2）向家长介绍引起本病的可能病因、目前患儿病情状况、为患儿拟订的治疗计划及采取的护理措施，以取得家长的配合及支持。

（3）告知家长饮食治疗成功与否直接影响到患儿智力及体格发育，必须坚持，以防止脑损害的发生。

（4）定期检测患儿血清中苯丙氨酸的浓度，6 个月内每周测苯丙氨酸浓度 2 次，以后每月测 2 次。定期评价小儿生长发育及智力发育情况。

第四节　糖原贮积症（正高）

知识点 1：糖原贮积症的概述   正高：熟练掌握

糖原贮积症（GSD）是一类由先天性酶缺乏造成的糖原代谢障碍性疾病。其共同的生化特征是糖原储存异常，绝大多数为糖原在肝、肌肉、心脏、肾等组织中储积量增加，出现肝肾大、肌张力降低或肌痉挛、低血糖乳酸血症等临床表现。仅少数糖原贮积量正常，但糖原分子结构异常。根据受累器官和临床表现，分为肝糖原贮积症和肌糖原贮积症。GSD 依据其所缺乏的酶可分为 12 型，除 GSD Ⅸ a 型为 X 连锁隐性遗传外，其余均为常染色体隐性遗传。

知识点 2：糖原贮积症的病因及发病机制   正高：熟练掌握

Ⅰ 型糖原贮积症最多见，约占总数的 25%，是由肝、肾组织中葡萄糖-6-磷酸脱氢酶系统活力受损造成的，为遗传因素所致。葡萄糖-6-磷酸脱氢酶是所有参与糖代谢途径中唯一存在于细胞内质网内的酶，其编码基因位于第17号染色体。

由于肝、肾及胃肠道等组织的细胞缺乏葡萄糖-6-磷酸酶，以致糖原分解过程发生障碍，葡萄糖-6-磷酸无法分解成葡萄糖；其次系糖原结构异常，分支过长或过短均能使糖原不能正常分解为葡萄糖，故空腹时血糖低下。由于细胞内葡萄糖-6-磷酸的浓度增高，对糖原合成有促进作用，过多的糖原累积于肝、肾，使肝、肾肿大。

患儿不能利用糖原，体内能量的正常来源不足，引起蛋白质和脂肪的分解代谢加强。由于糖不能利用和蛋白质分解过多使患儿生长发育障碍，致体型矮小。脂肪分解加强可使酮体生成增加，糖通过糖酵解途径使乳酸生成增多，因此血中常有乳酸和酮体增高，易出现酸中毒。过多的乳酸和酮体由肾小管排出，影响尿酸的排泄，导致高尿酸血症，进而形成痛风。病程中，肝内糖原累积过多，血糖不能转化为糖原而转变为脂肪，则患儿趋向于肥胖。

知识点3：糖原贮积症的临床表现　　　　　　　　　　　　　　**正高：熟练掌握**

临床表现轻重不一，大多数起病隐匿，婴儿期除肝大外，无其他典型表现。重症者在新生儿期即出现严重低血糖、酸中毒、呼吸困难、肝大和腹部饱满等症状和体征，少数出现低血糖惊厥。

（1）生长发育落后：由于糖代谢紊乱、慢性酸中毒以及肝受损，患儿身材矮小，骨龄落后，骨质疏松，身体各部分比例正常。

（2）腹部膨隆：肝大而坚实，表面光滑无触痛，不伴黄疸或脾大。

（3）饥饿性低血糖：患儿时有低血糖和腹泻发生，严重者可因低血糖伴发惊厥。随年龄增长，低血糖发作次数减少。

（4）其他：肌肉松弛，四肢伸侧皮下常可见黄色瘤。患儿常有鼻出血等出血倾向。此外，该病患儿还可见青春期延迟，视网膜黄斑周围病变等。

知识点4：糖原贮积症的辅助检查　　　　　　　　　　　　　　**正高：熟练掌握**

（1）血液生化检查：空腹血糖降低，胆固醇升高，血乳酸、尿酸升高，肝功能多数正常。

（2）葡萄糖耐量试验：空腹测定血糖和血乳酸，口服葡萄糖2g/kg后分别于30、60、90、120、180分钟测定血糖和血乳酸。正常时血乳酸升高不超过20%，明显下降提示GSD Ⅰ型。

（3）胰高血糖素试验：空腹和餐后2小时肌内注射胰高血糖素，每15分钟测血糖1次，持续2小时。正常时在15~45分钟内血糖可上升1.5~2.8mmol/L，患儿血糖升高不明显。

（4）肝穿刺活检和酶活性测定：是本病的确诊依据。肝组织糖原染色见糖原增多，特异性酶活性降低。

（5）外周血白细胞 DNA 分析：进行基因诊断。

| 知识点 5：糖原贮积症的治疗要点 | 正高：熟练掌握 |

目前本病无特殊疗法，治疗的原则是保持正常血糖水平，避免低血糖的发生，减少糖原在肝、肾等处的蓄积，同时避免脂肪、蛋白质过度分解，维持机体正常生长发育，使生化指标得到满意的控制。

（1）饮食治疗：婴儿用特殊配方奶粉喂养（低乳糖、无蔗糖）、母乳喂养、夜间持续胃管滴入配方奶粉或葡萄糖液，从晚餐后 1 小时至早餐前 15 分钟。1 岁以后可用生玉米淀粉治疗，每 4~6 小时 1 次，每次口服生玉米淀粉混悬液 1.75~2.00g/kg。为防止低血糖，每 2~3 小时进食高蛋白，低脂肪饮食 1 次（日间多次少量进餐）。低脂饮食还可预防高脂血症。对尿酸高的还应限制含嘌呤类食物。

（2）严重低血糖治疗：Ⅰ型糖原贮积症急性发作时立即快速静脉输入 25% 葡萄糖注射液 0.5~1.0g/（kg·h），症状控制后改为 10%~15% 葡萄糖注射液，根据血糖监测结果调整，使血糖维持在 2.22~6.66mmol/L。

（3）对症治疗：血尿酸过高时予以别嘌呤醇治疗；发生肾结石者补充枸橼酸盐有助于纠正酸中毒和低枸橼酸尿症；出现蛋白尿时使用血管紧张素转化酶抑制药（ACEI）类药物。

（4）肝细胞或肝移植：如果存在难以控制的低血糖或肝衰竭或肝腺瘤，可行肝细胞或肝移植。如合并肾衰竭可行肝、肾联合移植。

（5）骨髓移植：成功应用于Ⅰb 型糖原贮积症患儿中。

| 知识点 6：糖原贮积症的护理诊断 | 正高：熟练掌握 |

（1）活动无耐力：与肝、肾组织细胞内缺乏葡萄糖-6-磷酸酶导致低血糖有关。
（2）生长发育迟缓：与糖、脂肪、蛋白质代谢障碍有关。
（3）有感染的危险：与免疫力低下有关。
（4）有受伤的危险：与骨质疏松和血小板功能低下有关。

| 知识点 7：糖原贮积症的护理措施 | 正高：熟练掌握 |

（1）一般护理：①饮食护理。鼓励患儿进食高蛋白质、低脂肪（避免肥肉、动物内脏）、富含维生素的食物，避免高嘌呤的饮食，总热量不宜过高，避免各种甜食、糕点、果汁等食物。平时应少量多餐，在两餐之间和夜间应加餐 1~2 次淀粉类食物，以维持血糖正常水平。根据不同年龄和血糖浓度及时调整食物种类，保证营养供给。②避免剧烈活动，减少体力消耗，防止低血糖。③日常护理。保持室内环境整洁舒适，减少探视，探视人员须戴口罩。保证患儿个人卫生，加强口腔护理，预防感染。进行各项操作时严格执行无菌操作原则。

（2）低血糖症状的观察与护理：低血糖反复发作是该病的主要特征，应加强巡视，密切观察低血糖症状的先兆。教会患儿和家属低血糖的观察和处理方法。

（3）预防酸中毒：低脂肪饮食可减少酮体与血脂的产生，防止酸中毒。应密切观察患儿有无酸中毒表现并监测血气分析结果，必要时遵医嘱予纠酸治疗。因患儿体内乳酸堆积，常用5%碳酸氢钠纠正酸中毒，禁用乳酸钠。

（4）心理护理：与患儿及家长共同制订有针对性的心理护理计划，增强其心理承受能力，帮助其正确对待生长发育的改变。

（5）防止意外发生：患儿因贫血、骨质破坏、关节肿痛等原因行动不便、头晕乏力，故应加强巡视和生活护理，卧床期间加床栏避免坠床，活动时注意避免各种创伤引起的出血。

| 知识点8：糖原贮积症的健康指导 | 正高：熟练掌握 |

（1）给予针对性的饮食指导，告诉家长及患儿饮食治疗为该病的主要疗法。

（2）有计划地指导患儿适度锻炼，增强抵抗力。一旦发现患儿有感染迹象时及时给予治疗，以免诱发低血糖和酸中毒。

第十七章　感染性疾病患儿的护理

第一节　麻　疹

知识点 1：麻疹的概述　　　　　　　　　　　副高：掌握　正高：熟练掌握

麻疹是麻疹病毒引起的一种急性出疹性呼吸道传染病。临床上以发热、上呼吸道炎（咳嗽、流涕）、结膜炎、科氏斑（Koplik spot，又称麻疹黏膜斑）及全身斑丘疹为主要表现，疹退后伴糠麸样脱屑及遗留色素沉着。本病传染性强，易并发肺炎，是儿童最常见的急性呼吸道传染病之一。病后免疫力持久，大多终身免疫。随着麻疹减毒活疫苗的普遍接种，麻疹的流行已得到控制。

知识点 2：麻疹的病原学　　　　　　　　　　副高：掌握　正高：熟练掌握

由麻疹病毒引起，该病毒为 RNA 病毒，属副黏液病毒科，仅有一种血清型，抗原性稳定。人是唯一宿主。病毒在低温下生存能力较强，耐热差，55℃时经 15 分钟即可被破坏。在室内空气中带有病毒的飞沫只能保持不足 2 小时的传染性，在流通空气中或阳光下仅需半小时即失去活力。对一般消毒剂均敏感。

知识点 3：麻疹的流行病学　　　　　　　　　副高：掌握　正高：熟练掌握

（1）传染源：麻疹患者是唯一传染源，在前驱期和出疹期，患者口、鼻、咽、气管及眼的分泌物中均含有麻疹病毒，从接触麻疹病毒后 7 天至出疹后 5 天均有传染性，如合并肺炎，传染期可延长至出疹后 10 天。

（2）传播途径：主要经空气飞沫传播，密切接触者也可经被病毒污染的手、玩具、衣物等传播，传染性强。

（3）易感人群：麻疹传染性很强，人群普遍易感。易感者接触后 90% 以上可发病。感染后大多能获得终身免疫。生后 6 个月内婴儿可从胎盘得到来自母体的特异性抗体，很少发病。故易感人群主要为 6 个月至 5 岁儿童，发病率最高。麻疹减毒活疫苗使用后发病率下降，但免疫力不持久。

（4）流行特点：一年四季均可发病，以冬春季多见，高峰在 2~5 月。散发，偶可出现暴发或流行。广泛接种麻疹减毒活疫苗以来，发病率显著下降，平均发病年龄后移，青少年及成人发病率相对上升。

知识点4：麻疹的发病机制　　　　　　　　副高：掌握　正高：熟练掌握

（1）病毒血症的形成：麻疹病毒侵入易感儿后可出现2次病毒血症。麻疹病毒侵入后可在呼吸道上皮细胞及局部淋巴组织等处繁殖，引起炎症反应，同时进入血液循环，造成第一次病毒血症。此后，病毒在全身单核-巨噬细胞系统内大量复制、繁殖，在感染后5~7天，大量病毒再次进入血液循环形成第二次病毒血症，引起全身广泛性损害而出现一系列临床表现，此即为临床前驱期，传染性最强。

（2）皮疹的形成：被麻疹病毒致敏的T淋巴细胞（T细胞）与受感染的血管内皮细胞发生作用后会产生迟发型变态反应，出现细胞坏死、单核细胞浸润等病变。表皮细胞坏死、变性可导致脱屑。红细胞的崩解及血浆渗出使皮疹在消退后留有色素沉着。

知识点5：麻疹的病理　　　　　　　　　　副高：掌握　正高：熟练掌握

麻疹是全身性疾病，其病理特征是病变部位广泛的单核细胞浸润、增生及形成多核细胞，主要见于皮肤、淋巴组织、呼吸道和肠道黏膜及眼结膜。毛细血管周围有严重的渗出，单核细胞增生，形成多核巨细胞。真皮和黏膜下层毛细血管内皮细胞充血、水肿、增生，单核细胞浸润并有浆液性渗出而形成麻疹皮疹和科氏斑。皮疹消退后，表皮细胞坏死、角化形成糠麸样脱屑。由于皮疹处红细胞裂解，皮疹消退后遗留棕色色素沉着。

知识点6：典型麻疹的临床表现　　　　　　副高：掌握　正高：熟练掌握

（1）潜伏期：一般6~18天，平均10天。在潜伏期末可有轻度发热、精神差、全身不适。

（2）前驱期（出疹前期）：从发热开始至出疹，一般3~4天。①发热：多为中度以上发热，热型不一。②上呼吸道感染症状：发热伴有流涕、咳嗽、流泪、咽部充血等，眼结膜充血、流泪、畏光及眼睑水肿是本病的特点。③科氏斑：是麻疹早期特有体征，一般在出疹前1~2天出现，最早见于第2磨牙相对的颊黏膜上，直径0.5~1.0mm的细砂样灰白色小点，周围有红晕，一般1~2天内迅速增多，互相融合，可累及整个颊黏膜及唇部黏膜，出疹后1~2天迅速消失。④部分病例可有非特异性症状，如全身不适、食欲缺乏、精神不振、呕吐、腹泻等。偶见皮肤荨麻疹、猩红热样皮疹，在出现典型皮疹时消失。

（3）出疹期：一般3~5天，多在发热3~4天后出疹。皮疹出疹先后顺序：耳后、发际、额、面、颈部，自上而下蔓延至躯干、四肢，最后至手掌与足底。皮疹初为红色斑丘疹，疹间可见正常皮肤，以后逐渐融合成片，色加深呈暗红，皮疹痒，疹间皮肤正常。全身中毒症状加重，体温可突然高达40.0~40.5℃，咳嗽加剧，伴嗜睡或烦躁不安，重者有谵妄、抽搐。此期肺部可闻及干、湿啰音。

（4）恢复期：一般 3~5 天。若无并发症，出疹 3~4 天后皮疹按出疹先后顺序开始消退，随着皮疹消退，体温逐渐降至正常，全身症状逐渐改善。皮疹消退后皮肤出现糠麸样脱屑，且有棕色色素沉着，一般 7~10 天痊愈。

| 知识点 7：非典型麻疹的临床表现 | 副高：掌握　正高：熟练掌握 |

（1）轻型麻疹：多因对麻疹病毒有部分免疫力，如近期接受过主动或被动免疫者，发病后热程短，皮疹稀疏色淡，无科氏斑或不明显，上呼吸道症状轻，并发症少。

（2）重型麻疹：多见于机体免疫功能低下或继发严重感染者，病死率高。中毒症状重，持续高热，皮疹密集融合，血小板计数减少，鼻、消化道等黏膜出血，常有并发症或皮疹骤退、四肢冰冷、血压下降等循环衰竭表现。注射过麻疹减毒活疫苗的患儿可出现没有典型的科氏斑和皮疹的无皮疹型麻疹。

（3）异型麻疹：主要见于接种过麻疹减毒活疫苗而再次感染者。患儿持续高热、乏力、肌痛、头痛或伴四肢水肿，皮疹不典型，易发生肺炎。

（4）无皮疹型麻疹：多见于应用免疫抑制剂者。全病程无皮疹，无科氏斑，呼吸道症状可有可无、可轻可重。

| 知识点 8：麻疹的并发症 | 副高：掌握　正高：熟练掌握 |

（1）肺炎：是麻疹最常见的并发症，主要见于重度营养不良或免疫功能低下的小儿。原发性肺炎为麻疹病毒所致，随热退和皮疹出齐而消散。继发性肺炎常见病原体为肺炎链球菌、流感嗜血杆菌、金黄色葡萄球菌或腺病毒等，多发生于出疹期。麻疹并发肺炎常较严重，胸腔并发症多，病死率也高。

（2）喉炎：麻疹患儿常有轻度喉炎表现，但继发细菌感染所致的喉炎可致气道阻塞，严重者可窒息死亡。

（3）心肌炎：常见于营养不良和并发肺炎的患儿。轻者仅有心音低钝、心率增快和一过性心电图改变，重者可出现心力衰竭、心源性休克。

（4）麻疹脑炎：大多发生在出疹后 2~6 天或前驱期或恢复期，病情轻重与麻疹轻重无关。与其他病毒性脑炎相似，可表现为发热、惊厥、头痛、意识障碍，严重者可进入深昏迷。

| 知识点 9：麻疹的辅助检查 | 副高：掌握　正高：熟练掌握 |

（1）一般检查：血白细胞总数减少，淋巴细胞相对增多。中性粒细胞比例升高提示继发细菌感染。

（2）病原学检查：从呼吸道分泌物中分离出麻疹病毒，或检测到麻疹病毒均可作出特异性诊断。

（3）血清学检查：皮疹出现1~2天即可用酶联免疫检测法从血中检出特异性IgM抗体，有早期诊断价值。

（4）多核巨细胞检查：取初期患儿鼻咽部分泌物、痰和尿沉渣涂片，查多核巨细胞有助于早期诊断。多核巨细胞以出疹前2天至出疹后1天阳性率最高。

知识点10：麻疹的治疗要点　　　　副高：掌握　正高：熟练掌握

目前无特异性药物，治疗原则是加强护理，对症治疗，预防感染，防治并发症。

（1）一般治疗：呼吸道隔离，卧床休息，要求病室安静、通风、温湿度适宜，保持眼、鼻、口腔、皮肤清洁。多饮水，给予易消化和营养丰富的饮食，保持水、电解质及酸碱平衡，必要时静脉补液。注意补充维生素，尤其是维生素A和维生素D。

（2）对症治疗：①高热可酌情使用小剂量退热药或温水擦浴，避免急骤降温致虚脱。②咳嗽可用祛痰镇咳药或雾化吸入。③烦躁可适当应用镇静药。

（3）中药治疗：前驱期以辛凉透表为主，出疹期以清热解毒透疹为主，恢复期则以养阴清余热、调理脾胃为主。

知识点11：麻疹并发症的治疗要点　　　　副高：掌握　正高：熟练掌握

（1）支气管肺炎：主要为抗生素治疗，可选1~2种抗菌药，或参考药敏结果选用抗生素。中毒症状严重者可短期用氢化可的松，每天5~10mg/kg静脉滴注，2~3天好转后即可停药。

（2）喉炎：应尽量使患儿保持安静，雾化吸入，稀释痰液。可选用抗菌药。重症者用肾上腺皮质激素以缓解喉部水肿，喉梗阻严重者及早行气管插管或气管切开术。

（3）心肌炎：出现心力衰竭者应及早应用强心药，如毛花苷C，同时应用利尿药，重症者可用肾上腺皮质激素保护心肌，有循环衰竭者按休克处理。

（4）脑炎：参考流行性乙型脑炎治疗。

知识点12：麻疹的护理评估　　　　副高：掌握　正高：熟练掌握

（1）健康史：询问患儿有无麻疹接触史及接触方式，出疹前有无发热，咳嗽、畏光、流泪及口腔黏膜改变等。出疹顺序及皮疹性状，发热与皮疹的关系。患儿的营养状况及既往史，有无接种麻疹减毒活疫苗及接种时间。

（2）身体状况：评估患儿的生命体征、神志等，观察皮疹性状、分布、颜色及疹间皮肤是否正常。判断患儿处在麻疹的前驱期、出疹期还是恢复期及其严重程度，有无肺炎、喉炎、脑炎等并发症。分析血清中是否存在特异性IgM抗体，是否能检测到多核巨细胞。

（3）心理-社会状况：评估患儿及其家长的心理状况、对疾病的认知程度及应对方式。

知识点 13：麻疹的护理诊断　　　　　　　　　　　　　副高：掌握　正高：熟练掌握

（1）体温过高：与病毒血症、继发感染有关。

（2）皮肤完整性受损：与麻疹病毒引起的皮疹有关。

（3）营养失调（低于机体需要量）：与食欲缺乏、消化吸收功能下降、高热消耗增多有关。

（4）有传播感染的危险：与呼吸道排出麻疹病毒有关。

（5）潜在并发症：肺炎、喉炎、脑炎、心肌炎。

知识点 14：麻疹的一般护理措施　　　　　　　　　　　副高：掌握　正高：熟练掌握

（1）休息与环境：卧床休息至皮疹消退、体温正常为止。保持室内空气新鲜，温湿度适宜，温度 18～22℃，相对湿度 50%～60%，防止受凉。保持衣被清洁、干燥。

（2）保证营养的供给：给予充足营养，可少量多次给予清淡、易消化饮食，多饮水，促进排毒、退热及透疹。恢复期逐渐增加高蛋白等富含营养的食物，以补充患病期间的消耗。必要时按医嘱静脉补液，补充热量及维生素。

（3）观察病情：出疹期间患儿出现高热不退、咳嗽加剧、呼吸困难及肺部细湿啰音等为并发肺炎的表现，重症肺炎还可致心力衰竭。患儿出现声嘶、气促、吸气性呼吸困难、三凹征等为并发喉炎的表现。患儿出现抽搐、嗜睡、脑膜刺激征等为并发脑炎的表现。若出现上述表现应予以相应处理。

知识点 15：麻疹的对症护理措施　　　　　　　　　　　副高：掌握　正高：熟练掌握

（1）降低体温：监测体温变化，高热时可采取物理降温的方法降低体温，如减少盖被、温水擦浴等，避免给予冷敷、冰袋及乙醇擦浴等，以免因体温骤降引起末梢循环障碍导致皮疹突然隐退，影响出疹。体温达到 40℃ 以上，可使用小剂量退热药，以免诱发惊厥。

（2）皮肤护理：①勤换内衣，选择透气的衣服。②保持皮肤清洁，每天用温水擦浴，不用凉水及肥皂，勤剪指甲。③透疹不畅时可用鲜芫荽煎水擦拭全身，促进血液循环，帮助透疹。

（3）口腔、眼、耳、鼻的护理：①口腔。多饮水，并以生理盐水或 2% 硼酸溶液等漱口，避免口腔感染。②眼。用生理盐水清洗双眼后滴入抗生素眼药，避免强光对眼睛的刺激，并加服鱼肝油预防干眼症。③耳。避免眼泪、呕吐物等液体流入耳道，引起中耳炎。④鼻。及时清除鼻痂，保持鼻腔通畅、清洁。

知识点 16：麻疹的预防护理措施　　　　　　　　　　　副高：掌握　正高：熟练掌握

（1）管理传染源：患儿需按呼吸道隔离至出疹后 5 天，有并发症者应延长至 10 天。易感儿接触麻疹患儿后要隔离检疫21天。

（2）切断传播途径：患儿居室通风换气每天2次，定时用紫外线灯进行病室的空气消毒或通风半小时，患儿用过的衣物要暴晒2小时。医护人员接触患儿后如需再护理其他患儿，其间必须在室外日光下或流动空气中停留30分钟以上。

（3）保护易感儿：为8个月以上未患过麻疹的小儿接种麻疹减毒活疫苗是最有效的预防方法，经1个月，血中的抗体可达高峰。年幼、体弱易感儿在接触麻疹5天内可予注射人免疫球蛋白，多能避免发病，6天后注射能够减轻发病症状，一般可维持3~8周的有效免疫期。在流行期间应避免去公共场所。

| 知识点17：麻疹的健康指导 | 副高：掌握　正高：熟练掌握 |

（1）由于麻疹传染性较强，为控制疾病的流行，应向家长介绍麻疹的流行特点、隔离时间、早期症状等，使其有充分的心理准备，积极配合治疗。

（2）无并发症的患儿可在家中治疗护理。指导家长做好消毒隔离、皮肤护理及病情观察等，防止继发感染。

（3）出院时要告诉患儿继续休息1~2周，适度活动，以不疲劳为宜，保证充足睡眠。注意补充营养，宜进食高蛋白、高维生素、易消化食物，多食蔬菜、水果。

第二节　水　痘

| 知识点1：水痘的概述 | 副高：掌握　正高：熟练掌握 |

可通过接触被污染的用具间接传播，水痘患者是唯一的传染源。水痘存在于患者上呼吸道黏膜和疱疹液中，发病前1~2天至皮疹完全结痂为止均有传染性。

| 知识点2：水痘的病原学 | 副高：掌握　正高：熟练掌握 |

VZV水痘-带状疱疹病毒属疱疹病毒科α亚科，为DNA病毒，人是该病毒唯一宿主，其对外界抵抗力弱，不耐酸，不耐热，对各种有机溶剂敏感，在痂皮中不能存活。

| 知识点3：水痘的流行病学 | 副高：掌握　正高：熟练掌握 |

（1）传染源：水痘患儿是唯一的传染源，病毒存在于病变皮肤黏膜组织、疱疹液及血液中，可由鼻咽分泌物排出体外，出疹前1天至疱疹结痂前均有传染性。带状疱疹患者偶可成为水痘易感者的传染源。

（2）传播途径：经飞沫传播和直接接触传播。主要通过空气飞沫传播，直接接触水痘疱疹液及患儿污染的用具，或输入污染的血液亦可感染。孕妇分娩前6天患水痘可感染胎儿，出生后 10~13 天内发病。

（3）易感人群：人群普遍易感，一般以 2~6 岁儿童多见，传染性极强，易感者接触后 90% 的人会发病。对水痘易感的儿童与患带状疱疹的成人密切接触后可发生水痘。患水痘后可获持久性免疫力，但体内高效价抗体不能清除潜伏的病毒，故多年后仍可发生带状疱疹。

（4）流行特点：本病一年四季都可发病，但冬、春季高发。

知识点 4：水痘的病因	副高：掌握 正高：熟练掌握

水痘-带状疱疹病毒即人类疱疹病毒 3 型，病毒核心为双股 DNA，仅一个血清型，存在于呼吸道、血液及疱疹液中。水痘-带状疱疹病毒具有潜伏-活化特性，原发感染水痘后可潜伏在三叉神经节或脊髓神经节内，激活后引起再感染。

知识点 5：水痘的发病机制	副高：掌握 正高：熟练掌握

病毒经上呼吸道侵入机体，在呼吸道黏膜细胞中复制，少量进入血流，到达单核-细胞系统内再次繁殖后释放入血，引起病毒血症而发病。水痘皮疹分批出现与病毒间歇性播散有关。水痘的皮损为表皮棘细胞气球变性、肿胀，有组织液渗出形成单房性水疱，疱液内含大量病毒。由于病变仅限表皮棘细胞，愈后不留瘢痕。

知识点 6：水痘的病理	副高：掌握 正高：熟练掌握

水痘病变主要发生在皮肤和黏膜。皮肤表皮棘细胞水肿变性，由于细胞裂解、液化和组织液的渗入，形成水疱，疱液内含大量病毒，以后液体吸收、结痂。由于病变表浅，愈后不留瘢痕。有时疱疹破裂，留下浅表溃疡，很快波及肺、肝、胰、肾、肠等，受累器官可有局灶性坏死、充血、水肿和出血等。并发脑炎者，可有脑水肿、充血和点状出血等。

知识点 7：典型水痘及其特点	副高：掌握 正高：熟练掌握

潜伏期一般为 2 周左右。发病过程可分为前驱期和出疹期。前驱期仅 1 天左右，常在起病当天或次日出疹。急性起病，前驱期婴幼儿多无症状或仅有轻微症状，表现为低热、不适、畏食、流涕、咳嗽等。年长儿可有轻、中度发热及头痛、全身不适、四肢酸痛、乏力、食欲缺乏、咽痛、咳嗽等，持续 1~2 天即迅速进入出疹期。水痘为自限性疾病，10 天左右可以自愈。

皮疹分批出现，开始为红色斑丘疹或斑疹，数小时后变为深红色丘疹，迅速发展为椭圆形小水疱，直径 3~5 mm，位置表浅，周围伴有红晕。疱液先透明后混浊，且疱疹出现脐凹现象，易破溃，常伴瘙痒。若继发化脓性感染则成脓疱，常因瘙痒使患儿烦躁不安。2~3 天开始干枯结痂。由于皮疹分批出现，故同一时间可见斑疹、丘疹、疱疹和结痂 4 种形态同时存在，是水痘皮疹的重要特征。皮疹脱痂后一般不留瘢痕。

皮疹呈向心性分布，先出现于躯干、头或面部，然后达四肢。躯干多，四肢少，这是水痘皮疹的第二大特征。

黏膜疱疹可出现在口腔、咽、眼结膜、生殖器等处，易破溃形成溃疡，疼痛明显。

知识点8：重型水痘及先天性水痘 　　　　　副高：掌握　正高：熟练掌握

（1）重型水痘：发生于肿瘤或免疫功能低下的患儿，患儿全身中毒症状较重，持续高热，皮疹分布广泛，可融合形成大疱型疱疹或出血性皮疹，可继发感染甚至引起败血症，病死率高。

（2）先天性水痘：孕妇患水痘时可累及胎儿。妊娠早期感染可致新生儿患先天性水痘综合征，导致多发性先天畸形和自主神经系统受累，患儿常在1岁内死亡，存活者留有严重神经系统伤残。接近预产期感染水痘，新生儿病情严重、死亡率高。

知识点9：水痘的并发症 　　　　　　　　　　副高：掌握　正高：熟练掌握

水痘可并发皮肤细菌感染，以金黄色葡萄球菌和A组链球菌感染最常见，可表现为脓疱疮、蜂窝织炎等。神经系统可有水痘后脑炎、面神经瘫痪、瑞氏综合征等并发症。少数病例可发生原发性水痘肺炎、心肌炎、肝炎、肾炎、关节炎及睾丸炎等。

知识点10：水痘的辅助检查 　　　　　　　　副高：掌握　正高：熟练掌握

（1）血常规：白细胞总数大多正常，继发细菌感染时可增多。

（2）疱疹刮片检查：用瑞氏染色可见多核巨细胞，用苏木素-伊红染色查见核内包涵体，可供快速诊断。直接荧光抗体染色查病毒抗原也简捷有效。

（3）血清学检查：补体结合抗体高效价或双份血清抗体效价升高4倍以上可明确病原。

（4）病毒DNA检测：应用PCR技术检测患儿呼吸道上皮细胞和外周血白细胞中的病毒DNA。

知识点11：水痘的治疗要点 　　　　　　　　副高：掌握　正高：熟练掌握

（1）对症治疗：①急性期卧床休息，进食易消化食物，注意水分和营养的补充。②保持皮肤清洁，避免因抓伤而继发细菌感染。③皮肤瘙痒时可局部应用含0.25%冰片的炉甘石洗剂或5%碳酸氢钠溶液局部涂擦，也可口服抗组胺药。④高热时给予退热药。⑤疱疹破溃处可涂甲紫或抗生素软膏以防感染。⑥维生素 B_{12} 500~1000mg 肌内注射，1次/天，连用3天可促进皮疹干燥结痂。⑦有并发症时进行相应对症治疗。

（2）抗病毒治疗：阿昔洛韦（ACV）为目前首选抗水痘-带状疱疹病毒的药物，口服

80mg/（kg·d），分 4 次，共用 5 天，但须在水痘发病后 24 小时内应用才有效。重症、有并发症或免疫受损应静脉给药，剂量为 30mg/（kg·d），分 3 次，每次输入时间应在 1 小时内，疗程 7 天或无新的皮疹出现后 48 小时。此外，尚可酌情选用干扰素，能较快抑制皮疹发展，加速病情恢复。

（3）其他：继发感染用抗生素。若因脑炎出现脑水肿及颅压升高应脱水治疗。糖皮质激素可导致病毒播散，一般不用，但病程后期水痘已结痂，若并发重症肺炎或脑炎，全身中毒症状重，可酌情使用。

知识点 12：水痘的护理评估　　　　　　　副高：掌握　正高：熟练掌握

（1）健康史：询问患儿有无水痘接触史、既往有无水痘病史，水痘疫苗接种情况。近期有无接受过主动免疫或被动免疫，近期是否用过糖皮质激素和免疫抑制药等药物。

（2）身体状况：评估患儿有无上呼吸道症状，特别是皮疹的情况，如出疹顺序、分布、性质、颜色及有无皮肤继发感染，有无肺炎、脑炎等并发症。

（3）心理-社会状况：评估患儿及家长对水痘的预防、护理和消毒隔离方面的知识水平。了解社区居民对本病的认知程度、防治态度。

知识点 13：水痘的护理诊断　　　　　　　副高：掌握　正高：熟练掌握

（1）体温过高：与病毒血症、继发感染有关。

（2）皮肤完整性受损：与水痘病毒引起的皮损有关。

（3）有传播感染的危险：与呼吸道及疱液排出病毒有关。

（4）营养失调（低于机体需要量）：与食欲缺乏、高热消耗增加有关。

（5）潜在并发症：肺炎、脑炎等。

知识点 14：水痘的一般护理措施　　　　　　副高：掌握　正高：熟练掌握

（1）休息与活动：卧床休息至热退、症状减轻。保持室内空气新鲜，温湿度适宜，保持衣被清洁、合适，以免患儿皮肤瘙痒感加重。

（2）饮食护理：饮食清淡，易消化、营养丰富的流食、半流食为宜，少量多餐。鼓励多饮水，保证机体足够的营养。

（3）监测病情：水痘是自限性疾病，偶可发生播散性水痘，并发心肌炎、肺炎，应注意观察，及早发现，并予以相应的治疗及护理。

知识点 15：水痘的对症护理措施　　　　　　副高：掌握　正高：熟练掌握

（1）皮肤护理：①及时更换汗湿衣服，勤换内衣，保持皮肤清洁，防止继发感染。

②剪短指甲，婴幼儿可戴连指手套，以免搔破皮肤，继发感染或留下瘢痕。③皮肤瘙痒、吵闹时，设法分散其注意力，或用温水洗浴、局部涂含 0.25%冰片的炉甘石洗剂或 5%碳酸氢钠溶液，亦可遵照医嘱口服抗组胺药。继发感染者局部用抗生素软膏，或口服抗生素控制感染。

（2）降低体温：监测体温，患儿中、低度发热时，不必用药物降温。高热时可用物理降温或适量退热剂，忌用阿司匹林，以免增加瑞氏综合征的危险。

| 知识点 16：水痘的预防感染传播措施 | 副高：掌握　正高：熟练掌握 |

（1）管理传染源：发生水痘但无并发症的患儿多留在家中进行隔离治疗，保持居室空气新鲜，隔离直至疱疹全部结痂为止。易感儿接触水痘患者后应隔离观察 3 周。

（2）切断传播途径：患儿居室定时通风换气并消毒，患儿物品暴晒 2 小时，限制探视，病房保持通风并定时紫外线照射消毒，接触患儿前后应洗手。

（3）保护易感儿：托幼机构应做好晨间检查、空气消毒，防止扩散，尤其对免疫功能低下、体弱者更应保护。易感儿接触水痘患者后于 72 小时内肌内注射水痘-带状疱疹免疫球蛋白，可起到预防或减轻症状的作用。

| 知识点 17：水痘的健康指导 | 副高：掌握　正高：熟练掌握 |

（1）由于水痘是一种传染病，对社区人群除进行疾病病因、表现特点、治疗护理要点知识宣教外，为控制疾病的流行，应重点加强预防知识教育，如流行期间避免易感儿去公共场所。

（2）向家长介绍水痘患儿隔离时间，使其有充分思想准备，以免引起焦虑。

（3）无并发症的患儿可在家中隔离治疗，为家长示范皮肤护理方法，注意检查，防止继发感染。指导家长给予患儿足够的水分和营养。

第三节　流行性腮腺炎

| 知识点 1：流行性腮腺炎的概述 | 副高：掌握　正高：熟练掌握 |

流行性腮腺炎是由腮腺炎病毒引起的小儿常见的急性呼吸道传染病。以腮腺肿大、疼痛为特征，各种涎液腺及其他器官均可受累，系非化脓性炎症。本病传染性较强，常在幼儿园和学校中流行，以 5~15 岁多见。一次感染后可获得终身免疫。好发于冬、春季。

| 知识点 2：流行性腮腺炎的病原学 | 副高：掌握　正高：熟练掌握 |

腮腺炎病毒属于副黏液病毒科的单股 RNA 病毒，腮腺炎病毒只有 1 个血清型，人是其

唯一宿主，存在于患儿唾液、血液、尿液及脑脊液中，病毒对理化因素抵抗力不强，加热至56℃，20分钟可被灭活，且很容易被甲醛、紫外线等杀灭，但在低温下可存活较久。

知识点 3：流行性腮腺炎的发病机制　　　　　　副高：掌握　正高：熟练掌握

当病毒从呼吸道侵入人体后，在局部黏膜上皮细胞和淋巴结中增殖，导致局部炎症和免疫反应。病毒进入血液可引起病毒血症，进而扩散到腮腺和全身各器官，亦可沿腮腺管传播至腮腺。由于病毒对腺体组织和神经组织具有高度亲和性，可使腮腺、舌下腺、颌下腺、胰腺、生殖腺等发生炎症改变，如侵犯神经系统，可导致脑膜脑炎等严重病变。

知识点 4：流行性腮腺炎的病理　　　　　　副高：掌握　正高：熟练掌握

病变腺体呈非化脓性炎症表现，包括间质充血、水肿、点状出血、淋巴细胞浸润和腺泡坏死等，致腺管被炎性渗出物阻塞，使唾液淀粉酶排出受阻，经淋巴系统进入血液，使血液、尿液淀粉酶升高。胰腺、睾丸等器官也可发生类似的病理改变。

知识点 5：流行性腮腺炎的流行病学　　　　　　副高：掌握　正高：熟练掌握

（1）传染源：患儿和隐性感染者为本病的传染源。隐性感染者无症状，因此传播的意义更大。患儿腮腺肿大前 6 天至肿大后 9 天，能从唾液中分离出病毒，故此期间具有高度传染性。无腮腺肿大的其他器官感染者亦能从唾液和尿液中排出病毒。

（2）传播途径：病毒主要通过飞沫经呼吸道传播，接触患儿的唾液及其污染物亦可感染。

（3）易感人群：人群普遍易感，15 岁以下儿童是主要易感者。感染后可获得持久免疫力。自腮腺肿大前 1 天至消肿后 3 天均有传染性。

（4）流行特点：一年四季均可散发，以冬、春季多见，有时在儿童机构可暴发。感染后能获持久的免疫。

知识点 6：流行性腮腺炎的临床表现　　　　　　副高：掌握　正高：熟练掌握

典型病例临床上以腮腺炎为主要表现。潜伏期 14～25 天，平均 18 天。儿童大多无明显前驱期症状。

（1）腮腺肿大：常为首发症状。一般先起于一侧，2～3 天内波及对侧，也有两侧同时肿大或始终限于一侧，肿胀以耳垂为中心，向周围弥漫肿大，局部不红，边缘不清，轻度压痛，咀嚼食物时疼痛加重。在上颌第 2 磨牙旁的颊黏膜处，可见红肿的腮腺管口。腮腺肿大3～5 天达高峰，1 周左右消退。不典型病例可无腮腺肿大，而以单纯睾丸炎或脑膜脑炎的症状出现。

（2）下颌下腺、舌下腺肿大：腮腺肿大时，常波及下颌下腺和舌下腺。下颌下腺肿大时颈前下颌处明显肿胀，可触及椭圆形腺体。舌下腺肿大时可见舌下及颈前下颌肿胀。

（3）发热：病程中患儿可有不同程度发热，持续时间长短不一，短则1~2天，多则5~7天，亦有体温始终正常者。可伴头痛、乏力、肌痛、食欲缺乏等。

知识点7：流行性腮腺炎的并发症	副高：掌握　正高：熟练掌握

（1）脑膜脑炎：可在腮腺炎出现前、后或同时发生，也可发生于无腮腺炎时。表现为发热、头痛、呕吐、颈项强直，少见惊厥或昏迷。脑脊液呈无菌性脑脊髓膜炎样改变。大多数预后良好，但也偶见死亡及留有神经系统后遗症。

（2）睾丸炎：是男童最常见的并发症，多为单侧受累，睾丸肿胀疼痛，约半数病例可发生萎缩，双侧萎缩者可导致不育症。

（3）卵巢炎：5%~7%的女孩于青春期后可并发卵巢炎。主诉卵巢区疼痛，症状多较轻。

（4）急性胰腺炎：较少见。常发生于腮腺炎肿大数天后。出现中上腹剧痛，有压痛和肌紧张，伴发热、寒战、呕吐、腹胀、腹泻或便秘等。

（5）其他：可有心肌炎、肾炎、肝炎等。

知识点8：流行性腮腺炎的辅助检查	副高：掌握　正高：熟练掌握

（1）血常规：白细胞总数正常或减少，淋巴细胞相对增多。有并发症时白细胞总数增多，中性粒细胞比例可升高。

（2）血清、尿淀粉酶测定：90%患儿血清、尿淀粉酶升高，第1周达高峰，第2周左右恢复正常。血清脂肪酶升高，有助于胰腺炎的诊断。

（3）特异性抗体测定：血清中腮腺炎病毒特异性IgM抗体阳性提示近期感染。

（4）病毒分离：患儿唾液、脑脊液、尿液或血液中可分离出病毒。

知识点9：流行性腮腺炎的治疗要点	副高：掌握　正高：熟练掌握

流行性腮腺炎是自限性疾病，无特殊治疗，以对症处理为主。

（1）一般治疗：卧床休息，呼吸道隔离至腮腺肿大完全消退。加强口腔护理，饮食以半流质、软食为宜，避免酸性食物，注意口腔卫生，餐后用生理盐水漱口。

（2）抗病毒治疗：疾病早期可使用利巴韦林10~15mg/（kg·d）静脉滴注，或干扰素100~300U，疗程均为5~7天。

（3）对症治疗：头痛和腮腺肿痛应用镇痛药。睾丸胀痛可用棉花垫和丁字带托住肿大的睾丸，局部间歇进行冷敷。

（4）肾上腺皮质激素的应用：对重症或并发脑膜脑炎、心肌炎的患儿，可应用地塞米松每天 5~10mg 静脉滴注，疗程 5~7 天。

（5）高颅压的处理：若出现剧烈头痛、呕吐，疑为高颅压的患儿，可应用 20%甘露醇 1~2g/kg 快速静脉滴注，每隔 4~6 小时 1 次，直至症状好转。

知识点 10：流行性腮腺炎的护理评估　　　　　副高：掌握　正高：熟练掌握

（1）健康史：询问患儿有无流行性腮腺炎患儿接触史，腮腺炎减毒活疫苗接种情况。社区有无腮腺炎流行。

（2）身体状况：评估患儿有无腮腺肿大、发热、头痛、乏力、呕吐等症状。有无脑膜炎、脑膜脑炎、睾丸炎、卵巢炎、急性胰腺炎等并发症。

（3）心理-社会状况：评估患儿及家长对腮腺炎的预防、护理和消毒隔离方面的知识水平及其心理状况。了解社区居民对本病的认知程度、防治态度。

知识点 11：流行性腮腺炎的护理诊断　　　　　副高：掌握　正高：熟练掌握

（1）体温过高：与病毒感染有关。

（2）疼痛：与腮腺非化脓性炎症有关。

（3）有传播感染的危险：与腮腺炎病毒可经呼吸道或直接接触传播有关。

（4）潜在并发症：脑膜脑炎、睾丸炎、胰腺炎。

知识点 12：流行性腮腺炎的一般护理措施　　　　副高：掌握　正高：熟练掌握

（1）休息与活动：保证休息，防止过劳，发热伴有并发症者应卧床休息至热退。

（2）饮食护理：宜清淡、易消化、营养丰富的半流食或软食，忌酸、辣、干、硬食物，以免唾液分泌增加及咀嚼加剧疼痛。注意保持口腔清洁，进食后用生理盐水或 4%硼酸溶液漱口，鼓励患儿多饮水，防止继发感染。

（3）病情观察：注意有无脑膜脑炎、睾丸炎、急性胰腺炎等临床表现，如有立即给予相应治疗和护理。

知识点 13：流行性腮腺炎的对症护理措施　　　　副高：掌握　正高：熟练掌握

（1）降温：高热者给予物理降温或药物降温。可采用头部冷敷、温水擦浴或乙醇擦浴，鼓励患儿多饮水，保证休息。

（2）减轻疼痛：腮腺肿大处可局部冷敷，减轻炎性充血及疼痛，也可用中成药如意金黄散调茶水或食醋敷于患处。睾丸肿痛时可用丁字带托起阴囊，局部间歇冷敷以减轻疼痛。

知识点 14：流行性腮腺炎的预防感染传播措施　　　副高：掌握　正高：熟练掌握

（1）管理传染源：发现腮腺炎患儿立即采取呼吸道隔离措施，直至腮腺肿大消退后 3 天。有接触史的易感儿应隔离观察 3 周。

（2）切断传播途径：流行期间加强幼儿园等机构的晨间检查，保持室内空气新鲜。对患儿口、鼻分泌物及污染物进行消毒。接触患儿前后应洗手。流行期间不带易感儿去人多密集的公共场所。

（3）保护易感儿：易感儿可接种腮腺炎减毒活疫苗。接种麻疹-风疹-腮腺炎三联疫苗也具有良好的保护作用。

知识点 15：流行性腮腺炎的健康指导　　　副高：掌握　正高：熟练掌握

（1）腮腺炎传染性较强，并发症较多，应向家长说明隔离治疗的重要性，使其能积极配合。

（2）无并发症的患儿一般在家中隔离治疗，指导家长做好隔离、饮食、用药等护理，学会观察病情，若有并发症表现，应及时送医院就诊。

（3）做好患儿及家长的心理护理，介绍减轻疼痛的方法，使患儿配合治疗。

第四节　脊髓灰质炎

知识点 1：脊髓灰质炎的概述　　　副高：掌握　正高：熟练掌握

脊髓灰质炎是由脊髓灰质炎病毒引起的严重危害儿童健康的急性传染病，临床特征为分布不规则和轻重不等的迟缓性瘫痪。重症者可因呼吸肌麻痹而死亡。目前尚无有效治疗。自世界卫生组织（WHO）发起全球根除脊髓灰质炎行动以来，该病发病率降低了 99%。

知识点 2：脊髓灰质炎的病原学与流行病学　　　副高：掌握　正高：熟练掌握

脊髓灰质炎病毒属于微小 RNA 病毒科的肠道病毒属，为 20 面体球形、无包膜的裸体颗粒。有 3 个血清型，型间较少交叉免疫。该病毒体外生存力强，耐寒、耐酸、耐乙醚、氯仿等有机溶剂，-20℃ 下能长期存活；高温、紫外线照射、含氯消毒剂、氧化剂等可将其灭活。

人是脊髓灰质炎病毒的唯一自然界宿主。粪-口感染为本病的主要传播方式。急性期患者和健康带病毒者的大便是最重要的病毒来源，其中隐性感染者（占 90% 以上）和轻型无麻痹患者是最危险的传染源。感染之初患者的鼻咽分泌物也排出病毒，故亦可通过飞沫传播，但为时短暂。病程的潜伏期末和瘫痪前期传染性最大，热退后传染性减少。患儿大便中脊髓灰质炎病毒存活时间可长达 2 个月，但以发病 2 周内排出最多。一般以 40 天作为本病的隔离期。人群普遍易感，感染后获得对同型病毒株的持久免疫力。

知识点 3：脊髓灰质炎的发病机制　　　　　　　副高：掌握　正高：熟练掌握

病毒经口进入人体，在咽部和回肠淋巴组织中增殖，同时向外排出病毒，若机体抵抗力强，可形成相应的保护性抗体，患儿无临床症状，形成隐性感染。少数患者病毒可侵入血液引起病毒血症，并侵犯呼吸道、消化道等组织引起前驱症状。此时如机体免疫系统能清除病毒，则形成顿挫型感染，否则病毒可继续扩散到全身淋巴组织中大量增殖，并再次入血形成第二次病毒血症。病毒进入中枢神经系统的确切机制还不清楚，主要侵犯脊髓前角运动神经元和脊髓、大脑的其他部位，小脑和皮质运动区都可受到不同程度的侵犯，引起灰质细胞广泛坏死，发生瘫痪。

知识点 4：脊髓灰质炎的病理　　　　　　　　　副高：掌握　正高：熟练掌握

脊髓灰质炎病毒为嗜神经病毒，主要侵犯中枢神经系统的运动神经细胞，以脊髓前角运动神经元损害为主，尤以颈段和腰段受损最严重，脑干及其他部位受累次之。病毒对神经元的损害可引起强烈的炎症反应，瘫痪的部位和严重程度取决于被侵犯神经元的分布。病灶特点为多发，散在且不对称。可见神经细胞胞质内染色体溶解，周围组织充血、水肿和血管周围炎症细胞浸润。早期病变呈可逆性，病变严重者则因神经细胞坏死、瘢痕形成而造成持久性瘫痪。偶见局灶性心肌炎、间质性肺炎以及肝、肾等其他器官病变。

知识点 5：脊髓灰质炎的临床表现　　　　　　　副高：掌握　正高：熟练掌握

潜伏期通常为 8~12 天。临床表现差异很大，分为无症状型（又称隐性感染，占 90% 以上）、顿挫型（占 4%~8%）、无瘫痪型和瘫痪型。

知识点 6：脊髓灰质炎瘫痪型的典型表现　　　　副高：掌握　正高：熟练掌握

瘫痪型为本病的典型表现，其临床过程可分为 5 期。

（1）前驱期：主要表现为发热、全身不适、食欲缺乏、多汗、咽痛、咳嗽、流涕等症状。亦可见恶心、呕吐、腹痛、腹泻等消化道症状。

（2）瘫痪前期：多数患者由前驱期进入本期，少数于前驱期症状消失数天后再次发热至本期，亦可无前驱期症状而从本期开始发病。患儿出现高热、头痛，颈背、四肢疼痛，活动或变换体位时加重。同时有多汗、皮肤发红、烦躁不安等兴奋状态和脑膜刺激征阳性等神经系统体征。小婴儿拒抱，较大患儿体格检查可有如下表现。①三脚架征：患儿坐起时困难，需用两臂后撑在床上使身体形似三角形，以支持体位，提示有脊柱强直。②吻膝试验阳性：小儿坐起后不能自如地弯颈使下颌抵膝。③头下垂征：将手置于患儿肩下并抬起躯干时，可发现头向后下垂。此时脑脊液已出现异常，呈现细胞蛋白分离现象。若3~5天后热退，症状消失则为无瘫痪型；如病情继续发展，浅反射和深腱反射逐渐减弱至消失，则可能发生瘫痪。

（3）瘫痪期：临床上无法将此期与瘫痪前期截然分开，一般于起病后的2~7天或第2次发热1~2天后出现不对称性肌群无力或弛缓性瘫痪，随发热而加重，热退后瘫痪不再进展。多无感觉障碍，大小便功能障碍少见。根据病变部位可分为以下4型。①脊髓型：最常见。多表现为不对称的单侧下肢弛缓性瘫痪，近端肌群比远端小肌群发病早。如累及颈背肌、膈肌、肋间肌时，可出现抬头及坐起困难、呼吸运动受限、矛盾呼吸等表现。腹肌、肠肌或膀胱肌瘫痪可引起肠麻痹、顽固性便秘、尿潴留或尿失禁。②延髓型：病毒侵犯延髓呼吸中枢、循环中枢及脑神经的运动神经核，病情大多严重，可见颅神经麻痹及呼吸、循环受损的表现。常与脊髓型同时发生。③脑型：较少见。呈弥漫性或局灶性脑炎，临床表现与其他病毒性脑炎无异。可有上运动神经元瘫痪。④混合型：同时存在上述2种或2种以上类型的表现。

（4）恢复期：一般在瘫痪后1~2周，肢体远端的瘫痪肌群开始恢复，并逐渐上升至腰部。轻症者1~3个月恢复，重症者则需更长时间。

（5）后遗症期：因运动神经元严重受损而形成持久性瘫痪，1~2年内仍不能恢复。受累肌群萎缩，形成肢体或脊柱畸形。

知识点7：脊髓灰质炎的并发症	副高：掌握　正高：熟练掌握

呼吸肌麻痹者可继发吸入性肺炎、肺不张；尿潴留易并发尿路感染；长期卧床可致压疮、肌萎缩、骨质脱钙、尿路结石和肾衰竭等。

知识点8：脊髓灰质炎的辅助检查	副高：掌握　正高：熟练掌握

（1）血常规：外周血白细胞多正常，急性期红细胞沉降率可增快。

（2）脑脊液：瘫痪前期及瘫痪早期可见细胞数增多（以淋巴细胞为主），蛋白质增多不明显，呈细胞蛋白分离现象，对诊断有一定的参考价值。至瘫痪第3周，细胞数多已恢复正常，而蛋白质仍继续增多，4~6周后方可恢复正常。

（3）血清学检查：近期未服用过脊髓灰质炎减毒活疫苗的患者，发病1个月内用酶联免疫吸附试验（ELISA）法检测患者血液及脑脊液中抗脊髓灰质炎病毒特异性IgM抗体，可帮助早期诊断；恢复期患者血清中特异性IgG抗体效价较急性期升高4倍以上，有诊断意义。

（4）病毒分离：大便病毒分离是本病最重要的确诊性试验。对发病2周内、病后未再服过脊髓灰质炎减毒活疫苗的患者，间隔24~48小时收集双份大便标本（重量≥5g），及时冷藏（4℃以下）送各级疾控中心脊髓灰质炎实验室检测。发病1周内，从患儿鼻咽部、血液、脑脊液中也可分离出病毒。

知识点9：脊髓灰质炎的治疗要点　　　　　副高：掌握　正高：熟练掌握

目前尚无药物可控制瘫痪的发生和发展，主要是对症处理和支持治疗。

（1）前驱期和瘫痪前期：卧床休息，隔离40天。避免劳累、肌内注射及手术等刺激，肌肉痉挛疼痛可热敷或口服镇痛药。静脉滴注高张葡萄糖及维生素C，可减轻神经组织水肿。有条件者可静脉输注人免疫球蛋白400mg/(kg·d)，连用2~3天，有减轻病情的作用。早期应用α-干扰素有抑制病毒复制和免疫调节的作用，100万U/d肌内注射，14天为1个疗程。

（2）瘫痪期：瘫痪肢体置于功能位置，防止畸形。地巴唑0.1~0.2mg/(kg·d)顿服，10天为1个疗程，可兴奋脊髓和扩张血管；加兰他敏能促进神经传导，0.05~0.10mg/(kg·d)，肌内注射，20~40天为1个疗程；维生素B_{12}能促进神经细胞代谢，0.1mg/d肌内注射。呼吸肌麻痹者及早使用呼吸机；吞咽困难者用鼻饲保证营养；继发感染者选用适宜的抗生素治疗。

（3）恢复期及后遗症期：尽早开始主动和被动锻炼，防止肌肉萎缩。也可采用针灸、按摩及理疗等，促进功能恢复，严重肢体畸形可手术矫正。

知识点10：脊髓灰质炎的护理评估　　　　　副高：掌握　正高：熟练掌握

（1）健康史：询问患儿脊髓灰质炎疫苗接种情况，有无脊髓灰质炎接触史，生活区域有无流行疫情。

（2）身体状况：评估患儿有无发热、咽痛、咳嗽、流涕、食欲缺乏、全身不适症状，有无四肢疼痛、脊柱强直、反射减弱或消失、下肢瘫痪等脊髓受损表现，有无脑炎、延髓受损表现。

（3）心理-社会状况：评估患儿及家长对计划免疫接种的认知程度，评估患儿及家长对脊髓灰质炎的防护、护理、消毒隔离及康复锻炼知识的掌握程度及心理状况，了解其生活的社区、幼儿园或学校对本病的认知情况。

知识点11：脊髓灰质炎的护理诊断　　　　　副高：掌握　正高：熟练掌握

（1）体温过高：与病毒感染有关。
（2）疼痛：与脊髓受损引起的四肢疼痛和脊柱强直有关。
（3）有传播感染的危险：与本病毒可经粪-口途径及飞沫传播有关。
（4）躯体活动障碍：与病毒侵犯脊髓运动神经元造成肢体瘫痪有关。

知识点 12：脊髓灰质炎的护理措施　　　　　　　　副高：掌握　正高：熟练掌握

（1）一般护理措施：保证休息，防止疲劳；耐心喂养，保证营养，吞咽困难者给予鼻饲饮食；保持室内空气清新，防止并发呼吸道感染。

（2）病情观察：①观察体温、呼吸、心率、心律及意识的变化，以便及早发现有无延髓受损引起的呼吸循环功能异常。②观察有无头痛、恶心、意识障碍等脑炎表现。③观察肢体活动情况，注意有无颈背及四肢疼痛，以判断有无脊髓损伤及进展情况。

（3）脊髓灰质炎的对症护理：①排泄异常。有便秘、尿潴留者，要采取措施辅助其排便排尿；有尿、便失禁者要做好皮肤护理，防止破溃感染。②运动障碍。患儿生命体征平稳后，即可开始功能锻炼，以减轻其最终运动障碍程度。同时注意保护，防止外伤，注意皮肤护理，防止压疮。

（4）用药护理：输入高张葡萄糖时要注意防止药液外渗，输注人免疫球蛋白速度要慢，2.5g/h，注意观察用药效果。

（5）防止疾病传播：患儿单独住一个房间；患儿饭前便后要洗手，工作人员接触患儿要洗手；患儿用过的餐具要煮沸消毒，玩具、衣物可用含氯消毒剂浸泡或煮沸消毒；患儿排泄物使用石灰粉、含氯消毒剂充分浸泡消毒 30 分钟后方可倒掉；患儿隔离时间至少 40 天。

知识点 13：脊髓灰质炎的预防措施　　　　　　　　副高：掌握　正高：熟练掌握

（1）主动免疫：对所有儿童均应口服脊髓灰质炎减毒活疫苗进行主动免疫。基础免疫自 2 月龄婴儿开始，连服 3 剂，每次间隔 1 个月，4 岁时加强免疫 1 次。还可根据需要对<5 岁的儿童实施基础免疫外的强化补充免疫接种。

（2）被动免疫：未服用疫苗而与患者有密切接触的<5 岁的儿童和先天性免疫缺陷的儿童应及早注射人免疫球蛋白，每次 0.3~0.5ml/kg，每天 1 次，连用 2 天，可防止发病或减轻症状。

知识点 14：脊髓灰质炎的健康指导　　　　　　　　副高：掌握　正高：熟练掌握

（1）做好患儿及家长的心理护理，介绍本病的预后情况，运动障碍患儿应早期进行功能锻炼，以减轻后遗症。

（2）告知家长本病传染期过后，要按时计划免疫接种，预防传染病。

（3）做好社区、幼教机构的宣传工作，督促按时预防接种，保持环境卫生，培养儿童良好卫生行为，防止疾病传播。

第五节 流行性乙型脑炎

知识点 1：流行性乙型脑炎的概述 副高：掌握 正高：熟练掌握

流行性乙型脑炎，简称乙脑，是由乙型脑炎病毒引起的以大脑实质炎症为主要病变的急性传染病。本病经蚊虫传播，夏、秋季多为流行季节，儿童发病率高。临床特征为高热、意识障碍、惊厥、病理反射及脑膜刺激征阳性等，严重者可有中枢性呼吸衰竭，病死率较高，可遗留后遗症。

知识点 2：流行性乙型脑炎的病原学 副高：掌握 正高：熟练掌握

乙型脑炎病毒属虫媒病毒乙组的黄病毒科，为 RNA 病毒，主要引起中枢神经系统感染。病毒对外界抵抗力不强，加热至 100℃ 2 分钟，56℃ 30 分钟可灭活，也易被常用消毒剂如 75% 乙醇溶液、乙醚等杀灭，但对低温和干燥的抵抗力强。

知识点 3：流行性乙型脑炎的发病机制 副高：掌握 正高：熟练掌握

乙型脑炎病毒通过带病毒的蚊虫叮咬而进入人体，在单核-巨噬细胞内繁殖后进入血液，引起病毒血症，并通过血脑屏障进入中枢神经系统，引起脑实质炎症。如机体免疫功能正常，感染后可只发生短暂的病毒血症，而不进入中枢神经系统，呈隐性感染或轻型病例。但免疫力低下时，病毒可侵入中枢神经系统引起脑炎。

知识点 4：流行性乙型脑炎的病理 副高：掌握 正高：熟练掌握

流行性乙型脑炎病变可累及脑和脊髓，以大脑皮质、间脑和中脑病变最严重。主要病理变化：①神经细胞变性、肿胀、坏死，细胞内出现空泡，严重时可形成大小不等的坏死软化灶。②脑血管明显扩张充血，有淋巴细胞和单核细胞浸润，血管内皮细胞肿胀、坏死、脱落，产生附壁血栓，形成栓塞。③小胶质细胞呈弥漫性增生，聚集在坏死的神经细胞周围形成胶质结节。

知识点 5：流行性乙型脑炎的流行病学 副高：掌握 正高：熟练掌握

（1）传染源：流行性乙型脑炎属人畜共患的自然疫源性传染病。人和动物感染病毒后均可成为传染源，但以受感染的动物为主。因人感染后病毒血症期短，血中病毒含量少，故患者不是主要传染源。动物中以猪、马、狗等感染率高，特别是猪（尤其是幼猪）因饲养面广、更新率快、易感率高、感染后血中病毒含量多而成为最主要的传染源。

（2）传播途径：蚊子是流行性乙型脑炎的主要传播媒介，国内传播乙型脑炎病毒的蚊种有库蚊、伊蚊和按蚊等，其中以三带喙库蚊为主，携带病毒的蚊虫通过叮咬将病毒传染给人或动物。病毒还可在蚊虫体内越冬经卵传代，所以蚊虫既是乙型脑炎病毒的主要传播媒介，又是病毒的储存宿主。此外，受感染的蠓蠓、蝙蝠也是乙型脑炎病毒的储存宿主和传播媒介。

（3）易感人群：人群普遍易感，多数呈隐性感染，感染后可获得较持久免疫力。发病者大多为 10 岁以下儿童，尤其以 2~6 岁儿童发病率高。近年来由于儿童普遍接种疫苗，发病率明显下降，成人和老年人发病率相对有所增加。

（4）流行特点：本病主要分布于亚洲。流行性乙型脑炎流行呈明显季节性，80%~90%的病例发病集中在 7、8、9 月份。由于隐性感染多，流行性乙型脑炎集中暴发少，呈高度散发性，同一家庭中很少有 2 人同时发病。

知识点 6：流行性乙型脑炎潜伏期、前驱期的临床表现　　副高：掌握　正高：熟练掌握

典型流行性乙型脑炎表现可分为 5 期，即潜伏期、前驱期、极期、恢复期、后遗症期。

（1）潜伏期：4~21 天，一般为 10~14 天。

（2）前驱期：起病急，发热为主要表现，体温在 1~2 天可达 39~40℃。伴头痛、恶心、呕吐，多有嗜睡或精神倦怠，持续 1~3 天。

知识点 7：流行性乙型脑炎极期的临床表现　　　　　　副高：掌握　正高：熟练掌握

症状加重，并出现脑实质损害表现。

（1）高热：体温持续升高达 39~40℃，甚至更高，多呈稽留热型。一般持续 7~10 天，重者可达 3 周。

（2）意识障碍：为本病的主要症状，多见于第 3~8 天，可出现不同程度意识障碍，嗜睡具有早期诊断意义，是大脑皮质、丘脑、脑干网状结构功能障碍所致。昏迷为意识障碍最严重阶段，多持续 1 周，重者可达 1 个月以上。昏迷的程度及持续时间长短与病情的严重程度和预后呈正相关。

（3）惊厥或抽搐：可由于高热、脑实质炎症及脑水肿所致。先出现面部、眼肌、口唇的小抽搐，随后肢体呈阵挛性抽搐，可为单侧或双侧肢体，重者呈全身强直性抽搐，历时数分钟或数十分钟不等，均伴有意识障碍，频繁抽搐可导致发绀和呼吸暂停。

（4）呼吸衰竭：多见于重症患儿，是本病的主要死亡原因，为中枢性呼吸衰竭，由脑实质炎症、脑水肿、脑疝、高颅压所致。表现为呼吸节律不规则及幅度不均，如呼吸表浅、叹息样呼吸、潮式呼吸、呼吸暂停等，最后呼吸停止。流行性乙型脑炎患儿也可因合并肺部感染、呼吸道痰液阻塞、呼吸肌麻痹而表现为外周性呼吸衰竭，出现呼吸表浅、短促，呼吸先快后慢、胸式呼吸或腹式呼吸减弱，明显发绀，但呼吸节律整齐。

（5）高颅压症：主要表现为剧烈头痛、喷射性呕吐、血压升高、脉搏减慢、四肢肌张力升高、瞳孔时大时小、视神经盘水肿等。重者发展为脑疝，除呼吸变化外，同时有面色苍白、反复或持续惊厥、脉搏减慢、高热、昏迷加重或烦躁不安、瞳孔扩大、对光反射迟钝或消失等表现。婴儿常有前囟隆起，脑膜刺激征则大多缺如。

（6）其他神经系统症状和体征：多在病程 10 天内出现，主要有浅反射减弱或消失，深反射先亢进后消失，可有肢体强直性瘫痪、偏瘫或全瘫，伴肌张力升高，病理反射阳性，常出现脑膜刺激征。自主神经受累导致膀胱和直肠麻痹，出现尿潴留或大小便失禁。多数患儿第 10 天开始体温下降，逐渐进入恢复期。

知识点 8：流行性乙型脑炎恢复期的临床表现　　　　副高：掌握　正高：熟练掌握

体温下降，精神、神经症状好转，通常于 2 周左右完全恢复。重症患儿可有神志不清、痴呆、吞咽困难、失语、多汗、面瘫、四肢强直性瘫痪等症状，多于 6 个月内恢复。

知识点 9：流行性乙型脑炎后遗症期的临床表现　　　　副高：掌握　正高：熟练掌握

患病 6 个月后如仍遗留有精神、神经症状，称为后遗症。以意识障碍、痴呆、肢体瘫痪和精神失常多见，经积极治疗可有不同程度恢复。癫痫后遗症可持续终身。

知识点 10：流行性乙型脑炎的辅助检查　　　　副高：掌握　正高：熟练掌握

（1）血常规：外周血白细胞计数增多，病程早期中性粒细胞比例在 80% 以上，随后则以淋巴细胞为主。

（2）脑脊液检查：压力升高，外观无色透明或微混浊，白细胞计数轻度增多，白细胞分类计数早期以中性粒细胞为主，后以淋巴细胞多见，蛋白质轻度升高，氯化物正常，糖正常或稍升高。

（3）血清学检查：特异性 IgM 抗体一般在病后 3~4 天即可出现，脑脊液中最早在病程第二天可测到，2 周达高峰，可进行早期诊断。

（4）病毒分离：病程第一周内死亡病例的脑组织中可分离到病毒，但脑脊液和血液中不易分离到病毒。

知识点 11：流行性乙型脑炎的治疗要点　　　　副高：掌握　正高：熟练掌握

主要是对症治疗，做好高热、惊厥及呼吸衰竭"三关"的抢救。

（1）降温：以物理降温为主，药物降温为辅，热性惊厥者可连续 3~5 天应用亚冬眠疗法，使肛温降至 38℃。

（2）抗惊厥：20% 甘露醇在 20~30 分钟内静脉滴入，同时应用地西泮等镇静药止惊。

（3）防治中枢性呼吸衰竭：给予洛贝林等呼吸兴奋药及东莨菪碱等血管扩张药改善微循环。

知识点 12：流行性乙型脑炎的护理诊断　　　副高：掌握　正高：熟练掌握

（1）体温过高：与乙型脑炎病毒感染有关。

（2）急性意识障碍：与中枢神经系统受损有关。

（3）焦虑（家长）：与患儿预后差有关。

（4）潜在并发症：惊厥、呼吸衰竭。

知识点 13：流行性乙型脑炎的对症护理措施　　　副高：掌握　正高：熟练掌握

（1）保持呼吸道通畅：及时清理口、鼻分泌物，协助患儿翻身，拍背，给氧，痰液黏稠时给予雾化吸入，以防呼吸道分泌物梗阻而加重呼吸衰竭。

（2）控制惊厥：密切观察病情，及时发现惊厥先兆。惊厥发作时使患儿头偏向一侧，松解衣领，清除口、鼻分泌物。在患儿上、下牙之间放置牙垫以防舌咬伤，或用舌钳拉出舌头以防舌后坠。拉好床栏，必要时使用约束带，防止坠床或受伤。

（3）防治呼吸衰竭：及时观察并记录患儿生命体征，保持呼吸道通畅，随时做好抢救准备，使用脱水剂时密切观察药物疗效及不良反应。

（4）对危重患儿要密切观察并详细记录其神志、瞳孔等变化，及时发现肌张力升高、两眼凝视等惊厥前兆，备好急救药物及用品，做好抢救准备。

（5）定时测量体温，高热患儿采用冰帽、冰袋等冷敷或冷盐水灌肠等方式降温。对应用亚冬眠疗法的患儿，注意观察体温、脉搏及血压的变化，及时吸痰、给氧。

知识点 14：流行性乙型脑炎的健康指导　　　副高：掌握　正高：熟练掌握

（1）有后遗症的患儿应坚持康复训练和治疗，鼓励患儿及其家长积极配合，并教会家长切实可行的康复疗法，定期复诊。

（2）做好社区预防流行性乙型脑炎的宣教工作，大力开展防蚊、灭蚊工作。夏、秋季是流行性乙型脑炎高发季节，应积极消灭蚊虫滋生地。流行性乙型脑炎流行地区 1~10 岁儿童可接种乙型脑炎疫苗，并在流行季节前 1 个月完成接种，可有效预防流行性乙型脑炎的发生。

（3）向家长介绍疾病的相关知识，鼓励其积极参与治疗和护理计划。

第六节　中毒型细菌性痢疾

知识点 1：中毒型细菌性痢疾的概述　　　副高：掌握　正高：熟练掌握

细菌性痢疾是由志贺菌属引起的肠道传染病，中毒型细菌性痢疾，简称中毒型菌痢，是急性细菌性痢疾的危重型，起病急骤，临床以突发高热、嗜睡、反复惊厥，迅速发生休克、呼吸衰竭和昏迷为特征。多见于 2~7 岁健壮儿童，病死率高，必须积极抢救。

知识点 2：中毒型细菌性痢疾的病原学　　　　副高：掌握　正高：熟练掌握

病原体是痢疾杆菌，为志贺菌属革兰阴性需氧菌。按其抗原结构和生化反应分为 4 群（A 群志贺菌、B 群福氏菌、C 群鲍氏菌及 D 群宋内菌）及 47 个血清型。其中具有侵袭肠黏膜能力的菌株可以导致发病。我国流行的菌群以福氏志贺菌为主，其次为宋内志贺菌。痢疾杆菌对外界抵抗力较强，耐寒、耐湿，但不耐热和阳光，一般消毒剂均可将其灭活。

知识点 3：中毒型细菌性痢疾的病因　　　　副高：掌握　正高：熟练掌握

各菌群及血清型之间无交叉免疫。各群痢疾杆菌均可产生内毒素，是引起全身毒血症的主要因素。不同群细菌产生外毒素的能力差别很大，外毒素按其生物活性可分为神经毒素、细胞毒素和肠毒素。痢疾杆菌在外环境中存活力较强，对各种化学消毒剂均敏感。

知识点 4：中毒型细菌性痢疾的发病机制　　　　副高：掌握　正高：熟练掌握

中毒型细菌性痢疾发病机制尚不十分清楚，可能和机体对细菌毒素产生异常强烈的变态反应（全身炎症反应综合征）有关。痢疾杆菌致病力主要取决于对肠黏膜上皮细胞的吸附性和侵袭性。当免疫力低下或细菌数量多时，则细菌借助菌毛黏附于肠黏膜上皮进行繁殖，而后侵入固有层继续繁殖，引起肠黏膜的炎症反应，出现坏死、溃疡而发生腹痛、腹泻和脓血便。痢疾杆菌可释放内、外毒素，其外毒素包括细胞毒性（可使黏膜细胞坏死）、神经毒性（吸收后产生神经系统表现）和肠毒性（使肠内分泌物增加）。此时，血中儿茶酚胺等多种血管活性物质增多，致全身小血管痉挛而引起急性微循环障碍出现感染性休克、弥散性血管内凝血（DIC）、脑水肿甚至脑疝，从而引起昏迷、抽搐及呼吸衰竭。

知识点 5：中毒型细菌性痢疾的流行病学　　　　副高：掌握　正高：熟练掌握

（1）传染源：带菌者和急性、慢性痢疾患者。

（2）传播途径：经粪-口途径传播，病原菌污染食物、饮水、生活用品或手，经口使人感染，亦可通过苍蝇污染食物而传播。

（3）易感人群：人群普遍易感。病后可获得一定的免疫力，但短暂而不稳定，且不同菌群和血清型之间无交叉免疫，容易多次复发和重复感染。

（4）流行特征：本病一年四季均可发生，以夏、秋季为高峰季节。多见于 2~7 岁体格健壮的儿童。

知识点6：中毒型细菌性痢疾的临床表现　　　　副高：掌握　正高：熟练掌握

潜伏期通常为1~2天，但可短至数小时，长至8天。起病急骤，患儿突然高热，体温可达40℃以上，常在肠道症状出现前发生惊厥，短期内即可出现中毒症状。肠道症状往往在数小时或数十小时后出现，故常被误诊为其他热性疾病。根据临床表现可分为以下类型。

（1）休克型（皮肤内脏微循环障碍型）：主要表现为感染性休克。患儿大多无肠道症状而突然起病。早期为微循环障碍，患儿面色苍白、肢端厥冷、脉搏细数、呼吸加快、血压正常或偏低、脉压小。随着病情进展，微循环淤血、缺氧，面色青灰、肢端冷湿、皮肤出现花纹、血压明显降低或测不出、心音低钝、少尿或无尿。后期可伴心、肺、肾等多系统功能障碍。

（2）脑型（脑微循环障碍型）：以颅压升高、脑缺氧、脑水肿、脑疝和呼吸衰竭为主。患儿有剧烈头痛、呕吐、血压升高，心率相对缓慢，肌张力增高，反复惊厥及昏迷。严重者可呈现呼吸节律不齐，瞳孔两侧大小不等，对光反射迟钝。此型较重，病死率高。

（3）肺型（肺循环障碍型）：主要表现为呼吸窘迫综合征。以肺微循环障碍为主，常由脑型或休克型基础上发展而来，病情危重，病死率高。

（4）混合型：同时或先后出现脑型或肺型的征象，极为凶险，病死率更高。

知识点7：中毒型细菌性痢疾的辅助检查　　　　副高：掌握　正高：熟练掌握

（1）血常规：白细胞总数增多明显，以中性粒细胞为主，发生DIC时可见血小板计数减少。

（2）大便常规：起病初期可无异常发现，以后大便中含黏液及脓血，镜下可见大量红细胞、脓细胞和巨噬细胞。

（3）细菌培养：起病1~2天用肛拭子取大便中带有脓血的部分尽快送检，进行大便细菌培养，阳性率较高。大便细菌培养为确诊细菌性痢疾的依据。

（4）免疫学检查：可采用免疫荧光抗体等方法检测大便的细菌抗原，有助于早期诊断，注意假阳性。

（5）电解质血气分析：血钠、钾、氯多偏低，血气分析多为代谢性酸中毒。

知识点8：中毒型细菌性痢疾的治疗要点　　　　副高：掌握　正高：熟练掌握

（1）降温止惊：高热时可采用物理降温、药物降温或亚冬眠疗法。持续惊厥患儿可用地西泮0.3mg/kg肌内注射或静脉注射（最大量每次≤10mg），或用水合氯醛保留灌肠，或苯巴比妥钠肌内注射。

（2）抗生素治疗：为迅速控制感染，通常选用2种痢疾杆菌敏感的抗生素，如阿米卡星、氨苄西林、头孢噻肟钠或头孢曲松钠等静脉滴注，病情好转后改口服。

（3）防治循环衰竭：扩充血容量，纠正酸中毒，维持水、电解质平衡。在充分扩容的基础上应用血管活性药，改善微循环，常用药有东莨菪碱、酚妥拉明、多巴胺等。尽早使用肾上腺皮质激素。

（4）防治脑水肿和呼吸衰竭：保持呼吸道通畅，给氧。首选 20% 甘露醇注射液，每次 0.5~1.0g/kg，静脉注射，每 6~8 小时 1 次，疗程 3~5 天，可与利尿药交替使用。也可短期静脉推注地塞米松。若出现呼吸衰竭及早使用呼吸机治疗。

知识点 9：中毒型细菌性痢疾的护理评估　　副高：掌握　正高：熟练掌握

（1）健康史：了解患儿年龄、发病季节、平时健康状况，有无不洁饮食史、痢疾患者接触史。询问患儿大便的性质、次数，是否排黏液脓血便。有无高热、惊厥表现。

（2）身体状况：评估患儿体温变化情况，有无惊厥及中毒症状等。

（3）心理-社会状况：评估患儿及家长对本病的认知程度，有无焦虑、恐惧等心理。

知识点 10：中毒型细菌性痢疾的护理诊断　　副高：掌握　正高：熟练掌握

（1）体温过高：与毒血症有关。

（2）组织灌注不足：与微循环障碍有关。

（3）腹泻：与痢疾杆菌肠道感染有关。

（4）有皮肤完整性受损的危险：与排便次数增多、稀薄，刺激臀部皮肤有关。

（5）焦虑：与病情危重有关。

（6）有受伤的危险：与内毒素引起的脑微循环障碍及颅压升高有关。

（7）有传播感染的危险：与消化道排出病原体有关。

（8）潜在并发症：脑水肿、颅压升高、呼吸衰竭等。

知识点 11：中毒型细菌性痢疾的一般护理措施　　副高：掌握　正高：熟练掌握

（1）饮食与补液护理：急性期给予低脂流质饮食，病情好转后改半流质饮食，大便正常后逐渐恢复正常饮食。对有脱水者，遵医嘱给予静脉补液，并观察脱水纠正情况。

（2）病情观察：密切观察患儿的生命体征、神志、面色、皮温、尿量，是否出现休克，观察意识状态、瞳孔，注意颅压升高时相关表现。

知识点 12：中毒型细菌性痢疾的对症护理措施　　副高：掌握　正高：熟练掌握

（1）发热的护理：急性发热期卧床休息，保持室内通风，供给足够的营养及水分，监测体温变化，采用物理降温或遵医嘱给予退热药（休克者忌用）。必要时实施亚冬眠疗法（时间不超过 12~24 小时），以防热性惊厥，引起脑缺氧和脑水肿。

（2）腹泻的护理：记录排便次数、性质及量。用药前采集新鲜脓血便标本或做肛拭子培养，采集大便标本送检做细菌培养和药物敏感试验。做好肛周皮肤护理，保持清洁干燥，大便次数频繁者肛周涂凡士林油或鞣酸软膏，以防糜烂。

（3）腹痛的护理：腹部用热水袋热敷，禁食生、冷食物，遵医嘱使用阿托品、颠茄合剂或适量镇静药镇痛。

（4）休克的护理：根据病情使患儿保持平卧位或休克体位。每15～30分钟监测1次生命体征，观察神志、面色、尿量等，给氧，保暖。遵医嘱实施扩容、纠酸，使用血管扩张药（如山莨菪碱）、强心药、糖皮质激素等。根据血压、脉搏、尿量等变化调节补液量和速度。

（5）呼吸衰竭的护理：发生呼吸衰竭时，必须保持呼吸道通畅，给予氧气吸入，做好人工呼吸、气管插管、气管切开的准备工作，必要时遵医嘱使用呼吸机。保证抽搐患儿安全，防止外伤。

知识点13：中毒型细菌性痢疾的用药护理措施　　　副高：掌握　正高：熟练掌握

遵医嘱使用有效抗菌药，注意观察药物不良反应，如皮疹、肝肾功能损害、造血系统损害等。慢性腹泻者，应适当延长抗菌药的疗程，配合保留灌肠、处理肠道菌群失调和肠道功能紊乱等。

知识点14：中毒型细菌性痢疾预防感染的措施　　　副高：掌握　正高：熟练掌握

（1）管理传染源：患儿消化道隔离至临床症状消失后1周或3次大便培养阴性。

（2）切断传播途径：做好消毒隔离，加强患儿大便、便器、尿布等的消毒及工作人员手的消毒。指导家长对患儿食具煮沸消毒15分钟，大便用1%含氯消毒液处理，患儿尿布和贴身衣物要煮过或用沸水浸泡后再洗。加强对饮食、水源、大便等管理及消灭苍蝇。培养良好的个人卫生习惯，做到饭前便后洗手，不喝生水，不随地大小便。

（3）保护易感儿：细菌性痢疾流行期间，易感儿口服痢疾减毒活菌苗。

知识点15：中毒型细菌性痢疾的健康指导　　　副高：掌握　正高：熟练掌握

（1）指导家长与患儿注意饮食卫生，不吃生冷、不洁食物，养成饭前便后洗手的良好卫生习惯。

（2）向患儿及家长讲解细菌性痢疾的传播方式和预防知识。

（3）加强卫生宣教，如定期对饮食行业和托幼机构员工进行大便培养，及早发现带菌者并予以治疗。

（4）维护环境卫生，加强水源、饮食及大便管理，积极灭蝇等。

第七节　传染性单核细胞增多症

知识点 1：传染性单核细胞增多症的概述　　　　副高：掌握　正高：熟练掌握

传染性单核细胞增多症（IM）是由 EB 病毒（EBV）感染所致的急性传染性疾病，临床以发热、咽喉痛、肝脾和淋巴结大、外周血中淋巴细胞增多并出现单核异型淋巴细胞等为其特征。

知识点 2：传染性单核细胞增多症的病因及发病机制　　　　副高：掌握　正高：熟练掌握

EBV 是本病的病原体，EBV 是疱疹病毒科嗜淋巴细胞病毒属的成员，基因组为 DNA，主要侵犯 B 淋巴细胞。EBV 基因组编码有如下 5 个抗原蛋白。①衣壳抗原（VCA）：可产生免疫球蛋白 M（IgM）和 IgG 抗体，VCA-IgM 抗体在早期出现，持续 1~2 个月，提示新近感染；VCA-IgG 出现稍迟，可持续多年或终生，不能区别新近感染与既往感染。②早期抗原（EA）：是 EBV 进入增殖性周期初期形成的抗原，其 EA-IgG 抗体于发病后 3~4 周达高峰，持续 3~6 个月，是新近感染或 EBV 活跃增殖的标志。③膜抗原（MA）：可产生相应中和抗体，其出现和持续时间与 EBNA-IgG 相同。④EBV 核心抗原（EBNA）：EBNA-IgG 于发病后 3~4 周出现，持续终身，是既往感染的标志。⑤淋巴细胞决定的膜抗原（LYDMA）：带有 LYDMA 的 B 细胞是细胞毒性 T 细胞（Tc）攻击的靶细胞，出现和持续时间与 EBNA-IgG 相同，也是既往感染的标志。

本病的发病机制尚未完全阐明。EBV 进入口腔后先在咽部淋巴组织内复制，引起腭扁桃体炎和咽炎症状，局部淋巴结受累、肿大。继而侵入血液循环，通过病毒血症或受感染的 B 淋巴细胞进行播散，继而累及周身淋巴系统的各组织和脏器。B 细胞表面有 EBV 受体，EBV 感染 B 细胞后，在 B 细胞内将其基因上的各不同片段所编码的特异抗原表达在 B 细胞膜上，继而引起 T 细胞的强烈免疫应答，直接破坏携带 EBV 的 B 细胞。患者血中的大量异常淋巴细胞就是这种具有杀伤能力的细胞毒性 T 淋巴细胞（CTL）。因此，CTL 细胞在免疫病理损伤形成中起着重要作用。一方面杀伤携带 EBV 的 B 细胞，另一方面破坏许多组织器官，导致临床发病。

知识点 3：传染性单核细胞增多症的病理　　　　副高：掌握　正高：熟练掌握

淋巴细胞的良性增生是本病的基本病理特征。病理可见非化脓性淋巴结肿大，淋巴细胞及单核-吞噬细胞高度增生。肝、心、肾、肾上腺、肺、皮肤、中枢神经系统等均可有淋巴细胞浸润及局限性坏死病灶。脾充满异型淋巴细胞，水肿，致脾质脆、易出血，甚至破裂。

知识点4：传染性单核细胞增多症的流行病学　　　　副高：掌握　正高：熟练掌握

（1）传染源：患者和隐性感染者均是传染源。病毒大量存在于涎腺及唾液中，可持续或间断排毒达数周、数月甚至数年之久。

（2）传播途径：主要是口-口传播，可经飞沫传播，偶可经输血传播。

（3）易感人群：本病主要见于儿童和青少年，6岁以下儿童得病后大多表现为隐性或轻型感染，15岁以上感染者则多呈典型症状。病后可获得较稳固的免疫力，再次发病者极少。

（4）流行特点：全年均有发病，以秋末至初春为多。

知识点5：传染性单核细胞增多症的临床表现　　　　副高：掌握　正高：熟练掌握

潜伏期5~15天。起病急缓不一，多数患者有乏力、头痛、畏寒、鼻塞、恶心、食欲缺乏、轻度腹泻等前驱症状。发病期典型表现如下。

（1）发热：体温38~40℃，无固定热型，热程大多1~2周，少数可达数月。一般中毒症状不严重。

（2）咽峡炎：咽部、腭扁桃体、腭垂充血肿胀，可见出血点，伴有咽痛，少数有溃疡或假膜形成。咽部肿胀严重者可出现呼吸困难及吞咽困难。

（3）淋巴结肿大：大多数患者有浅表淋巴结肿大，在病程第1周就可出现。全身淋巴结均可受累，以颈部最为常见。肘部滑车淋巴结肿大常提示有本病可能。肿大淋巴结直径很少超过3cm，中等硬度，无明显压痛和粘连，常在热退后数周才消退。肠系膜淋巴结肿大时，可引起腹痛。

（4）肝、脾大：肝大者占20%~62%，大多数在2cm以内，可出现肝功能异常，并伴有急性肝炎的上消化道症状，部分有轻度黄疸。约半数患者有轻度脾大，伴疼痛及压痛，偶可发生脾破裂。

（5）皮疹：部分患者在病程中多出现多形性皮疹，如丘疹、斑丘疹、出血性皮疹等。多见于躯干。皮疹大多在4~6天出现，持续1周左右消退，消退后不脱屑，无色素沉着。

知识点6：传染性单核细胞增多症的并发症　　　　副高：掌握　正高：熟练掌握

重症患者可并发神经系统疾病，如吉兰-巴雷综合征、脑膜脑炎或周围神经炎等。在急性期可发生心包炎、心肌炎。约30%的患者出现咽部继发细菌感染。其他少见的并发症包括间质性肺炎、胃肠道出血、肾炎等。脾破裂虽然少见，但极严重，轻微创伤即可诱发。

知识点7：传染性单核细胞增多症的辅助检查　　　　副高：掌握　正高：熟练掌握

（1）血常规：外周血象改变是本病的重要特征。早期白细胞总数可正常或减少，以后逐渐升高，$>10×10^9$/L，高者可达$30×10^9$/L~$50×10^9$/L。白细胞计数分类早期中性粒细胞比例升高，以后淋巴细胞数可达 0.60 以上，并出现异型淋巴细胞。异型淋巴细胞超过 10% 或其绝对值超过 $1.0×10^9$/L 时，具有诊断意义。血小板计数常见减少。

（2）血清嗜异性凝集试验：患者血清中出现 IgM 嗜异性抗体，能凝集绵羊或马红细胞，阳性率达 80%～90%。凝集效价在 1：64 以上，经豚鼠吸收后仍阳性者，具有诊断价值。5 岁以下小儿试验多为阴性。

（3）EBV 特异性抗体检测：间接免疫荧光法和酶联免疫法检测血清中 VCA-IgM 和 EA-IgG。VCA-IgM 阳性是新近 EBV 感染的标志，EA-IgG 一过性升高是近期感染或 EBV 复制活跃的标志，均具有诊断价值。

（4）EBV-DNA 检测：采用聚合酶链反应（PCR）方法能快速、灵敏、特异地检测患儿血清中含有高浓度 EBV-DNA，提示存在病毒血症。

知识点 8：传染性单核细胞增多症的治疗要点 　　副高：掌握　正高：熟练掌握

本病系自限性疾病，若无并发症，预后大多良好。临床上无特效的治疗方法，主要采取以下方法对症治疗。

（1）由于轻微的腹部创伤就有可能导致脾破裂，因此脾大的患者 2～3 周内应避免与腹部有接触的运动，以防发生脾破裂。若发生脾破裂，应立即输血，并行手术治疗。

（2）抗菌药对本病无效，仅在继发细菌感染时应用。

（3）抗病毒治疗可用阿昔洛韦口服，更昔洛韦静脉注射亦可改善病情。

（4）静脉注射人免疫球蛋白可使临床症状改善，缩短病程，早期给药效果更好。

（5）α-干扰素亦有一定治疗作用。

（6）重型患者短疗程应用肾上腺皮质激素可明显减轻症状。

知识点 9：传染性单核细胞增多症的护理诊断 　　副高：掌握　正高：熟练掌握

（1）体温过高：与病毒感染有关。

（2）疼痛：与咽部炎症、肝脾大和淋巴结肿大有关。

（3）潜在并发症：心包炎、心肌炎等。

知识点 10：传染性单核细胞增多症的护理措施 　　副高：掌握　正高：熟练掌握

（1）环境与休息：保持室内空气新鲜，定时通风消毒，适宜温湿度。呼吸道隔离，防止交叉感染。急性期建议卧床休息，以减少心肌耗氧量，减轻心脏负荷。伴脾大者避免剧烈活动，以防脾破裂。

（2）饮食护理：由于发热，咽峡炎均影响食欲，选择易消化的流质、半流质软食，避免粗纤维、干硬、辛辣食物。少量多餐，饮食要高热量、高蛋白、高维生素、少油腻。

（3）高热的护理：由于患儿高热易诱发惊厥，因此护理显得十分重要。应密切观察患儿体温变化。对体温在38.5~39.0℃的患儿，先行物理降温，对持续高热或超高热的患儿，使用冰枕，并遵医嘱给予药物降低体温。出汗多者，应及时更换衣物，保持皮肤清洁。给患儿多喂水，保持静脉补液通畅，维持水、电解质平衡。

（4）咽部的观察与护理：患儿易出现咽部充血及腭扁桃体肿大，可给予雾化吸入，以减轻局部肿胀并缓解呼吸道阻塞，并积极配合医生做咽拭子培养。给予流质、半流质及软食，进餐宜慢，餐后30分钟抬高床头，取半坐卧位，吃药时把药片可将药片捣碎。

（5）皮肤淋巴结的观察与护理：患儿易出现颈部淋巴结肿大，可给予50%硫酸镁溶液热敷及激光照射。出现一过性红色丘疹的患儿，给予温水擦浴，清洁皮肤及柔软宽松的棉质衣裤，剪短指甲，避免搔抓。避免食用易致敏的食物，避免乙醇擦浴，若皮疹反复出现并伴有瘙痒，可按医嘱使用抗过敏药，并以炉甘石洗剂涂抹缓解症状。

（6）腹部的观察与护理：脾破裂是本病最严重的并发症，常发生在疾病的第2周。本病患儿脾有自然破裂的可能，故应了解其破裂的临床征象。密切观察患儿的血压、心率、心律及尿量变化，绝对卧床休息，避免撞击腹部，向患儿及家长讲述其重要性，体格检查时动作轻柔，防止用力过猛。同时应注意肝的情况，每天检查肝变化及有无黄疸、出血点，监测肝功能，出现异常时，及时予以保肝治疗。每天叩诊腹部是否有浊音，并监测患儿腹围变化。

（7）心理护理：该病临床表现多样，与白血病的临床表现相似，会给家长造成心理负担。诊断明确后由于担心会并发脾破裂，家长可能出现焦虑情绪。针对家长及患儿的这些心理状态，应先安慰家长，告知该病预后良好，脾破裂虽是最严重的并发症，但临床少见，只要加强护理，可将危险降到最低，鼓励家长及患儿积极配合相关检查及治疗。

> **知识点11：传染性单核细胞增多症的健康指导**　　　　　副高：掌握　　正高：熟练掌握

（1）通过健康教育使家长对本病有一定的认识，使其了解本病可引起多系统或脏器受累，如心、肝、肺、脑、肾、血液等，重症者病死率高，后遗症严重，应使家长重视并积极配合治疗。

（2）患儿急性期后疲劳可持续数月，出院后应让患儿注意休息，避免剧烈运动，免上体育课、劳动课。

（3）对肝功能、心肌受损及原发免疫性血小板减少症的患儿，应遵医嘱给予保肝、保心及升血小板药物并定期复查。

第八节　原发性肺结核

> **知识点1：原发性肺结核的概述**　　　　　　　　　　　副高：掌握　　正高：熟练掌握

原发性肺结核是结核分枝杆菌初次侵入人体肺部后发生的原发感染，是小儿肺结核的主要类型,包括原发综合征和支气管淋巴结结核。前者由肺原发病灶、局部淋巴结病变和两者相连的淋巴管炎组成;后者以胸腔内肿大淋巴结为主。

知识点2:原发性肺结核的病因及发病机制　　　　副高:掌握　正高:熟练掌握

结核病是由结核杆菌引起的慢性感染性疾病。结核菌属于分枝杆菌属,具抗酸性,为需氧菌,革兰染色阳性,抗酸染色呈红色。其分为4型:人型、牛型、鸟型和鼠型,其中人型是人类结核病的主要病原体。

儿童初次接触结核杆菌后是否发展为结核病,主要与机体的免疫力、细菌的毒力和数量有关,尤其与细胞免疫力强弱相关。机体在感染结核菌后,在产生免疫力的同时,也产生变态反应,均为致敏T细胞介导的,是同一细胞免疫过程的两种不同表现。

(1)细胞介导的免疫反应:对初次感染结核者具有保护作用,主要表现为淋巴细胞致敏和巨噬细胞的功能增强。巨噬细胞吞噬和消化结核杆菌,并将特异性抗原传递给辅助T淋巴细胞(CD4$^+$细胞),激活的CD4$^+$细胞可产生IL-2和IFN-γ。IL-2可促进其他细胞的激活;IFN-γ可与巨噬细胞上的受体结合,促进对细胞内结核杆菌的杀灭。少数患者的细胞免疫不能控制感染,从而进展为活动性的结核病。

(2)迟发型变态反应:结核杆菌侵入人体4~8周后,机体对结核杆菌及其代谢产物可产生Ⅳ型(迟发型)变态反应。在抗原量少时,迟发型变态反应有利于清除结核菌,但由于迟发型变态反应的直接和间接作用,可引起细胞坏死及干酪样改变,或形成空洞。

(3)原发感染与继发感染:感染结核菌后机体可获得免疫力,90%可终生不发病,5%因免疫力低下当即发病,为原发性肺结核。另5%仅于日后机体免疫力降低时才发病,称为继发性肺结核,是成人肺结核的主要类型。初染结核杆菌除潜匿于胸部淋巴结外,亦可随感染初期菌血症转到其他脏器,并长期潜伏,成为肺外结核发病的来源。

知识点3:原发性肺结核的病理　　　　副高:掌握　正高:熟练掌握

结核分枝杆菌侵入肺部,在肺部形成渗出性病变,肺部原发病灶多发生于右侧,肺上叶底部和下叶上部,靠近胸膜处。基本病变为渗出、增殖、坏死,具体如下。①渗出性病变以炎症细胞、单核细胞及纤维蛋白为主要成分。②增殖性病变以结核结节及结核性肉芽肿为主。③坏死特征性病变为干酪样改变,常见于渗出性病变中。三种病变可相互转化,常以一种病变为主。结核性炎症的主要特征是上皮样细胞结节及朗格汉斯细胞浸润。

典型原发复合征呈"双极"病变,即一端为原发病灶,另一端为增大的肺门淋巴结、纵隔淋巴结。由于儿童机体处于高度变应状态,使病灶周围炎症更广泛,原发病灶范围扩大到一个肺段甚至一叶。年龄越小,大片性病变越明显。淋巴结肿大多为单侧,但亦有对侧淋巴结受累者。

知识点4：原发性肺结核的病理转归　　　　　副高：掌握　正高：熟练掌握

原发性肺结核的病理转归可为吸收好转、进展或恶化，其中以吸收好转最常见。

（1）吸收好转：最常见，病变完全吸收、钙化或成为硬结。出现钙化表示病变至少已有6~12个月。

（2）进展：①原发病灶扩大，产生空洞。②支气管淋巴结周围炎，形成淋巴结支气管瘘，导致支气管内膜结核或干酪性肺炎。③支气管淋巴结肿大，可造成肺不张或阻塞性肺气肿。④结核性胸膜炎。

（3）恶化：结核分枝杆菌通过血行播散，导致急性血行播散型肺结核或全身性血行播散型结核病。

知识点5：原发性肺结核的临床表现　　　　　副高：掌握　正高：熟练掌握

（1）症状：肺结核症状轻重不一。轻者可无症状，仅在体检做X线检查时发现。一般起病缓慢，可有低热、盗汗、食欲缺乏、疲劳等结核中毒症状，多见于年龄较大儿童。婴幼儿及症状较重者，可突起高热39~40℃，但一般情况尚好，与发热不相称，持续2~3周转为低热，并伴有结核中毒症状。干咳和轻度呼吸困难是最常见的症状。婴儿可表现为体重不增或生长发育障碍。部分患儿可有疱疹性结膜炎、皮肤结节性红斑或多发性、一过性关节炎等结核变态反应表现。若胸内淋巴结高度肿大，可产生压迫症状，出现类似百日咳样的痉挛性咳嗽、喘鸣、声嘶等。

（2）体征：周围淋巴结有不同程度肿大，婴儿可伴肝脾大。肺部体征不明显，与肺内病变不一致。

知识点6：原发性肺结核的辅助检查　　　　　副高：掌握　正高：熟练掌握

（1）胸部X线检查：确定肺结核病灶的性质、部位、范围、疾病发展情况等，是诊断小儿肺结核的重要方法之一。局部炎性淋巴结相对较大而肺部的初染灶相对较小是原发性肺结核的特征。原发复合征在X线胸片上呈现典型哑铃状双极影者已少见。X线胸片表现如下。①炎症型：肺门部肿大淋巴结阴影，边缘模糊。②结节型：肺门区域圆形或卵圆形致密阴影，边缘清楚，突向肺叶。③微小型：肺纹理紊乱，肺门形态异常，肺门周围呈小结节及小点片状模糊阴影。

（2）CT：有助于诊断疑诊肺结核但胸部X线检查正常的病例。

（3）结核菌素试验：呈强阳性或由阴性转为阳性。

（4）纤维支气管镜检查：结核病变蔓延至支气管内造成支气管结核，可通过纤维支气管镜检查发现病变，可确诊支气管内膜淋巴结结核。

（5）血液检查：红细胞沉降率加快，部分患儿有轻度贫血，血常规无特征表现。

知识点7：原发性肺结核的治疗要点　　　　副高：掌握　正高：熟练掌握

主要应用抗结核药治疗，其原则是早期、联合、适量、规律和全程治疗。抗结核药包括杀菌药和抑菌药。杀菌药有全杀菌药［如异烟肼（INH）和利福平（RFP）］和半杀菌药［如链霉素（SM）和吡嗪酰胺（PZA）］。抑菌药常用乙胺丁醇（EMB）及乙硫异烟胺（ETH）。

（1）无明显症状的原发性肺结核：选用标准疗法，每天服用 INH、RFP 和/或 EMB，疗程 9~12 个月。

（2）活动性原发性肺结核：宜采用直接面试下的短程化疗（DOTS）。强化治疗阶段联用3~4 种杀菌药：INH、RFP、PZA 或 SM，2~3 个月后以 INH、RFP 或 EMB 巩固治疗。常用方案为强化治疗阶段联用 INH、RFP、PZA，疗程 2 个月；巩固治疗阶段联用 INH 和RFP，疗程 4 个月。简写为2HRZ/4HR。

知识点8：原发性肺结核的护理评估　　　　副高：掌握　正高：熟练掌握

（1）健康史：详细询问患儿的接触史，近期有无患过其他急性传染病，如麻疹、百日咳等。既往身体、营养状况及疾病史。卡介苗接种史。

（2）身体状况：有无发热，尤其是午后低热。有无结核中毒症状，有无浅表淋巴结肿大，尤其是颈部淋巴结肿大。

（3）心理-社会状况：评估患儿及其家长的心理状况，了解家庭和社区对结核病的认识程度和防治态度。

知识点9：原发性肺结核的护理诊断　　　　副高：掌握　正高：熟练掌握

（1）活动无耐力：与结核分枝杆菌感染、机体消耗增加有关。
（2）营养失调（低于机体需要量）：与食欲缺乏、消耗过多有关。
（3）体温过高：与结核分枝杆菌感染有关。
（4）有传播感染的可能：与感染未控制、结核分枝杆菌排出有关。
（5）知识缺乏：家长及患儿缺乏结核病防治的相关知识。
（6）潜在并发症：抗结核药不良反应。

知识点10：原发性肺结核的一般护理措施　　　副高：掌握　正高：熟练掌握

（1）建立合理的生活制度：保持居室空气流通，阳光充足。保证患儿有充足的睡眠时间，减少体力消耗，促进体力恢复。除严重的结核病应绝对卧床休息外，一般不过分强调绝对卧床。可参与适当的室内、外活动，呼吸新鲜空气，增强抵抗力。积极防治各种急性传染病，避免受凉引起上呼吸道感染。

（2）饮食护理：肺结核是一种消耗性疾病，加强饮食护理十分重要。应保证营养供给，给予高能量、高蛋白、高维生素和钙质的饮食，以增强抵抗力，增强机体修复能力，促进病灶愈合。尽量提供患儿喜欢的食品，注意食物的制作方式，以增加食欲。

知识点11：原发性肺结核的对症护理措施　　副高：掌握　正高：熟练掌握

（1）用药护理：患儿应早期诊断、早期治疗、合理化疗、规律用药。化疗期间密切观察病情变化及药物的不良反应，定期复查以便了解治疗效果和药物使用情况，便于根据病情调整治疗方案。由于抗结核药大多有胃肠道反应，故要注意患儿的食欲变化。使用链霉素的患儿，尤其要注意有无发呆、抓耳挠腮等听神经损害的现象，发现异常及时和医生联系，以决定是否停药。有些药物对肝、肾有损害，应定期检查尿常规、肝功能。

（2）皮肤护理：该病患儿出汗多，尤其是夜间，出汗后应及时更衣，避免受凉。

知识点12：原发性肺结核预防感染传播的措施　　副高：掌握　正高：熟练掌握

患儿处于活动期时应进行呼吸道隔离，对患儿呼吸道分泌物、痰杯、餐具等进行消毒处理。每天通风至少3次，紫外线消毒每天2次。避免患儿与其他急性传染病患者接触，以免加重病情。

知识点13：原发性肺结核的健康指导　　副高：掌握　正高：熟练掌握

（1）向家长和患儿介绍肺结核的病因、传播途径及消毒隔离措施。指导家长对居室、痰杯、食具、便盆等进行消毒处理。教育患儿不随地吐痰，避免将疾病传染给他人。

（2）告诉家长应用抗结核药是治愈肺结核的关键，治疗期间应坚持全程正规服药。不能自行停药，注意药物不良反应。积极防治各种急性传染病、营养不良、佝偻病等，以免加重病情。

（3）指导家长做好患儿的日常生活护理和饮食护理，注意定期复查，以了解治疗效果和药物使用情况，便于根据病情调整治疗方案。

（4）结核病是慢性消耗性疾病，向家长和患儿讲解营养和休息的重要性，争取家庭支持，使患儿早日康复。

第九节　急性血行播散型肺结核

知识点1：急性血行播散型肺结核的概述　　副高：掌握　正高：熟练掌握

急性血行播散型肺结核是结核分枝杆菌经血行播散而引起的肺结核。常是原发复合征发展的后果，主要见于小儿时期，尤其是婴幼儿。

知识点 2：急性血行播散型肺结核的病因及发病机制　　副高：掌握　正高：熟练掌握

致病菌同原发性肺结核。多在原发感染后 3~6 个月发生。

知识点 3：急性血行播散型肺结核的临床表现　　副高：掌握　正高：熟练掌握

（1）起病多急骤，婴幼儿多突然高热（39~40℃），呈稽留热或弛张热，常持续数周或数月，多伴有寒战、盗汗、食欲缺乏、咳嗽、面色苍白、气促和发绀等。

（2）约 50% 以上的患儿在起病时就出现脑脊髓膜炎征象。

（3）部分患儿伴有肝脾大及浅表淋巴结肿大等。

（4）6 个月以下婴儿血行播散型肺结核的特点为发病急、症状重而不典型，累及器官多，特别是伴发结核性脑脊膜炎者居多，病程进展快，病死率高。

（5）全身性血行播散型肺结核患者的眼底检查可发现脉络膜结核结节，后者分布于视网膜中心动脉分支周围。

知识点 4：急性血行播散型肺结核的辅助检查　　副高：掌握　正高：熟练掌握

（1）胸部 X 线检查：常对诊断起决定性作用。早期因粟粒阴影细小而不易查出，至少在起病 2~3 周，胸部 X 线片方可发现大小一致、分布均匀的粟粒状阴影，密布于两侧肺野。

（2）结核菌素试验：呈强阳性或由阴性转为阳性。

（3）肺部 CT：可见肺影显示大小、密度、分布一致的粟粒影，部分病灶有融合。

知识点 5：急性血行播散型肺结核的治疗要点　　副高：掌握　正高：熟练掌握

早期抗结核治疗甚为重要。

（1）抗结核药：目前主张将抗结核治疗的全疗程分为 2 个阶段进行，即强化抗结核治疗阶段及维持治疗阶段，此方案可提高疗效。前者于治疗开始时即给予强有力的四联杀菌药物，如 INH、RFP、PZA 和 SM。

（2）糖皮质激素：有严重中毒症状及呼吸困难者，在应用足量抗结核药的同时，可用泼尼松 1~2mg/（kg·d），疗程 1~2 个月。

知识点 6：急性血行播散型肺结核的护理诊断　　副高：掌握　正高：熟练掌握

（1）活动无耐力：与结核分枝杆菌感染、机体消耗增加有关。

（2）营养失调（低于机体需要量）：与食欲缺乏、消耗过多有关。

（3）有传播感染的危险：与结核分枝杆菌排出有关。

（4）知识缺乏：家长及年长儿缺乏结核病防治的相关知识。

（5）潜在并发症：抗结核药不良反应，结核性脑脊膜炎。

知识点7：急性血行播散型肺结核的护理措施　　　副高：掌握　正高：熟练掌握

（1）一般护理：①观察体温变化，给予降温处理。②卧床休息，保持安静，保持呼吸道通畅，必要时吸氧。③供给充足的营养。

（2）密切观察病情变化：定时测体温，观察呼吸、脉搏、神志变化，如出现烦躁不安、嗜睡、头痛、呕吐、惊厥等脑脊髓膜炎症状及时通知医生，并积极配合抢救。

（3）观察药物不良反应，及时给予处理。

（4）采取呼吸道隔离，对痰液做好消毒处理。

知识点8：急性血行播散型肺结核的健康指导　　　副高：掌握　正高：熟练掌握

（1）向家长和患儿介绍肺结核的病因、传播途径及消毒隔离措施。指导家长对居室、痰杯、食具、便盆等进行消毒处理。教育患儿不随地吐痰，避免将疾病传染给他人。

（2）告诉家长应用抗结核药是治愈肺结核的关键，治疗期间应坚持全程正规服药。不能自行停药，注意药物不良反应。积极防治各种急性传染病、营养不良、佝偻病等，以免加重病情。

（3）指导家长做好患儿的日常生活护理和饮食护理，注意定期复查，以了解治疗效果和药物使用情况，便于根据病情调整治疗方案。

（4）结核病是慢性消耗性疾病，向家长和患儿讲解营养和休息的重要性，争取家庭支持，促进患儿早日康复。

（5）结核性脑脊膜炎若留有运动、语言等功能损害，要尽早进行功能锻炼，以防遗留严重残疾。

第十节　结核性脑膜炎

知识点1：结核性脑膜炎的概述　　　副高：掌握　正高：熟练掌握

结核性脑膜炎，简称结脑，是小儿结核病中最严重的类型。常在结核原发感染后1年内发生，尤其是初次感染结核3~6个月最易发生结脑。多见于3岁以内的婴幼儿。自普及卡介苗接种和有效抗结核药物应用以来，结核性脑膜炎的发病率明显降低，预后有很大改进，但若诊断不及时和治疗不当，病死率及后遗症的发生率仍较高，早期诊断和合理治疗是改善结核性脑膜炎预后的关键。

知识点 2：结核性脑膜炎的病因及发病机制　　　　副高：掌握　正高：熟练掌握

结核性脑膜炎的发病机制随着患者年龄与免疫状态的不同而有所差异。婴幼儿中枢神经发育不成熟、血脑屏障功能不完善、免疫功能低下，与本病的发生密切相关。结核性脑膜炎的发生可能与机体初次感染结核形成菌血症时，结核分枝杆菌种植于脑膜，当感染灶突破至蛛网膜下腔则可引起炎症反应，导致结核性脑膜炎。

儿童结核性脑膜炎通常由肺、骨结核等经血行播散所致，多是全身性血行播散型肺结核的一部分。少数由脑内结核病干酪灶破溃引起，极少数经脊柱、中耳或乳突结核病灶直接蔓延形成。

知识点 3：结核性脑膜炎的病理　　　　　　　　　　副高：掌握　正高：熟练掌握

结核性脑膜炎的主要病理改变为软脑膜弥漫充血、水肿、炎性渗出，并形成许多结核结节。大量炎性渗出物积聚在脑底部。渗出物中可见上皮样细胞、干酪样坏死及朗格汉斯细胞。浆液纤维蛋白渗出物波及脑神经鞘，包围挤压颅神经引起颅神经损害，常见第Ⅶ、Ⅲ、Ⅳ、Ⅵ、Ⅱ对颅神经障碍的临床症状。早期脑部血管病变主要为急性动脉炎，病程较长者可见栓塞性动脉内膜炎，严重者可引起脑梗死、缺血、软化而致偏瘫。脑室管膜及脉络丛受累时出现脑室管膜炎，引起一侧或双侧脑室扩张。脑底部渗出物机化、粘连、堵塞，使脑脊液循环受阻可导致脑积液。若炎症蔓延至脊膜、脊髓及脊神经根，可使脊膜肿胀、充血、水肿和粘连，导致蛛网膜下腔完全闭塞。

知识点 4：典型结核性脑膜炎的临床表现　　　　　　副高：掌握　正高：熟练掌握

一般起病缓慢，婴幼儿进展较迅速，可骤起高热、惊厥、脑梗死、昏迷等。典型临床表现分为 3 期，各期间无明显的界限。

（1）早期（前驱期）：持续 1~2 周，主要表现为性格改变，如激惹、目光呆滞、嗜睡、懒动、易倦、烦躁、凝视、睡眠不安等。婴儿可表现为皱眉，或凝视、嗜睡，或以手击头、啼哭，或发育迟滞等。同时可有发热、食欲缺乏、盗汗、消瘦、呕吐、便秘（婴儿可为腹泻）等。年长儿可诉头痛，多轻微，初可为间歇性，后持续性头痛，休息后可缓解。

（2）中期（脑膜刺激期）：持续 1~2 周，表现为因颅压升高而出现剧烈头痛、喷射性呕吐、感觉过敏、烦躁不安，逐渐出现意识模糊、嗜睡或惊厥等颅压升高的症状，体温进一步升高。脑膜刺激征（颈项强直、凯尔尼格征、布鲁津斯基征）明显，婴幼儿则以前囟饱满、颅缝裂开为主。此期还可有面神经、动眼神经、展神经瘫痪而出现眼球运动障碍及复视。定向力障碍及运动、语言异常，颅神经受累严重可引起肢体瘫痪。

（3）晚期（昏迷期）：持续 1~3 周，意识障碍进一步加重，由意识模糊、半昏迷继而到全昏迷，惊厥，甚至可呈强直状态频繁发作。颅压明显升高和脑积液时呼吸不规则或变慢，肢体松弛瘫痪，或呈去大脑强直状态。患儿极度消瘦，呈舟状腹，常有水、电解质紊乱。婴儿则前囟膨隆、颅缝裂开、头皮静脉怒张等，最终可因脑疝而死亡。

知识点 5：非典型结核性脑膜炎的临床表现　　　副高：掌握　正高：熟练掌握

起病急，进展较快，有时仅以惊厥为主。早期出现脑实质损害时，表现为舞蹈病或精神障碍；早期出现脑血管损害时，表现为肢体瘫痪。合并脑结核瘤时可出现颅内肿瘤表现。颅外结核病变极端严重时，可将结核性脑膜炎的脑膜炎表现掩盖，不易识别。抗结核治疗过程中发生脑膜炎时，常表现为顿挫型。

知识点 6：非典型结核性脑膜炎的并发症　　　副高：掌握　正高：熟练掌握

最常见的并发症为脑积液、脑实质损害、脑出血和颅神经障碍。其中前 3 种是导致结核性脑膜炎死亡的常见原因。严重后遗症为脑积液、肢体瘫痪、精神发育迟缓、失明、失语、癫痫及尿崩症等。晚期结核性脑膜炎发生后遗症者约占 2/3。

知识点 7：结核性脑膜炎的辅助检查　　　副高：掌握　正高：熟练掌握

（1）脑脊液检查：脑脊液压力升高，外观透明或呈毛玻璃状。白细胞计数增多，白细胞计数分类以淋巴细胞为主。蛋白定量升高。糖和氯化物均降低是结核性脑膜炎的典型改变。脑脊液静置 12~24 小时，取之表面薄膜涂片可查到抗酸杆菌。脑脊液结核分枝杆菌培养阳性则可确诊。

（2）结核菌抗原检测：ELISA 法检测脑脊液结核分枝杆菌抗原是灵敏、快速诊断结核性脑膜炎的辅助方法。

（3）抗结核抗体测定：结核性脑膜炎患儿脑脊液 PPD-IgG 和 PPD-IgM 抗体测定有助于早期诊断。

（4）胸部 X 线检查：85%结核性脑膜炎患儿 X 线胸片有结核病改变，胸片证实有血行播散对确诊结核性脑膜炎很有意义。

（5）结核菌素试验：阳性对诊断有帮助，但晚期可呈假阴性。

（6）眼底检查：可见脉络膜上有粟粒状结节病变。

（7）头颅 CT 和头颅 MRI：能显示结核性脑膜炎的病变特征、部位和范围。

（8）腺苷脱氨酶（ADA）活性测定：大部分结核性脑膜炎患儿 ADA 在发病 1 个月内明显升高（>9U/L），治疗 3 个月后显著下降。

知识点 8：结核性脑膜炎抗结核治疗要点　　　副高：掌握　正高：熟练掌握

联合应用易透过血脑屏障的抗结核杀菌药，分阶段治疗。

（1）强化治疗阶段：用异烟肼（INH）、利福平（RFP）、吡嗪酰胺（PZA）和链霉素

（SM），疗程 3~4 个月，其中 INH 15~25mg/（kg・d）、RFP 10~15mg/（kg・d）（<450mg/d）、PZA 20~30mg/（kg・d）（<750mg/d）、SM 15~20mg/（kg・d）（<750mg/d）。开始治疗的 1~2 周，将 INH 全天量的一半加入 10% 葡萄糖注射液中静脉滴注，余量口服，待病情好转后改为全天量口服。

（2）巩固治疗阶段：继续使用 INH、RFP 或乙胺丁醇（EMB）。RFP 或 EMB 9~12 个月。抗结核药总疗程不少于 12 个月，或待脑脊液正常后继续治疗 6 个月。

知识点 9：结核性脑膜炎降低颅压治疗要点　　　　副高：掌握　正高：熟练掌握

（1）脱水药：常用 20% 甘露醇注射液，一般剂量每次 0.5g~1.0g/kg，于 30 分钟内快速静脉输入，4~6 小时 1 次。脑疝时可加大剂量至每次 2g/kg。2~3 天后逐渐减量，7~10 天后停用。

（2）利尿药：一般于停用甘露醇前 1~2 天加用乙酰唑胺，每天 20~40mg/kg（0.75g/d），分 2~3 次口服，可减少脑脊液生成。根据颅压情况，可服用 1~3 个月或更长，每天服或间歇服（服 4 天，停 3 天）。

（3）侧脑室引流：适用于急性脑积液或慢性脑积液急性发作，用其他降颅压措施无效或疑有脑疝形成者。

（4）其他：腰穿减压、分流手术等。

知识点 10：结核性脑膜炎糖皮质激素治疗要点　　　　副高：掌握　正高：熟练掌握

早期使用糖皮质激素可减轻炎症反应，降低颅压，并可减少粘连，防止或减轻脑积液的发生。一般使用泼尼松，每天 1~2mg/kg（<45mg/d），1 个月后逐渐减量，疗程 8~12 周。

知识点 11：结核性脑膜炎的护理评估　　　　副高：掌握　正高：熟练掌握

（1）健康史：询问患儿卡介苗接种史、结核病接触史、既往结核病史及近期急性传染病史。营养状况及疾病史。

（2）身体状况：有无结核中毒症状。患儿生命体征、神志、囟门张力、有无脑膜刺激征及颅神经障碍。

（3）心理-社会状况：评估家长的心理状况，了解家长对结核性脑膜炎的认识、护理和预防知识，以便指导。

知识点 12：结核性脑膜炎的护理诊断　　　　副高：掌握　正高：熟练掌握

（1）潜在并发症：颅内压升高，脑疝。

（2）营养失调（低于机体需要量）：与摄入不足和消耗增加有关。

（3）有皮肤完整性受损的危险：与长期卧床、排泄物局部刺激及机体免疫力降低有关。

（4）体温过高：与结核分枝杆菌感染有关。

（5）活动无耐力：与结核分枝杆菌感染、机体消耗增加有关。

（6）有传播结核感染的危险：与结核分枝杆菌排出有关。

（7）知识缺乏：家长缺乏结核病防治的相关知识。

（8）焦虑：与病情重、病程长、预后差有关。

知识点13：结核性脑膜炎的一般护理措施　　副高：掌握　正高：熟练掌握

（1）休息与活动：患儿应卧床休息，取仰卧位时，将上半身抬高20°~30°以利于静脉回流，降低颅压。头偏向一侧，避免多次搬动患儿颈部或突然变换体位。病房定时通风，保持室内安静，光线柔和，医疗、护理操作尽量集中进行。

（2）饮食护理：给予高热量、高蛋白、高维生素、易消化的食物，如牛奶、鸡蛋、鱼类、肉类，各种豆制品、新鲜蔬菜、水果等，忌食辛辣、坚硬、油炸食物，少量多餐。昏迷患儿可给予鼻饲或胃肠外营养，以保证足够热量。鼻饲速度不宜过快，压力不宜过大，以免引起呕吐，每次鼻饲量不超过200ml，间隔时间<2小时，胃管每周更换1次。患儿病情好转，能自行吞咽时，可停止鼻饲。

（3）心理护理：加强与患儿及家长的沟通，用通俗易懂的语言讲述疾病的一般知识，评估他们的心理状态，了解其心理需求。关心体贴患儿及家长，给予耐心解释和心理支持，及时解除患儿的不适，帮助患儿及家长克服焦虑，保持情绪稳定。

知识点14：结核性脑膜炎的对症护理措施　　副高：掌握　正高：熟练掌握

（1）保持呼吸道通畅，有呼吸功能障碍的患儿，应松开衣领，头偏向一侧，及时清理呼吸道分泌物及呕吐物，吸氧，必要时用人工呼吸机辅助呼吸。

（2）保持床铺平整、清洁。及时清除呕吐物和大小便，保持皮肤干燥、清洁。昏迷和瘫痪患儿，每2小时翻身、拍背1次，防止压疮和坠积性肺炎的发生。

（3）因昏迷不能闭眼的患儿，可用眼膏并用纱布覆盖，保护角膜。每天清洁口腔2~3次，以免因呕吐致口腔局部细菌繁殖。口唇干裂者可涂液状石蜡或润唇膏。

（4）配合医生做好腰椎穿刺或侧脑室穿刺引流，做好术后护理，腰椎穿刺后4~6小时应去枕平卧，防止脑疝发生。根据医嘱定期复查脑脊液结果。

知识点15：结核性脑膜炎的用药护理及预防感染措施　副高：掌握　正高：熟练掌握

（1）遵医嘱给予脱水药、利尿药、抗结核药、糖皮质激素等药物，注意输液速度和药物不良反应。

（2）大部分结核性脑膜炎患儿伴有肺部结核病灶，应采取呼吸道隔离措施。对患儿呼吸道分泌物、餐具、痰杯等做消毒处理。限制陪护人员，做好空气、地面、物体表面的消毒工作，防止交叉感染。

知识点 16：结核性脑膜炎的密切观察措施　　　副高：掌握　正高：熟练掌握

（1）监测生命体征：定时测量生命体征，观察神志等，发现异常及时报告医生，以便急救。

（2）瞳孔：观察瞳孔大小，是否等大等圆，对光反射是否灵敏。如瞳孔不等大，对光反射减弱或消失，提示脑疝形成。

（3）观察头痛程度与呕吐的相互关系：使用脱水药后症状能否改善，如头痛伴喷射性呕吐，说明颅压升高。

知识点 17：结核性脑膜炎的健康指导　　　副高：掌握　正高：熟练掌握

（1）患儿病情好转出院后，应给予家庭护理指导，强调出院后坚持服药、定期到医院复查的重要性。

（2）自觉执行治疗计划，坚持全程、合理用药，并做好病情及药物不良反应的观察，定期门诊复查。

（3）为患儿制订良好的生活制度，保证休息时间，适当地进行户外活动。注意饮食，供给充足的营养。

（4）避免继续与开放性结核患者接触，以防重复感染。积极预防和治疗各种急性传染病，防止疾病复发。

（5）对有后遗症的患儿，指导家长对瘫痪肢体进行被动活动等功能锻炼，帮助肢体功能恢复，防止肌挛缩。对失语和精神发育迟缓者，进行语言训练和适当教育。

（6）结核性脑膜炎预后与治疗早晚、患儿年龄、病期和病型、结核分枝杆菌耐药性、治疗方法等有关。复发病例绝大多数发生在停药后 2~3 年内，停药后随访观察至少 3~5 年。凡临床症状消失，脑脊液正常、疗程结束后 2 年无复发者，可认为结核性脑膜炎治愈，但仍应继续观察，直到停止治疗后 5 年。

第十八章　急危重症患儿的护理

第一节　急性中毒

| 知识点1：急性中毒的概述 | 副高：熟练掌握　正高：熟练掌握 |

急性中毒是指具有毒性作用的物质通过不同途径进入人体后，引起某些组织和器官的功能性和器质性损害，出现一系列的中毒症状和体征，甚至危及生命。

| 知识点2：急性中毒的病因及发病机制 | 副高：熟练掌握　正高：熟练掌握 |

（1）误食：小儿由于年幼无知，缺乏生活经验，不能辨别一些物质有毒或无毒而致误食。

（2）母婴途径：妊娠和哺乳期女性服用的某些药物或毒物可通过胎盘屏障和泌乳使胎儿和婴幼儿中毒。

（3）疏忽和粗心：家长或保育员的疏忽和粗心，把毒物误作食物给儿童食入。

（4）接触毒物：吸入或皮肤接触毒物引起中毒，如有机磷中毒等。

| 知识点3：急性中毒的诊断 | 副高：熟练掌握　正高：熟练掌握 |

急性中毒的诊断主要依据毒物的接触史、患儿的临床症状、体征和毒物鉴定。

（1）病史：①询问毒物接触史，了解进食或接触过哪些毒物、进食量和时间。②了解患儿出现了哪些症状，症状出现的时间和发展过程。③对过去一向健康而突然出现难以解释的症状如腹痛、恶心、呕吐、发绀或皮肤潮红、多汗等，要考虑有急性中毒的可能性。应详细了解患儿的生活环境有无与毒物接触的可能。

（2）体格检查：①注意一般情况及神志状态、呼吸、脉搏、体温、血压。②观察特征性症状和体征，有无惊厥、昏迷和狂躁；有无喉头水肿和肺水肿；有无特殊的气味；瞳孔有无扩大或缩小；皮肤的颜色和温度有无异常等。③毒物鉴定。对不明原因的患儿，可收集剩余毒物、呕吐物、洗胃内容物或根据线索分别采集血液、尿液或大便进行毒物鉴定。

| 知识点4：急性中毒的处理原则 | 副高：熟练掌握　正高：熟练掌握 |

立即终止毒物与机体的接触，进行早期治疗，对中毒原因不明者，在诊断的同时，先做一般急救处理，防止中毒进一步加重。

| 知识点5：清除毒物的措施 | 副高：熟练掌握　正高：熟练掌握 |

（1）口服毒物中毒：可以采用催吐、洗胃、洗肠和导泻等方法清除消化道毒物。①催吐：适用于食入毒物4～6小时，神志清楚、能够配合、年龄较大的儿童。一般采用压舌板或手指刺激患儿的咽喉部和咽喉壁引起呕吐。催吐的禁忌证：神志不清、躁动不合作、年龄小、腐蚀剂和油剂中毒者。②洗胃：适用于服入流质或水溶性毒物4～6小时的患儿。常用洗胃液有温开水或生理盐水，也可根据毒物性质来采用有特殊作用的洗胃液，如氟化物中毒，可选用5%的硫代硫酸钠溶液或1：5000的高锰酸钾溶液洗胃。强酸强碱切忌洗胃，以免引起胃黏膜损伤，甚至导致食管或胃穿孔，但可采用中和方法，强酸中毒可用镁乳、氢氧化铝凝胶等弱碱作中和剂，但不宜使用碳酸氢钠，以免产气过多形成胃肠胀气甚至穿孔。强碱中毒可选用食醋、果汁、3%的乙酸等作为中和剂。③洗肠：适用于食物摄入4小时以上且仍存留于小肠和大肠者，尤以巴比妥类和重金属类中毒洗肠为必要。常用的洗肠液有1%温盐水和1%肥皂水。④导泻：中毒6小时以上者，毒物大多已进入肠道，可服用泻药使毒物尽快排出。强酸、强碱中毒及严重腹泻者忌使用导泻方法。

（2）吸入中毒：立即将患者撤离现场，吸入新鲜空气或吸入氧气，并保持呼吸道通畅。

（3）皮肤接触中毒：立即脱去污染的衣服，暴露皮肤用清水冲洗。强酸、强碱类污染皮肤时，应先用干布沾干后冲洗。

| 知识点6：促进毒物排泄的措施 | 副高：熟练掌握　正高：熟练掌握 |

（1）利尿：毒物进入人体后多由肾排泄。口服大量水或静脉滴注5%葡萄糖溶液，可以稀释毒物在血液内的浓度，增加尿量，促进毒物排泄，并具有保护肝的作用。

（2）透析疗法：适用于某些急性中毒伴肾功能不全者。

| 知识点7：急性中毒的其他处理措施 | 副高：熟练掌握　正高：熟练掌握 |

（1）使用特效解毒药：有机磷中毒选用解磷定或氯解磷定治疗；亚硝酸盐中毒可用亚甲蓝治疗等。

（2）延缓或阻止毒物吸收：牛奶、蛋清、豆浆、浓茶能分别与不同毒物发生沉淀作用，从而延缓或阻止毒物吸收。

（3）对症治疗：根据患儿在救治过程中出现的具体情况，区分轻重缓急，有针对性地进行治疗。主要针对以下几个问题：休克和循环衰竭、呼吸衰竭、重要脏器功能异常、电解质紊乱、贫血、惊厥、继发感染等。

知识点8：急性中毒的护理措施　　　　　副高：熟练掌握　正高：熟练掌握

（1）对症护理：对高热的患儿采取物理降温；对体温不升者应注意保暖；对昏迷者，应2小时变换1次体位，防止压疮。

（2）保持呼吸道通畅：松开患儿衣物，使患儿平卧，头偏向一侧，及时清除呼吸道分泌物防止误吸。对于昏迷、惊厥患儿应用牙垫和舌钳，谨防舌后坠引起的通气障碍。

（3）密切观察病情：详细记录体温、脉搏、呼吸、血压、瞳孔、皮肤等。

（4）防止受伤：对于意识不清，有惊厥的婴儿，必须专人看护，加床栏，防止受伤。特别对中毒症状重伴有惊厥的患儿，应在控制惊厥后采取洗胃措施。

第二节　小儿惊厥

知识点1：小儿惊厥的概述　　　　　　　副高：熟练掌握　正高：熟练掌握

惊厥是指由于神经细胞异常放电引起全身或局部骨骼肌群突然发生不自主强直性或阵挛性收缩，常伴意识障碍的一种神经系统功能暂时紊乱的状态。惊厥是儿科常见急症，以婴幼儿多见，反复发作可引起脑组织缺氧性损害，遗留神经系统后遗症，影响儿童的智力发育和健康。

知识点2：小儿惊厥的感染性病因　　　　副高：熟练掌握　正高：熟练掌握

（1）颅内感染：如细菌、病毒、原虫、真菌等引起的脑膜炎、脑炎及脑脓肿。常表现为反复而严重的惊厥发作，大多出现在疾病初期或极期。伴有不同程度意识障碍和颅内压升高表现。脑脊液检查对诊断和鉴别诊断有较大帮助。

（2）颅外感染：①热性惊厥。是儿童惊厥最常见的原因。以上呼吸道感染引起的发热最多见，其他如下呼吸道感染、传染病、中耳炎等。②感染性中毒性脑病。是由重症肺炎、细菌性痢疾、败血症、伤寒等严重感染疾病引起的并发症。在原发病的极期出现反复惊厥、意识障碍与颅内压升高症状。与感染和细菌毒素导致急性脑水肿有关。脑脊液检查除压力升高外，其余均正常。

知识点3：小儿惊厥的非感染性病因　　　副高：熟练掌握　正高：熟练掌握

（1）颅内疾病：如窒息、缺氧缺血性脑病、颅脑损伤、脑肿瘤、癫痫、脑血管畸形、颅脑发育异常等。

（2）颅外疾病：电解质紊乱（低血钙、低血镁、低血钠、高血钠）、低血糖症、严重心肺疾病、遗传代谢性疾病（如苯丙酮尿症、半乳糖血症）、各种中毒（如农药、鼠药、中枢神经兴奋药）等均可引起惊厥。

知识点 4：小儿惊厥的病理生理　　　　　副高：掌握　正高：熟练掌握

（1）痫性发作：各种原因所致脑细胞功能紊乱，大脑神经元兴奋性过高，神经元突然大量异常超同步放电，通过神经下传引起骨骼肌运动性发作。

（2）非痫性发作：脑干、脊髓、神经肌肉接头和肌肉本身的兴奋性升高所致，如钾、钠升高或钙、镁降低等电解质紊乱，也可因癔症等引起情绪改变所致。

知识点 5：小儿惊厥的临床表现　　　　　副高：熟练掌握　正高：熟练掌握

（1）惊厥的典型表现：突然发作，全身或局部肌肉呈强直性或阵挛性收缩；眼球凝视、上翻或斜视；口吐白沫、牙关紧闭，面色发绀；部分患儿有大小便失禁；发作时伴不同程度的意识丧失；惊厥持续时间为数秒至数分钟，发作停止后多入睡。

（2）惊厥的不典型表现：多见于新生儿或小婴儿。表现为两眼凝视、反复眨眼、咀嚼、一侧面肌或口角抽动、单侧肢体抽动、固定或四肢踩踏板或划船样运动及呼吸暂停等微小动作，一般神志清楚。

（3）惊厥持续状态：是指惊厥发作持续 30 分钟以上，或虽然惊厥持续不到 30 分钟，但发作频繁，2 次发作间歇期意识不能完全恢复者。惊厥持续状态由于时间过长，可引起缺氧性脑损害、脑水肿甚至死亡等严重后果。

（4）热性惊厥：多见于 3 个月至 5 岁的小儿，是由单纯发热诱发的惊厥，是小儿惊厥常见的原因。①单纯型热性惊厥：多呈全身性强直-阵挛发作，持续数秒至 10 分钟。发作后，除原发病的表现外，一切如常。1 次热性疾病中，大多只发作 1 次。②复杂型高热惊厥：全身性惊厥持续的时间多在 15 分钟以上，低热时也可出现惊厥，发作形式可以是部分发作或全身发作，在同一疾病过程中（或在 24 小时以内）惊厥发作 1 次以上，惊厥发作后可有暂时性麻痹综合征等异常神经系统体征。热退后 1~2 周作脑电图仍可有异常，预后较单纯性高热惊厥差，尤其伴有癫痫家族史患儿或第一次高热惊厥前即有脑部器质性病变者，较易发展为癫痫。

知识点 6：小儿惊厥的辅助检查　　　　　副高：熟练掌握　正高：熟练掌握

（1）实验室检查：根据需要做血、大小便常规；血液生化检查，如血糖、血钙、血镁、血钠、肌酐及尿素氮等。怀疑颅内感染者需做脑脊液常规、生化及病原学检查。

（2）影像学检查：所有惊厥患儿应做脑电图检查。怀疑颅内出血、占位性病变和颅脑畸形者可做头颅 CT 及 MRI 检查。头颅 B 超适用于前囟未闭的婴儿，对脑室内出血、脑积液有诊断价值。

知识点7：控制小儿惊厥的药物疗法　　　　副高：熟练掌握　正高：熟练掌握

（1）地西泮：为控制小儿惊厥的首选药物，按0.3~0.5mg/kg缓慢静脉注射，作用发挥快，1~3分钟即可生效。但作用时间短，必要时5~10分钟后再次给药。每次注射剂量不可过大，速度不可过快，因为地西泮有抑制呼吸、降低血压的作用，使用过程中应注意观察呼吸和血压的变化。

（2）苯巴比妥钠：为控制新生儿惊厥的首选药物，按5~10mg/kg静脉注射，作用发挥较慢，注入后20~60分钟才能在脑内达到药物浓度的高峰，故不能使惊厥发作立即停止。但维持时间长，在用地西泮等控制发作后，可用作维持治疗，巩固疗效。苯巴比妥钠有抑制呼吸、降低血压的作用，注意监测呼吸和血压的变化。

（3）10%水合氯醛：本药作用较快，持续时间较短。每次0.5ml/kg，最大剂量不超过10ml，加入1~2倍生理盐水灌肠或鼻饲。

（4）苯妥英钠：可用于对地西泮无效者，每次15~20mg/kg静脉注射，推注时间不少于10分钟。本药无抑制呼吸现象，止惊作用缓慢，且有潜在的致心律不齐的危险，使用时应进行心电监护。

知识点8：小儿惊厥的其他治疗要点　　　　副高：熟练掌握　正高：熟练掌握

（1）针刺：常用穴位有人中、合谷、涌泉、百会、十宣、内关等，需强刺激，必要时可留针。

（2）对症治疗：①降温。高热者给予物理降温或药物降温。②治疗脑水肿。可静脉应用甘露醇、呋塞米或肾上腺皮质激素。③当出现颅内压升高时，给予脱水剂。④发绀者给予氧气吸入。

（3）病因治疗：针对引起惊厥的不同病因，采取相应的治疗措施。

知识点9：小儿惊厥的护理评估　　　　副高：熟练掌握　正高：熟练掌握

（1）健康史：评估患儿的出生史、喂养史、感染史及传染病史；了解患儿有无中毒史、颅脑损伤史、心脏病或肾病等病史；患儿有无既往发作史及发作时是否存在诱因。

（2）身体状况：评估患儿惊厥发作时的表现，意识、发作持续时间、发作频率、间歇期长短、惊厥伴随症状以及发作后的状态。

（3）心理-社会状况：评估家长对该病的认知程度，是否有紧张、恐惧心理。当患儿惊厥发作时，家长是否能采取正确的处置方式。

知识点10：小儿惊厥的护理诊断　　　　副高：熟练掌握　正高：熟练掌握

（1）急性意识障碍：与惊厥发作有关。

（2）有窒息的危险：与惊厥发作、咳嗽和呕吐反射减弱、呼吸道堵塞有关。

（3）有受伤的危险：与惊厥导致不能自主控制、意识障碍有关。

（4）体温过高：与感染或惊厥持续状态有关。

（5）潜在并发症：脑水肿、颅内压升高。

（6）焦虑/恐惧：与家长担心患儿病情、无法应对惊厥发作有关。

知识点 11：小儿惊厥的首要护理措施　　　　副高：熟练掌握　　正高：熟练掌握

（1）就地抢救：惊厥发生时就地抢救，不要强行搬动、大声呼喊或摇晃患儿。移开周围可能伤害患儿的物品。惊厥发作未超过 5 分钟可任其自行停止，勿移动患儿或强力按压及约束肢体，不可将物品塞入患儿口中或强力撬开紧闭的牙关。注意观察其生命体征、意识、行为、瞳孔、面色、惊厥发作类型及持续时间等。

（2）保持呼吸道通畅、防止窒息：惊厥发作时保持患儿平卧，头偏向一侧，解开衣领，松解衣服；惊厥停止后予侧卧位，及时清除口、鼻、咽喉内的分泌物或呕吐物，轻轻将舌向外牵拉，防止舌后坠阻塞呼吸道造成呼吸不畅。备好气管插管、开口器、吸痰器等急救用品，一旦发生窒息，除清除分泌物或呕吐物外，要立即进行人工呼吸，必要时行气管切开，及时氧气吸入。惊厥超过 5 分钟者应遵医嘱给予止惊药。

（3）减少刺激：保持安静环境，避免一切不必要的刺激和检查，因为各种刺激均可使惊厥加剧或时间延长。

（4）保持体温稳定：对于高热的患儿及时采取降温措施，首选开窗通风、解开衣被、温水擦浴等物理降温措施。对于物理降温效果不明显的患儿，可采取药物降温，但是要密切关注体温的变化。

（5）吸氧及保护脑细胞治疗：惊厥发生时立即吸氧气。对于惊厥持续时间较长或反复发作的患儿，可静脉滴注腺苷三磷酸（ATP）、乙酰辅酶 A 等营养脑细胞药物，或在患儿醒后喂少量糖水，以防低血糖造成脑细胞损伤。

知识点 12：预防外伤及并发症的护理措施　　　　副高：熟练掌握　　正高：熟练掌握

（1）预防外伤：将棉质物放在患儿手中或腋下，防止皮肤摩擦受损；对已出牙患儿上下臼齿间放置牙垫或压舌板，防止舌咬伤；勿强力按压或牵拉患儿肢体，以免骨折或脱臼；专人守护，移开周围可能伤害患儿的一切物品，床边拉好床栏，防止坠地跌伤。

（2）预防并发症：密切观察患儿体温、脉搏、呼吸、血压、意识及瞳孔的变化，发现异常，及时通报医生，并采取紧急抢救措施。注意观察惊厥的类型，当惊厥反复发作或持续时间较长时，应警惕有无颅压升高表现。患儿出现收缩压升高、脉率减慢、呼吸节律慢而不规则、双侧瞳孔扩大，则提示颅压升高，应及时通报医生，并及时采取降低颅压的措施。

知识点 13：小儿惊厥的健康指导 　　　　　　副高：熟练掌握　　正高：熟练掌握

（1）加强护理，避免感染性发热，预防热性惊厥。

（2）癫痫患儿应按时服药，不能随便停药。

（3）对惊厥发作时间较长的患儿应指导家长观察有无神经系统后遗症，如聋、肢体活动障碍等。

（4）向家长及患儿讲解本病的病因和诱因及患儿病情，指导家长掌握预防及控制惊厥的措施。

（5）对于癫痫患儿，家长应确保患儿生活规律、充分的休息和睡眠，避免情绪激动，遵医嘱正确用药，并定期门诊随访。

第三节　急性颅内压升高

知识点 1：急性颅内压升高的概述 　　　　　　副高：熟练掌握　　正高：熟练掌握

急性颅内压升高，是由多种原因引起脑实质和/或颅内液体量增加所致的一种临床综合征。重者迅速发展成脑疝而危及生命，是儿科常见的急症之一。婴儿和儿童的颅内压正常值为 5～10mmHg，11～20mmHg 为轻度升高，21～40mmHg 为中度升高，>40mmHg 为重度升高。小儿急性颅内压升高多由脑水肿引起。

知识点 2：急性颅内压升高的病因 　　　　　　副高：熟练掌握　　正高：熟练掌握

（1）感染：颅内与全身感染，如各种脑炎、脑膜炎、脑脓肿、颅内寄生虫、中毒性痢疾、重症肺炎、败血症等。

（2）脑缺氧：如窒息、心搏骤停、惊厥、癫痫持续状态、肺性脑病、呼吸衰竭、溺水、一氧化碳中毒、休克等。

（3）颅内占位性病变：颅内出血、颅内肿瘤、颅内转移瘤、神经胶质瘤、髓母细胞瘤等。

（4）颅脑畸形：如颅底凹陷、先天性小脑扁桃体下疝畸形等。

（5）中毒：如有机磷农药、苯巴比妥钠、铅、汞中毒等。

（6）颅脑外伤：如脑内血肿和脑挫裂伤等。

（7）其他：肝衰竭、肾衰竭、高血压脑病、变应性休克等。

知识点 3：急性颅内压升高的发病机制 　　　　　　副高：熟练掌握　　正高：熟练掌握

颅内压是指颅腔内各种结构产生的压力的总和，即脑组织、脑血管系统、脑脊液所产生的压力。正常情况下，密闭的颅腔内脑实质、脑脊液及脑血流量保持相对恒定，使颅内压维持在正常范围内（5~10mmHg）。脑脊液压力超过11mmHg，即为高颅压。脑水肿、脑脊液循环障碍和颅内占位性病变均可造成高颅压。感染、中毒、缺氧和外伤等因素可使血管通透性增加或脑细胞内能量代谢障碍，钠泵失常而导致细胞内、外液量增多，各种原因引起的细胞外液渗透压降低，也可致水分向脑细胞内转移，这些均可造成脑水肿，使脑组织体积增大和颅内压升高；脑脊液循环障碍致脑积液和脑脊液量增加，严重高血压、$PaCO_2$升高致脑血管扩张而使脑血流量增加，这些均使颅内压升高。颅内占位性病变，如肿瘤、血肿等，使颅内容物体积增加，也可致高颅压。高颅压影响脑血液供给和脑代谢，加重脑水肿而使颅内压进一步升高，形成恶性循环，最终导致脑功能衰竭。颅内压升高严重时，因脑的容积明显增加，迫使部分脑组织嵌入孔隙而形成脑疝。最常见者为颞叶海马回嵌入小脑幕裂隙，形成小脑幕切迹疝；后颅窝的小脑扁桃体可嵌入枕骨大孔，形成枕骨大孔疝。枕骨大孔疝可使脑干受压，延髓呼吸中枢缺血和缺氧，导致中枢性呼吸衰竭，甚至呼吸骤停。

知识点4：急性颅内压升高的病理生理　　　　副高：掌握　正高：熟练掌握

（1）影响颅内压升高的因素

1）年龄：婴幼儿及小儿的颅缝未闭合或闭合不全，颅内压升高可使颅缝裂开而相应地增加颅腔容积，从而缓和或延长了病情的进展。

2）病变的扩张速度：当发生颅内占位性病变时，随着病变部位的缓慢增长，可以长期不出现颅内压升高症状，一旦颅内压代偿功能失调，则病情将迅速发展，往往在短期内即出现颅内高压危象或脑疝。

3）病变部位：在颅脑中线或颅后窝的占位性病变，由于病变容易阻塞脑脊液循环通路而发生梗阻性脑积水，故颅内压升高症状可早期出现而且严重。颅内大静脉窦附近的占位性病变早期即可压迫静脉窦，引起颅内静脉血液的回流或脑脊液的吸收障碍，使颅内压升高症状亦可早期出现。

4）伴发脑水肿的程度：脑寄生虫病、脑脓肿、脑结核瘤、脑肉芽肿等由于炎症性反应均可伴有较明显的脑水肿，故早期即可出现颅内压升高症状。

5）全身系统性疾病：尿毒症、肝昏迷、毒血症、肺部感染、酸碱平衡失调等都可引起继发性脑水肿而致颅内压升高。高热往往会加重颅内压升高的程度。

（2）颅内压升高的后果

1）脑血流量的降低：正常成人每分钟约有1200ml血液进入颅内，通过脑血管的自动调节功能进行调节。正常的脑灌注压为70~90mmHg。如果颅内压不断升高使脑灌注压低于40mmHg时，脑血管自动调节功能失效，脑血流量随之急剧下降，就会造成脑缺血，甚至出现脑死亡。

2）脑移位和脑疝。

3）脑水肿：颅内压升高可直接影响脑的代谢和血流量从而产生脑水肿，脑水肿的病理改变主要是充血和水肿。可见脑肿胀、脑膜充血、脑沟回浅平、切面白质和灰质分界不清，白质明显肿胀、灰质受压，侧脑室体积减小或呈裂隙状。组织学改变可见细胞内和细胞外水肿。

4）库欣（Cushing）反应：当颅内压升高接近动脉舒张压时，血压升高、脉搏减慢、脉压增大，继之出现潮式呼吸，血压下降，脉搏细弱，最终呼吸停止，心脏停搏而导致死亡。这种变化即称为库欣反应。

5）胃肠功能紊乱及消化道出血：部分颅内压升高的患儿可首先出现胃肠道功能的紊乱，出现呕吐、胃及十二指肠出血及溃疡和穿孔等。

6）神经源性肺水肿：患儿表现为呼吸急促，痰鸣，并有大量泡沫状血性痰液。

知识点5：急性颅内压升高的临床表现	副高：熟练掌握　正高：熟练掌握

临床表现与发病原因、部位、病情进展速度及合并症等密切相关。早期临床表现复杂多样且缺乏特异性，晚期常合并生命体征改变。

（1）头痛：是颅内压升高的主要症状。头痛的程度不等，早期较轻，后期加剧，多在清晨起床时明显，可因咳嗽、打喷嚏、用力等动作而加重。头痛通常为弥漫性，但以额部或枕部疼痛较为明显。婴幼儿因不能自诉，常表现为躁动不安或用手拍打头部，新生儿和小婴儿则睁眼不眠，呈脑性尖叫和前囟隆起紧张。头痛的机制一般认为是颅内压升高使脑膜、血管及颅神经受到刺激、牵拉或压迫所致。

（2）呕吐：是儿童常见症状。常在清晨空腹时发生或与剧烈头痛同时伴发，可呈喷射性呕吐，一般不伴恶心，与饮食无关。呕吐的原因可能由于颅内压升高刺激第四脑室底部及延髓呕吐中枢所致。

（3）眼底改变：颅内压升高时由于视神经鞘内脑脊液回流和静脉回流发生障碍，因而出现眼静脉淤血、视网膜水肿及视神经盘水肿、出血等变化。而视神经盘水肿为高颅压的重要指征之一。在急性脑水肿所致的高颅压时，因病变弥漫而发展迅速，很少见到视神经盘边缘消失，可见到视神经盘隆起及其局部边缘模糊、颜色发红，视网膜反光增强，眼底小静脉迂曲、怒张，小动脉痉挛。慢性高颅压可致继发性视神经萎缩。

（4）复视：展神经在颅内行程较长，颅内压升高时，易受压而发生单侧或双侧不全麻痹，出现复视。

（5）意识障碍：由于颅内压升高及脑水肿，导致大脑皮质的广泛性损害及脑干网状结构受损，出现不同程度的意识障碍，常出现躁动不安、表情淡漠、嗜睡，严重者进入昏迷。

（6）头部体征：婴儿可见前囟饱满及张力增高、颅缝裂开、头围增大等。

知识点6：急性颅内压升高的惊厥及肌张力改变表现	
	副高：熟练掌握　正高：熟练掌握

颅内压升高或炎症刺激时大脑皮质运动区受刺激而发生惊厥，可频繁发作。如大脑皮质

不能控制下级神经中枢，脑干网状结构受刺激，则出现肌张力明显增高。严重者可呈去皮质强直（上肢屈曲，下肢内收挺直），甚至呈现去大脑强直（四肢挺直，上肢内旋、下肢内收、双足下垂）。但在脑疝时如果累及小脑，肌张力反而降低，深反射消失。

知识点 7：急性颅内压升高的生命体征改变表现　　副高：熟练掌握　正高：熟练掌握

（1）呼吸障碍：颅内压升高引起呼吸改变较成人多见；轻者常出现节律不整、深浅不均，如出现叹息样呼吸、潮式呼吸或长吸式呼吸，提示延髓衰竭、脑功能有明显损害，预后极差。

（2）循环障碍：主要发生于急性颅内压升高或慢性颅内压升高而病情突然恶化并有高颅压危象者，表现为皮肤苍白和发凉，指（趾）末端发绀。

（3）血压升高：颅内压升高时延髓的血管运动中枢受刺激而产生代偿性血管加压反应使血压升高，收缩压>（年龄×2+100mmHg）。动脉血压升高的目的是为了维持脑血流，特别是延髓的血流。晚期血压下降是延髓功能衰竭的表现。

（4）脉搏缓慢：急性颅内压升高可出现缓脉，但在小儿较少见，慢性颅内压升高一般不引起缓脉现象。

（5）体温调节障碍：颅内压升高时下丘脑体温调节中枢受损，加之肌张力增高时肌肉产热增加，可出现高热。脑疝形成后，由于自主神经调节障碍，体温可在40℃以上，晚期可体温不升。

知识点 8：急性颅内压升高时脑干功能障碍及脑疝形成
副高：熟练掌握　正高：熟练掌握

当颅内占位性病变或弥漫性脑水肿引起颅内压不断升高时，可导致脑组织向压力相对较低的部位移位，并被挤入附近的硬脑膜裂隙或枕骨大孔，发生嵌顿，压迫部分脑组织、颅神经及血管，而产生一系列紧急的临床综合征，称为脑疝。最常见的脑疝有小脑幕切迹疝和枕骨大孔疝。

（1）小脑幕切迹疝：小脑幕以水平方向横隔于小脑背部及大脑半球之间，将大脑半球与小脑分开，并支持其上部大脑半球的压力。其前方中部有一缺口形成小脑幕切迹，中脑、大脑脚、动眼神经、大脑后动脉、小脑上动脉均位于或经过此切迹。当颅内压急剧升高时，颞叶的海马回或沟回被挤入小脑幕裂孔而形成脑疝，出现相应的临床表现：①意识障碍，小脑幕切迹疝压迫中脑及网状结构，初期表现剧烈头痛、嗜睡、躁动、血压升高，继而意识模糊或昏迷加深。②瞳孔变化，脑疝压迫患侧动眼神经，开始有同侧瞳孔先缩小，继而扩大，对光反射迟钝或消失，如弥散性脑水肿，对侧动眼神经也受损时则出现同样的症状，故两侧瞳孔大小不等，晚期双侧瞳孔均扩大，对光反射消失。③肢体瘫痪，一侧或两侧中脑及大脑脚的锥体束受压，出现对侧或双侧肢体痉挛性瘫痪，锥体束征阳性。④生命体征改变，由于脑干受压，脑疝初期出现代偿性呼吸加快变深，体温升高，脉搏加快，血压升高。若脑疝继续发展，生命中枢受损严重或出现枕骨大孔疝时，调节作用丧失，因而出现中枢性呼吸衰竭，呼吸变浅、不规则，脉搏细弱，血压下降，最后呼吸停止。

（2）枕骨大孔疝：又称小脑扁桃体疝。枕骨大孔位于颅后窝最低部中央，延髓、颈髓从此处通过。正常时小脑扁桃体位于其上方，颅内压升高时，使小脑扁桃体向下移位陷入椎管内形成枕骨大孔疝。疝入的小脑扁桃体压迫延髓，堵塞第四脑室出口，颅内压进一步升高，可迅速出现延髓功能衰竭现象，表现为：①意识障碍，如占位性病变引起者，因进展较缓慢，意识状态可保持清醒，但急性弥漫性脑水肿所致的脑疝，多先有小脑幕切迹疝，继之枕骨大孔疝时，则表现为突然意识障碍加深，迅速进入深昏迷。②瞳孔变化，常为动眼神经核受损，表现为双侧瞳孔对称性缩小，继而双侧瞳孔扩大，对光反射消失，眼球固定。③呼吸抑制，表现为呼吸浅、慢、不规则，发展迅速可呼吸骤停。④血压可短暂上升后逐渐下降，脉搏细弱，心脏停搏。⑤肌张力及锥体束征，脑疝时小脑受损，双侧肌张力降低，深反射消失。因延髓受压，双侧锥体束征可呈阳性。

知识点9：急性颅内压升高的辅助检查　　　　　副高：熟练掌握　正高：熟练掌握

（1）实验室检查：血、尿、大便常规检查及必要的血液生化检查，如电解质、血氨、肝功能等。脑脊液检查对颅内感染、颅内出血有诊断价值，疑有高颅压者腰椎穿刺应慎重，以免诱发脑疝。需进行腰椎穿刺术放脑脊液以明确诊断者，应术前给予甘露醇，术中控制脑脊液滴速及量。

（2）测定颅内压（ICP）：利用生物物理学方法直接测量颅内压，是诊断高颅压较准确的方法。脑室内监测是颅内压监测的"金标准"，前囟测压主要用于新生儿和婴儿。

（3）影像学检查：增强CT扫描可观察局部脑血流情况，显示与解剖异常之间的关系。MRI检测脑内含液量的变化较CT更灵敏，可观察到脑疝的形成。经颅多普勒超声可协助临床判断高颅压程度、治疗效果及预后。通过脑电图可了解脑功能紊乱情况。

知识点10：降低颅内压治疗要点　　　　　　　副高：熟练掌握　正高：熟练掌握

主要是以降低颅内压对症治疗为主，积极治疗原发病。

（1）20%甘露醇：降颅内压作用最有效，0.5~1.0g/kg静脉滴注，4~6小时重复1次。一般要求在20分钟内滴完，速度120~140滴/分（过快可引起头痛、视物模糊），注意防止外渗以免组织坏死。心、肝、肾功能不全的患儿慎用甘露醇，使用过程中保持水、电解质平衡。

（2）利尿药：重症患儿可使用利尿药如呋塞米，0.5~1.0mg/kg静脉注射，每天2~3次。可在2次应用脱水剂之间或与脱水剂同时应用，在应用利尿药的同时注意监测电解质的变化，注意补钾，防止低血钾的发生。

（3）其他治疗：如高压氧治疗、过度通气、控制性脑脊液引流等。目前国外教科书已不再将肾上腺皮质激素作为高颅压的常用治疗用药。

知识点 11：对症治疗要点　　　　副高：熟练掌握　正高：熟练掌握

（1）止惊：可用地西泮静脉注射，对惊厥患儿起到止惊的作用，但是在给药的过程中注意观察患儿呼吸，防止呼吸抑制发生窒息。

（2）降温：可采用亚冬眠疗法或头置冰帽维持体温在 33~34℃，减少脑细胞的耗氧量。

（3）补液：在应用脱水剂时应注意维持血浆胶体渗透压，需补充清蛋白、血浆等。补液时注意液体的入量应略少于出量。

知识点 12：病因治疗要点　　　　副高：熟练掌握　正高：熟练掌握

根据引起急性颅内压升高的病因采取相应的治疗措施，如抗感染、改善通气、纠正休克和缺氧，防止二氧化碳潴留、消除颅内占位性病变等。

知识点 13：急性颅内压升高的护理评估　　　　副高：熟练掌握　正高：熟练掌握

（1）健康史：了解患儿有无感染史，有无各种原因造成的缺血缺氧病史及颅内占位性病变史。

（2）身体状况：有无头痛、呕吐、意识障碍、眼底改变及其性质，有无脑疝等并发症的发生。

（3）心理-社会状况：了解患儿既往有无住院经历，家长对疾病的病因和防护知识的了解程度。患儿居住环境及家庭经济状况，家长是否有恐惧、焦虑等心理。

知识点 14：急性颅内压升高的护理诊断　　　　副高：熟练掌握　正高：熟练掌握

（1）头痛：与颅内压升高有关。

（2）有窒息的危险：与意识障碍及呕吐有关。

（3）有受伤的危险：与颅内压升高、意识障碍有关。

（4）营养失调（低于机体需要量）：与神经系统受损致摄入减少，不能满足机体新陈代谢的总需要量有关。

（5）潜在并发症：脑疝、呼吸暂停、感染、癫痫。

（6）焦虑/恐惧：与患儿父母担心患儿病情及预后有关。

知识点 15：急性颅内压升高的护理措施　　　　副高：熟练掌握　正高：熟练掌握

（1）避免颅内压升高加重：保持环境绝对安静，避免让患儿躁动、剧烈咳嗽。避免对患儿的不必要刺激，如检查和治疗尽可能集中进行和完成。护理患儿时动作要轻柔，不要用力转动患儿头部和翻身。抬高床头 30°左右，使患儿头部处于正中位以利于颅内血液回流及避免颈静脉受压。患儿疑有脑疝时应以平卧为宜，但要保证气道通畅。

（2）保持呼吸道通畅，及时给氧：若条件允许可将有意识障碍的患儿置于侧卧位。及时清除呼吸道分泌物，保持呼吸道通畅，必要时做好气管插管或气管切开的准备。根据病情选择不同供氧方式，保证血氧分压维持在正常范围。吸氧不仅可以提高治愈率，而且可以有效减少或防止后遗症。

（3）合理喂养：根据病情选择不同的喂养方法，病情严重者，推迟喂养时间，一般情况好转后给予喂奶。喂奶时不要抱起，吸吮或吞咽困难者用鼻饲喂养。喂奶后注意观察有无面色发绀、呕吐，防止呛奶窒息。呕吐重者，宜禁食补液，以供给足够的热量和水分。

（4）用药护理：遵医嘱正确给药，按时应用脱水剂、利尿药等以减轻脑水肿。20%甘露醇 20 分钟内滴完，避免发生皮下渗漏，造成皮下组织坏死。静脉使用镇静药时速度宜慢，以免发生呼吸抑制。

（5）病情观察：严密观察病情变化，定时监测生命体征、瞳孔、肌张力、意识状态等。若发现脑疝的前驱症状，应立即通知医生，并配合抢救。

（6）预防受伤：专人守护，加床栏保护。抽搐发作时勿强力按压或约束患儿肢体，勿将物品放入患儿口中或强力撬开紧闭的牙关。遵医嘱给予镇静止惊药。指导患儿家长掌握预防患儿受伤的护理措施。指导合理休息，协助患儿活动。

知识点 16：急性颅内压升高的健康指导　　　　副高：熟练掌握　正高：熟练掌握

（1）解释保持安静的重要性及头肩抬高的意义，以取得家长的合作。

（2）定期复查头部 B 超或头颅 CT，有肢体瘫痪者加强功能锻炼。

（3）向家长讲解有关疾病的相关知识，介绍患儿的病情及预后，安慰、鼓励其树立信心。

（4）加强营养，防止感染，按时预防接种。

（5）指导家长在日常生活中注意观察患儿有无肢体活动障碍、精神发育迟缓等神经系统后遗症，定期到医院进行复查及康复训练。

第四节　急性呼吸衰竭

知识点 1：急性呼吸衰竭的概述　　　　副高：熟练掌握　正高：熟练掌握

急性呼吸衰竭（AFR）是指累及呼吸中枢和/或呼吸器官的各种疾病导致呼吸功能障碍，出现低氧血症，或低氧血症与高碳酸血症并存，并由此引起一系列生理功能和代谢紊乱的临床综合征。其血气诊断标准为动脉血氧分压（PaO_2）<60mmHg 和/或动脉血二氧化碳

分压（$PaCO_2$）>50mmHg。本病预后较差，死亡率高，是小儿时期常见的急症之一。

知识点2：急性呼吸衰竭的分类   副高：熟练掌握   正高：熟练掌握

根据病变部位急性呼吸衰竭分为中枢性呼吸衰竭和周围性呼吸衰竭2种。中枢性呼吸衰竭是因病变累及呼吸中枢引起，周围性呼吸衰竭是由于病变累及呼吸器官、呼吸肌所致。二者均可导致机体缺氧、二氧化碳潴留和酸中毒。

临床上根据血气分析结果将呼吸衰竭分为2种类型，即低氧血症型呼吸衰竭和高碳酸血症型呼吸衰竭。低氧血症型呼吸衰竭又称Ⅰ型呼吸衰竭，因肺通气及血流灌注不匹配而产生。PaO_2降低，$PaCO_2$正常，见于呼吸衰竭的早期和轻症。高碳酸血症型呼吸衰竭又称Ⅱ型呼吸衰竭，因通气不足无法满足生理需要。PaO_2降低，$PaCO_2$升高，见于呼吸衰竭的晚期和重症。

知识点3：急性呼吸衰竭的病因   副高：熟练掌握   正高：熟练掌握

儿童呼吸衰竭的病因在不同年龄有较大的差别。

（1）新生儿：常见有新生儿窒息、吸入性肺炎等，早产儿可由肺泡表面活性物质缺乏而导致呼吸窘迫综合征。

（2）小于2岁儿童：常见于支气管肺炎、哮喘持续状态、喉炎、先天性心脏病、气道异物吸入、先天性气道畸形（如气管蹼、囊肿、大叶肺气肿等）、较大腺样体或扁桃体所致的鼻咽梗阻等。

（3）大于2岁儿童：常见于哮喘持续状态、急性感染性多发性神经根炎、中毒、溺水、脑炎等。

知识点4：急性呼吸衰竭的病理生理   副高：熟练掌握   正高：熟练掌握

主要病理生理改变是呼吸系统不能有效地在空气、血液间进行氧和二氧化碳的气体交换，导致机体氧的供应和二氧化碳的排出不能满足代谢的需求，由此引起代谢紊乱和脏器功能障碍。

知识点5：急性呼吸衰竭呼吸系统表现   副高：熟练掌握   正高：熟练掌握

（1）中枢性呼吸衰竭：主要为异常呼吸，出现呼吸节律和频率的变化，表现为呼吸快慢、深浅不匀，如潮式呼吸、比奥呼吸、双吸气和下颌式呼吸等。

（2）周围性呼吸衰竭：主要表现为呼吸困难，呼吸节律规则，但深浅度随病程变化而变化，有鼻翼煽动、三凹征，呈点头、叹息样呼吸。早期呼吸频率多增快，晚期呼吸减慢无力。呼吸频率若减慢至8~10次/分，提示呼吸衰竭严重，若减慢至5~6次/分，提示呼吸随时可能停止。上呼吸道梗阻以吸气性呼吸困难为主，下呼吸道梗阻以呼气性呼吸困难为主。

| 知识点6：急性呼吸衰竭低氧血症表现 | 副高：熟练掌握　正高：熟练掌握 |

（1）发绀：是缺氧的典型表现，以唇、口周、甲床等处发绀明显。当 $PaO_2 < 50mmHg$，$SaO_2 < 80\%$ 时出现发绀。但当严重贫血、血红蛋白含量低于 $50g/L$ 时，可不出现发绀。

（2）心血管功能紊乱：早期表现为心率增快、血压升高、心排血量增加。严重时可出现心律失常，并可导致心力衰竭或心源性休克。

（3）神经系统症状：早期多汗、烦躁、易激惹，继而出现神志不清、嗜睡、意识障碍等神经系统抑制症状，严重时有昏迷、颅内压升高、惊厥及脑疝等症状出现。

（4）消化系统症状：可出现腹胀、食欲缺乏、恶心等胃肠道表现，少数严重病例可出现消化道出血。

（5）肾功能障碍：出现少尿或无尿，尿中可见蛋白、红细胞、白细胞、管型。严重时可发生肾衰竭。

| 知识点7：急性呼吸衰竭高碳酸血症表现 | 副高：熟练掌握　正高：熟练掌握 |

$PaCO_2$ 升高时，患儿出现烦躁不安、多汗、意识障碍、四肢温暖、皮肤潮红、瞳孔缩小、脉搏增快、血压升高、口唇暗红。若 $PaCO_2$ 继续升高则出现惊厥、昏迷、视神经盘水肿等。

| 知识点8：急性呼吸衰竭的辅助检查 | 副高：熟练掌握　正高：熟练掌握 |

（1）血气分析：测定 PaO_2、$PaCO_2$、SaO_2、动脉血 pH、标准碳酸氢盐（SB）、碱剩余（BE）、缓冲碱（BB），以判断呼吸衰竭的类型、程度，酸碱平衡失调的程度。

（2）根据病因做相应的胸部 X 线、头颅 CT 等检查。

| 知识点9：急性呼吸衰竭的治疗要点 | 副高：熟练掌握　正高：熟练掌握 |

（1）保持呼吸道通畅：是抢救的关键，应及时清理呼吸道分泌物及异物，改善通气功能。定时给患儿进行翻身、拍背、湿化，必要时给予雾化吸入。鼓励患儿自行咳嗽，促进排痰。对于不能自行咳嗽排痰的患儿，可酌情进行吸痰。使用支气管扩张药和地塞米松等解除支气管痉挛，保持呼吸道通畅。

（2）氧疗：有效吸氧是改善缺氧最好的方法，根据病因不同和呼吸衰竭的类型采用鼻导管或面罩给氧，PaO_2 保持在 $60mmHg$ 以上。中枢性呼吸衰竭者合理使用呼吸兴奋药，如洛贝林。必要时行机械通气。

（3）对症支持治疗：防治脑水肿及颅内压升高。改善微循环及心功能。纠正水电解质及酸碱失衡，呼吸性酸中毒主要依赖于通气功能改善；混合性酸中毒可在保证通气的情况下酌情给予碱性液，常用 5% 碳酸氢钠溶液，每次 2～5ml/kg，稀释为 1.4% 等张溶液静脉滴注，根据血气分析结果随时调整。

（4）积极寻找和去除病因：在抢救的同时积极治疗原发病，减少或消除诱因，并选用敏感抗生素控制感染。

（5）营养治疗：患儿常存在能量或蛋白质摄入不足，而发热、呼吸做功增加易致低蛋白血症，提高营养摄取可降低死亡率。每天热量为 209kJ/kg，液体量为 60～80ml/kg。

知识点 10：急性呼吸衰竭的护理评估　　　　副高：熟练掌握　正高：熟练掌握

（1）健康史：了解患儿的生长发育史，既往有无累及呼吸中枢和/或呼吸器官的各种病史，特别是呼吸道感染史和神经系统疾病史。询问出生时是否顺产，有无窒息史，生后是否按时预防接种。

（2）身体状况：评估患儿的生命体征、精神意识状态及皮肤情况、球结膜水肿情况。有无呼吸困难、发绀、意识障碍等。评估患儿的呼吸型态及血氧饱和度，呼吸困难及缺氧程度，氧疗及机械通气情况。评估患儿的咳痰能力和痰液的颜色、性质、量及黏稠度。有无消化道出血、感染、心律失常、弥散性血管内凝血、血栓等并发症。

（3）心理-社会状况：了解患儿既往有无呼吸衰竭病史，家长对疾病的病因和防护知识的了解程度，患儿居住环境及家庭经济状况，家长是否有恐惧、焦虑等不良心理反应。

知识点 11：急性呼吸衰竭的护理诊断　　　　副高：熟练掌握　正高：熟练掌握

（1）低效性呼吸型态：与呼吸功能障碍有关。

（2）清理呼吸道无效：与咳痰无力及痰液黏稠有关。

（3）气体交换受损：与肺换气功能障碍有关。

（4）营养失调（低于机体需要量）：与摄入不足及疾病消耗有关。

（5）有感染的危险：与长时间携带呼吸机有关。

（6）恐惧：与病情危险有关。

（7）潜在并发症：如肺性脑病、消化道出血、心力衰竭、休克等。

知识点 12：急性呼吸衰竭的一般护理措施　　　　副高：熟练掌握　正高：熟练掌握

（1）保持病室整洁、通风，每天 2～3 次，每次 30 分钟，或进行层流净化。

（2）鼓励患儿多进高热量高蛋白、高维生素食物。昏迷或无法经口进食者按医嘱给予肠内营养或肠外营养。

（3）正确留取各项标本，尤其是痰培养标本。

（4）加强基础护理。保持床单位平整、干燥，使患儿感到舒适，预防压疮等并发症的发生。

（5）加强心理支持，注意沟通技巧。机械通气患儿可使用手势语、图片、写字板等进行交流，减轻患儿焦虑和恐惧。

（6）密切观察患儿的呼吸频率、节律、深度及呼吸困难程度，监测生命体征。评估患儿意识状态及神经精神症状、球结膜水肿程度，观察有无肺性脑病症状。

知识点13：急性呼吸衰竭的对症护理措施　　　　副高：熟练掌握　正高：熟练掌握

（1）合理吸氧：按医嘱正确氧疗，根据患儿临床表现及血气分析调节给氧方法和浓度。氧疗方法如下。①鼻导管给氧：儿童的氧流量为 $1\sim2L/min$，婴幼儿 $0.5\sim1.0L/min$，氧浓度 $25\%\sim40\%$。②面罩吸氧：儿童的氧流量为 $3\sim5L/min$，婴幼儿 $2\sim4L/min$，氧浓度 $40\%\sim60\%$。③头罩吸氧：氧浓度可根据需要调节，通常为 $4\sim6L/min$，氧浓度 $40\%\sim50\%$。④持续气道正压通气（CPAP）：新生儿常用经鼻 CPAP，年长儿可用面罩和鼻罩 CPAP。

（2）辅助呼吸：无创呼吸机辅助通气及建立人工气道进行机械通气时，应合理设定呼吸机模式和参数，并根据血气分析结果及时调整。及时处理呼吸机报警。观察呼吸机是否与患儿呼吸同步，遇到问题及时查找原因并处理。观察患儿胸部起伏、面色和周围循环状况。抬高床头 $30°\sim45°$，做好呼吸机清洁和消毒，及时更换呼吸机管路及湿化液，预防呼吸机相关性肺炎。根据病情逐步撤离呼吸机，帮助患儿进行呼吸肌功能锻炼。

（3）胸部物理治疗：包括体位引流、翻身、拍背、吸痰等，可减少呼吸道阻力和呼吸做功。对于气管插管者应根据吸痰指征适时吸痰，吸痰前 $30\sim60$ 秒充分给氧（儿童提供100%氧、婴儿采用高于基线值 $10\%\sim20\%$ 的氧气吸入），以防止低氧血症的发生。吸痰时依序吸出口、鼻咽部及气管内的分泌物。儿童吸引负压 $<40kPa$，新生儿 $<13.3kPa$，吸引时间 <15 秒，以防损伤气道黏膜。注意观察咳嗽、痰液性状、呼吸音等。

（4）用药护理：按医嘱正确给药，密切观察不良反应，禁用呼吸抑制药，慎用镇静药。备好抢救物品和药品，如气管插管包、气管切开包、人工呼吸器、吸痰器、氧气筒、强心药。

知识点14：急性呼吸衰竭的健康指导　　　　副高：熟练掌握　正高：熟练掌握

（1）向患儿及家属讲解疾病的诱因、发病机制、治疗、护理、发展和转归。

（2）指导患儿有效咳嗽、咳痰技术，正确进行腹式呼吸、缩唇呼吸等呼吸功能锻炼，执行合理的家庭氧疗方法。

（3）指导患儿及家长制订合理的活动与休息计划，增强体质。

（4）指导患儿遵医嘱正确用药，熟悉药物的用法、剂量和注意事项。

第五节 充血性心力衰竭

> **知识点 1：充血性心力衰竭的概述** 副高：熟练掌握 正高：熟练掌握

充血性心力衰竭（CHF）是指在静脉回流正常的前提下，心肌收缩力下降使心排血量不能满足机体代谢的需要，组织器官灌注不足，同时出现肺循环和/或体循环淤血的一种临床综合征。小儿时期心力衰竭以 1 岁内发病率最高，尤以先天性心脏病引起者多见。儿童时期以风湿性心脏病和急性肾炎所致心力衰竭多见。

> **知识点 2：充血性心力衰竭的病因** 副高：熟练掌握 正高：熟练掌握

（1）心血管疾病：主要为先天性心血管畸形（房间隔缺损或室间隔缺损、动脉导管未闭、法洛四联症、肺动脉狭窄、主动脉缩窄、三尖瓣闭锁等）及心内膜心肌疾病，如心肌病、心肌炎、心内膜弹力纤维增生症、细菌性（感染性）心内膜炎、乳头肌功能失调等。

（2）肺部疾病：如重症支气管肺炎和毛细支气管炎、呼吸窘迫综合征、哮喘、肺栓塞等。

（3）肾疾病：肾血管性高血压、肾血管畸形等。

（4）其他疾病：如重度贫血、大量失血、高血压、结缔组织病、甲状腺功能亢进症、维生素 B_1 缺乏以及不适当的输血、输液等。

> **知识点 3：充血性心力衰竭的发病机制** 副高：熟练掌握 正高：熟练掌握

心脏发生心肌病损或长期负荷过重，心肌收缩力逐步减退。早期通过加快心率、心肌肥厚和心脏扩大等进行代偿，调整心排血量来满足机体需要，这个阶段为心功能代偿期，临床上不出现症状。后期心功能进一步减退，当代偿措施不能维持足够心排血量时则出现静脉回流受阻、体内水分潴留、脏器淤血等心力衰竭的临床表现。

> **知识点 4：充血性心力衰竭的病理生理** 副高：熟练掌握 正高：熟练掌握

当心排血量通过代偿不能满足身体代谢需要时，即出现心力衰竭。心力衰竭时由于心室收缩期排血量减少，心室内残余血量增多。舒张期充盈压力升高，可同时出现组织缺氧以及心房和静脉淤血。组织缺氧，交感神经活性增加，引起皮肤内脏血管收缩，血液重新分布，以保证重要器官的血供。肾血管收缩后肾血流量减少，肾小球率过滤降低，肾素分泌增多，继而醛固酮分泌增多，使近端和远端肾曲小管对钠的重吸收增多，体内水钠潴留，引起血容量增多，组织间隙等处体液淤积。心力衰竭时心排血量减少，可通过交感神经激活肾素-血管紧张素-醛固酮系统，从而引起 β 受体-腺苷酸环化酶系统调节紊乱，使外周血管收缩，水钠潴留，以致加剧心室重塑，促进心力衰竭的恶化。

知识点5：充血性心力衰竭的临床表现　　　副高：熟练掌握　正高：熟练掌握

（1）年长儿心力衰竭的症状与成人相似，主要表现如下。①心排血量不足：乏力、多汗、食欲缺乏、心率增快、呼吸浅快等。②体循环淤血：颈静脉怒张，肝大、压痛，肝颈静脉回流征阳性。③肺静脉淤血：呼吸困难、气促、端坐呼吸、肺部湿啰音。

（2）婴幼儿心力衰竭最显著的临床表现是呼吸急促，尤其是在哺乳时更加明显。喂养困难，多表现为食量减少及进食时间延长。常伴有显著多汗、体重增长缓慢。正常婴幼儿的肝虽可于肋下触到1~2cm，但如肿大超过此范围，尤其是短期内改变，更有临床意义。婴幼儿容量血管床相对较大，极少表现周围性水肿，婴儿眼睑轻度水肿较常见，严重时鼻唇三角区呈现青紫。

（3）心力衰竭的临床诊断指征：①安静时心率增快，婴儿>180次/分，幼儿>160次/分，不能用发热或缺氧解释者。②呼吸困难，青紫突然加重，安静时呼吸>60次/分。③肝大，达肋下3cm以上，或肝在短时间内增大，不能以横膈下移等原因解释者。④心音明显低钝或出现奔马律。⑤突然烦躁不安，面色苍白或发灰，不能用原有疾病解释者。⑥尿少和下肢水肿，除外其他原因者。

知识点6：充血性心力衰竭的辅助检查　　　副高：熟练掌握　正高：熟练掌握

（1）胸部X线检查：心影增大，心脏搏动减弱，肺纹理增多，肺淤血。

（2）心电图检查：有助于诊断和指导洋地黄的应用。

（3）超声心动图检查：可见心房和心室腔扩大。

（4）实验室检查：电解质、肝肾功能、甲状腺激素水平及血常规检查有助于评估心力衰竭常见并发症及原发病。脑钠肽有助于鉴别心力衰竭与非心血管疾病。

知识点7：充血性心力衰竭的一般治疗要点　　　副高：熟练掌握　正高：熟练掌握

（1）保证患儿休息，取半卧位或垫高枕部，吸氧，供给湿化氧并做好护理工作。避免劳累和排便用力。

（2）给予容易消化及富有营养的食品。防止患儿躁动，必要时用镇静药，如苯巴比妥、吗啡等皮下或肌内注射，但需警惕抑制呼吸。急性心力衰竭或严重水肿者，应限制水和钠盐的摄入，液量应控制在生理需要量的80%。

知识点8：充血性心力衰竭的药物治疗要点　　　副高：熟练掌握　正高：熟练掌握

（1）洋地黄类药物：洋地黄能有效增强心脏收缩功能，增强心排血量，降低心室舒张末期压力，改善组织的灌流及静脉淤血的周围循环障碍，临床应用广泛。洋地黄类药物可分为：①作用缓慢类，如洋地黄毒苷，目前应用极少。②作用迅速类，如地高辛、毛花苷C及毒毛花苷K。地高辛可口服，也可静脉注射，口服吸收良好，起效快，蓄积少，并可通过胎盘到达胎儿循环，是儿科治疗心力衰竭的主要用药；毛花苷C及毒毛花苷K仅可用于静脉注射，肌内注射吸收不良。

（2）利尿药：可减少血容量与心脏前负荷，当使用洋地黄类药物而心力衰竭未完全控制，或伴显著水肿者，宜加用利尿药。对急性心力衰竭、肺水肿者，应选用作用迅速、强效的利尿药，如呋塞米，剂量为每次 $1\sim2mg/kg$ 静脉注射，每 $6\sim12$ 小时用药1次，也可口服，剂量为每天 $1\sim4mg/kg$。此类利尿药主要不良反应有脱水、低钠血症、低钾血症、代谢性酸中毒及听神经毒性反应等。婴儿应慎用。

（3）血管扩张药：可扩张静脉降低心脏前负荷，扩张动脉减低心脏后负荷。常与儿茶酚胺类药物合用，用于急性心力衰竭、严重慢性心力衰竭一般治疗无效者。常用的有硝普钠、卡托普利。

（4）血管紧张素转换酶抑制药（ACEI）：可减少心脏前、后负荷，改善心功能。

（5）儿茶酚胺类药物：多巴胺多在心力衰竭伴血压下降时应用，常用中、小剂量，静脉输入后，可使心指数升高，尿量增多，尿钠排泄增多，但对周围血管阻力及心律无影响。

（6）β受体阻断药：可减慢心率和降低心脏前、后负荷，常与洋地黄类药物联合应用治疗慢性心力衰竭。此类药物起效时间较长，常在 $2\sim3$ 个月后才可发挥效应，因此应用多从小剂量用起，视病情逐渐增加用量。哮喘、慢性支气管炎、心动过缓、血压过低及二度房室传导阻滞者禁用。

知识点9：充血性心力衰竭的对症治疗要点　　　　　　　副高：熟练掌握　正高：熟练掌握

（1）抗心律失常的治疗：心力衰竭时患儿出现的心律失常主要为室性期前收缩、室性心动过速等室性心律失常。需特别提出的是，因多种抗心律失常药在本身的应用中即可造成心律失常的出现，因此对心力衰竭导致的心律失常应慎重用药。

（2）急性左心衰竭的处理措施：①体位。患儿取坐位，双下肢下垂床边，以利呼吸，并可减少静脉回流。②吸氧。维持动脉血氧分压在 60mmHg 以上，严重者可用机械通气。③镇静。静脉或皮下注射吗啡 $0.1\sim0.2mg/kg$，必要时间隔 $2\sim4$ 小时后可重复应用。④利尿。静脉注射强效利尿药，如呋塞米每次 $1\sim2mg/kg$，静脉滴注，可有效减少循环血量，减轻心脏的负荷。⑤硝酸甘油。为降低心脏的前、后负荷，尤其是前负荷时，可静脉注射硝酸甘油，剂量为每分钟 $1\sim5\mu g/kg$。

（3）手术治疗：同种心脏移植术、基因治疗和心肌细胞移植等，可用于心力衰竭的治疗。

知识点10：充血性心力衰竭的护理评估　　　　副高：熟练掌握　　正高：熟练掌握

（1）健康史：评估可能引起患儿急性心力衰竭的原因，了解既往病史。

（2）身体状况：监测患儿的血压、心率、呼吸频率及深度、有无气促及肺部啰音等。观察患儿是否咳粉红色泡沫痰，评估患儿的出入水量是否平衡等。评估患儿缺氧的程度，如有无烦躁不安等意识障碍、皮肤黏膜颜色有无发绀等。

（3）心理-社会状况：评估患儿及家长对疾病的认知度和心理状态，患儿及家长有无紧张、恐惧等情绪。

知识点11：充血性心力衰竭的护理诊断　　　　副高：熟练掌握　　正高：熟练掌握

（1）心排血量减少：与心肌收缩力下降有关。

（2）气体交换受损：与肺淤血有关。

（3）体液过多：与心力衰竭后水、钠潴留有关。

（4）活动无耐力：与呼吸窘迫及疲乏等有关。

（5）营养失调（低于机体需要量）：与代谢增加、喂养困难等有关。

（6）潜在并发症：心源性休克、药物不良反应。

知识点12：充血性心力衰竭的一般护理措施　　　　副高：熟练掌握　　正高：熟练掌握

（1）休息：病室应保持安静，集中护理操作，避免各种刺激，抬高床头30°~45°，协助患儿取端坐位或半坐位，双腿下垂，以利于呼吸和减少静脉回心血量。必要时可行四肢轮流三肢结扎法减少静脉回流。根据活动耐力限制日常活动量。心力衰竭严重者绝对卧床休息，心力衰竭控制后根据病情逐渐增加活动量，制订个性化的康复方案。向患儿及家长介绍心力衰竭的病因、诱因及防治措施，指导家长及患儿根据病情适当安排休息，避免情绪激动和过度活动。

（2）维持体液平衡：控制水钠入量，给予低盐或无盐饮食，钠盐每天不超过1g。每天水分摄入50~60ml/kg。输液速度每小时不超过5ml/kg。

（3）保持大便通畅：鼓励患儿多吃水果，必要时用开塞露，避免用力大便。

（4）合理营养：少量多餐，防止过饱。给予高热量、高维生素、易消化饮食。婴儿每天热量544~586kJ/kg，可给予高热量密度的浓缩配方奶（每30ml含热量100~117kJ），喂奶时所用奶嘴孔宜稍大，吸吮困难者采用滴管或鼻饲。

（5）病情观察：持续心电监护，严密观察血压、心率、呼吸、血氧饱和度、神志、皮肤颜色及温度、肺部啰音的变化等。观察患儿的咳嗽、咳痰、喘憋情况，协助患儿咳嗽、排痰，保持呼吸道通畅。

（6）日常护理：注意为患儿保暖，做好口腔护理、皮肤护理，预防压疮发生。

（7）准确记录出入量：根据患儿症状限制水分摄入，严格控制输液速度，尿量低于

30ml/h 要及时报告给医生，注意记录呕吐物量和汗液量。

知识点 13：充血性心力衰竭的对症护理措施　　副高：熟练掌握　正高：熟练掌握

（1）吸氧：给予高流量氧气吸入（6～8L/min），严重者给予面罩吸氧或机械通气。可在湿化瓶内加入 20%～30%乙醇抗泡沫剂，保证足够的血氧分压。

（2）用药护理：①洋地黄制剂。每次应用洋地黄前测量脉搏，必要时测心率。婴儿心率<90 次/分、年长儿脉率<70 次/分需暂停用药并报告医生。当出现心率过慢、心律失常、食欲缺乏、黄视、视物模糊、头晕等毒性反应时，停服洋地黄，并通知医生处理。用药时静脉输注速度要慢（不少于 5 分钟），同时注意不与其他药物混合注射。②利尿药。根据利尿药的作用时间安排给药，尽量在清晨或上午给药，以免夜间多次排尿影响睡眠。定时测体重及记录尿量，观察水肿变化。用药期间进食含钾丰富的食物，如柑橘、牛奶、菠菜、豆类等，以免出现低钾血症而增加洋地黄毒性反应。观察患儿有无四肢软弱无力、腹胀、心音低钝、心律失常等低血钾表现，一经发现应及时处理。③血管扩张药。密切观察血压和心率的变化，硝普钠应避光，药液要现配现用。

（3）心理护理：患儿及家长因病情及预后可产生焦虑和恐惧心理，而应激会加重心脏负担，故护理人员应稳定患儿情绪，与患儿家长经常交流。由于用药繁多且经常更换，应设法增强患儿治疗依从性。

知识点 14：充血性心力衰竭的健康指导　　副高：熟练掌握　正高：熟练掌握

（1）针对患儿可能发生心力衰竭的原因，给予针对性预防指导。

（2）指导患儿在药物治疗的过程中，有头痛、恶心、出汗等，应及时报告医护人员。

（3）指导患儿遵医嘱服药，定期复查。

第六节　急性肾衰竭

知识点 1：急性肾衰竭的概述　　副高：熟练掌握　正高：熟练掌握

急性肾衰竭（ARF）是指由于各种原因引起的短期内肾功能急剧进行性减退而出现的临床综合征。临床主要表现为氮质血症，水、电解质紊乱和酸碱平衡失调。新生儿期以围生期缺氧、败血症、严重溶血或出血引起者较常见，婴儿期以严重腹泻脱水、重症感染及先天畸形引起者多见，年长儿则多因肾炎、休克所致。近年来，为了早期诊断、早期治疗、降低病死率，逐渐采用急性肾损伤（AKI）的概念代替急性肾衰竭。

知识点 2：急性肾衰竭的病因　　　　　　　副高：熟练掌握　正高：熟练掌握

（1）肾前性：任何原因引起有效循环血量减少，导致肾血流量下降，肾小球滤过率降低而出现肾衰竭，但不存在肾实质损伤，病因消除后肾功能随即恢复。常见原因有呕吐、腹泻所致严重脱水、大面积烧伤、手术或创伤出血等引起的绝对血容量不足；低蛋白血症、脓毒症、休克、严重心律失常、心包填塞和心力衰竭等引起的相对血容量不足。

（2）肾性：是指各种原因导致肾实质病变引起的急性肾衰竭，常见原因包括急性肾小管坏死、急性肾小球肾炎、溶血尿毒综合征、急性间质性肾炎、肾血管病变以及慢性肾脏疾患在某些诱因刺激下肾功能急聚衰退。

（3）肾后性：是指各种原因所致的泌尿道梗阻引起的急性肾损伤，常见原因有先天性输尿管-肾盂连接部阻塞（狭窄、束带和异常血管）、先天性输尿管-膀胱阻塞、输尿管囊肿、结石、血块、后尿道瓣膜、尿道囊肿、尿道损伤和异物、尿道或尿道口狭窄等。

知识点 3：急性肾衰竭的发病机制　　　　　　副高：熟练掌握　正高：熟练掌握

急性肾衰竭的发病机制目前尚未完全阐明，主要有以下几种学说。

（1）肾小管损伤学说：肾缺血或中毒时引起肾小管损伤，使肾小管上皮细胞变性、坏死和脱落，肾小管基膜断裂。一方面脱落的上皮细胞引起肾小管堵塞，造成管内压升高和小管扩张，致使肾小球有效滤过压降低，导致少尿、无尿；另一方面肾小管上皮细胞受损，肾小管内液反漏入间质，导致肾间质水肿。

（2）肾血流动力学改变学说：肾缺血和肾毒素能使肾素-血管紧张素系统活化，肾素和血管紧张素 Ⅱ 分泌增多、儿茶酚胺大量释放、TXA_2/PGI_2 比例增加，以及内皮素水平升高，均可导致肾血管持续收缩和肾小球入球动脉痉挛，引起肾缺血缺氧、肾小球毛细血管内皮细胞肿胀，致使毛细血管腔变窄、肾血流量减少、GFR 降低而导致急性肾损伤。

（3）缺血-再灌注肾损伤学说：由于肾缺血再灌注时，细胞内钙通道开放，Ca^{2+} 细胞内流，造成细胞内钙超负荷；再灌注后局部产生大量的氧自由基，可使肾小管细胞的损伤发展为不可逆性损伤。

知识点 4：急性肾衰竭的病理生理　　　　　　副高：熟练掌握　正高：熟练掌握

急性肾衰竭由于病因不同其病理生理也不同。肾血流量明显减少，肾小球滤过率降低，血尿素氮升高。病程差异较大，取决于病因。可逆性 ARF 通常会经历少尿、多尿，然后逐渐恢复到正常尿量。

知识点 5：急性肾衰竭少尿期的临床表现　　　副高：熟练掌握　正高：熟练掌握

少尿（尿量<250ml/m²）、无尿（尿量<50ml/m²）。一般持续 1～2 周，长者可达 4～6

周，持续时间越长，对肾损害越重。持续少尿大于 15 天，或无尿大于 10 天者，预后不良。如不进行透析治疗，大部分患儿死于少尿期。

（1）水钠潴留：肾排尿减少，大量水分滞留于体内，患儿可表现为全身水肿、高血压、肺水肿、脑水肿和心力衰竭，有时还可出现高容量性低钠血症。

（2）电解质紊乱：常见有高钾血症、高镁血症、高磷血症、低钠血症、低钙血症、低氯血症等，其中以高钾血症最多见。

（3）代谢性酸中毒：由肾排酸保碱功能障碍所致，具有进行性、不易纠正的特点。表现为恶心、呕吐、疲乏、嗜睡、呼吸深快、面色发灰、口唇樱桃红色、食欲缺乏甚至昏迷，血 pH 降低。

（4）尿毒症：因肾排泄障碍使各种毒性物质在体内蓄积所致，可出现全身各系统中毒症状，其严重程度与血尿素氮及肌酐升高的程度相一致。

（5）氮质血症：是急性肾衰竭的主要表现之一。肾衰竭时，代谢产物排泄障碍，特别是蛋白质的代谢产物不能排出体外，存留在体内引发氮质血症。表现为恶心、畏食、呕吐、乏力等非特异性症状，血尿素氮及肌酐水平升高。慢性肾衰竭所致的氮质血症常伴有骨髓抑制，引起贫血。神经系统可出现意识障碍、躁动、谵妄、抽搐、昏迷等症状。

（6）感染：是急性肾衰竭最为常见的并发症，以呼吸道感染和尿路感染多见，致病菌以金黄色葡萄球菌和革兰阴性杆菌最为多见。

（7）贫血及出血倾向：急性肾衰竭患儿常发生贫血且有出血倾向，有时甚至可见于疾病早期，其确切发生机制尚未十分清楚，常与肾衰竭有关而与弥散性血管内凝血无关。

知识点 6：急性肾衰竭多尿期和恢复期的临床表现　　　副高：熟练掌握　　正高：熟练掌握

（1）多尿期：若能度过少尿期则尿量可突然或逐天增加，5~6 天可达利尿高峰，尿量超过 250ml/（m² · d）表示进入多尿期。持续时间为 1~2 周，部分患儿可达 1~2 个月。多尿期因大量水和电解质随尿排出，可发生低钾血症、低钠血症及脱水。此外，此期患儿易发生感染、心血管并发症和上消化道出血等。早期氮质血症持续甚至加重，后期肾功能逐渐恢复。

（2）恢复期：多尿期后肾小管上皮细胞再生、修复，肾功能逐渐恢复，血尿素氮和肌酐逐渐恢复正常。肾小球滤过功能恢复较快，肾小管功能恢复较慢，而肾浓缩功能需数月才能恢复正常，少数患儿留有不可逆的肾功能损害。此期患儿可表现为虚弱无力、消瘦、营养不良、贫血和免疫功能低下等。

知识点 7：急性肾衰竭的辅助检查　　　　　　　　　　副高：熟练掌握　　正高：熟练掌握

（1）尿液检查：测定尿比重、尿渗透压、尿肌酐等，有助于判断是肾前性肾衰竭还是肾实质性肾衰竭。

（2）血生化检查：测定电解质浓度及变化、血肌酐、尿素氮等。

（3）肾影像学检查：腹部 X 线平片、超声、CT、磁共振成像等可了解肾大小、形态、血管及输尿管、膀胱有无梗阻，也可了解肾血流量、肾小球和肾小管功能。

（4）肾活检：对原因不明的急性肾衰竭，肾活检是可靠的诊断手段。

知识点 8：新生儿急性肾衰竭的诊断依据   副高：熟练掌握   正高：熟练掌握

（1）出生后 48 小时无排尿或出生后少尿（每小时 <1ml/kg）或无尿（每小时 <0.5ml/kg）。

（2）氮质血症，Cr≥176μmol/L，BUN≥15mmol/L，或 Cr 每天增加 >44μmol/L，BUN 增加 >3.57mmol/L。

（3）伴有酸中毒、水电解质紊乱、心力衰竭、惊厥、拒奶、吐奶等表现。若无尿量减少者，则诊断为非少尿性急性肾衰竭。

知识点 9：急性肾衰竭的治疗原则   副高：熟练掌握   正高：熟练掌握

急性肾衰竭治疗原则：去除病因，积极治疗原发病，减轻症状，改善肾功能，防止并发症的出现。

知识点 10：急性肾衰竭少尿期的治疗要点   副高：熟练掌握   正高：熟练掌握

重点是去除病因和治疗原发病，纠正水、电解质和酸碱平衡失调，控制氮质血症，供给足够的营养。

（1）去除病因和治疗原发病：肾前性肾衰竭应注意及时纠正全身循环血流动力学障碍，包括补液、输注血浆和清蛋白、控制感染和使用洋地黄等，避免接触肾毒性物质，密切监测尿量和肾功能变化。控制感染应选择有效、不易产生耐药性、肾毒性小的抗生素，不宜将抗生素用作预防感染。

（2）严格控制水、钠摄入：坚持"量入为出"的原则，有透析治疗者则可适当放宽液体入量。每天液量=尿量+不显性失水+异常损失（如呕吐、大便、引流量等）-内生水。无发热患儿不显性失水按 300ml/（m²·d）计算，体温每升高 1℃不显性失水增加 75ml/（m²·d）；内生水在非高分解代谢状态为 100ml/（m²·d）。所用液体均为非电解质液。

（3）饮食和营养：应选择高糖、低蛋白、高维生素的饮食，尽可能供给足够的热量。每天供给量为 210~250J/kg，蛋白质以 0.5g/kg 为宜，应以优质动物蛋白为主，脂肪占总热量的 30%~40%。为了促进蛋白质合成，可用苯丙酸诺龙 25mg 肌内注射，每周 1~2 次。高分解状态或不能口服者可予静脉营养支持。

（4）纠正电解质紊乱：包括高钾血症、低钠血症、低钙血症、高磷血症的处理。

（5）纠正代谢性酸中毒：轻、中度代谢性酸中毒一般无须处理。当血浆HCO_3^-<12mmol/L或动脉血pH<7.2时，可给予5%碳酸氢钠5ml/kg。纠正酸中毒时注意防止低钙惊厥。

（6）透析治疗：凡以上保守治疗无效者，均应尽早进行透析。透析的方法包括血液透析、腹膜透析和连续动静脉血液滤过3种方法，儿童尤其是婴幼儿以腹膜透析最为常用。

知识点11：急性肾衰竭多尿期的治疗要点　　副高：熟练掌握　正高：熟练掌握

注意监测尿量、电解质和血压的变化，及时纠正水、电解质紊乱。多尿期因肾小球滤过率和肾小管功能尚未恢复，血肌酐、尿素氮仍可继续升高，因此仍需限制蛋白质摄入，当血肌酐接近正常水平时，应增加饮食中蛋白质的摄入量。

知识点12：急性肾衰竭恢复期的治疗要点　　副高：熟练掌握　正高：熟练掌握

此期肾功能逐渐恢复正常，但可遗留营养不良、贫血和免疫功能低下，少数患儿遗留不可逆性的肾功能损害，因此应注意休息、加强营养、防治感染。

知识点13：急性肾衰竭的护理评估　　副高：熟练掌握　正高：熟练掌握

（1）健康史：了解患儿既往史，分析可能导致患儿急性肾衰竭的原因。

（2）身体状况：评估患儿的生命体征、精神意识状态及皮肤情况。有无恶心、呕吐、水肿、高血压、心律失常、心力衰竭等。

（3）心理-社会状况：评估患儿对疾病的认知程度及心理状态，有无紧张、恐惧、害怕等情绪。评估患儿的社会支持情况。

知识点14：急性肾衰竭的护理诊断　　副高：熟练掌握　正高：熟练掌握

（1）体液过多：与急性肾衰竭后水、钠潴留有关。

（2）营养失调（低于机体需要量）：与机体摄入不足及丢失过多有关。

（3）有感染的危险：与机体抵抗力下降有关。

（4）恐惧：与肾功能急剧恶化、病情危重有关。

（5）潜在并发症：高血压脑病、急性左心衰竭、心律失常、弥散性血管内凝血、多器官功能障碍综合征（MODS）。

知识点15：急性肾衰竭的一般护理措施　　副高：熟练掌握　正高：熟练掌握

（1）保证患儿休息：患儿应卧床休息，卧床时间根据病情而定，一般少尿期、多尿期均应卧床休息，恢复期逐渐增加活动。

（2）保证营养供给：少尿期应限制水、钠、钾、磷和蛋白质的摄入量，供给足够的能量，以减少组织蛋白的分解，不能进食者经静脉补充营养。透析治疗时因丢失大量蛋白质，所以不需限制蛋白质摄入量，长期透析时可输血浆、水解蛋白、氨基酸等。

（3）维持体液平衡：维持患儿的水平衡，准确记录24小时出入量，包括呕吐、渗出液、引流液等额外损失量，按"量出为入"补液，除脱水剂、利尿药需要快速静脉滴注外，其他用药均应控制速度。测定中心静脉压，监测补液情况。严格监测并记录血钠、钾、氯及酸碱平衡指标，定期测血尿素氮、肌酐，尿素氮每天升高>11mmol/L为高分解代谢，宜及早透析。多尿期尿素氮持续不降或加重，提示预后不良。

（4）留置尿管者每天尿道口护理2次，生理盐水或碳酸氢钠膀胱冲洗1~2次。因患儿呼气有氨味，咽喉气管内分泌物的积聚易发生口腔炎，应做好口腔护理。定时为患儿翻身擦背，以防压疮发生。

（5）密切观察病情：严密观察病情变化，监测心率、血压、瞳孔、意识及尿量，观察有无急性左心衰竭、出血倾向及继发感染。观察并记录每小时尿量、尿比重及颜色，如有异常，应及时报告医生处理。

（6）心理护理：患儿可因病情、疼痛等出现烦躁不安、恐惧、焦虑等，应为患儿提供舒适护理和心理支持。患儿父母因患儿病情及治疗承受极大压力，应帮助其有效应对，做好沟通和信息支持。

知识点16：急性肾衰竭血液透析时的护理措施　　副高：熟练掌握　正高：熟练掌握

（1）保持插管位置良好，管路通畅，避免受压、扭曲、反折、脱落。

（2）密切监测并每小时记录动脉压、静脉压及跨膜压的变化，发现压力报警，立即通知医生及时处理。

（3）做好抗凝的护理，观察有无出、凝血现象，及时调整抗凝药的剂量。做好导管护理，每天换药1次，保持敷料干燥，防止体液污染导管口，如有污染时及时更换敷料。

（4）保持导管通畅，血液透析间歇期每12小时用肝素盐水（肝素6250U＋生理盐水250ml）脉冲式封管1次。

知识点17：急性肾衰竭的健康指导　　　　　　副高：熟练掌握　正高：熟练掌握

（1）指导患儿恢复期加强营养，增强体质，适当锻炼；注意个人清洁卫生，注意保暖，防止受凉；避免手术、外伤等。

（2）嘱患儿定期门诊随访，监测肾功能、尿量等。

（3）指导患儿预防急性肾衰竭的措施，慎用氨基糖苷类抗生素等对肾有损害的药物。

（4）教育患儿及家长积极配合治疗，并告诉患儿家长肾衰竭各期的护理要点、早期透析的重要性，以取得他们的理解。

第七节　感染性休克

知识点 1：感染性休克的概述　　　　副高：熟练掌握　正高：熟练掌握

感染性休克是指脓毒症诱导的组织低灌注和心血管功能障碍。主要为分布异常性休克，儿童常同时伴低血容量性休克。儿童感染性休克早期可表现为血压正常，休克晚期呈难治性低血压。

知识点 2：感染性休克的病因　　　　副高：熟练掌握　正高：熟练掌握

主要包括：①各种重症传染病和感染性疾病，如甲型 H1N1 流行性感冒病毒、禽流感病毒、抗生素耐药的超级细菌和真菌。②外科系统疾病或状态，如创伤、烧伤、大手术。③危重症继发医院感染。④各种急性综合征，如葡萄球菌烫伤样综合征、吉兰-巴雷综合征、瑞氏综合征、溶血症尿毒综合征。⑤恶性肿瘤。⑥心搏呼吸骤停心肺复苏后伴 MODS。⑦非感染性休克发展为难治性感染性休克等。临床上以细菌感染所致较多见，最常见的病因是革兰阴性杆菌感染。

知识点 3：感染性休克的发病机制　　　　副高：熟练掌握　正高：熟练掌握

（1）微循环障碍：当致病微生物及其毒素侵入人体后，引起全身微循环反应性调节紊乱，相继出现痉挛、扩张，发展至衰竭状态。微血管的痉挛使血流灌注量不足，血流缓慢，血液浓缩，加之血管壁受内毒素的损伤，毛细血管内易有凝血及血栓形成，严重影响了毛细血管的循环通畅，发生弥散性血管内凝血。

（2）神经-体液调节失衡：交感神经兴奋，促使儿茶酚胺分泌增加，引起血管收缩，心率增快，心肌耗氧增加，肺泡通气量增加。

（3）细胞代谢功能障碍：微循环障碍所引起的组织缺血缺氧，以及内毒素的直接作用，均可损伤细胞膜，使其通透性增加，最终导致细胞能量衰竭。

（4）内源性炎症介质释放：炎症介质如自由基、白细胞介素-1 和肿瘤坏死因子的大量产生，均可损伤血管或心肌，使血流动力学急剧变化而发生感染性休克。

知识点 4：感染性休克的病理生理　　　　副高：熟练掌握　正高：熟练掌握

感染性休克的病理生理机制复杂，主要表现为有效循环血量减少、心排血量下降、微循环障碍，导致机体代谢改变和继发器官损害。休克时微血管发生功能或器质性紊乱，从而形成微循环血液灌注障碍。血液流变学和细胞流变学改变导致血液黏稠度升高，是影响微循环灌流量的重要因素。微血管壁通透性增加是各种休克微循环变化最严重的后果之一，是导致休克时血容量减少、组织水肿、DIC 形成及各器官缺血缺氧等一系列危及生命的关键因素。微生物只是引起感染性休克的间接因素，直接引起休克的因素是机体本身所合成和释放的各种体液因子。此外，休克导致氧代谢异常可出现氧输送减少和氧利用障碍，细胞代谢异常可出现高血糖、高乳酸血症等。如果休克继续加重，可导致多脏器功能衰竭甚至死亡。

知识点5：感染性休克的临床表现	副高：熟练掌握　正高：熟练掌握

感染性休克的发生过程及临床表现差异较大，临床表现随原发病、年龄、感染病原体及治疗干预的不同而异。临床分期如下。

（1）代偿期（早期）：①烦躁不安或萎靡、表情淡漠、意识模糊甚至昏迷惊厥。②面色灰白，唇周、指（趾）甲床发绀，皮肤大理石花纹，四肢凉。③外周动脉搏动细弱，心率、脉搏增快。④毛细血管再充盈时间（CRT）>3 秒（除外环境温度影响），暖休克时 CRT 可正常。⑤尿量<0.5ml/（kg·h），持续至少2小时。⑥代谢性酸中毒，动脉血乳酸>2mmol/L。符合上述6项中的3项即可诊断。

（2）失代偿期：上述代偿期临床症状加重，出现烦躁或意识不清、面色青灰、唇或甲床明显发绀、皮肤毛细血管再充盈时间>3 秒、心音低钝，伴有血压下降，收缩压小于该年龄组第5个百分位或小于该年龄组正常值2个标准差［1~12个月<70mmHg，1~9 岁<70mmHg+（年龄×2），10 岁及以上<90mmHg］。可合并肺水肿、脑水肿、肾衰竭、胃肠功能衰竭等多脏器功能衰竭。

知识点6：感染性休克的临床分型	副高：熟练掌握　正高：熟练掌握

根据血流动力学特点可将感染性休克分为如下几类。

（1）暖休克：为高动力性休克早期，可有意识改变，尿量减少或代谢性酸中毒，但面色潮红，四肢温暖，脉搏无明显减弱，毛细血管再充盈时间无明显延长，可很快转为冷休克，如出现心率增快、血压下降、过度通气、中心静脉压高、心排血量降低则为失代偿表现。

（2）冷休克：为低动力性休克，皮肤苍白、出现花纹，四肢凉，脉搏快而细弱，毛细血管再充盈时间延长，儿科以冷休克多见。

知识点7：感染性休克的辅助检查	副高：熟练掌握　正高：熟练掌握

（1）血气分析：是休克必不可少的监测指标，用以监测体内酸碱平衡状态、氧的运送情况以及肺功能状态。

（2）心排血量：心排血量下降，对监测休克有重要意义。

（3）血乳酸测定：乳酸盐的含量反映休克时微循环和代谢的状况，正常含量为0.1~1.0mmol/L，休克时血乳酸的含量常>2mmol/L。

（4）血生化分析：了解电解质和肝肾功能。

（5）凝血机制检查：血小板计数，出、凝血时间，纤维蛋白原定量等。

知识点 8：感染性休克的治疗要点   副高：熟练掌握   正高：熟练掌握

早期识别、及时诊断、及早治疗是改善预后、降低病死率的关键。第 1 个 6 小时内达到：CRT≤2 秒，血压正常（同等年龄），脉搏正常且外周和中央搏动无差异，肢端温暖，尿量 1ml/（kg·h），意识状态正常。如果有条件进一步监测如下指标并达到：CVP 8～12mmHg，中央静脉混合血氧饱和度≥70%，心脏指数 3.3～6.0L/（min·m^2）。

（1）液体复苏：脓毒症休克患儿早期积极液体复苏至关重要，足够的液体复苏能改善预后、提高生存率。液体复苏时建立血管通路的原则是快速建立 2 条静脉或骨髓输液通道，条件允许应放置中心静脉导管。首先晶体液 20ml/kg，5～10 分钟静脉输注。通常 1 小时内液体总量可达 40～60ml/kg。液体复苏同时监测心排血量，包括心率、脉搏、CRT、尿量、意识、血压等是否改善。如果心脏充盈足够，而血流动力学无改善，减慢液体输注速度。

（2）血管活性药物：液体复苏难以纠正的低血压，建议首选多巴胺。对多巴胺抵抗的低血压改用肾上腺素（冷休克）或去甲肾上腺素（暖休克）。剂量：多巴胺 5～10μg/（kg·min），肾上腺素 0.05～2.00μg/（kg·min），去甲肾上腺素 0.05～0.30μg/（kg·min），持续静脉泵输注，根据血压调整剂量。

（3）控制感染：临床诊断脓毒性休克，在采集标本送检微生物培养后，第 1 小时内应静脉应用抗生素。抗生素选用原则：组织穿透力强；广谱、覆盖可能致病微生物；48～72 小时后根据培养结果和临床反应进行调整。疗程 7～10 天。

（4）清除病灶：尽快确定和去除感染灶，如采取清创术、引流、冲洗、修补、去除感染装置等措施。

（5）激素的应用：对疑似或证实肾上腺功能不全的患儿，严重感染性休克和紫癜，慢性病长期应用激素治疗，垂体-肾上腺功能不全者，或者出现儿茶酚胺抵抗性休克时，建议应用氢化可的松 3～5mg/（kg·d），或甲泼尼龙 2～3mg/（kg·d），分 2～3 次给予。

（6）纠正凝血障碍：青春发育期后的严重脓毒症患者，见于预防深静脉栓塞治疗。早期可给予小剂量肝素 5～10μg/kg，皮下或静脉输注，每 6 小时 1 次。若已明确有 DIC，按常规治疗。

（7）控制血糖：婴儿危重情况下易出现低血糖，可用葡萄糖 0.5～1.0g/kg 纠正。如连续 2 次血糖>10mmol/L 时，给予胰岛素 0.05～0.10 U/（kg·h），静脉输注。血糖控制目标值≤10mmol/L。每 1～2 小时测定 1 次血糖，达稳定后每 4 小时监测 1 次。

（8）机械通气：小婴儿功能残气量低，严重脓毒症需要早期气管插管，应用肺保护通气策略的原则进行人工呼吸支持。

（9）镇静镇痛：脓毒症患儿机械通气时，建议适当的镇静镇痛。

（10）肾替代治疗：持续肾替代治疗（CRRT）可用于严重脓毒症出现无尿、严重少尿、液体负荷过重时，尤其在伴有≥3个器官功能不全，早期治疗预后好。

知识点9：感染性休克的护理诊断　　　　　副高：熟练掌握　正高：熟练掌握

（1）组织灌注量改变：与微循环障碍、循环血量不足等有关。

（2）气体交换受损：与肺萎缩、通气/血流比例失调、DIC等有关。

（3）体温过高：与细菌毒素吸收、感染等有关。

（4）潜在并发症：多脏器功能衰竭、DIC等。

知识点10：感染性休克的护理措施　　　　　副高：熟练掌握　正高：熟练掌握

（1）密切观察病情变化，监测生命体征

1）监测脉搏、血压、呼吸和体温：脉搏快而弱，血压不稳定，脉压小为休克早期表现。若血压下降，甚至测不到，脉搏细弱均提示病情恶化。根据病情每10~20分钟测1次脉搏和血压。每2~4小时测1次肛温，体温低于正常者保温，高热者降温。

2）意识状态：若原来烦躁不安的患儿，突然嗜睡，或已经清醒的患儿又突然沉闷，表示病情恶化；反之，由昏睡转为清醒，烦躁转为安稳，表示病情好转。此外，还应了解不同年龄意识变化的特点，如婴儿中枢缺氧可迅速嗜睡或昏迷，幼儿常先呻吟不安或烦躁，渐至意识丧失，而儿童常呈间歇躁动等开始。医护人员应了解其特点，密切观察，及早发现变化。

3）皮肤色泽及肢端温度：面色苍白、甲床青紫、肢端发凉、出冷汗，都是微循环障碍、休克严重的表现。若患儿全身皮肤出现花纹、瘀斑则提示弥散性血管内凝血。

4）详细记录尿量：尿量是作为休克演变及扩容治疗等的重要参考依据。

（2）输液过程的护理：建立2条静脉输液通道，若静脉通道无法建立可采取骨髓通道输液，条件允许应放置中心静脉导管。根据患儿心肺功能及血压等情况调整输液速度。若输液过程中患儿突然出现胸闷、气急、面色苍白、冷汗烦躁不安、有泡沫样血性痰、肺部有啰音等应考虑急性心力衰竭、肺水肿等可能，要立即减慢或停止输液，病儿取半坐卧位吸氧，并通知医生进一步处理。

（3）积极控制感染：按医嘱及时应用抗生素，观察其疗效及不良反应；按时雾化排痰保持呼吸道通畅；做好皮肤和口腔护理，防止新的感染；有创面的部位按时换药，促进愈合。

（4）心理护理：关心患儿，向家长介绍有关本病的知识及诊疗计划，消除恐惧心理，使诊疗工作顺利进行。

知识点11：感染性休克的健康指导　　　　　副高：熟练掌握　正高：熟练掌握

（1）向患儿家长介绍有关感染性休克的疾病知识，以及预后情况。

（2）积极防治感染和各种容易引起感染性休克的疾病，如败血症、细菌性痢疾、肺炎、流行性脑脊髓膜炎、腹膜炎等。

（3）加强锻炼，增强体质。

第八节　心搏呼吸骤停

知识点1：心搏呼吸骤停的概述	副高：熟练掌握　正高：熟练掌握

心搏呼吸骤停是指患儿突然呼吸及循环功能停止，意识丧失或抽搐，脉搏消失，血压测不出。是儿科常见的危重急症之一，心电图示心脏停搏、心动极缓-停搏型或心室颤动。

知识点2：心搏呼吸骤停的病因	副高：熟练掌握　正高：熟练掌握

（1）窒息：各种原因所致的新生儿窒息，异物或乳汁吸入气管、痰液堵塞等。

（2）突发意外事件：电击、溺水、严重创伤、大出血等。

（3）各种感染：败血症、感染性休克、颅内感染。

（4）心脏病：病毒性心肌炎、心肌病、先天性心脏病、严重心律失常、完全性房室传导阻滞和急性心脏压塞等。

（5）药物中毒或过敏：洋地黄、奎尼丁、锑剂、氯喹中毒、麻醉意外、血清反应、青霉素过敏等。

（6）电解质与酸碱平衡紊乱：血钾过高或过低、严重酸中毒、低钙喉痉挛等。

（7）医源性因素：心导管检查、心血管造影术以及先天性心脏病手术过程中由于机械刺激使迷走神经过度兴奋引起心搏骤停。

（8）婴儿猝死综合征。

知识点3：心搏呼吸骤停的发病机制	副高：熟练掌握　正高：熟练掌握

（1）缺氧：心搏呼吸骤停时首先导致机体缺氧。当机体组织缺氧时出现无氧糖酵解，产生过多的乳糖，引起代谢性酸中毒。严重缺氧时，脑组织首先受到损害。心搏呼吸停止4~6分钟即可导致脑细胞死亡。

（2）二氧化碳潴留：二氧化碳浓度升高可抑制窦房结的传导，引起心动过缓和心律不齐，并抑制心肌收缩，可引起脑血管扩张，导致脑水肿。

知识点4：心搏呼吸骤停的病理生理	副高：熟练掌握　正高：熟练掌握

心搏呼吸骤停可分为4个阶段。①心搏骤停前期：呼吸功能衰竭或呼吸功能停止的疾患是导致心搏骤停最常见的原因，因此在心搏停止之前的一段时间，早期识别、治疗呼吸衰竭和休克可预防发展为心搏呼吸骤停。②无血流灌注期：心搏骤停、未开始心肺复苏（CPR）时，此期血流完全中断。③低血流灌注期：即CPR期间，此期心排血量取决于胸外按压深度和按压频率。④复苏后阶段：成功复苏后会发生一系列独特而复杂的病理生理过程，如心

搏骤停后脑损伤、心肌功能不全、全身性缺血再灌注损伤等。

知识点 5：心搏呼吸骤停的临床表现　　　副高：熟练掌握　正高：熟练掌握

（1）意识突然丧失，大动脉搏动消失（不能在 10 秒内明确感觉到脉搏），心音消失，新生儿正压通气 30 秒后心率仍<60 次/分。

（2）可有短暂抽搐，心搏骤停 30~40 秒，瞳孔散大，对光反射消失。

（3）心搏骤停 30~40 秒后呼吸停止或仅是喘息，面色灰暗或发绀。

知识点 6：心搏呼吸骤停的辅助检查　　　副高：熟练掌握　正高：熟练掌握

心电图可见心动过缓、室性心动过速、心室颤动和心搏骤停等。

知识点 7：心搏呼吸骤停的治疗关键　　　副高：熟练掌握　正高：熟练掌握

对于心搏呼吸骤停，现场急救至关重要，应强调黄金 4 分钟，即在 4 分钟内进行基础生命支持，并在 8 分钟内进行高级生命支持。

知识点 8：基础生命支持（BLS）　　　副高：熟练掌握　正高：熟练掌握

基础生命支持（BLS）是指对呼吸停止或呼吸心搏骤停的儿童进行序列评估，并实施有效通气支持及恢复有效循环。无论是院内还是院外心搏骤停，应争分夺秒，在第一时间实施心肺复苏（CPR）。儿童与成人的 CPR 程序均为 C-A-B，即胸外按压（C）-开放气道（A）-建立呼吸（B），但新生儿 CPR 程序为 A-B-C。

（1）胸外按压（C）：当发现患儿无反应、没有自主呼吸或只有无效的喘息样呼吸时，应立即实施胸外按压，其目的是建立人工循环。为达到最佳胸外按压效果，应将患儿放置于硬板上。

1）婴儿：可采用以下两种按压方法。①单手双指按压法：两手指置于乳头连线下方按压胸骨（胸骨下 1/2）。②双手环抱拇指按压法：两手掌及四手指托住两侧背部，双手大拇指按压胸骨下 1/3 处。

2）儿童：可采用以下两种按压方法。①单手胸外按压法：一只手固定患儿头部，以便通气，另一手掌根部置于胸骨下半段，手掌根的长轴与胸骨的长轴一致。②双手胸外按压法：将一手掌根部重叠放在另一手背上，十指相扣，使下面手的手指抬起，手掌根部垂直按压胸骨下半部。注意不要按压到剑突和肋骨。

按压深度至少为胸廓前后径的 1/3（婴儿约 4cm，儿童约 5cm，青春期儿童最大不超过 6cm）。按压频率为 100~120 次/分。每次按压后使胸廓充分回弹。保证按压的连续性，尽可能不要干扰按压，按压中断时间不得超过 10 秒。

（2）开放气道（A）：儿童，尤其是低龄儿童主要为窒息性心搏骤停，因此，开放气道

（A）和实施有效的人工通气（B）是儿童心肺复苏成功的关键措施之一。首先清除口、咽、鼻分泌物、异物或呕吐物。

1）仰头抬颌法：一旦确定小儿昏迷且无呼吸，就立即采用仰头抬颌法开放气道。用一只手的手掌外侧缘置于患儿前额，另一手的示指和中指置于颏下将下颌骨上提，使下颌角与耳垂的连线和地面垂直。注意手指不要压颏下软组织，以免阻塞气道。

2）托颌法：颜面外伤、格拉斯哥（Glasgow）评分<8、疑颈部受伤者，可使用托颌法。将双手放置于患儿头部两侧，握住下颌角向上托下颌，使头部后仰程度为下颌角与耳垂连线和地面成30°（婴儿）或60°（儿童）。若此法不能使气道开放，则采用仰头抬颌法。

（3）建立呼吸（B）：通过看胸部起伏，听有无呼吸声和感受口鼻呼出的气流以确定患儿是否有自主呼吸。

1）口对口人工呼吸：适合于现场急救。操作者先深吸一口气，对1岁以内婴儿，可将嘴覆盖口和鼻，对较大婴儿或儿童，用口对口封住，拇指和示指紧捏住患儿的鼻子，保持头后仰体位，将气吹入，同时可见患儿的胸廓抬起。停止吹气后，放开鼻孔，使患儿自然呼气，排出肺内气体。应避免过度通气。

2）球囊-面罩通气：条件允许或医院内急救，可用辅助呼吸的方法，如球囊-面罩通气。常用气囊通气装置为自膨胀气囊（婴儿和低龄儿童容积至少为450~500ml，年长儿容积为1000ml），可输入空气或氧气，采用"EC"钳方式进行通气：中指、无名指、小指呈E字型向面罩方向托颌，拇指和示指呈C字型将面罩紧紧扣在面部。注意观察患儿的胸廓起伏情况，了解辅助通气的效果。

（4）除颤：在能够获得自动体外除颤器（AED）或手动除颤仪的条件下进行。若有人目击的心搏骤停或出现心室颤动（室颤）或无脉性室性心动过速时，应尽早除颤。若医院外发生且未被目击的心搏骤停先给予5个周期的CPR，然后除颤。婴儿首选手动型除颤仪，1~8岁儿童首选带有儿科剂量衰减型自动体外除颤器（AED）。初始除颤能量2J/kg，若需第2次除颤，则除颤能量升至4J/kg，但不超过10J/kg。除颤后应立即恢复CPR，2分钟后重新评估心律。

（5）迅速启动应急反应系统：如果只有1人实施CPR，则在实施5个循环CPR（30：2的胸外按压和人工呼吸）后启动急救医疗服务系统（即120急救系统）；如果有2人参与急救，则1人在实施CPR的同时，另1人迅速启动急救医疗服务系统。

知识点9：高级生命支持（ALS）　　　　　　副高：熟练掌握　　正高：熟练掌握

高级生命支持（ALS）是在BLS基础上，及时转运到有条件的医疗急救中心，建立血管通路、应用药物、放置气管、电除颤、心电监护、对症处理复苏后的症状等。

（1）开放气道和人工通气：小儿危重状况多数由于呼吸衰竭导致呼吸停止，再发生心搏停止，因此维持呼吸道通畅、人工通气极为重要。气管插管是建立高级人工气道的重要手段，也是最可靠的通气途径。

1）在气管插管前，开放气道，人工复苏囊加压通气。

2）插管导管内径的选择：足月新生儿、小婴儿 3mm；1 岁以内 4mm；1~2 岁 5mm；2 岁以上，导管内径（mm）= 年龄（岁）/4+4（无套囊导管）或导管内径（mm）= 年龄（岁）/4+3（带套囊导管）。

3）导管插入的合适深度：年龄（岁）/2+12（适用于 2 岁以上小儿）或插入深度（cm）= 导管内径（mm）×3。

4）插管后通气频率 8~10/分，如患儿有脉搏、通气明显不足或无呼吸则 12~20/分。人工通气时的力度和潮气量应以患儿胸廓抬起为度。

（2）供氧：插管后人工复苏囊加压通气供 100% 纯氧。开始自主呼吸后动态检测动脉血氧饱和度，逐步调整供氧，保证动脉血氧饱和度维持在 94%~99%。

（3）建立静脉通路：首选周围静脉通路，必要时同时建立周围静脉和中心静脉通路。如静脉通路不能迅速建立（>90 秒）时应建立骨内通路。骨内通路适用于任何年龄，是一种安全、可靠并能快速建立的给药途径。如果上述通路均无法及时建立，则可采用气管内途径给药。

（4）药物治疗：主要作用包括抗心律失常、纠正休克、纠正电解质及酸碱失衡、维持心排血量和复苏后稳定等。

常用急救药物为肾上腺素，有正性肌力和正性频率作用，能升高主动脉舒张压和冠状动脉灌注压。静脉用药剂量为 0.01mg/kg（1：10 000 溶液 0.1ml/kg），最大剂量为 1mg。气管内给药剂量为 0.1mg/kg，最大剂量为 2.5mg。必要时间隔 3~5 分钟重复 1 次，注意不能与碱性液体同一管道输注。

由于高血糖和低血糖均可导致脑损伤，危重患儿应床旁监测血糖浓度，及时给予葡萄糖，0.5~1.0g/kg，静脉或骨内给药，新生儿用 10% 葡萄糖 5~10ml/kg，婴儿和儿童用 25% 葡萄糖 2~4ml/kg，青少年用 50% 葡萄糖 1~2ml/kg。CPR 后常出现应激性、一过性高血糖，CPR 期间宜用无糖液，血糖高于 10mmol/L 即要控制，CPR 期间宜用无糖液，血糖高于 10mmol/L 即要控制，CPR 后伴高血糖的患儿预后差。

其他急救药物还包括纳洛酮、腺苷、碘胺酮等。目前不主张常规给予碳酸氢钠、阿托品和钙剂。

知识点 10：延续生命支持（PLS）　　　　　副高：熟练掌握　正高：熟练掌握

延续生命支持（PLS）是针对自主循环恢复后的治疗和护理，包括监测与保护心、肺、肝、脑等重要脏器的功能，判断与治疗诱发心搏呼吸骤停的原发疾病和并发症，提供必要的复苏后康复训练等。

知识点 11：心搏呼吸骤停的护理评估　　　　副高：熟练掌握　正高：熟练掌握

（1）健康史：评估患儿有无窒息、心脏病、意外损伤、感染、药物中毒和过敏，密切观察患儿的生命体征。

（2）身体状况：重点评估患儿有无突然呼吸、心搏骤停，脉搏消失，血压测不出、意识丧失或抽搐等表现。

（3）心理-社会状况：了解患儿既往有无心搏呼吸骤停的病史，家长对疾病的病因和防护知识的了解程度；患儿居住环境及家庭经济状况，家长是否有恐惧、焦虑等不良心理反应。

知识点 12：心搏呼吸骤停的护理诊断　　　　　副高：熟练掌握　正高：熟练掌握

（1）急性意识障碍：与呼吸衰竭、脑缺氧有关。

（2）有外伤的危险：与现场抢救、人工呼吸操作不当有关。

（3）有感染的危险：与免疫功能下降或长期机械呼吸有关。

（4）心排血量减少：与循环衰竭有关。

（5）不能维持自主呼吸：与呼吸、循环衰竭有关。

（6）恐惧：与死亡的威胁有关。

（7）潜在并发症：心律失常。

知识点 13：心搏呼吸骤停复苏后的护理措施　　　副高：熟练掌握　正高：熟练掌握

（1）监测生命体征：注意心率、心律、呼吸、血压、血氧饱和度、血气及电解质变化，需安排专人护理和使用监护仪，做好记录；观察患儿神志、精神、瞳孔及周围循环的变化。

（2）积极进行脑复苏：应尽快终止脑部病理过程的进展，促使其功能恢复。常采用的措施：①氧疗。②降低颅内压。③降低脑细胞代谢率，可用低温疗法或戊巴比妥。④促进脑细胞恢复药物，可用能量合剂、脑活素、胞磷胆碱等。⑤消除可能损害脑细胞的因素，如控制血糖在正常范围，避免低血糖或高血糖，应用钙通道阻滞药尼莫地平以减轻再灌注性脑损伤等。

（3）加强呼吸管理：定时湿化气道，及时吸痰，保持呼吸道通畅，病情严重者应行气管插管或气管切开，必要时接呼吸机。

（4）维持有效循环血量及电解质、酸碱平衡，准确记录出入液量，保证热量供给，由于复苏患儿均有水潴留，应维持出入液量的负平衡，以不使体重增长为宜。纠正酸中毒和电解质紊乱，注意及时发现肾功能障碍并做适当处理。

（5）维持正常体温，高热时给予药物或物理降温。

（6）做好口腔、鼻、眼及皮肤护理，防止继发感染。

（7）备好一切急救用品，以应急需。

（8）关心体贴患儿，向家长做好病情解释工作，消除其恐惧心理。

知识点14：心搏呼吸骤停的健康指导　　　　　副高：熟练掌握　正高：熟练掌握

（1）做好患儿与家长的工作，及时沟通，交代病情进展情况，给予心理支持，指导患儿的日常护理及讲解疾病知识。

（2）预防呼吸系统感染、异物梗阻及意外伤害。

（3）保证充足的营养、积极锻炼身体，提高机体的免疫能力，增强小儿的防病、抗病能力。

（4）有脑损伤后遗症的患儿，要积极进行康复治疗。

附录一　高级卫生专业技术资格考试大纲
（儿科护理学专业——副高级）

一、专业知识

（一）本专业知识

1. 熟练掌握儿科护理学专业理论。

2. 掌握儿科常见疾病的临床表现，主要护理诊断和相关护理措施。

3. 掌握整体护理和护理程序理论。

（二）相关专业知识

1. 掌握儿科各系统常见疾病（心血管、呼吸、消化、泌尿、血液、神经、内分泌、感染性疾病，急症等）的护理评估、护理查体、护理心理、健康教育。

2. 掌握儿科护理学相关的解剖、生理、病理生理、药理学等知识。

3. 掌握儿科常用诊疗技术原理及临床应用。

4. 熟悉儿科常用辅助检查的临床意义。

 护理学
总论

二、学科新进展

1. 熟悉本专业国内外现状及发展趋势，了解新理论、新知识、新技术，并用于护理实践和科学研究。

2. 掌握专科护理新技术、诊疗技术和护理新进展。

3. 对相关学科近年来的进展有一定了解。

三、专业实践能力

1. 熟练掌握儿科疾病的病因、发病机制、临床特点及治疗和护理措施。

2. 熟练掌握本专业危重患儿的抢救和护理。

3. 掌握儿童各年龄阶段的生理、心理特点。掌握儿童保健的相关知识，并能针对性地做好群体或个体的健康教育。

4. 掌握小儿分诊的方法，能正确区分传染病与非传染病，正确判断各种出疹性疾病并进行初步处理，如隔离患者、健康宣教等。

5. 熟悉儿科各种专科操作，掌握小儿心电监护仪、呼吸机、蓝光箱、小儿静脉留置针的应用及维护，指导临床护理工作。

6. 熟练掌握儿科液体疗法、给药方法、药物剂量计算。了解儿科常用药物的药理作用、不良反应及用药注意事项。

附专业病种

1. 小儿年龄分期和各期特点
2. 生长发育规律及影响因素
3. 小儿体格生长发育及评价
4. 小儿神经心理发育及评价
5. 小儿生长发育中特殊问题及干预
6. 各年龄期儿童的保健
7. 体格锻炼
8. 意外事故的预防
9. 传染病管理与计划免疫
10. 小儿健康评估的特点
11. 小儿体液平衡特点及液体疗法
12. 小儿能量与营养素的需要
13. 小儿喂养与膳食安排
14. 小儿营养状况评估
15. 新生儿分类
16. 正常足月儿的特点及护理
17. 早产儿的特点及护理
18. 新生儿重症监护及呼吸道护理
19. 新生儿窒息
20. 新生儿缺氧缺血性脑病
21. 新生儿颅内出血
22. 新生儿肺透明膜病
23. 新生儿肺炎
24. 新生儿黄疸
25. 新生儿败血症
26. 新生儿寒冷损伤综合征
27. 新生儿破伤风
28. 新生儿糖代谢紊乱
29. 蛋白质-能量营养不良
30. 小儿肥胖症
31. 维生素 D 缺乏性佝偻病
32. 维生素 D 缺乏性手足搐搦症
33. 维生素 A 缺乏症
34. 锌缺乏症
35. 小儿口炎
36. 小儿腹泻
37. 急性坏死性肠炎
38. 肠套叠
39. 先天性巨结肠
40. 急性上呼吸道感染
41. 急性感染性喉炎
42. 肺炎
43. 支气管哮喘
44. 先天性心脏病
45. 病毒性心肌炎
46. 充血性心力衰竭
47. 急性肾小球肾炎
48. 肾病综合征
49. 泌尿系感染
50. 急性肾衰竭
51. 营养性缺铁性贫血
52. 营养性巨幼细胞贫血
53. 原发免疫性血小板减少症
54. 血友病
55. 急性白血病
56. 细菌性脑膜炎
57. 病毒性脑膜炎、脑炎
58. 小儿癫痫
59. 吉兰-巴雷综合征
60. 脑性瘫痪
61. 先天性甲状腺功能减退症
62. 性早熟
63. 儿童糖尿病
64. 原发性免疫缺陷病
65. 风湿热
66. 幼年特发性关节炎

67. 过敏性紫癜
68. 黏膜皮肤淋巴结综合征
69. 21-三体综合征
70. 苯丙酮尿症
71. 麻疹
72. 水痘
73. 流行性腮腺炎
74. 脊髓灰质炎
75. 流行性乙型脑炎
76. 中毒型细菌性痢疾

77. 传染性单核细胞增多症
78. 原发性肺结核
79. 急性血行播散型肺结核
80. 结核性脑膜炎
81. 急性中毒
82. 小儿惊厥
83. 急性颅内压升高
84. 急性呼吸衰竭
85. 感染性休克
86. 心搏呼吸骤停

附录二 高级卫生专业技术资格考试大纲
（儿科护理学专业——正高级）

一、专业知识

（一）本专业知识

1. 熟练掌握儿科护理学专业理论。

2. 熟练掌握儿科常见疾病的临床表现，主要护理诊断和相关护理措施。

3. 熟练掌握整体护理和护理程序理论，并应用于临床。

（二）相关专业知识

1. 熟练掌握儿科各系统常见疾病（心血管、呼吸、消化、泌尿、血液、神经、内分泌、感染性疾病，急症等）的护理评估、护理查体、护理心理、健康教育。

2. 熟练掌握儿科护理学相关的解剖、生理、病理生理、药理学等知识。

3. 熟练掌握儿科常用诊疗技术原理及临床应用。

4. 熟练掌握儿科常用辅助检查的临床意义。

护理学
总论

二、学科新进展

1. 熟悉本专业国内外现状及发展趋势，了解新理论、新知识、新技术，并用于护理实践和科学研究。

2. 掌握专科护理新技术、诊疗技术和护理新进展。

3. 对相关学科近年来的进展有一定了解。

三、专业实践能力

1. 熟练掌握儿科疾病的病因、发病机制、临床特点及治疗和护理措施。

2. 熟练掌握本专业危重患儿的抢救和护理。

3. 掌握儿童各年龄阶段的生理、心理特点。掌握儿童保健的相关知识，并能针对性地做好群体或个体的健康教育。

4. 掌握小儿分诊的方法，能正确区分传染病与非传染病，正确判断各种出疹性疾病并进行初步处理，如隔离患儿、健康宣教等。

5. 熟悉儿科各种专科操作，掌握小儿心电监护仪、呼吸机、蓝光箱、小儿静脉留置针的应用及维护，指导临床护理工作。

6、熟练掌握儿科液体疗法、给药方法、药物剂量计算。了解儿科常用药物的药理作用、不良反应及用药注意事项。

附专业病种

1. 小儿年龄分期和各期特点
2. 生长发育规律及影响因素
3. 小儿体格生长发育及评价
4. 小儿神经心理发育及评价
5. 儿童发展理论
6. 小儿生长发育中特殊问题及干预
7. 各年龄期儿童的保健
8. 体格锻炼
9. 意外事故的预防
10. 传染病管理与计划免疫
11. 小儿健康评估的特点
12. 小儿体液平衡特点及液体疗法
13. 小儿能量与营养素的需要
14. 小儿喂养与膳食安排
15. 小儿营养状况评估
16. 新生儿分类
17. 正常足月儿的特点及护理
18. 早产儿的特点及护理
19. 新生儿重症监护及呼吸道护理
20. 新生儿窒息
21. 新生儿缺氧缺血性脑病
22. 新生儿颅内出血
23. 新生儿肺透明膜病
24. 新生儿肺炎
25. 新生儿胃食管反流
26. 新生儿黄疸
27. 新生儿败血症
28. 新生儿寒冷损伤综合征
29. 新生儿破伤风
30. 新生儿糖代谢紊乱
31. 蛋白质-能量营养不良
32. 小儿肥胖症
33. 维生素 D 缺乏性佝偻病
34. 维生素 D 缺乏性手足搐搦症
35. 维生素 A 缺乏症
36. 锌缺乏症
37. 缺碘性疾病
38. 小儿口炎
39. 小儿腹泻
40. 急性坏死性肠炎
41. 肠套叠
42. 先天性巨结肠
43. 急性上呼吸道感染
44. 急性感染性喉炎
45. 肺炎
46. 支气管哮喘
47. 先天性心脏病
48. 病毒性心肌炎
49. 充血性心力衰竭
50. 急性肾小球肾炎
51. 肾病综合征
52. 泌尿系感染
53. 急性肾衰竭
54. 营养性缺铁性贫血
55. 营养性巨幼细胞贫血
56. 原发免疫性血小板减少症
57. 血友病
58. 急性白血病
59. 遗传性球形红细胞增多症
60. 红细胞葡萄糖-6-磷酸脱氢酶缺乏症
61. 珠蛋白生成障碍性贫血
62. 弥散性血管内凝血
63. 细菌性脑膜炎
64. 病毒性脑膜炎、脑炎
65. 小儿癫痫
66. 吉兰-巴雷综合征

67. 脑性瘫痪
68. 注意力缺陷障碍
69. 先天性甲状腺功能减退症
70. 中枢性尿崩症
71. 性早熟
72. 儿童糖尿病
73. 原发性免疫缺陷病
74. 风湿热
75. 幼年特发性关节炎
76. 过敏性紫癜
77. 黏膜皮肤淋巴结综合征
78. 21-三体综合征
79. 苯丙酮尿症
80. 糖原贮积症
81. 麻疹

82. 水痘
83. 流行性腮腺炎
84. 脊髓灰质炎
85. 流行性乙型脑炎
86. 中毒型细菌性痢疾
87. 传染性单核细胞增多症
88. 原发性肺结核
89. 血行播散型肺结核
90. 结核型脑膜炎
91. 急性中毒
92. 小儿惊厥
93. 急性颅内压升高
94. 急性呼吸衰竭
95. 感染性休克
96. 心搏呼吸骤停

附录三　全国高级卫生专业技术资格考试介绍

为进一步深化卫生专业技术职称改革工作，不断完善卫生专业技术职务聘任制，根据中共中央组织部、人事部、卫生部《关于深化卫生事业单位人事制度改革的实施意见》（人发〔2000〕31号）文件精神和国家有关职称改革的规定，人事部下发《加强卫生专业技术职务评聘工作的通知》（人发〔2000〕114号），高级专业技术资格采取考试和评审结合的办法取得。

一、考试形式和题型

全部采用人机对话形式，考试时间为2个小时（卫生管理知识单独加试时间为1小时）。考试题型为单选题、多选题和案例分析题3种，试卷总分为100分。

二、考试总分数及分数线

总分数450~500分，没有合格分数线，排名前60%为合格。其中的40%为优秀。

三、考试效用

评审卫生高级专业技术资格的考试，是申报评审卫生高级专业技术资格的必经程序，作为评审卫生高级专业技术资格的重要参考依据之一，考试成绩当年有效。

四、人机对话考试题型说明

副高：单选题、多选题和案例分析题3种题型。
正高：多选题和案例分析题2种题型。
以实际考试题型为准。

五、考试报名条件

（一）正高申报条件
1. 取得大学本科以上学历后，受聘副高职务5年以上。
2. 大学普通班毕业以后，受聘副高职务7年以上。
（二）副高申报条件
1. 获得博士学位后，受聘中级技术职务2年以上。
2. 取得大学本科以上学历后，受聘中级职务5年以上。
3. 大学普通班毕业后，受聘中级职务5年以上。
4. 大学专科毕业后，取得本科以上学历（专业一致或接近专业），受聘中级职务7年以上。

5. 大专毕业，受聘中级职务 5 年以上。

6. 中专毕业，受聘中级职务 7 年以上。

7. 护理专业中专毕业，从事临床护理工作 25 年以上，取得护理专业的专科以上学历，受聘中级职务5 年以上。